本著作得到以下项目基金支持：
2022年湖南省自然科学基金科卫联合项目（2022JJ70138）
2022年中南大学教育教学改革项目（2022jy146）
2022年湖南省卫生健康委员会科研计划项目（202214023312）
2023年湖南省普通高等学校教学改革研究项目（HNJG–20230124）
2023年中南大学教育教学改革项目（2023jy090）

耳鼻咽喉头颈外科护理培训教程

彭　霞　潘雪迎　主编

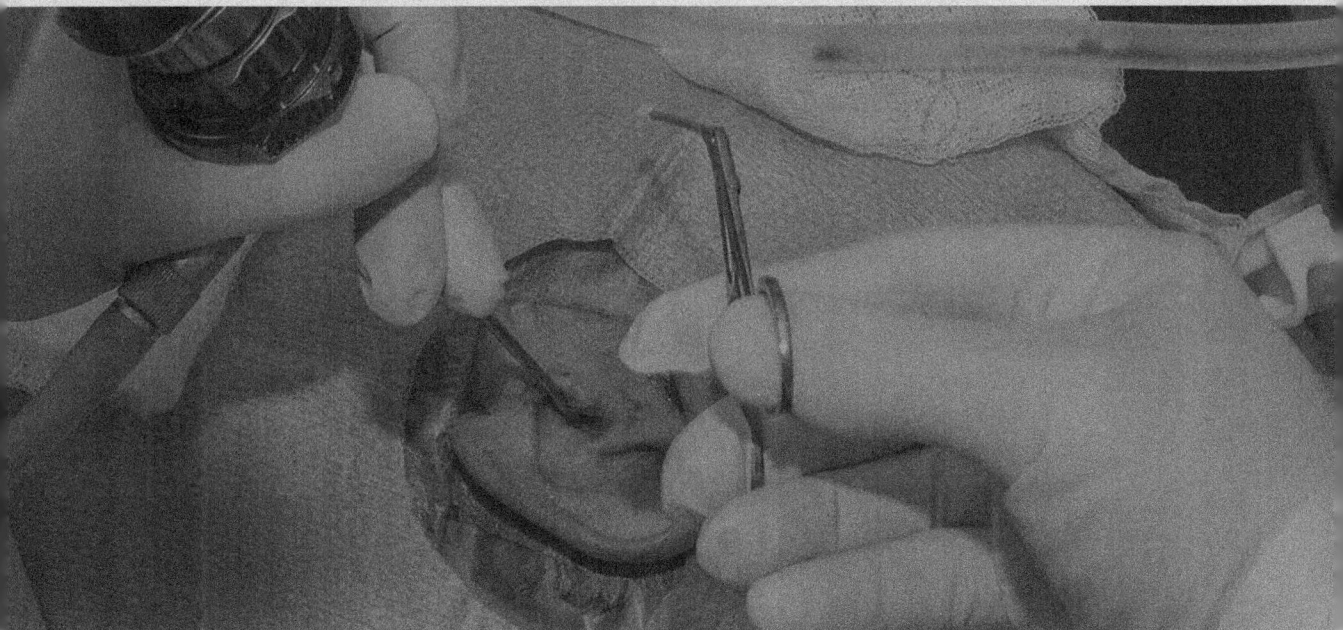

中南大学出版社
www.csupress.com.cn

图书在版编目(CIP)数据

耳鼻咽喉头颈外科护理培训教程／彭霞，潘雪迎
主编. --长沙：中南大学出版社，2024.8.
　　ISBN 978-7-5487-5975-1

Ⅰ．R473.76

中国国家版本馆 CIP 数据核字第 2024HC1700 号

耳鼻咽喉头颈外科护理培训教程
ERBI YANHOU TOUJING WAIKE HULI PEIXUN JIAOCHENG

彭　霞　潘雪迎　主编

□出　版　人　林绵优
□责任编辑　陈　娜
□责任印制　唐　曦
□出版发行　中南大学出版社
　　　　　　社址：长沙市麓山南路　　　　邮编：410083
　　　　　　发行科电话：0731-88876770　　传真：0731-88710482
□印　　　装　广东虎彩云印刷有限公司

□开　　　本　787 mm×1092 mm　1/16　□印张 22　□字数 532 千字
□互联网+图书　二维码内容　字数 202 千字
□版　　　次　2024 年 8 月第 1 版　　　□印次 2024 年 8 月第 1 次印刷
□书　　　号　ISBN 978-7-5487-5975-1
□定　　　价　98.00 元

图书出现印装问题，请与经销商调换

编委会

◎ **主　审**

杨新明　　肖自安

◎ **主　编**

彭　霞　　潘雪迎

◎ **副主编**

李　苗　　罗琼瑶　　谢　姣　　毛雪娇

马逸凡　　谢祚仲　　胡　青　　夏梦洋

王丽萍

◎ **编　委**（按姓氏笔画排序）

马逸凡　　王文丽　　王怀絮　　王丽萍

毛雪娇　　尹丹辉　　朱刚才　　杨新明

李　苗　　李　琴　　肖自安　　张　颖

罗琼瑶　　胡　青　　姚　敏　　夏梦洋

唐小珺　　陶　荣　　彭　蕾　　彭　霞

蒋　俪　　谢祚仲　　谢　姣　　蔡　娟

潘雪迎　　彭　欢　　彭　欧

前言

Foreword

近年来，随着医疗设备的不断更新和高科技成果在耳鼻咽喉头颈外科领域的广泛应用，耳鼻咽喉头颈外科作为一门独立的临床学科，在深度和广度方面均有长足的发展；同时，护理也进入一个加速专业化和专科化的发展阶段，人们对护理学科的发展、评价以及期望也越高，更丰富了耳鼻咽喉头颈外科护理的外延和内涵，使耳鼻咽喉头颈外科护理工作的技术性和专科性大大提高。

在"以人为本，以患者为中心"的护理理念下，耳鼻咽喉头颈外科专科护士在具备本专科基础知识和临床操作技能的同时，也应熟练掌握耳鼻咽喉头颈外科常见病、多发病以及各种急危重症的临床表现、治疗要点与预防方法，制定符合患者需求的护理措施与计划。

为丰富耳鼻咽喉头颈外科护士专业内涵，培养高质量的耳鼻咽喉头颈外科护理专业人才，提高护士专业素质，扎实专业知识和娴熟专业技能，规范护士的日常护理工作行为。本书从临床实际出发，立足耳鼻咽喉头颈外科专科护理的需求特点，涵盖了耳鼻咽喉头颈外科护理专业的新成果、新技术和新进展，内容涉及耳鼻咽喉头颈外科学基础、耳鼻咽喉头颈外科常规检查、耳鼻咽喉头颈外科相关疾病、耳鼻咽喉头颈外科专科技术操作的知识要点和护理要点等。

全书共九章，每章均包含知识要点、护理要点、习题和参考答案与解析四个部分。习题的主要题型为选择题、填空题、名词解释题和简答题，在结构与形式上力求简明、清晰、直观，很好地体现了创新性、思维性、全面性、实用性。临床实践指导性强，以方便作为耳鼻咽喉头颈外科临床护理人员和在校护生的学习、参考和指导用书。

编者在编写过程中已做了很大的努力及精心核对，但仍难免存在疏漏之处，恳请同道和读者斧正。

彭霞　潘雪迎

2024 年 3 月

目录

Contents

第一章　耳鼻咽喉头颈外科应用解剖与生理功能 1

第一节　耳的应用解剖与生理功能 1

一、知识要点 1

二、习题 29

第二节　鼻的应用解剖与生理功能 29

一、知识要点 29

二、习题 47

第三节　咽的应用解剖与生理功能 48

一、知识要点 48

二、习题 54

第四节　喉的应用解剖与生理功能 54

一、知识要点 54

二、习题 60

第五节　气管、支气管及食管的应用解剖与生理功能 61

一、知识要点 61

二、习题 66

第六节　颈的应用解剖 66

一、知识要点 66

第二章　耳鼻咽喉头颈外科相关检查 ……………………………………… 73

第一节　耳部检查 …………………………………………………………… 73
一、知识要点 ……………………………………………………………… 73
二、护理要点 ……………………………………………………………… 80
三、习题 …………………………………………………………………… 81

第二节　鼻部检查 …………………………………………………………… 81
一、知识要点 ……………………………………………………………… 81
二、护理要点 ……………………………………………………………… 84
三、习题 …………………………………………………………………… 86

第三节　咽部检查 …………………………………………………………… 86
一、知识要点 ……………………………………………………………… 86
二、护理要点 ……………………………………………………………… 89
三、习题 …………………………………………………………………… 90

第四节　喉部检查 …………………………………………………………… 91
一、知识要点 ……………………………………………………………… 91
二、护理要点 ……………………………………………………………… 93
三、习题 …………………………………………………………………… 94

第三章　耳科疾病 ……………………………………………………………… 95

第一节　先天性耳畸形疾病 ………………………………………………… 95
一、知识要点 ……………………………………………………………… 95
二、护理要点 ……………………………………………………………… 96
三、习题 …………………………………………………………………… 101

第二节　耳外伤疾病 ………………………………………………………… 101
一、知识要点 ……………………………………………………………… 101
二、护理要点 ……………………………………………………………… 102
三、习题 …………………………………………………………………… 106

第三节　外耳疾病 …………………………………………………………… 107
一、知识要点 ……………………………………………………………… 107

二、护理要点 ————————————————————————— 109

三、习题 ——————————————————————————— 113

第四节 中耳疾病 ———————————————————————— 113

一、知识要点 ————————————————————————— 113

二、护理要点 ————————————————————————— 116

三、习题 ——————————————————————————— 121

第五节 耳硬化症 ———————————————————————— 122

一、知识要点 ————————————————————————— 122

二、护理要点 ————————————————————————— 122

三、习题 ——————————————————————————— 124

第六节 耳源性眩晕 ——————————————————————— 124

一、知识要点 ————————————————————————— 124

二、护理要点 ————————————————————————— 126

三、习题 ——————————————————————————— 128

第七节 耳聋疾病 ———————————————————————— 128

一、知识要点 ————————————————————————— 128

二、护理要点 ————————————————————————— 129

三、习题 ——————————————————————————— 131

第八节 面神经疾病 ——————————————————————— 132

一、知识要点 ————————————————————————— 132

二、护理要点 ————————————————————————— 133

三、习题 ——————————————————————————— 134

第九节 耳肿瘤 ————————————————————————— 135

一、知识要点 ————————————————————————— 135

二、护理要点 ————————————————————————— 136

三、习题 ——————————————————————————— 142

第十节 耳源性颅内、颅外并发症 ————————————————— 142

一、知识要点 ————————————————————————— 142

二、护理要点 ————————————————————————— 145

三、习题 ——————————————————————————— 147

第四章　鼻科疾病 148

第一节　鼻的先天性疾病及畸形 148
一、知识要点 148
二、护理要点 149
三、习题 151

第二节　外鼻及鼻前庭疾病 152
一、知识要点 152
二、护理要点 152
三、习题 153

第三节　鼻腔普通炎性疾病 153
一、知识要点 153
二、护理要点 155
三、习题 157

第四节　鼻窦普通炎性疾病 157
一、知识要点 157
二、护理要点 158
三、习题 160

第五节　鼻中隔及鼻腔其他疾病 160
一、知识要点 160
二、护理要点 162
三、习题 169

第六节　鼻变态反应及鼻息肉 169
一、知识要点 169
二、护理要点 171
三、习题 173

第七节　鼻腔鼻窦良性肿瘤 173
一、知识要点 173
二、护理要点 174
三、习题 175

第八节 鼻及鼻窦恶性肿瘤 175

一、知识要点 175

二、护理要点 176

三、习题 177

第九节 鼻窦炎的并发症 177

一、知识要点 177

二、护理要点 179

三、习题 181

第五章 咽科疾病 182

第一节 咽的先天性疾病及畸形 182

一、知识要点 182

二、护理要点 183

三、习题 185

第二节 咽的普通炎性疾病 186

一、知识要点 186

二、护理要点 190

三、习题 196

第三节 咽部脓肿 196

一、知识要点 196

二、护理要点 198

三、习题 201

第四节 咽及咽旁肿瘤 201

一、知识要点 201

二、护理要点 203

三、习题 207

第五节 阻塞性睡眠呼吸暂停低通气综合征 207

一、知识要点 207

二、护理要点 209

三、习题 210

第六章　喉科疾病 211

第一节　喉的先天性疾病 211
一、知识要点 211
二、护理要点 215
三、习题 220

第二节　喉的普通炎性疾病 221
一、知识要点 221
二、护理要点 227
三、习题 235

第三节　喉部肿瘤 236
一、知识要点 236
二、护理要点 240
三、习题 247

第四节　喉的其他疾病 248
一、知识要点 248
二、护理要点 250
三、习题 253

第七章　气管、支气管及食管疾病 254

第一节　气管食管的先天性疾病及畸形 254
一、知识要点 254
二、护理要点 257
三、习题 259

第二节　气管肿瘤 260
一、知识要点 260
二、护理要点 261
三、习题 264

第三节　咽、食管及气管、支气管异物 265
一、知识要点 265

二、护理要点 ··· 268

三、习题 ··· 272

第四节　食管其他疾病 ····························· 272

一、知识要点 ··· 272

二、护理要点 ··· 277

三、习题 ··· 280

第八章　颈科疾病 ····································· 281

第一节　颈的先天性疾病及畸形 ················· 281

一、知识要点 ··· 281

二、护理要点 ··· 282

三、习题 ··· 285

第二节　颈部炎性疾病 ····························· 285

一、知识要点 ··· 285

二、护理要点 ··· 286

三、习题 ··· 288

第三节　颈部血管性疾病 ·························· 288

一、知识要点 ··· 288

二、护理要点 ··· 289

三、习题 ··· 292

第四节　甲状腺及甲状旁腺疾病 ················· 292

一、知识要点 ··· 292

二、护理要点 ··· 293

三、习题 ··· 296

第五节　下颌下腺疾病 ····························· 297

一、知识要点 ··· 297

二、护理要点 ··· 298

三、习题 ··· 299

第六节　腮腺疾病 ··································· 300

一、知识要点 ··· 300

二、护理要点 ··· 301

三、习题 ·· 303

第七节　颈部肿瘤 ··· 304

一、知识要点 ··· 304

二、护理要点 ··· 305

三、习题 ·· 307

第九章　耳鼻咽喉头颈外科常用护理技术操作 ······· 308

第一节　耳科技术操作 ··· 308

一、知识要点 ··· 308

二、护理要点 ··· 313

三、习题 ·· 315

第二节　鼻科技术操作 ··· 316

一、知识要点 ··· 316

二、护理要点 ··· 322

三、习题 ·· 324

第三节　咽喉科技术操作 ··· 324

一、知识要点 ··· 324

二、护理要点 ··· 333

三、习题 ·· 336

第一章

耳鼻咽喉头颈外科应用解剖与生理功能

第一节 耳的应用解剖与生理功能

一、知识要点

(一)耳的应用解剖

耳由外向内分为外耳(external ear)、中耳(middle ear)、和内耳(inner ear)三部分。外耳道的骨部、中耳、内耳和内耳道都位于颞骨内。

1. 颞骨

颞骨(temporal bone)是解剖结构最为复杂的人体骨性结构之一。左右成对,位于颅骨两侧的中、下 1/3 部,构成颅骨底部和侧壁的一部分。它与四块颅骨相接:镶嵌在顶骨、蝶骨、颧骨和枕骨之间。颞骨为一复合骨,以外耳道为中心将颞骨分为 5 部分:鳞部、鼓部、乳突部、岩部和茎突(图 1-1)。

(1)鳞部:又称颞鳞,位于颞骨的前上部,形似鱼鳞,分内、外两面及三个缘。鳞部外面光滑而略外凸,近中部有纵行的颞中动脉沟,沟的下方有向前突出的颧突,颧突和颧骨的颞突汇合成颧弓。颧突有三个根,即关节结节、关节后突和颞线(图 1-2),颞线常作为颅中窝底平面的颅外标志,颞线之下骨性外耳道口后上方有一小棘状突起,名道上棘。棘的后方,外耳道后壁向上延伸与颞线相交所形成的表面粗糙、稍凹陷的三角形区域称道上三角区,又名筛区,其深面为鼓窦。鳞部内面略凹,与颞叶相接触并有脑回压迹及脑膜中动脉沟(图 1-3)。鳞部上缘锐薄,与顶骨下缘相接。前缘呈锯齿状,上薄下厚,与蝶骨大翼相接,形成蝶鳞缝。鳞部下缘与岩骨前缘融合,形成岩鳞缝,此缝在成人仅留痕迹,但在幼儿较明显,并有细小血管自硬脑膜经此缝进入中耳,故幼儿中耳炎可出现脑膜刺激症状。下界与鼓部前上缘相连,形成鼓鳞裂。

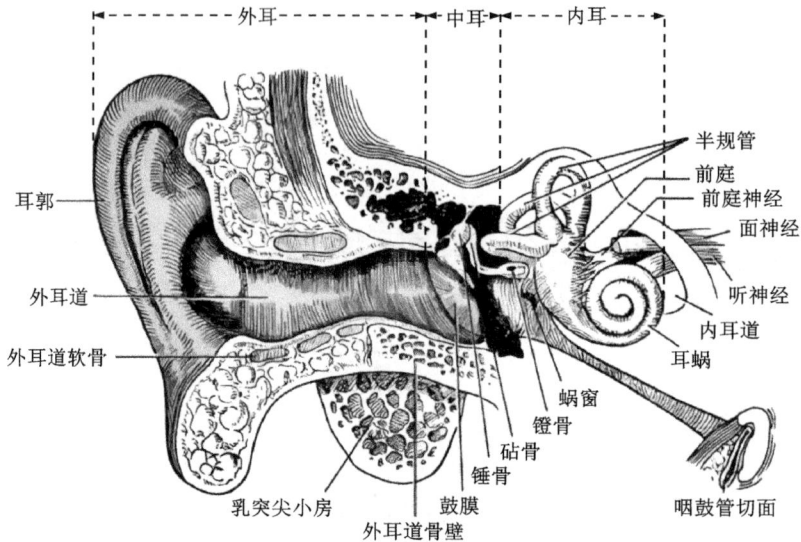

图 1-1　耳的解剖关系示意图

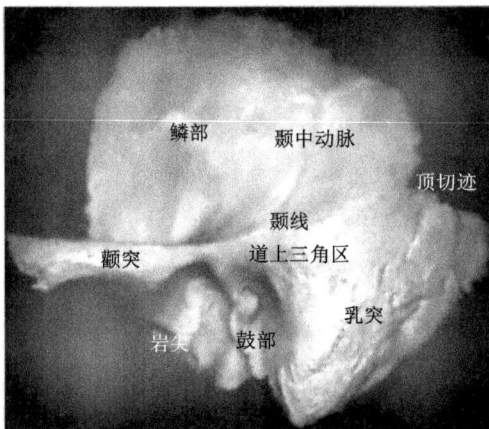

图 1-2　颞骨外侧面(左)

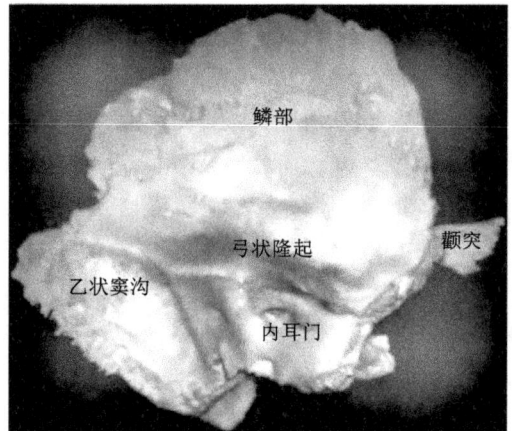

图 1-3　颞骨内侧面(左)

（2）鼓部：位于鳞部之下，乳突之前及岩部外下侧，为一弯曲的 U 形骨板，它构成骨性外耳道的前壁、下壁和后壁的一部分。其上方以鳞鼓裂和鳞部相接，后方以鼓乳裂和乳突部毗邻，内侧以岩鼓裂和岩部接连。鼓部的前下方形成下颌窝的后壁；鼓部在新生儿时仅为一个上部缺如的环形骨质，称鼓环，在成人，鼓部内端有一沟槽状的鼓沟，鼓膜边缘的纤维软骨环即嵌附于鼓沟内。鼓沟上部有缺口，名鼓切迹，鼓切迹处无鼓沟和纤维软骨环。

（3）乳突部：构成颞骨后下部，呈锥状突起(图 1-2)，故名乳突。乳突外侧面粗糙，外下方为胸锁乳突肌、头夹肌和头最长肌的附着处，乳突后方近枕乳缝处有一贯穿颅骨内外的乳突孔，乳突导血管通过乳突孔沟通颅外静脉与乙状窦，枕动脉亦有小支经此孔供给硬脑膜。乳突尖内侧有深沟，名乳突切迹，为二腹肌后腹的起点；切迹内侧有一较浅的枕动脉沟，容纳枕动脉。乳突内侧面有一弯曲下行的深沟称乙状沟，乙状窦位于其中。乙状窦骨板的厚薄及其位置稍前或稍后，常因乳突气房发育的程度不同而各异。乳突气房发育良好者，乙状窦骨板较薄且位置偏后，其与外耳道后壁之间的距离较大；乳突气房发较差者，则乙状窦骨板坚实，位置前移，其与外耳道后壁的距离较小，或甚为接近。后者在乳突手术时易损伤乙状窦而引起严重出血，妨碍手术进行；或可发生气栓，导致生命危险。在顶切迹与乳突尖之间可有一条假想直线，称"乙状窦颅外标线"，它标志着乙状窦在颅内的走向。顶切迹和乳突尖又分别为乙状窦上膝和下膝的颅外标志。乙状窦的管径一般右侧大于左侧，上述标志对耳部手术、小脑脑桥角手术以及侧颅底手术都非常重要。

（4）岩部：位于颅底，嵌于蝶骨和枕骨之间，形似一横卧的三棱锥体，因此又称岩锥，其内藏听觉和平衡器官，有一底、一尖、三个面和三个缘。岩部的底朝外，与鳞部和乳突部融合；尖端粗糙不平、朝向内前而微向上、嵌在蝶骨大翼后缘和枕骨底部所形成的角内，构成破裂孔的后外界，颈动脉管内口开口于破裂孔。岩部有以下三个面：

1）前面：组成颅中窝后部，又称大脑面，向外与鳞部的脑面相连（图1-4）。由内向外有以下重要标志：

①近岩尖处有三叉神经压迹，容纳三叉神经半月神经节。

②压迹的后外侧有两条与岩锥长轴平行的小沟，靠内侧者为岩浅大神经沟，向后伸展达面神经裂孔。

③外侧者为岩浅小神经沟，向后伸展达面神经裂孔外侧的鼓室小孔，为岩浅小神经进入鼓室的通道，此二沟各容纳同名神经。

④后外方有一骨性凸起，名弓状隆起，前半规管位于其下方，大多数前半规管的最高点位于弓状隆起最高点前内方的斜坡中。

⑤再向外有一分隔鼓室和颅中窝

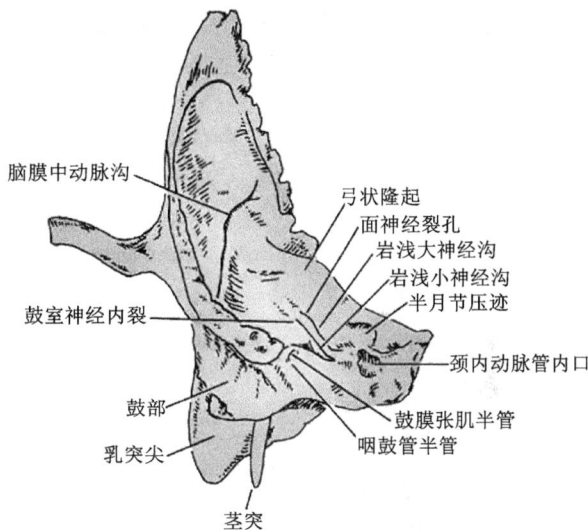

图1-4 岩部前面观

脑膜中动脉沟
弓状隆起
面神经裂孔
岩浅大神经沟
岩浅小神经沟
半月节压迹
鼓室神经内裂
颈内动脉管内口
鼓膜张肌半管
咽鼓管半管
鼓部
乳突尖
茎突

的浅凹形的薄骨板，名鼓室盖，将其下的鼓室和颅中窝分隔。

2）后面：组成颅后窝的前界，又称小脑面，向外与乳突部的内面相连，由 3 个静脉窦（岩上窦、岩下窦和乙状窦）围成的三角形骨面，其顶朝内，底朝外。岩部后面中央偏内有一内耳门，即内耳道口，向外通入内耳道。内耳门的后外有一薄骨板遮盖的裂隙，内有前庭小管（又称前庭水管）外口，内淋巴管和内淋巴囊在此延续。上述裂隙与内耳门之间的上方有一小凹，名弓形下窝，有硬脑膜的细小静脉穿过。

内耳道是位于岩部内的骨性盲管，平均长约 10 mm，垂直径平均 5.9 mm。内有面神经、蜗神经、前庭神经、中间神经及迷路动脉、迷路静脉通过。内耳道向后、外侧伸入颞骨岩部，与岩部的长轴几乎成直角，硬脑膜经内耳门延伸入内耳道，并铺贴于其表面。内耳道外端由一垂直而有筛状小孔的骨板所封闭，此骨板即为内耳道底，内听道底构成前庭和耳蜗的大部分。内耳道底上有一横行的嵴状隆起将内耳道底分成上、下两区，上区较小，并被一垂直嵴分为前、后两部。内听道底前上部为面神经管区，面神经经此进入面神经骨管，向外延续为迷路段。后上部为前庭上区，内有数小孔，穿过上前庭神经终末支，分布于椭圆囊斑、前半规管及外半规管壶腹。前下方为蜗区，有许多呈螺旋状排列的小孔，有蜗神经纤维通过。后下方为前庭上区，有数个小孔，为分布至球囊的前庭下神经所通过。前庭下区后下方有一单孔，前庭神经的后壶腹支由此通过(图1-5)。

3)下面：粗糙凹凸不规则，乃岩骨三个面中最不规则者，它组成颅底外面的一部分(图1-6)。在其前内侧部，骨面粗糙，为腭帆提肌、鼓膜张肌及咽鼓管软骨部的附着部；在后外侧部及鼓部内侧，有前内和后外紧邻的两个深窝，前内者相当于岩尖与岩底的中间处，为颈动脉管外口，有颈内动脉、静脉丛以及交感神经经过；颈内动脉管先沿鼓室前壁垂直上行，继而折向前方水平行走，开口于岩尖的颈动脉管内口。颈动脉管外口的后外侧者为颈静脉窝，构成颈静脉孔的前界及外侧界，内纳颈静脉球的顶部。颈静脉窝的外侧骨壁上有一浅沟，称为乳突小管沟，该沟向后穿入骨质而成一小管，成为迷走神经耳支的通路。颈动脉管外口和颈静脉窝之间的薄骨嵴上，有鼓室小管下口，起于岩神经节的舌咽神经鼓室支即鼓室神经以及咽升动脉的鼓室支通过该小管进入鼓室。在颈静脉窝前内方有一三角形小窝，窝内有蜗水管外口，外淋巴液通过此小管流入蛛网膜下腔，此管位置恒定，且紧邻舌咽神经，是重要的定位标志。

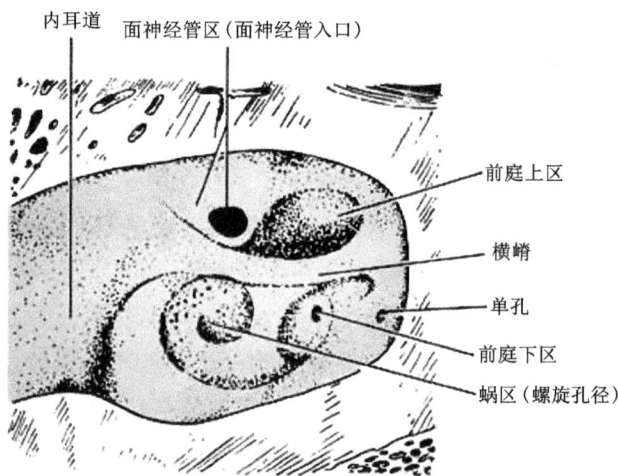

图1-5　内耳道底(右侧)

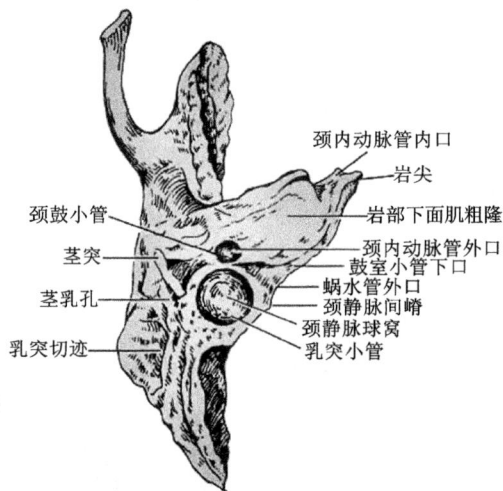

图1-6　岩部下面观

岩部三个缘：岩部上缘最长，有岩上沟容纳岩上窦，沟缘有小脑幕附着，内端有一切迹，内含三叉神经半月神经节的后部，上缘尖端借岩蝶韧带和蝶骨接连并形成小管，内有展神经和岩下窦经过，故在气化非常良好的颞骨发生急性化脓性中耳乳突炎时可并发岩尖炎，而出现三叉神经痛和展神经麻痹症状。岩部后缘的内侧段有岩下沟，内含岩下窦，其外侧段和枕骨的颈静脉切迹形成颈静脉孔。岩部前缘的内侧部分与蝶骨大翼接连形成蝶岩裂，外侧部分与对应部分组成岩鳞裂和岩鼓裂；在岩部与鳞部之间，有上下并行的鼓膜张肌半管和咽鼓管半管通入鼓室。

（5）茎突：位于乳突之前、鼓部下方的中段。茎突外形细长，伸向前下方，平均长约 2.5 cm。茎突近端被鼓部的鞘突所包绕，远端有茎突咽肌、茎突舌肌、茎突舌骨肌、茎突舌骨韧带和茎突下颌韧带附着。在茎突与乳突之间有一茎乳孔（图 1-6），为面神经管的下口，面神经主干由此出颅。婴儿由于乳突尚未发育，茎乳孔的位置甚浅，此时施行乳突手术若需作耳后切口，则切口不宜向下延伸过度，以免损伤面神经主干。

2. 外耳

外耳由耳郭及外耳道组成。

（1）耳郭（auricle）：耳郭除耳垂为脂肪与结缔组织构成无软骨外，其余均为弹性纤维软骨组织，无神经分布。内含弹力软骨支架，外覆皮肤，似贝壳或漏斗，借韧带、肌肉、软骨和皮肤附着于头颅侧面，一般与头颅约成 30° 角，左右对称，分前（外）面和后（内）面。耳郭前（外）面凹凸不平，主要的表面标志有：边缘卷曲名耳轮；起自于外耳道口上方的耳轮脚；耳轮后上部有小结节名耳郭结节；耳轮前方有一与其约相平行的弧形隆起称对耳轮；其上端分叉成为上、下两个嵴状突起，名对耳轮脚；二脚间的凹陷部分名三角窝；耳轮与对耳轮之间的凹陷名舟状窝；对耳轮前方的深窝名耳甲；它被耳轮脚分为上下两部，上部名耳甲艇；下部名耳甲腔；耳甲腔前方即外耳道口，或称外耳门；外耳道口前方的突起名耳屏；对耳轮前下端与耳屏相对的突起称对耳屏；耳屏与对耳屏之间的凹陷名耳屏间切迹（图 1-7）。耳屏与耳轮脚之间的凹陷名耳前切迹，因此处无软骨连接，故在其间作切口可不损伤软骨而直达外耳道和乳突的骨膜。对耳屏下方，无软骨的部分名耳垂。耳郭后面较平整而稍隆起，其附着处称耳郭后沟，为耳科手术定位的重要标志（图 1-8）。

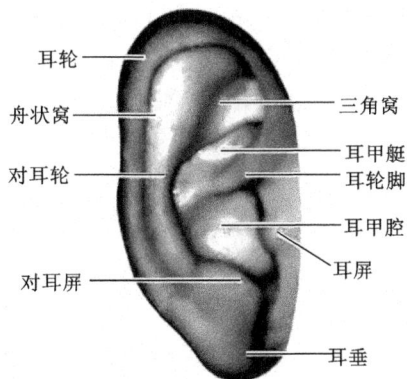

图 1-7　耳郭表面标志

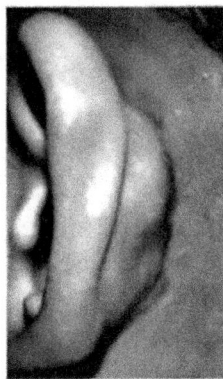

图 1-8　左侧耳郭（后面）

耳郭前面的皮肤与软骨粘连较后面紧密，皮下组织很少，若因炎症等发生肿胀时，感觉神经易受压迫而致剧痛，若有血肿或渗出物亦极难吸收；耳郭外伤或耳部手术，可引起化脓性软骨膜炎，甚至发生软骨坏死，导致耳郭变形。耳郭血管位置浅表、皮肤菲薄，故易冻伤。

耳郭的神经分三类：感觉神经、运动神经以及交感神经。感觉神经有枕小神经、耳大神经、耳颞神经及迷走神经耳支，分布于耳郭前外侧面及后内侧面。运动神经有面神经颞支及耳后支，支配耳郭肌。耳郭的交感神经来自颈动脉交感丛，沿动脉和静脉分布。耳郭的血液主要由耳后动脉和颞浅动脉供给，尚有枕动脉分支。耳郭的淋巴引流至耳郭周围淋巴结。

（2）外耳道（external acoustic meatus）：起自耳甲腔底部的外耳门，向内止于鼓膜，略呈S形弯曲，长2.5~3.5 cm，由软骨部和骨部组成。成人外耳道外1/3为软骨部，内2/3为骨部。外耳道有两处较狭窄，一处为骨部与软骨部交界处，另一处为骨部距鼓膜约0.5 cm处，称外耳道峡。外耳道外段向内、向前而微向上，中段向内、向后，内段向内、向前而微向下；故在检查外耳道深部或鼓膜时，需将耳郭向后上提起，使外耳道成一直线方可窥见。

外耳道软骨后上方有一缺口，为结缔组织所代替。外耳道软骨在前下方常有2~3个垂直的、由结缔组织充填的裂隙，称外耳道软骨切迹，此裂隙可增加耳郭的可动性，亦为外耳道与腮腺之间感染相互传播的途径。外耳道骨部的后上方由颞骨鳞部组成，其深部与颅中窝仅隔一层骨板。故外耳道骨折时可累及颅中窝。外耳道骨部的前壁、下壁和部分后壁由颞骨鼓部构成，其内端形成鼓沟，鼓膜紧张部边缘的纤维软骨环即嵌附于鼓沟内。鼓沟上部的缺口名鼓切迹。

外耳道皮下组织甚少，皮肤几乎与软骨膜和骨膜相贴，故当感染肿胀时易致神经末梢受压而引起剧痛。软骨部皮肤较厚，富有毛囊和皮脂腺，并含有类似汗腺结构的耵聍腺，能分泌耵聍。骨性外耳道皮肤菲薄，毛囊和耵聍腺较少，顶部有少量皮脂腺。耵聍腺分泌的耵聍和皮脂腺分泌的皮脂与外耳道皮肤脱落上皮混合形成蜡状耵聍，可抑制外耳道内的真菌和细菌。颞下颌关节位于外耳道前方，外耳道软骨部随着颞下颌关节的闭合和张开而活动，有助于外耳道耵聍及上皮碎屑向外排出。外耳道有炎症时，亦常因咀嚼活动牵拉外耳道而加剧疼痛。

（3）外耳的神经、血管及淋巴。外耳的神经来源主要有两个：

1）下颌神经的耳颞支：分布于外耳道的前壁与上壁及鼓膜外侧的前半部，故牙痛可引起反射性耳痛。

2）迷走神经的耳支：分布于外耳道的后壁与下壁及鼓膜外侧面的后半部，故当刺激外耳道后壁皮肤时，可引起反射性咳嗽。另有来自颈丛的耳大神经和枕小神经，以及来自面神经和舌咽神经的分支。外耳的血液由颈外动脉的颞浅动脉、耳后动脉和上颌动脉供给。外耳中与动脉同名的静脉汇流至颈外静脉，部分血液可回流至颈内静脉。耳后静脉可经乳突导血管与乙状窦相沟通。外耳的淋巴引流至耳郭周围淋巴结。耳郭前面的淋巴流入耳前淋巴结与腮腺淋巴结，耳郭后面的淋巴流入耳后淋巴结，耳郭下部及外耳道下壁的淋巴流入耳下淋巴结（属颈浅淋巴结上群）、颈浅淋巴结及深淋巴结上群。

3. 中耳

中耳包括鼓室、鼓窦、乳突及咽鼓管4个部分，介于外耳和内耳之间，是位于颞骨中的不规则含气腔和通道。

（1）鼓室（tympanic cavity）：为颞骨内最大的不规则含气腔，位于鼓膜与内耳外侧壁之间，内含听骨链（锤骨、砧骨和镫骨）。在额状断面上近似双凹透镜状；前方经咽鼓管与鼻咽部相通，后方经鼓窦入口与鼓窦及乳突气房相通。以鼓膜紧张部的上、下缘为界，可将鼓室分为3部分（图1-9）：上鼓室，或称鼓室上隐窝，位于鼓膜紧张部上缘平面以上的鼓室腔；中鼓室位于鼓膜紧张部上、下缘平面之间，即鼓膜紧张部与鼓室内壁之间的鼓室腔；下鼓室位于鼓膜紧张部下缘平面以下，下达鼓室底。鼓室的上下径约 15 mm，前后径约

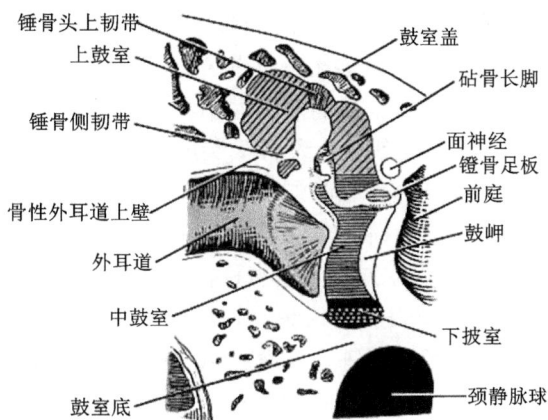

图 1-9　鼓室的划分

13 mm；内外径在上鼓室约 6 mm，下鼓室约 4 mm，中鼓室于鼓膜脐与鼓岬之间的距离为最短，仅约 2 mm。鼓室的容积为 1~2 mL。鼓室的内容物有听骨、肌肉及韧带等。鼓室腔内壁均为黏膜所覆盖，覆于鼓膜、鼓岬后部、听骨、上鼓室、鼓窦及乳突气房者为无纤毛扁平上皮或立方上皮，其余为纤毛柱状上皮。近年来的研究表明，中耳黏膜的上皮细胞为真正的呼吸上皮细胞。

1）鼓室六壁：鼓室约似一竖立的小火柴盒，尽管鼓室腔的形状很不规则，但大致可以将其看成具有六个壁的腔隙，分为外、内、前、后、顶、底六个壁（图1-10）。

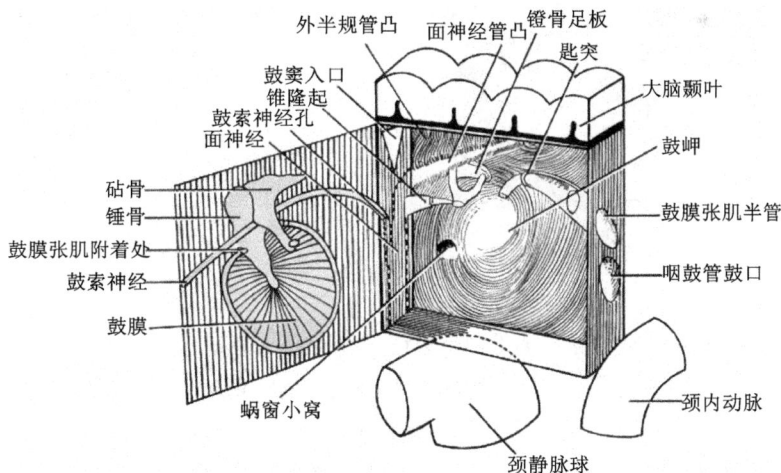

图 1-10　鼓室六壁模式图（右）

①外壁：主要由骨部及膜部组成，骨部较小，即鼓膜以上的上鼓室外侧壁；膜部较大，即鼓膜。鼓膜为椭圆形（成人）或圆形（小儿）的半透明薄膜，介于鼓室和外耳道之间，高约 9 mm、宽约 8 mm、厚约 0.1 mm。鼓膜的前下方朝内倾斜，与外耳道底成 45°~50°，故外耳

道的前下壁较后上壁长。新生儿至 5 个月婴儿的鼓膜的倾斜角尤为明显，与外耳道底约成 35°角，鼓膜边缘略厚，大部分借纤维软骨环嵌附于鼓沟内，称为紧张部。其上方鼓沟缺如之鼓切迹处，鼓膜直接附着于颞鳞部，较松弛，名松弛部。鼓膜紧张部中央向内凹入，形似喇叭状，松弛部较平坦。鼓膜分为 3 层：外为上皮层，系与外耳道皮肤连续的复层鳞状上皮；中为纤维组织层，含有浅层放射形纤维和深层环形纤维，锤骨柄附着于纤维层中间，松弛部无此层；内为黏膜层，与鼓室黏膜相连续。鼓膜（图 1-11）中心部最凹点相当于锤骨柄的尖端，称为脐。自脐向上稍向前达紧张部上缘处，有一灰白色小突起名锤凸，即锤骨短突隆起的部位，临床上也称锤骨短突。在脐与锤凸之间，有一白色条纹，称锤纹，为锤骨柄透过鼓膜表面的映影。自锤凸向前至鼓切迹前端有锤骨前襞，向后至鼓切迹后端有锤骨后襞，两者均系锤骨短突挺起鼓膜所致，为紧张部与松弛部的分界线。用耳镜检查鼓膜时，自脐向前下达鼓膜边缘有一个三角形反光区，名光锥，系外来光线被鼓膜的凹面集中反射而成。当鼓膜内陷时光锥可以变形或消失。婴儿由于鼓膜倾斜明显，无光锥可见。为便于描记，临床上常将鼓膜分为 4 个象限（图 1-12）：即沿锤骨柄作一假想直线，另经鼓膜脐作一与其垂直相交的直线，将鼓膜分为前上、前下、后上、后下 4 个象限。

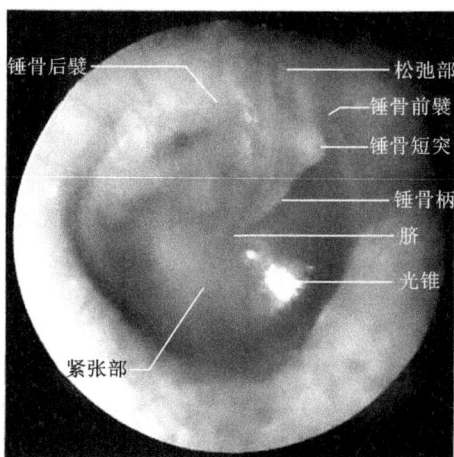

图 1-11　右耳正常鼓膜像

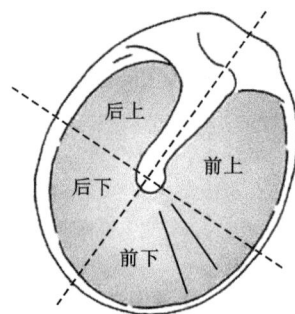

图 1-12　鼓膜的 4 个象限

②内壁：即内耳的外壁，亦称迷路壁，有多个凸起和小凹（图 1-10）。鼓岬为内壁中央较大的膨凸，系耳蜗底周所在处；其表面有鼓室神经丛。鼓岬后上方有一小凹，称前庭窗龛，其前后径和上下径分别约为 3.25 mm 和 1.75 mm。龛的底部有前庭窗，又名卵圆窗，面积约 $3.2 \ mm^2$，为镫骨足板及其周围的环韧带所封闭，通向内耳的前庭。鼓岬后下方有一小凹，称蜗窗龛，其底部偏上方有蜗窗，又名圆窗。蜗窗向内通耳蜗的鼓阶，并为蜗窗膜所封闭，又称第二鼓膜，面积约 $2 \ mm^2$，蜗窗与镫骨足板所在平面近似互成直角。面神经管凸上后方为外半规管凸，迷路瘘管好发于此。匙突位于前庭窗之前稍上方，为鼓膜张肌管的鼓室端弯曲向外形成；鼓膜张肌的肌腱绕过匙突，向外达锤骨柄与颈部交界处的内侧。

③前壁：亦称颈动脉壁，前壁下部以极薄的骨板与颈内动脉相隔；上部有两口：上为鼓膜张肌半管的开口，下为咽鼓管的鼓室口。

④后壁：又称乳突壁，上宽下窄，面神经垂直段通过此壁的内侧。后壁上部有一小孔，名鼓窦入口，上鼓室借此与鼓窦相通。鼓窦入口的内侧偏下方、面神经锥段（面神经第二膝部）后上方有外半规管凸。鼓窦入口的底部，适在面神经管水平段与垂直段相交处的后方，有一容纳砧骨短脚的小窝，名砧骨窝，为中耳手术的重要标志。后壁下内方，相当于前庭窗的高度，有一小锥状突起，名锥隆起，内有小管，镫骨肌腱由此小管内伸出，附着于镫骨颈后部。在锥隆起的外侧和鼓沟内侧之间有鼓索小管的鼓室口，鼓索神经由此穿出，进入鼓室。相当于鼓膜后缘后方的鼓室腔称后鼓室，内有鼓室窦与面神经隐窝（图1-13），两者皆常为胆脂瘤等病灶隐匿的部位。

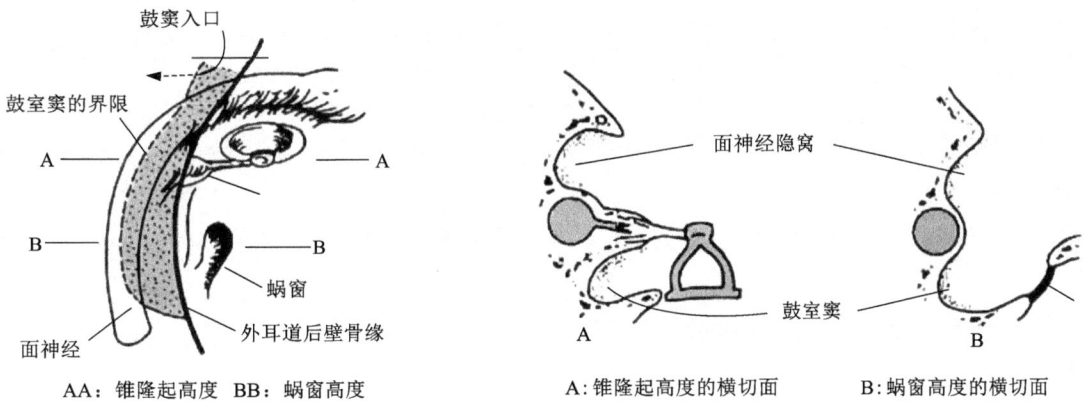

AA：锥隆起高度 BB：蜗窗高度　　　　A：锥隆起高度的横切面　　B：蜗窗高度的横切面

图1-13 鼓室窦与面神经隐窝

⑤上壁：为鼓室的顶壁，名鼓室盖，由颞骨岩部前面构成，将鼓室与颅中窝分开。前与鼓膜张肌管的顶相连接，向后延伸即成鼓窦顶壁（鼓窦盖）。位于鼓室盖上的岩鳞裂在婴幼儿时常未闭合，硬脑膜的细小血管经此裂与鼓室相通，可成为中耳感染向颅内扩散的途径之一。

⑥下壁：为一较上壁狭小的薄骨板，分隔鼓室与颈静脉球，前内方为颈动脉管的后壁。鼓室先天性缺损时，颈静脉球可突入下鼓室，鼓室下壁呈暗蓝色。在此情况下施行鼓膜切开术，容易伤及颈静脉球而发生严重出血。下壁内侧有一小孔，有舌咽神经鼓室支通过。

2）鼓室内容物：包括听骨、韧带和肌肉。

①听骨：为人体中最小的一组小骨，包括锤骨、砧骨和镫骨。三者相互衔接而成听骨链（图1-14）。听骨链介于鼓膜和前庭窗之间，介导声波由外耳传入内耳。

锤骨外形如锤，位于鼓室中部和最外侧，长8~9 mm，可分为头、颈、短突（外侧突）、长尖（前突）和柄。锤骨柄位于鼓膜黏膜层与纤维层之间，锤骨头位于上鼓室，其头的后内方有凹陷的关节面，与砧骨体形成锤砧关节。

砧骨分为体、长脚和短脚，长脚长约7 mm，短脚长约5 mm。砧骨体位于上鼓室后方，

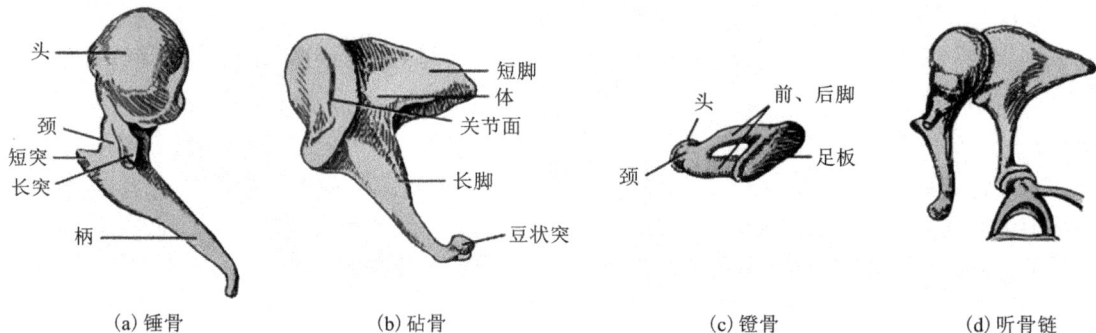

图 1-14　听骨

(a) 锤骨　　　　(b) 砧骨　　　　(c) 镫骨　　　　(d) 听骨链

向前与锤骨头相连接形成锤砧关节。短脚位于鼓窦入口底部的砧骨窝内。长脚位于锤骨柄之后，与锤骨柄相平行，末端内侧有一膨大向内的突起，名豆状突，后者有时与长脚末端不完全融合，故又名第四听骨。豆状突与镫骨头形成砧镫关节。

镫骨形如马镫，分为头、颈、前脚、后脚和足板，高为 3~4 mm。镫骨头与砧骨长脚豆状突相接。颈甚短，其后有镫骨肌腱附着。前脚较后脚细而直，两脚内侧面各有一深沟。前脚、后脚与足板所围成的孔洞称闭孔。镫骨足板呈椭圆形，长 3 mm，宽 1.4 mm，借环韧带连接于前庭窗。

②听骨韧带：有锤骨上韧带、锤骨前韧带、锤骨外侧韧带、砧骨上韧带，砧骨后韧带和镫骨环韧带等，将听骨固定于鼓室内（图 1-15）。

③鼓室肌肉：a. 鼓膜张肌起自咽鼓管软骨部、蝶骨大翼和鼓膜张肌管壁等处，其肌腱向后绕过匙突呈直角向外止于锤骨颈下方，由三叉神经下颌支的一小支司其运动；此肌收缩时牵拉锤骨柄向内，增加鼓膜张力，以免震破鼓膜或伤及内耳。b. 镫骨肌起自鼓室后壁锥隆起内，其肌腱自锥隆起穿出后，向前下止于镫骨颈后方，由面神经的镫骨肌支司其运动；此肌收缩时可牵拉镫骨头向后，使镫骨足板以后

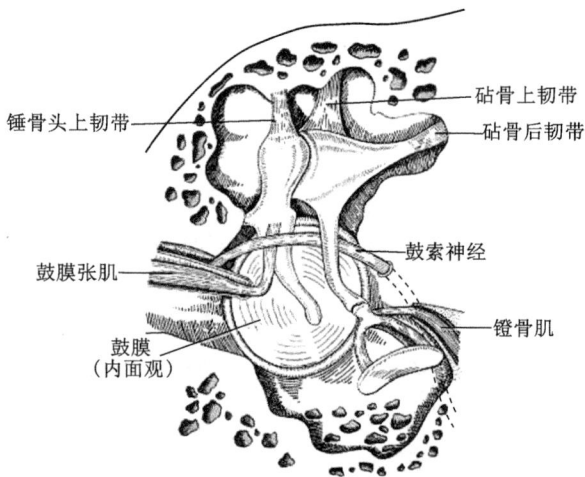

图 1-15　鼓室肌与韧带

缘为支点，前缘向外翘起，以减少内耳压力。

3）鼓室隐窝与间隔：鼓室黏膜除了覆盖鼓室壁及其内容物之外，还形成若干黏膜皱襞，与鼓室的韧带、肌肉和听骨一起将鼓室分隔成几个间隙。

①鼓室隐窝(图1-16):覆盖听骨和韧带的鼓室黏膜;形成下列小的黏膜隐窝,均开口于鼓室:a.锤骨前隐窝位于锤骨头、鼓室前壁和前、上锤骨韧带之间。b.砧骨上、下隐窝位于砧骨短脚的上、下方。c.鼓膜上隐窝或称鼓室上隐窝,位于鼓膜松弛部和锤骨颈之间,上界为锤外侧韧带,下界为锤骨短突。d.鼓膜前、后隐窝分别位于鼓膜与锤前皱襞之间;前者较浅小,后者居于中鼓室的后上部,较深大;鼓索神经常于锤后皱襞的游离缘处穿过。

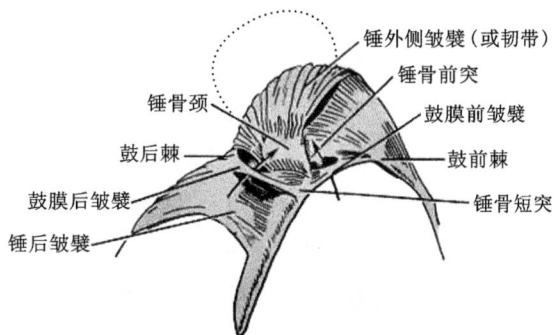

图1-16 鼓膜前、后、上隐窝
鼓膜去除后的外面观,箭头示三个隐窝的通道

②鼓室隔:中、上鼓室为鼓室隔所分隔,鼓室隔由锤骨头及颈、砧骨体及短脚、锤骨前韧带及外侧韧带、砧骨后韧带、砧骨内侧及外侧皱襞、鼓膜张肌皱襞、镫骨肌皱襞等结构共同围成。鼓室隔有前、后2个小孔能使中、上鼓室相通,分别称为鼓前峡及鼓后峡。

4)鼓室黏膜:鼓室各壁、听骨、肌腱、韧带和神经表面均有黏膜被覆。前与咽鼓管黏膜相连,后与鼓窦和乳突气房黏膜延续。中耳的黏膜,在后部为立方上皮或低柱状纤毛上皮覆盖,前部和下部为柱状纤毛上皮或复层柱状纤毛上皮所覆盖。正常中耳上皮中有两种分泌细胞,即杯状细胞和中间细胞,前者分泌浆黏液,后者分泌浆液。鼓室黏膜受细菌感染、鼓室内氧气和二氧化碳含量比率改变或血液循环和营养障碍时,均可使上皮分化成复层鳞状上皮。

5)鼓室的血管与神经。

①鼓室的血管:动脉血液主要来自颈外动脉。上颌动脉的鼓室前动脉供应鼓室前部,耳后动脉的茎乳动脉供应鼓室后部及乳突,脑膜中动脉的鼓室上动脉及岩浅动脉供应鼓室盖及内侧壁,咽升动脉的鼓室下动脉供应鼓室下部及鼓室肌肉;颈内动脉的鼓室支供应鼓室前壁(图1-17)。鼓膜外层由上颌动脉的耳深支供给,鼓膜内层由上颌动脉的鼓前支和茎乳动脉的分支供给。鼓膜的血管主要分布在松弛部、锤骨柄和紧张部的周围。故当鼓膜发炎时,充血自鼓膜松弛部开始,继之则延伸至锤骨柄及鼓膜的其他部分。静脉回流入翼静脉丛和岩上窦。

②鼓室的神经:主要为鼓室丛与鼓索神经。a.鼓室丛:由舌咽神经的鼓室支及颈内动脉交感神经丛的上、下颈鼓支组成,位于鼓岬表面,司鼓室、咽鼓管及乳突气房黏膜的感觉。b.鼓索神经(图1-18):自面神经垂直段的中部分出,在鼓索小管内向上向前,约于锥隆起的外侧进入鼓室,经砧骨长脚外侧和锤骨柄上部内侧,向前下方经岩鼓裂出鼓室,汇入舌神经并终于舌前2/3处,司味觉。

(2)鼓窦(tympanic antrum):为鼓室后上方的含气腔,内覆有纤毛黏膜上皮,前与上鼓室、后与乳突气房相连,是鼓室和乳突气房相互交通的枢纽,出生时即存在。成人鼓窦的大小、位置与形态因人而异,并与乳突气化程度有直接关系。

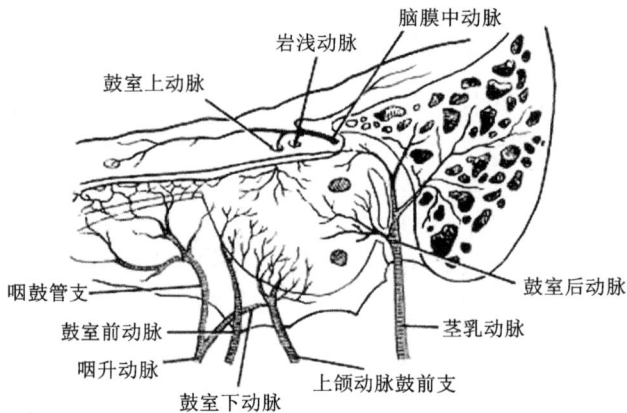

图 1-17 鼓室的血液供给

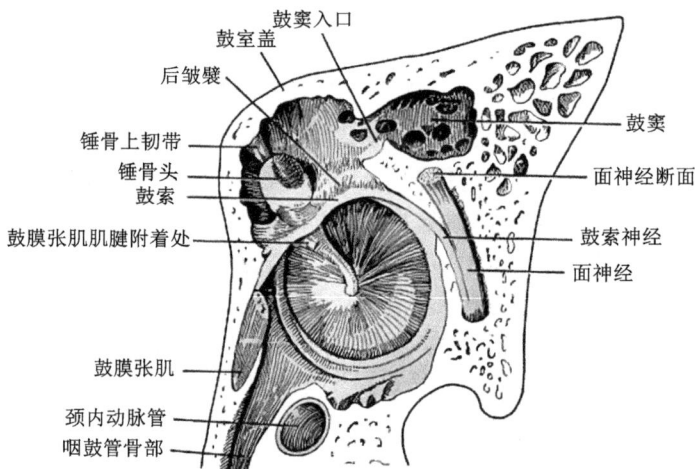

图 1-18 左侧鼓索神经在鼓室内的走向

（3）乳突（mastoid process）：为鼓室和鼓窦的外扩部分。乳突气房分布范围因人而异，发育良好者，向上达颞鳞部，向前经外耳道上部至颧突根内，向内达岩尖，向后延至乙状窦后方，向下可伸入茎突（图 1-19）。根据气房发育程度，乳突可分为 4 种类型（图 1-20）：

1）气化型：乳突全部气化，气房较大而间隔的骨壁较薄，此型约占 80%。

2）板障型：乳突气化不良，气房小而多，形如颅骨的板障。

3）硬化型：乳突未气化，骨质致密，多由于婴儿时期鼓室受羊水刺激、细菌感染或局部营养不良所致。

4）混合型：上述 3 型中有任何 2 型同时存在或 3 型俱存者。

乳突在初生时尚未发育，呈海绵状骨质，2 岁后由鼓窦向乳突部逐渐发展，6 岁左右气房已有广泛的延伸，最后形成许多大小不等、形状不一、相互连通的气房，内有无纤毛的黏膜上皮覆盖。乳突腔内下方、近乳突尖有一由后向前的镰状骨嵴，称二腹肌嵴，后者系确定面神经垂直段的重要标志。乳突后内壁略向前膨出，为乙状窦前壁；乳突内壁的内侧

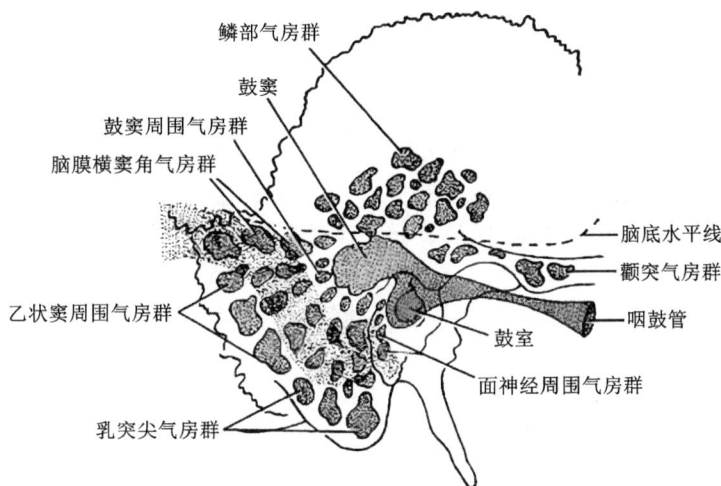

图1-19 乳突气房的分布

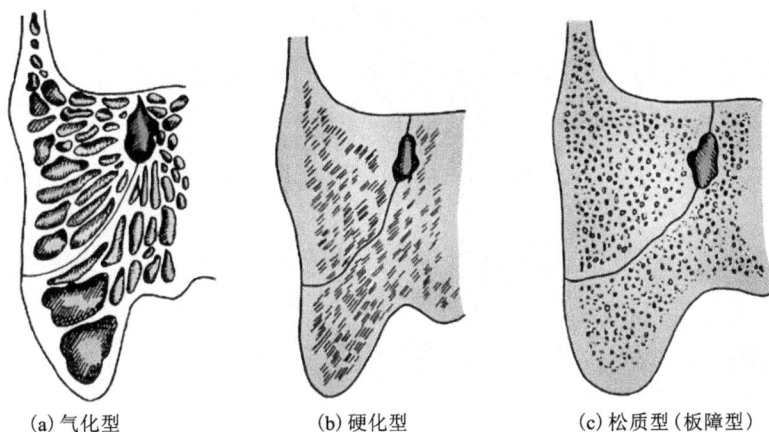

(a)气化型　　　　　　(b)硬化型　　　　　(c)松质型(板障型)

图1-20 乳突气化类型

有内淋巴囊,后者一般位于后半规管的下方、乙状窦的前方、面神经垂直段的后方这一区域内。

(4)咽鼓管(pharyngotympanic tube):位于颞骨鼓部与岩部交界处,颈内动脉管的外侧,上方仅有薄骨板与鼓膜张肌相隔,为沟通鼓室与鼻咽的管道,故有两个开口,成人全长约35 mm。外1/3为骨部,位于颞骨鼓部与岩部交界处,居于颈内动脉管的前外侧,上方仅有薄骨板与鼓膜张肌相隔,下壁常有气化;其鼓室口位于鼓室前壁上部。内2/3为软骨部(图1-21),乃软骨和纤维膜所构成;其内侧端的咽口位于鼻咽侧壁,位于下鼻甲后端的后下方。绕咽口的后方和上方有一隆起,称为咽鼓管圆枕。空气由咽口经咽鼓管进入鼓室,使鼓室内气压与外界相同,以维持鼓膜的正常位置与功能。管腔方向自鼓室口向内、向前、向下达咽口,故咽鼓管与水平面约成40°角,与矢状面约成45°角。骨部管腔为开放

13

性的，内径最宽处为鼓室口，越向内越窄。骨与软骨部交界处最窄，称为峡，长约 2 mm，内径约 1 mm。自峡向咽口又逐渐增宽。软骨部的后内及顶壁由软骨板构成，前外壁系由黏膜和肌膜组成，在静止状态时软骨部闭合成一裂隙。由于腭帆张肌、腭帆提肌、咽鼓管咽肌起于软骨壁或结缔组织膜部，前二肌止于软腭，后者止于咽后壁，故当张口、吞咽、打呵欠、歌唱时借助上述 3 肌的收缩，可使咽口开放，以调节鼓室气压，从而保持鼓膜内、外压力的平衡。咽鼓管黏膜为假复层纤毛柱状上皮，纤毛运动方向朝向鼻咽部，可使鼓室的分泌物得以排除；又因软骨部黏膜呈皱襞样，具有活瓣作用，故能防止咽部液体进入鼓室。成人咽鼓管的鼓室口约高于咽口 2~2.5 cm，小儿的咽鼓管接近水平，管腔较短，约为成人的 1/2，且内径较宽，故小儿咽部感染较易经此管侵入中耳(图 1-22)。

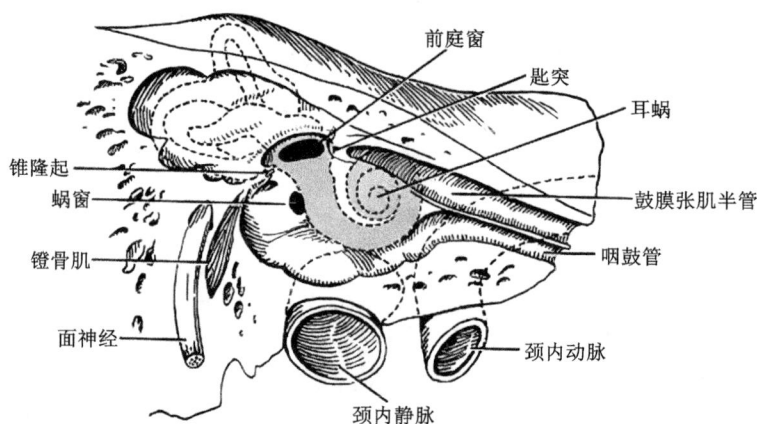

图 1-21　咽鼓管纵切面(右)

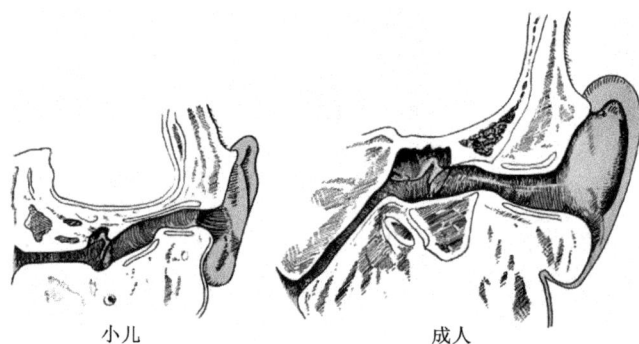

图 1-22　成人和婴幼儿咽鼓管比较

4. 内耳

内耳又称迷路，位于颞骨岩部内，结构复杂而精细，内含听觉和前庭器官。按解剖和功能分为前庭、半规管和耳蜗 3 个部分。组织学上内耳分为骨迷路和膜迷路，两者形状相似。骨迷路内有膜迷路，膜迷路内有听觉与位觉感受器。骨迷路与膜迷路之间充满外淋巴液，膜迷路内含有内淋巴液，内、外淋巴液互不相通。

(1)骨迷路:由致密的骨质构成,分为内侧的耳蜗、后外侧的骨半规管以及两者之间的前庭三部分(图1-23)。

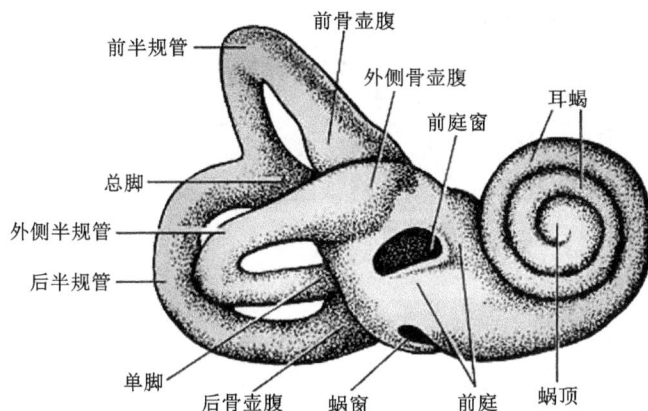

图1-23　骨迷路(右)

1)前庭:略成椭圆形,位于耳蜗与半规管之间,约6 mm×5 mm×3 mm大小,容纳椭圆囊及球囊(图1-24)。前下部较窄,借一椭圆孔与耳蜗的前庭阶相通;后上部稍宽,有3个骨半规管的5个开口。前庭的外壁即鼓室内壁的一部分,有前庭窗和蜗窗。内壁正对内耳道构成内耳道底。前庭腔内面有自前上向后下的斜形骨嵴,名前庭嵴。嵴的前方为球囊隐窝,内含球囊,后者在镫骨足板的下面;窝壁有数个小孔称中筛斑(球囊筛区)。嵴的后方有椭圆囊隐窝,容纳椭圆囊;此窝壁及前庭嵴前上端有多数小孔称上筛斑(椭圆囊壶腹筛区)。椭圆囊隐窝下方有前庭水管内口,其外口(颅内开口)位于岩部后面的内淋巴囊裂底部,即内耳门的外下方,口径小于2 mm。前庭水管内有内淋巴管与内淋巴囊相通。前庭水管的大小与颞骨气化程度有关。前庭嵴的后下端呈分叉状,其间有小窝名蜗隐窝,蜗隐窝与后骨半规管壶腹之间的有孔区称下筛斑(壶腹筛区),前庭上壁骨质中有迷路段面神经穿过。

2)骨半规管:位于前庭的后上方,每侧有3个半规管,各为3个约2/3环形的骨管,互相成直角;依其所在空间位置分别称外(水平)、前(垂直)、后(垂直)半规管。外半规管长12~15 mm,前半规管长15~20 mm,后半规管长18~22 mm。各半规管的管径相等,为0.8~1 mm。每个半规管的两端均开口于前庭;其一端膨大名壶腹,内径均为管腔的2倍。前、外半规管壶腹端在前庭上方,后半规管壶腹端开口在前庭后下方,前、后半规管单脚汇合成总脚,长约4 mm,开口于前庭内壁中部,外半规管单脚开口于总脚下方,3个半规管由5孔与前庭相通。同侧各半规管互成直角,两侧外半规管在同一平面上,并与水平面成30°角;两侧前半规管所在平面互相垂直,亦分别与同侧岩部长轴垂直;两侧后半规管所在平面亦互相垂直,但分别与同侧岩部长轴平行;一侧前半规管和对侧后半规管所在平面互相平行(图1-25)。

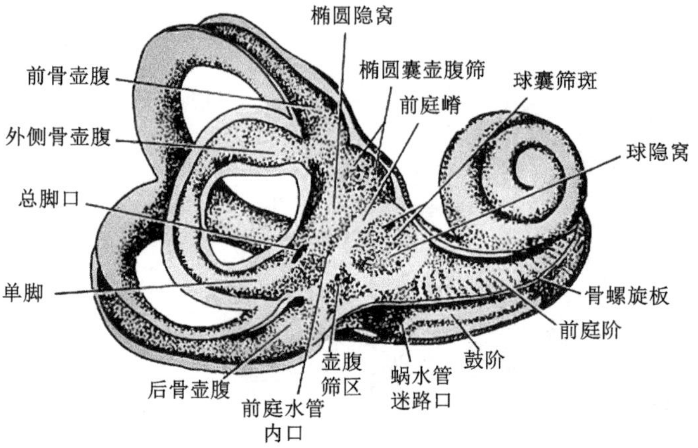

图 1-24 前庭

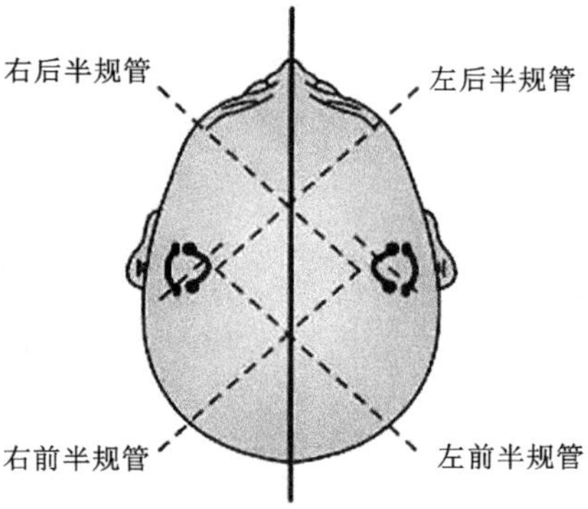

图 1-25 半规管位置

3)耳蜗：形似蜗牛壳，位于前庭的前部，主要由中央的蜗轴和周围的骨蜗管组成（图1-26）。骨蜗管（蜗螺旋管）旋绕蜗轴2.5~2.75周，底周向中耳凸出形成鼓岬。蜗底朝向后内方，构成内耳道底的一部分。蜗顶朝向前外方，靠近咽鼓管鼓室口。骨蜗管被骨螺旋板和基底膜分为上下2腔，上腔又被前庭膜分为2腔，故骨蜗管内共分为3个管腔（图1-27）：上方为前庭阶，始于前庭；中间为膜蜗管，又名中阶，系膜迷路；下方名鼓阶，起自蜗窗（圆窗），并为蜗窗膜（圆窗膜）所封闭。骨螺旋板顶端形成螺旋板钩，蜗轴顶端形成蜗轴板；螺旋板钩、蜗轴板和膜蜗管顶盲端共同围成蜗孔。前庭阶和鼓阶的外淋巴经蜗孔相通。耳蜗底周的最下部、蜗窗附近有蜗水管内口，其外口在岩部下面颈静脉窝和颈内动脉管之间的三角凹内，鼓阶的外淋巴经蜗水管与蛛网膜下腔相通。

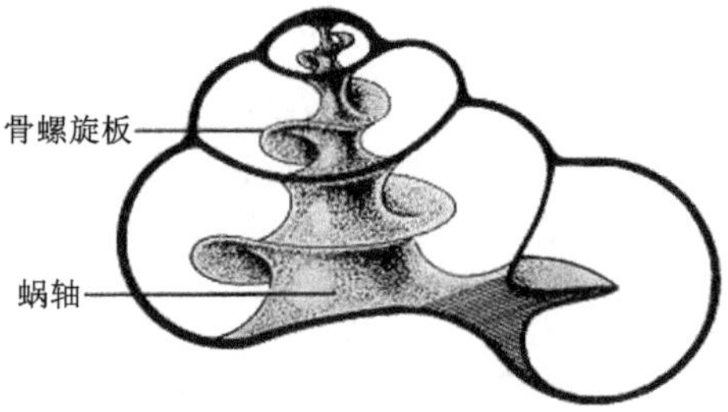

图 1-26 耳蜗剖面

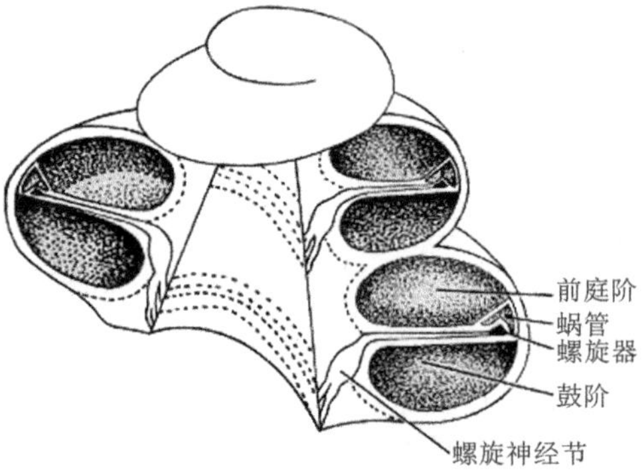

图 1-27 耳蜗

（2）膜迷路：由膜管和膜囊组成，借细小网状纤维束悬浮于外淋巴液中，自成一密闭系统，称内淋巴系统。可由椭圆囊、球囊、膜半规管及膜蜗管组成，各部相互连通（图1-28）。膜迷路内包含司平衡和听觉的结构，包括位觉斑、壶腹嵴、内淋巴囊和膜蜗管。

1）椭圆囊：位于前庭后上部，借结缔组织、微血管和前庭神经椭圆囊支附着于椭圆囊隐窝中。囊底与前壁贝壳形增厚的感觉上皮区即椭圆囊斑，分布有前庭神经椭圆囊支的神经纤维，感受位置觉，亦称位觉斑。

位觉斑上有支持细胞和毛细胞的神经上皮。其顶部有一层胶体膜覆盖，毛细胞的纤毛伸入其中。前庭后壁有 5 孔，与 3 个半规管相通。前壁内侧有椭圆球囊管，连接球囊

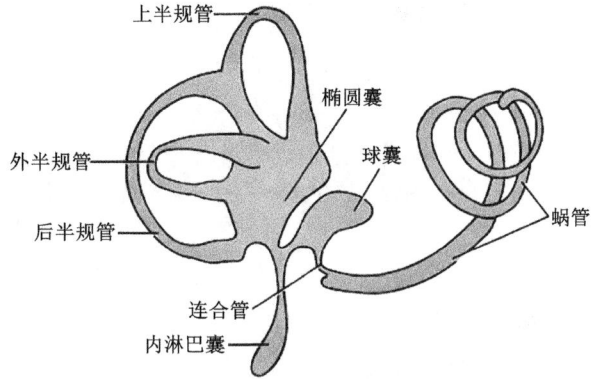

图 1-28　膜迷路

与内淋巴管，后者经前庭水管止于岩部后面（即内耳道口后下方的小裂隙内）硬脑膜内的内淋巴囊。内淋巴管近椭圆囊处有一瓣膜，可防止逆流（图 1-29）。内淋巴囊的一半位于前庭水管内，囊内面表皮上有较多皱襞，其中含有大量小血管及结缔组织；囊的另一半位于两层硬脑膜之间，囊壁较光滑。

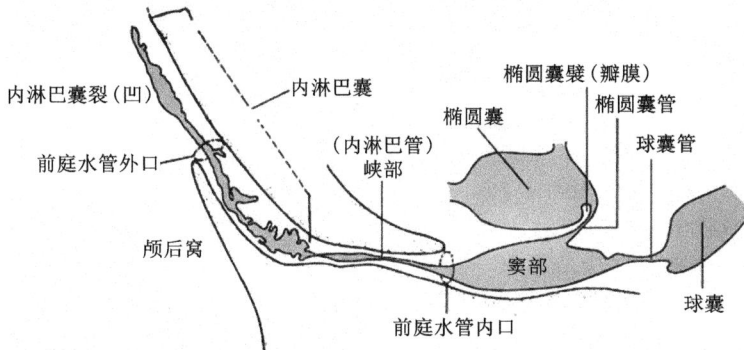

图 1-29　内淋巴管系统

2）球囊：略呈球形，位于前庭前下方的球囊隐窝中，较椭圆囊小。内前壁有球囊斑，亦名位觉斑，前庭神经球囊支的纤维分布于此。后下部接内淋巴管及椭圆球囊管。球囊下端经连合管与蜗管相通。椭圆囊斑和球囊斑互相垂直，构造相同，由支柱细胞和毛细胞组成（图 1-30）。毛细胞的纤毛较壶腹嵴的短，上方覆有一层胶质膜名耳石膜；此膜系由多层以碳酸钙结晶为主的颗粒即耳石和蛋白质凝合而成。

3）膜半规管：附着于骨半规管的外侧壁，约占骨半规管腔隙的 1/4，借 5 孔与椭圆囊相通。在骨壶腹的部位，膜半规管也膨大为膜壶腹，其内有一横位的镰状隆起名壶腹嵴。壶腹嵴上有高度分化的、由支柱细胞与毛细胞所组成的感觉上皮。毛细胞的纤毛较长，常相互黏集成束，插入由黏多糖组成的圆顶形的胶体层，后者称嵴顶或嵴帽（图 1-31），其比重与内淋巴相同（1.003），故可随内淋巴移动。前庭感觉上皮细胞的超微结构：囊斑与壶

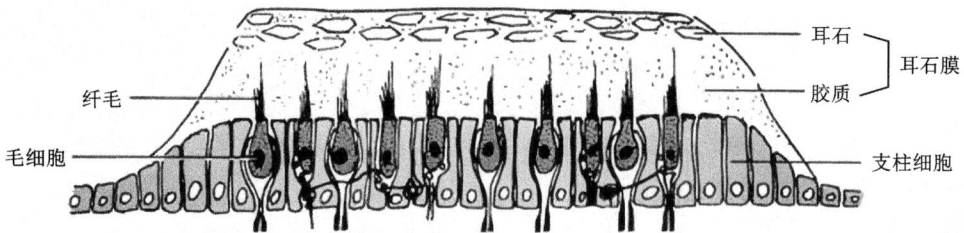

图 1-30　囊斑

腹嵴的感觉毛细胞有 2 种：一种为杯状毛细胞，称Ⅰ型毛细胞，与耳蜗的内毛细胞相似；第二种为柱状毛细胞，称Ⅱ型毛细胞，与耳蜗的外毛细胞相似。

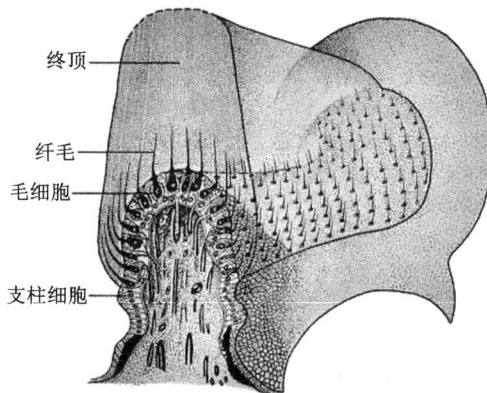

图 1-31　壶腹嵴

4）内淋巴管和囊：内淋巴管位于前庭和内淋巴囊之间，呈 Y 形，与椭圆囊及球囊相通，称椭圆囊管和球囊管。内淋巴管起始端膨大称内淋巴窦，进入前庭水管后管腔变窄称峡部。内淋巴管终末端膨大部分为内淋巴囊，囊的一半位于前庭水管内，囊壁不光滑，表面有皱褶，称皱褶部，另一半位于后半规管下近乙状窦的两层脑膜之间，囊壁光滑，称平滑部，上皮较厚血管较少，囊周围为疏松结缔组织所包绕，含丰富血管。

膜蜗管位于骨螺旋板与骨蜗管外壁之间，为耳蜗内螺旋形的膜质管道，又名中阶，内含内淋巴。此乃螺旋形的膜性盲管，两端均为盲端；顶部称顶盲端，前庭部称前庭盲端。膜蜗管的横切面呈三角形（图 1-32），有上、下、外 3 壁：上壁为前庭膜，起自骨螺旋板，向外上止于骨蜗管的外侧壁；外壁为螺旋韧带，上覆假复层上皮，内含丰富的血管，名血管纹；下壁由骨螺旋板上面的骨膜增厚形成的螺旋缘和基底膜组成。基底膜起自骨螺旋板的游离缘，向外止于骨蜗管外壁的基底膜嵴。位于基底膜上的螺旋器又名 Corti 器（图 1-33），是听觉感受器的主要部分。

在螺旋器中的螺旋隧道、Nuel 间隙及外隧道等间隙中，充满着和外淋巴性质相仿的液体，称 Corti 淋巴。其通过骨螺旋板下层中的小孔及蜗神经纤维穿过的细孔与鼓阶的外淋

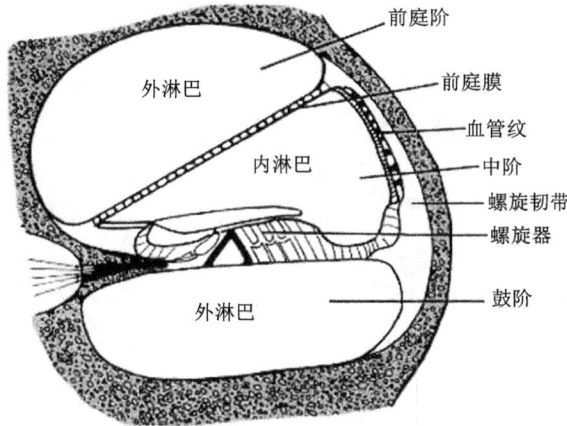

重点显示中阶(充满含钾高的内淋巴),并显示前庭阶及鼓阶(充满含钠高的外淋巴)。

图 1-32 耳蜗横切面

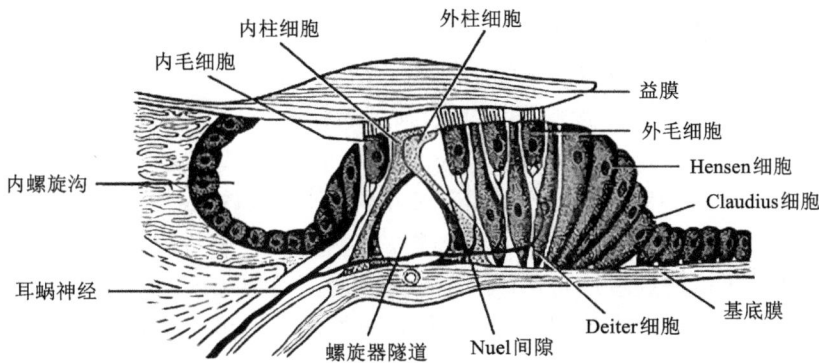

图 1-33 螺旋器示意图

巴相交通。膜迷路的其他间隙均充满内淋巴。

(3)内耳的血管:迷路血供主要来自迷路动脉(图1-34),又称内听动脉,来自椎-基底动脉的小脑前下动脉,少数来自基底动脉或椎动脉。该动脉进入内听道后分为两支,即前庭前动脉和耳蜗总动脉,前庭前动脉供给上、外半规管及两个囊斑上部,其供血不足可引起前庭症状。耳蜗总动脉又分为前庭耳蜗动脉和螺旋蜗轴动脉。前庭耳蜗动脉再分出前庭后动脉供给后半规管、球囊及椭圆囊下部。半规管还接受耳后动脉之茎乳动脉的分支,属终末支,供血甚微。内耳静脉与动脉的分布不同。静脉血液分别汇成迷路静脉、前庭水管静脉及蜗水管静脉,然后流入侧窦或岩上窦及颈内静脉。

(4)第Ⅷ对脑神经及其传导径路:第Ⅷ对脑神经于延髓和脑桥之间离开脑干,偕同面神经进入内耳道后即分为前、后两支。前支为蜗神经,后支为前庭神经(图1-35)。

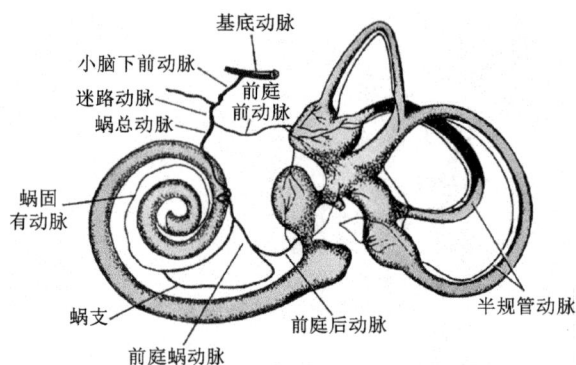

图1-34 内耳的血液供给

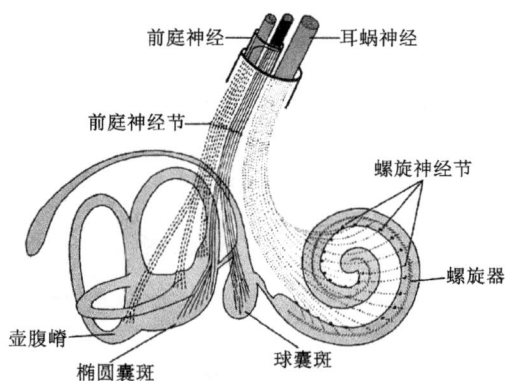

图1-35 第Ⅶ对脑神经在内耳的分布

1)蜗神经及其传导径路：耳蜗神经进入蜗轴后分成很多纤维：分布于耳蜗基底周和中间周的纤维通过蜗轴周围的螺旋孔达螺旋小管内的螺旋神经节；分布于蜗顶的纤维则通过蜗轴的中央管达螺旋神经节。位于蜗轴与骨螺旋板相连处的螺旋神经节由双极细胞组成。双极细胞的中枢突组成蜗神经，神经束的外层由来自耳蜗底周的纤维组成，传送高频声信号；来自耳蜗顶部的纤维组成蜗神经的中心部，传送低频声信号。螺旋神经节内双极细胞的周围突穿过骨螺旋板分布于螺旋器的毛细胞。蜗神经分从耳蜗至中枢方向的传入神经和从中枢至耳蜗的传出神经两种，前者又分Ⅰ型神经元和Ⅱ型神经元。

螺旋神经节双极细胞的中枢突经内耳道底的终板形成蜗神经后，经内耳道入颅，终止于延髓与脑桥连接处的蜗神经背核和蜗神经腹核，为听觉的第1级神经元，其胞体位于螺旋神经节；胞体位于蜗神经腹核与背核的第2级神经元发出传入纤维至两侧上橄榄体复合体，尚有一部分纤维直接进入外侧丘系，并终止于外侧丘系核；自上橄榄核第3级神经元发出传入纤维沿外侧丘系上行而止于下丘，自外侧丘系核第3级神经元发出的传入纤维止于内侧膝状体，部分纤维止于对侧下丘核；自下丘核或内侧膝状体核发出传入纤维（第4级神经元），经内囊终止于大脑皮层的听区，即上颞横回。一侧蜗神经或蜗神经核损坏时，引起同侧全聋。由于第2、3级神经元有交叉及不交叉的纤维，来自任何一侧耳部的蜗神经冲动都可传至两侧大脑皮层的听区。故一侧外侧丘系或听皮层的损伤，不会导致明显的两侧听力减退（图1-36）。

2)前庭神经及其传导径路：前庭神经的第1级神经元位于内耳道底的前庭神经节内。神经节内双极神经细胞上部细胞的周围突分布于上、外半规管壶腹嵴及椭圆囊斑，下部细胞的周围突分布于后半规管壶腹嵴及球囊斑。双极细胞的中枢突构成前庭神经（图1-37）。

前庭上、下神经之神经元的中枢突构成前庭神经。前庭神经经内耳道入颅，达小脑脑桥角，在蜗神经上方进入脑桥及延髓，大部分神经纤维终止于前庭神经核区，小部分纤维越过前庭神经核经绳状体进入小脑。前庭神经核位于脑桥和延髓，每侧共有4个，即前庭神经上核、外核、内核和下核。上核接受来自壶腹嵴的传入神经纤维，外核与内核主要接受来自椭圆囊斑及壶腹嵴的传入神经纤维，下核接受所有前庭终器的传入神经纤维。由前庭神经核发出的第 2 级神经元有下列传导径路。

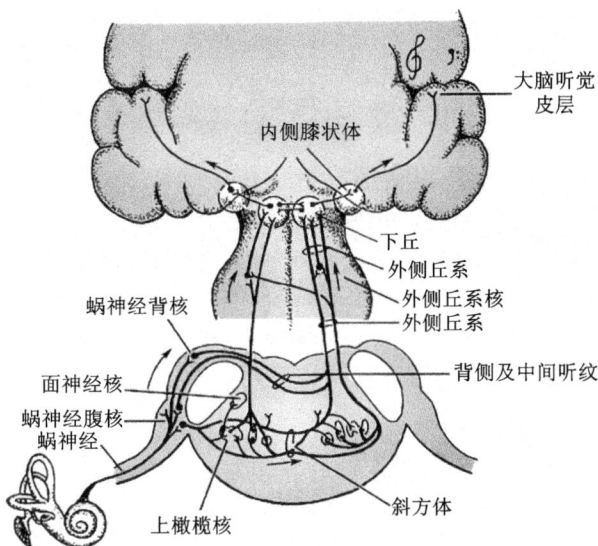

图 1-36　蜗神经的传导径路

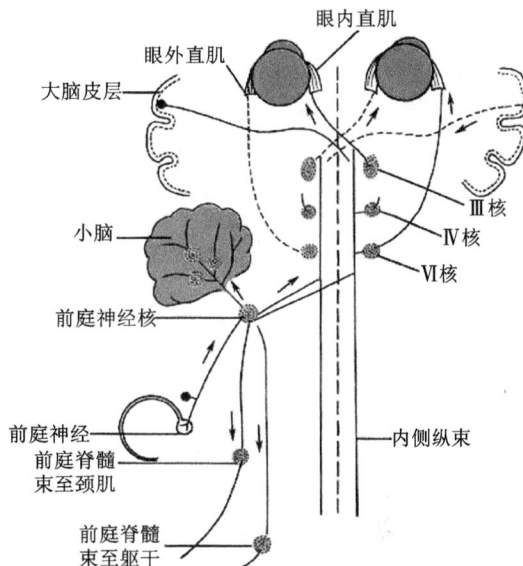

图 1-37　前庭神经的传导径路

①前庭神经诸核发出的前庭脊髓纤维经内侧纵束走向脊髓；前庭神经外核还发出下行纤维进入同侧脊髓前束。所有前庭脊髓纤维均与脊髓前角细胞相连。因此，来自内耳前庭的冲动可引起颈部、躯干和四肢肌肉的反射性反应。

②由前庭神经核发出的上行纤维经内侧纵束到达同侧和对侧的动眼神经、滑车神经和展神经。因而头位改变可引起两侧眼球的反射，这种反射与维持眼肌张力的平衡密切相关。

③由前庭神经内核发出的纤维通过脑干的网状结构与自主神经细胞群相连，引起自主神经系统反应，如面色苍白、出汗、恶心、呕吐等。

④前庭神经下核大部传入纤维经绳状体上行到达小脑，前庭神经内核有少数纤维到达小脑。前庭神经到大脑皮层的通路尚未确定，大脑皮层的前庭中枢在颞叶，可能在听皮层附近；顶叶亦可能存在前庭代表区。

(二)耳的生理功能(听觉生理)

1. 听觉的一般特性

听觉功能的高度敏感性一方面取决于内耳听觉感受器对振动能量所持有的感受能力，另一方面还有赖于中耳精巧的机械装置，后者将声波在空气中的振动能量高效地传递到内耳。听觉是声音作用于听觉系统引起的感觉。人耳能感觉到的声波频率范围为 20 ~ 20000 Hz，对 1000 ~ 3000 Hz 的声波最为敏感。声音必须达到一定强度才能产生听觉，刚能引起听觉的最小声强称听阈。人耳的听阈随着频率的不同而异，一般来说，对 1000 Hz 频率的声音最敏感。在听阈以上，声音的响度随着刺激的增强而增大。当声压强度增加超过一定程度时,人耳会发生触觉、压觉及痛觉。这一刚能引起人耳感觉或痛觉的声音强度称感觉阈或痛阈。随着声音频率的不同,感觉阈亦因之而变化。在听阈曲线与感觉阈曲线之间的区域属听觉感受区,在这个区域内,存在着可使听觉器官产生听觉的各种频率和不同强度的全部声音。

2. 声音传入内耳的途径

声音除通过鼓膜和听骨链传入内耳外,还可通过颅骨传导到内耳,前者称空气传导(简称气导),后者称骨传导(简称骨导)。正常情况下,以空气传导为主。

(1)空气传导:通常声波经外耳→鼓膜→听骨链→前庭窗→内耳淋巴。从听觉生理功能看,外耳起集音作用,中耳起传音作用,将空气中的声波传入内耳,内耳具有感音功能。镫骨足板的振动引起内耳外淋巴波动,从而引起蜗窗膜朝相反的方向振动。内耳淋巴波动时即振动基底膜,导致其上的螺旋器的听毛细胞受到刺激而感音(图1-38)。耳蜗的外、内淋巴属传音部分;当外淋巴波动缓慢时,液波由前庭阶经蜗孔传至鼓阶而使蜗窗外凸;若为急速流动,则推动蜗管及其内容物向鼓阶移动。

(2)骨传导:即声波直接通过颅骨振动外淋巴,并激动耳蜗的螺旋器产生听觉。声波从颅骨传到耳蜗时其主要作用是使耳蜗壁发生振动,而耳蜗壁振动又可通过下列两种方式引起内耳感受器的兴奋。

1)移动式骨导:声波作用于颅骨时,整个头颅包括耳蜗作为一个整体而反复振动。由于内淋巴液存在惰性,在每一个振动周期中,淋巴液的位移稍落后于耳蜗壁,故当每个移动开始时,淋巴液则向相反的方向移动,因而引起基底膜发生往返的位移,使毛细胞受到刺激而感音(图1-39)。听骨链的惰性在移动式骨导时也起一定作用。由于听骨链悬挂在鼓室,与颅骨的连接并不牢固,故当颅骨移动时,其惰性使整个听骨链的活动亦稍落后于耳蜗骨壁。因而镫骨足板的活动类似通常气导引起的振动。当频率低于800 Hz的声波振动颅骨时,移动式骨导起主要作用。

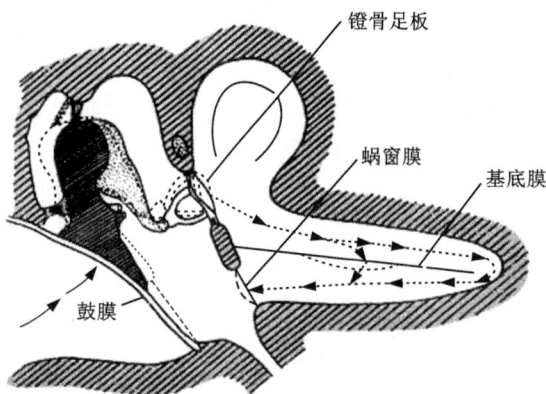

图1-38 声音的传导途径

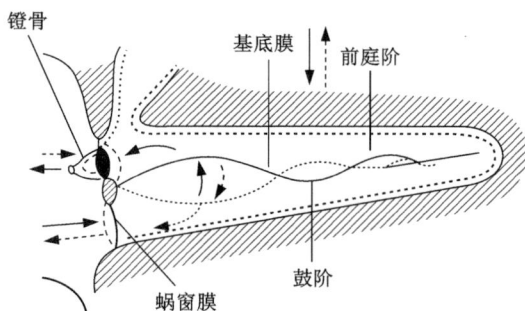

图1-39 移动式骨导的耳蜗淋巴流动情况基底膜随耳蜗淋巴流动变位

2)压缩式骨导:当声波振动通过颅骨传到耳蜗壁时,耳蜗壁随着声波疏密时相而膨大与缩小。在声波的密部起作用时,迷路骨壁被压缩,但内耳淋巴液的可压缩性很小,而向蜗窗或前庭窗移动。前庭阶与鼓阶的容量之比为5:3,即前庭阶的外淋巴比鼓阶的多;而蜗窗的活动度较前庭窗大5倍。故当迷路骨壁被压缩(密相)时,半规管和前庭内的淋巴被压入容量较大的前庭阶,再向鼓阶流动,使蜗窗膜外凸,基底膜向下移位。声波的疏部起作用时,耳蜗骨壁膨大,淋巴液恢复原位,基底膜亦随之向上移位。由于声波疏、密相的反复交替作用导致基底膜的振动,后者有效地刺激听毛细胞而感音(图1-40)。当频率高于800 Hz的声波振动颅骨时,压缩式骨导起主要作用。

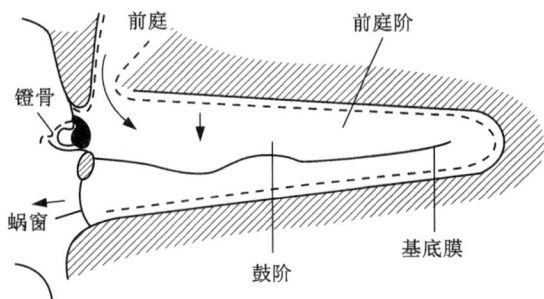

图1-40 压缩式骨导的耳蜗淋巴流动情况
基底膜向鼓阶内移位

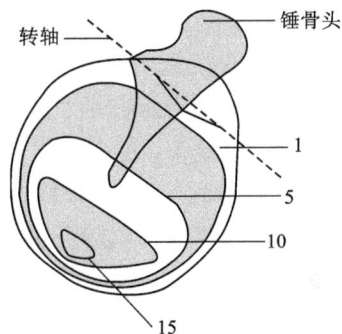

图1-41 鼓膜振动幅度每一闭合曲线范围
的振幅相等,数字表示振幅的相对值

3. 外耳及中耳的生理功能

(1)外耳的生理功能:耳郭主要功能为收集并传递声波到外耳道,声音抵达两耳时存在的时间差别和强度差别,经中枢神经系统的分析处理,两侧耳郭的协同集声又可以起到辨别声源方向的作用。外耳道不仅传递声音并对声波起到共振作用。

(2)中耳的生理功能:中耳承担将外耳道空气中声波能量传递至耳蜗淋巴液激动内耳结构而产生听觉的任务。中耳传递声音的过程类似于一个阻抗匹配器。两种介质的声阻抗相同时,从一种介质到另一种介质的声能传递最有效。两种介质声阻抗相差越大,则声能传递效率越差。由于水的声阻抗大大高于空气的声阻抗,因此空气中的声能仅约0.1%传入水中,其余声能均被水面反射掉(约损失30 dB)。中耳的主要功能就是声阻抗匹配作用,使液体对声波传播的高阻抗与空气较低的声阻抗得到匹配,从而将空气中的声波振动能量高效率地传入内耳淋巴液中。上述中耳的阻抗匹配作用是通过鼓膜与听骨链组成的传音装置来完成,主要是通过下列3种机制,即:鼓膜与镫骨足板面积的差别;听骨链的杠杆作用;鼓膜的喇叭形状产生的杠杆作用。

1)鼓膜的生理功能:从声学特性看,鼓膜酷似话筒中的振动膜,如一个压力接收器,这种结构有较好的频响特性和较小的失真度。鼓膜的振动频率一般与声波一致,但其振动形式则因声频不同而有差异。据Bekesy(1941年)观察,当声频<2400 Hz时,整个鼓膜以鼓沟上缘切线(锤骨前突与侧突连线)为转轴而振动,鼓膜不同部位的振幅大小不一,沿锤骨柄向下延长至近底部的鼓膜处振幅最大(图1-41)。当声频>2400 Hz时,鼓膜呈分段式振动,即锤骨柄的振动频率低于鼓膜的振动频率。

2）听骨链的生理功能：听骨链构成鼓膜与前庭窗之间的机械联系装置，3 个听骨连接形成一弯曲的杠杆。听骨链作为一个杠杆，将声波振动由鼓膜传至内耳，实现有效的阻抗匹配。听骨链的运动轴向前通过锤骨柄，向后通过砧骨短脚。以听骨链的运动轴心为支点（图 1-42），可将锤骨柄与砧骨长脚视为杠杆的两臂，其长度之比为 1.3∶1，在轴心的两侧，听小骨质量大致相等。按照杠杆作用原理，在支点两侧力量相等时，增力的多少取决于两臂长短之比。因此，通过听骨链的杠杆作用，可使声压自锤骨柄传至前庭窗时增加 1.3 倍。由此可知，声波经过鼓膜、听骨链到达镫骨足板时可提高 $1.3 \times 17 = 22.1$ 倍，相当于声压级 27 dB。若加上鼓膜弧度的杠杆作用，则增益更多。因声阻抗不同，声波从空气达内耳淋巴液时所衰减的能量约 30 dB，通过中耳的增压作用得到了补偿。

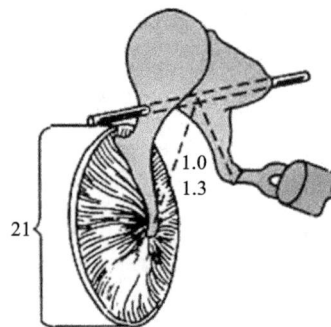

图 1-42　鼓膜、听骨链及其转轴模式图

在通常声强刺激下，听骨链作为一个整体而运动。声强高达 150 dB 时，因镫骨足板的阻力（摩擦力）砧镫关节的缓冲作用，听骨链即不再呈整体运动，振幅从锤骨经砧骨到镫骨逐渐变小。在低、中声强作用下，镫骨足板沿其后脚的垂直轴而振动［图 1-43（a）］，足板前部振幅大于后部；此时前庭阶中的外淋巴来回振动。当声强接近于痛阈时，镫骨足板沿其前后轴转动［图 1-43（b）］。此时，外淋巴只在前庭窗附近，足板的上下缘之间振动，因而可避免强音刺激引起基底膜的过度位移导致内耳损伤。

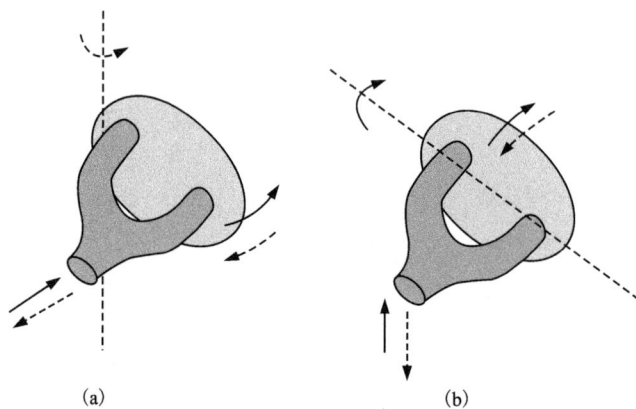

(a)　　　　　　　　　　(b)

图 1-43　镫骨活动的转轴

3）蜗窗的生理功能：蜗窗位于鼓阶的始端，面积约 2 mm^2，薄而具有一定弹性。骨迷路内的外淋巴液压缩性很小，当镫骨向内移时，振动经前庭阶的外淋巴沿蜗孔、鼓阶再传到蜗窗，引起蜗窗膜外凸。因此，蜗窗起到一种缓冲作用，为声波在外淋巴液中的传导提供了有利条件。但在病理条件下（如有鼓膜穿孔），蜗窗则不再是骨性耳蜗减压门户，而是成为声波传入内耳途径，结果蜗窗膜振动引起的鼓阶外淋巴振动将干扰镫骨振动所引起

的前庭阶外淋巴液的振动以及振动在基底膜上的传播，从而使听力下降。

4）鼓室肌的生理功能：鼓室肌的收缩会改变中耳的传音特性。鼓室肌包括鼓膜张肌和镫骨肌。前者受三叉神经的支配，收缩时将锤骨柄与鼓膜向内牵引，使鼓膜的紧张度增加，并相应地引起镫骨足板推向前庭窗，增加内耳外淋巴压力；后者受面神经支配，收缩时牵引镫骨头向后，使足板前部向外翘起，降低外淋巴压力。此二肌相互作用，可防止或减轻耳蜗受损。鼓膜张肌对声刺激的反射阈大于镫骨肌，因此在声音引起耳内肌的反射中，镫骨肌的收缩起主要作用。

5）咽鼓管的生理功能：咽鼓管平时保持一种可开放的闭合状态，其生理作用如下。

①保持中耳内外压力平衡：由于咽鼓管管壁的弹性作用和周围组织的压力以及咽部的牵拉作用，咽鼓管咽口平时呈闭合状态。当吞咽、打哈欠、打喷嚏等动作时，咽鼓管管口开放，以调节鼓室内气压使与外界大气压保持平衡，从而保证中耳传音装置维持正常的活动，以利于声波的传导。气压的变化也可以引起咽鼓管的开闭。当鼓室内气压大于外界气压时，气体通过咽鼓管向外排出也较容易，而外界气压大于鼓室内压力时，气体从外界进入中耳则较困难。腭帆张肌、腭帆提肌及咽鼓管咽肌司咽鼓管的开放，以腭帆张肌最为重要。

②引流作用：鼓室与咽鼓管黏膜的杯状细胞与黏液腺产生的黏液，借咽鼓管黏膜上皮的纤毛运动不断向鼻咽部排出。

③防声作用：处于关闭状态的咽鼓管，能阻挡说话声、呼吸声等经咽鼓管直接传入鼓室而振动鼓膜。当患咽鼓管异常开放症时，声波可经咽鼓管直接传入鼓室并振动鼓膜，患者可听到自身的呼吸声而受烦扰。咽鼓管外 1/3 的鼓室段处于开放状态，并呈逐渐变窄的漏斗状，表面被覆部分皱褶的黏膜，甚似吸音结构，可吸收因蜗窗膜及鼓膜振动而引起的鼓室腔内的声波，故有消声作用。

④防止逆行感染的功能：咽鼓管软骨段黏膜较厚，黏膜下层有疏松结缔组织，使黏膜表面产生皱襞，后者具有活瓣作用，加上黏膜上皮的纤毛运动，对阻止鼻咽部的液体、异物及感染病灶等进入鼓室有一定作用。

4. 耳蜗的生理功能

（1）耳蜗的感音功能：声波振动引起基底膜振动，振动以波的形式沿基底膜向前传播。声波在基底膜上的传播方式是按物理学中的行波原理进行的，亦即行波学说。振动于基底膜上从蜗底向蜗顶传播时，振幅逐渐增加，当到达其共振频率与声波频率一致的部位，振幅最大，离开该部位后，振幅很快减小，在稍远处位移完全停止。人耳基底膜上行波所需时间约 3 毫秒。基底膜的最大振幅部位与声波频率有关，亦即每一种频率的声波在基底膜上的不同位置有一相应的最大振幅部位：高频声引起的最大振幅部位在蜗底靠近前庭窗处，低频声的最大振幅部位靠近蜗顶，中频声则在基底膜的中间部分发生共振（图 1-44）。

由此可知，高频声波仅引起前庭窗附近基底膜的振动，而低频声波从蜗底传播到蜗顶的过程中，会导致较大部分的基底膜发生位移，但在其共振点部位的振幅最大。亦即底周的基底膜对各种频率的声波均产生波动，而顶周的基底膜只对低频声波产生反应。基底膜的不同部位感受不同频率的声刺激（图 1-45）：蜗底区感受高频声，蜗顶部感受低频声；800 Hz 以上的频率位于顶周，2000 Hz 位于蜗孔到镫骨足板的中点。以上为基底膜的被动机械特性和经典的行波方式。

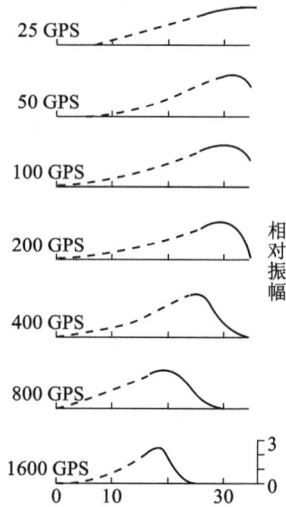

图 1-44 不同频率声波引起基底膜位移的图形

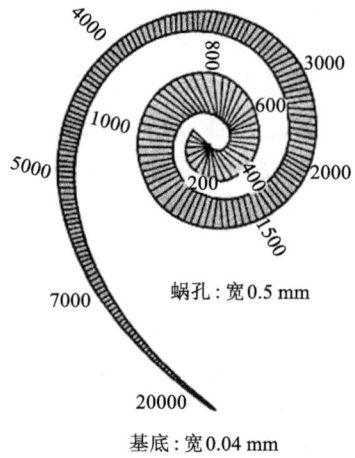

图 1-45 基底膜的频率分布

声波传入耳蜗外淋巴后,行波引起基底膜向上或向下位移时,内缘附着于骨螺旋板上的基底膜与盖膜各沿不同的轴上下移动;因而盖膜与网状板之间便发生交错的移行运动,即剪切运动,两膜之间产生了一种剪切力。在剪切力的作用下,毛细胞的纤毛发生弯曲或偏转(图 1-46)。此时毛细胞顶部的 K^+ 通道开放,内淋巴内的 K^+ 流入毛细胞内产生去极化。后者又引起细胞内 $CA3^+$ 通道开放,促使 $CA3^+$ 流入细胞内,进而激发毛细胞释放出神经递质,引起附于毛细胞底部的蜗神经末梢产生神经冲动,后者经中枢传导径路传到听觉皮层,产生听觉。

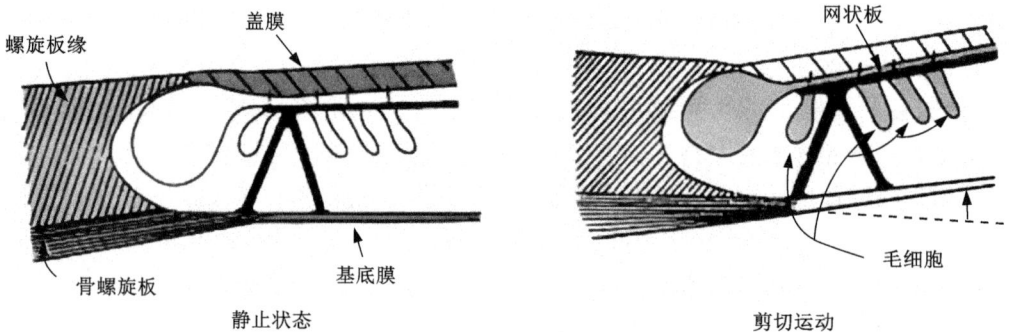

图 1-46 网状板与盖膜之间的剪切运动引起毛细胞纤毛弯曲

(2)耳蜗的编码功能:基底膜上所负载的质量、劲度梯度所构成的被动机械特性,决定了刺激的声频与耳蜗基底膜反应部位之间的对应关系。研究证明,耳蜗具有精细的频率分析功能,频率调谐曲线显著优于早期 Bekesy 在尸体上观察的结果。说明上述基底膜自身的被动机械特征和经典的行波方式不是耳蜗频率分析或调谐的唯一机制,可能有耳蜗螺旋器中与能量代谢相关的主动机制的参与。

（3）耳声发射：研究者从人耳记录到耳声发射现象，证实了耳蜗内存在着主动的释能活动。耳声发射的形成过程为生物电能向机械（声频）能转换，说明耳蜗具有双向换能器的作用。耳声发射是在听觉正常者的外耳道记录到的耳蜗电生理活动释放的声频能量，一般认为其来源于耳蜗螺旋器外毛细胞的主动运动。现已证明，外毛细胞整个胞壁中存在肌动蛋白、肌球蛋白等收缩性蛋白，此为外毛细胞主动运动的结构基础。近来发现耳蜗单个外毛细胞的主动伸缩运动，后者有缓慢和快速两种运动方式。外毛细胞的缓慢运动可能调节基底膜的机械特性，而快速运动则使传入的声信号增益，从而增强了对声音的敏感性，并使耳蜗的频率选择（或频率调谐）更加锐利。

（4）传出神经对耳蜗功能的调控：耳蜗螺旋器除了传入神经纤维之外还与传出神经纤维相连，受听觉神经传出系统的调控。支配螺旋器的传出神经纤维来自上橄榄核附近的神经元，称为橄榄耳蜗束，主要支配外毛细胞。目前认为橄榄耳蜗束的作用可能在于抑制低、中强度声音刺激产生的传入神经电位，从而使听觉系统对较高强度声音信息的辨别能力得以提高。

（5）耳蜗生物电现象。

1）细胞内静息电位与蜗内电位。

①细胞内静息电位：螺旋器中各种细胞内、外的电位差，即细胞内、外 K^+ 浓度差造成的膜内为负电位，膜外为正电位的静息电位。

②蜗内电位：又称内淋巴电位，系蜗管内淋巴与鼓阶淋巴之间的电位差所致。现证明该电位起源于蜗管外壁的血管纹细胞。它有助于提高听觉感受器将声能转变为神经冲动。缺氧或代谢抑制剂，能使蜗内电位迅速下降。

2）耳蜗微音器电位：系耳蜗对声音刺激所产生的一种交流性质的电位。它起源于毛细胞顶部表皮板与内淋巴交界面的两边。毛细胞表皮板有很大的电阻，当声音引起基底膜振动时，上述电阻随静纤毛的弯曲而改变。静纤毛朝一个方向弯曲可使电阻增加，反之电阻下降。因此，通过的电流发生相应的改变。纤毛作交替性来回弯曲时，毛细胞表皮板两边则形成一个交流性质的电压输出，即产生耳蜗微音器电位。现认为产生于外毛细胞。

3）总和电位：耳蜗接受声刺激时，毛细胞所产生的一种直流性质的电位变化，产生于内毛细胞。

4）蜗神经动作电位：系耳蜗对声音刺激所产生的蜗神经的动作电位，它的作用是传递声音信息。

5. 听觉中枢生理功能

听觉中枢生理目前仍有许多机制尚未阐明。听觉中枢在结构、功能、活动方式、规律、机制等诸方面都要比听觉外周复杂得多。听觉中枢结构包括蜗神经核、上橄榄核、外侧丘系核、下丘、内膝体及听放射、皮层听区。听觉系统皮层下的层次和通路比其他感觉系统的多：从输入神经到丘脑，其他感觉系统一般只有1级或2级中枢，听觉系统却有4级（蜗神经核、上橄榄核、外侧丘系核、下丘）中枢。听觉中枢结构的复杂性还在于每一级中枢的神经核按解剖位置又分为若干部分，每一部分按神经元的类型和联系可再分为若干小区。

蜗神经核的一个神经元就可接受多根传入纤维，听神经每一传入纤维又可分支至蜗神经核的多个神经元；来自同一根纤维的分支也可到达同一神经元，但以不同的方式与之形成突触。结构上此种既有会集，又有分散的多种连接方式，反映传入信息从外周进入中枢后要经历相应的演变。会集和分散不是将信息简单地重新排列组合，而是使之有质的飞跃，信息经一番分析、整合后，形成高一级的样式，并重新编码往上传输。这种处理过程，从蜗神经核上行至每一级中枢都会在高一级的水平上重复一次。经各级中枢的反复处理，听觉信息最后便从简单的频率、强度等参数形式，逐步提高和转变为复杂的特征、声像以至能更方便直接地为感知、识别、理解、思维等所用的形式。

听觉中枢传导路径中还与面神经、三叉神经、展神经等发生交通，并与自主神经核团和脊髓前角细胞有联系，当强声刺激时可引起瞬目、眼球外展、头转向声源、中耳肌收缩、手指血管收缩及皮肤电位变化等反应。

(三) 耳的生理功能(平衡生理)

人体维持平衡主要依靠前庭、视觉及本体感觉 3 个系统的相互协调来完成，其中前庭系统最重要。前庭感受器是特殊分化的感受器，主司感知头位及其变化。前庭神经到达前庭神经核后，与眼球的运动肌肉及身体各部肌肉有着广泛的神经联系，故当体位变化产生刺激传到神经中枢时，就可引起眼球、颈肌和四肢的肌反射运动以保持身体的平衡。因此，前庭系统之所以能维持体位平衡实为一系列范围广泛的反射作用的结果。本节主要介绍前庭感觉器的生理功能。

1. 半规管的生理功能

半规管主要感受正负角加速度的刺激。每个膜半规管内充满内淋巴，被壶腹嵴帽(嵴顶或终顶)阻断。毛细胞的纤毛埋于嵴帽内，当头位处于静止状态时，嵴帽两侧的液压相同，嵴帽停于中间位置。壶腹嵴管侧及椭圆囊侧的神经纤维与 4 个前庭神经核中不同的部位联系。当头部承受角加速度作用时，膜半规管的内淋巴因惯性发生反旋转方向的流动，因而推动嵴帽顺着内淋巴流动的方向倾倒，直接牵引埋于嵴帽内的感觉纤毛弯曲，刺激感觉细胞，后者再把这种物理刺激通过介质的释放转变为化学刺激，经过突触传递给前庭中枢，引起综合反应，维持身体平衡。

2. 球囊及椭圆囊的生理功能

球囊斑与椭圆囊斑构造相同，都有耳石膜，故两者又合称耳石器官。其主要功能是感受直线加速度。因为囊斑毛细胞的纤毛埋在耳石膜中，耳石膜的表面有位觉砂，位觉砂的比重明显高于内淋巴。当头部进行直线加速度运动时，位觉砂因惯性而依反作用的方向移位，使毛细胞的纤毛弯曲而引起刺激，通过化学介质把物理性刺激转换为神经动作电位，沿神经纤维传入前庭各级中枢。球囊斑略与同侧前半规管平面相平行，主要感受头在额状面上的静平衡和直线加速度，影响四肢内收肌和外展肌的张力。椭圆囊斑略与外半规管平行，主要感受头在矢状面上的静平衡和直线加速度，影响四肢伸肌和屈肌的张力。有些动物的球囊还感受低频声波与次声波的刺激。前庭感受器接受刺激后将信息传向各级前庭中枢，并与中枢的其他核团相联系产生多种反射。主要联系有：

(1)前庭与小脑的联系，可调节肌肉张力以维持身体平衡。

(2)前庭与眼外肌运动核及锥体外系之间的联系，可调整眼球运动，使在头部快速转动时保持适宜的视角，维持清晰的视力。

（3）前庭与脊髓间的联系，控制颈部和四肢肌运动。

（4）前庭与自主神经系统间的联系，可出现自主神经反射。前庭的传入、传出神经系统，双侧感受器之间，兴奋和抑制之间均有互相调节及反馈的作用，共同维持躯体的平衡。

二、习题

习题

第二节　鼻的应用解剖与生理功能

一、知识要点

（一）鼻的应用解剖

鼻（nose）由外鼻、鼻腔和鼻窦三部分构成（图1-47），是人体重要的呼吸、嗅觉器官。外鼻位于面部正中间，鼻腔被鼻中隔分为左右两个，鼻腔的前上部、两侧和后部共有4对鼻窦，分别为额窦、筛窦、上颌窦和蝶窦。鼻腔的三维解剖结构是维持正常鼻生理功能的基础。鼻腔为一个不规则腔隙，其内结构复杂，尤以外侧壁最具代表性。每侧鼻腔借助深在而隐藏的鼻窦开口分别与四组鼻窦相交通。鼻窦分别与眼眶，前、中颅底（颈内动脉颅内段及海绵窦）等构成复杂的毗邻关系，是鼻眼外科及鼻神经外科的解剖学基础。

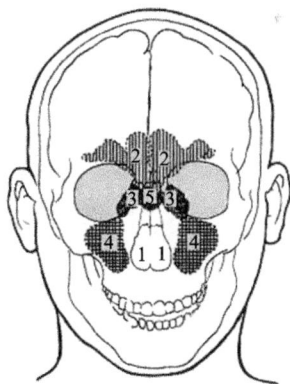

1—鼻腔；2—额窦；3—筛窦；4—上颌窦；5—蝶窦。

图1-47　鼻在颅面骨中的位置

1. 外鼻

（1）外鼻形状：外鼻由骨和软骨构成支架，外覆皮肤及软组织，位于面部中央。外鼻呈三棱锥体状（图1-48），外观上窄下宽，前棱上部为鼻根，向下依次为正中部鼻梁及鼻尖。鼻梁的左右两侧为鼻背，鼻尖两侧的半圆形隆起为鼻翼，三棱锥体的底部即鼻底，由鼻中隔软骨的前下缘及鼻翼软骨内侧脚构成鼻小柱，由鼻底向前延续形成左、右前鼻孔。

鼻翼向外下与面颊交界处有一条浅沟，即鼻唇沟。

（2）外鼻软骨支架：外鼻软骨支架主要由鼻外侧软骨（隔背软骨）和大翼软骨组成（图1-49）。鼻外侧软骨又名隔背软骨鼻背板，左右各一，呈三角形，位于鼻梁与鼻背的侧面，上方连接鼻骨下缘和上颌骨额突，两侧鼻外侧软骨的内侧缘，在鼻中线会合并连接鼻中隔软骨的前上缘。隔背软骨的底面观呈"个"（图1-50），两侧翼为鼻外侧软骨（即鼻背板），中间为鼻隔板，即鼻中隔软骨构成。大翼软骨又名下侧鼻软骨，呈马蹄形。有两脚：外侧脚构成鼻翼支架，左右内侧脚夹鼻中隔软骨前下缘构成鼻小柱支架。小翼软骨和籽状软骨，统称为鼻副软骨，充填于鼻外侧软骨和大翼软骨之间。

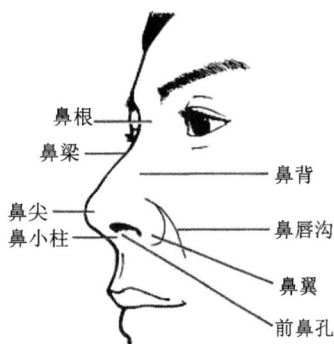

图1-48 外鼻

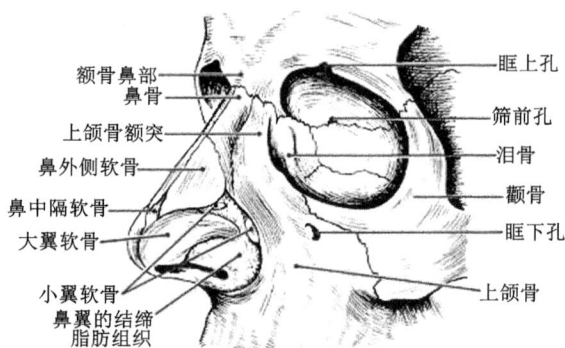

图1-49 外鼻的骨和软骨支架

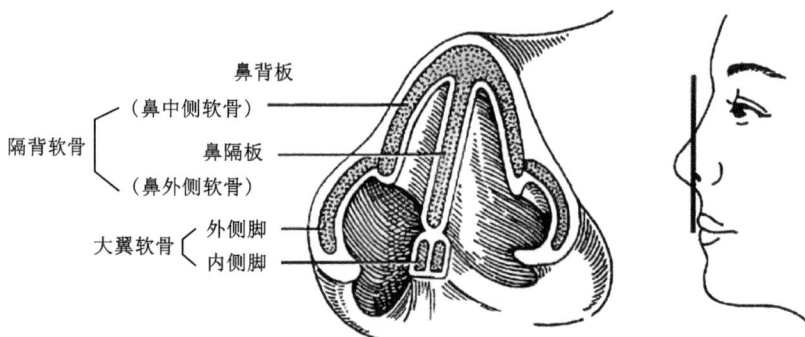

图1-50 外鼻额切面示隔背软骨

（3）外鼻骨性支架：外鼻骨性支架由鼻骨、额骨鼻突和上颌骨额突组成。鼻骨成对，其上缘、外侧缘、下缘分别与额骨、上颌骨额突、鼻外侧软骨上缘连接，鼻骨后面的鼻骨峙则与额峙、筛骨垂直板和鼻中隔软骨连接。鼻骨上端窄而厚，有良好的保护作用，下端宽而薄，容易发生骨折。鼻骨下缘、上颌骨额突内缘和上颌骨腭突游离缘共同围成梨状孔（图1-51），鼻骨下缘为梨状孔的最高点，如果此处特别高耸，则称为驼峰鼻。

（4）外鼻皮肤：外鼻部皮肤薄厚不一，鼻尖、鼻翼及鼻前庭皮肤较厚，且与其下方的脂肪纤维组织及软骨膜连接紧密，炎症时皮肤稍有肿胀即压迫神经末梢，引起比较剧烈的疼痛。鼻根、鼻梁及其侧面皮肤较薄，皮下组织较疏松，可以出现皱纹。外鼻部皮肤含有较多汗腺和皮脂腺，上部皮肤含汗腺较多，下部含皮脂腺较多，以鼻尖和鼻翼最明显，是粉刺、痤疮、疖肿及酒渣鼻的好发部位。

（5）外鼻血管：外鼻的动脉主要来自鼻背动脉、筛前动脉、额动脉、面动脉、上唇动脉、眶下动脉的分支。外鼻的静脉主要经内眦静脉和面静脉（又叫面前静脉）汇入颈内静脉，内眦静脉又可经眼上、下静脉与海绵窦相通（图1-52）。面部静脉无瓣膜，血液可双向流动，故当鼻部皮肤感染（如疖肿）时，若治疗不当或用力挤压，可使感染蔓延至颅内，引起致命的海绵窦血栓性静脉炎或其他颅内并发症。临床上将鼻根部与上唇三角形区域称为"危险三角区"。

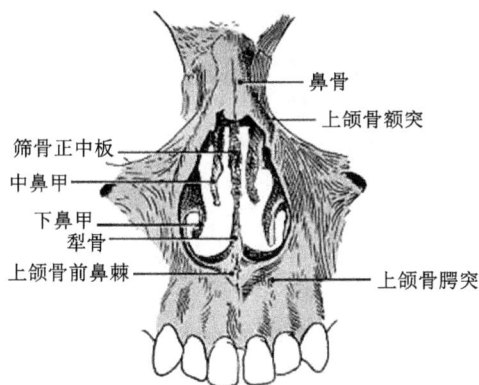

图1-51　梨状孔

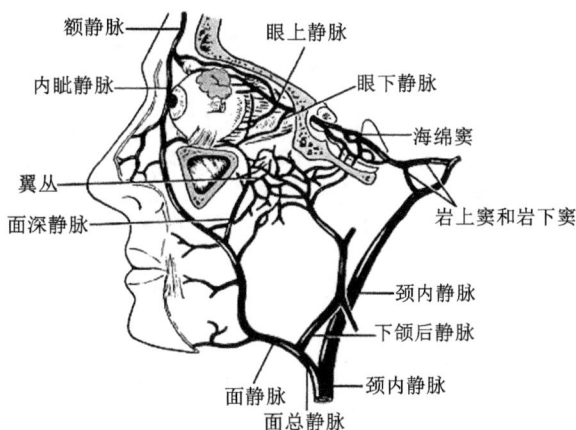

图1-52　外鼻静脉与眼静脉及海绵窦的关系

（6）外鼻神经：有感觉神经和运动神经。运动神经为面神经的颊支，支配鼻部的运动。感觉神经主要是三叉神经的第一支（眼神经）和第二支（上颌神经）。即筛前神经、滑车上神经、滑车下神经和眶下神经。

（7）淋巴回流：外鼻的淋巴主要汇集于下颌下淋巴结、耳前淋巴结和腮腺淋巴结。

2. 鼻腔

鼻腔由鼻中隔分成左右两侧，其冠状切面呈三角形，顶窄底宽，每侧鼻腔又被分为鼻前庭和固有鼻腔。

（1）鼻前庭：为前鼻孔和固有鼻腔之间的空腔，位于鼻腔前部，前界为前鼻孔，后界为鼻内孔，鼻内孔较前鼻孔狭小，是鼻腔最狭窄处。鼻前庭的皮肤和固有鼻腔黏膜交界处的弧形隆起称为鼻阈，与鼻阈相对应的内侧鼻中隔与外下方的鼻腔底部隆起共同构成鼻内孔。鼻前庭有皮肤覆盖，其特征是皮肤富有鼻毛，且富含皮脂腺和汗腺，故易患疖肿，由于皮肤与软骨紧密连接，一旦发生疖肿，疼痛明显。

（2）固有鼻腔：简称鼻腔，由黏膜覆盖，前、后界分别为鼻内孔和后鼻孔。固有鼻腔经鼻内孔与鼻前庭交通，分为内、外、顶、底四壁。

1）内侧壁：即鼻中隔，有骨部和软骨部两部分。主要由鼻中隔软骨、筛骨正中板（又称筛骨垂直板)、犁骨和上颌骨腭突组成(图1-53)。由于出生后骨与软骨之间生长过程中张力曲线作用的不均衡,或许受遗传因素的影响,鼻小柱软骨与鼻中隔方形软骨前方、方形软骨后方与筛骨垂直板及后下方与犁骨、上颌骨腭突的结合点,易造成鼻中隔偏曲的关键部位。鼻中隔偏曲矫正时可以通过条形切除部分软骨或骨结构即可达到解除张力恢复鼻中隔正常形态的目的。鼻中隔最前下部的黏膜下血管分布密集,由颈内动脉和颈外动脉系统的分支汇聚成血管丛,称为利特尔区,此处黏膜常发生上皮化生,并呈现小血管扩张和表皮脱落,因此是鼻出血的好发部位,大多数鼻出血皆源于此,又称为鼻中隔易出血区。

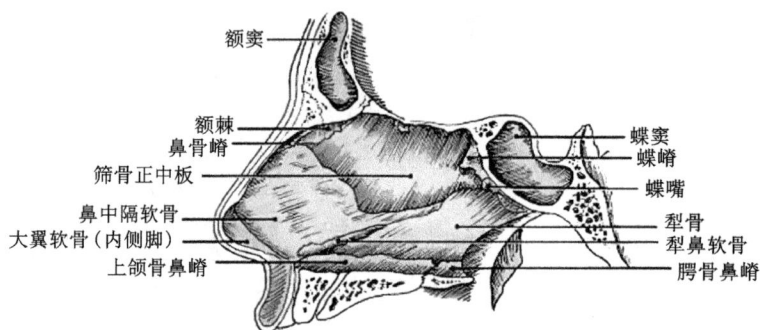

图1-53　鼻中隔支架

2)外侧壁:是鼻解剖结构中最为复杂的区域,也和鼻窦炎的发病有密切关系,分别由上颌骨、泪骨、鼻甲骨、筛骨(内壁)及腭骨垂直板及蝶骨翼突构成。鼻腔外侧壁从下往上有三个呈阶梯状排列的长条骨片,分别为下鼻甲、中鼻甲、上鼻甲,其大小依次缩小约1/3,其前端的位置则依次后移约1/3。各鼻甲下方与鼻腔外侧壁均形成一个裂隙状空间,成为鼻道,对应依次为下、中、上鼻道(图1-54~图1-56)。

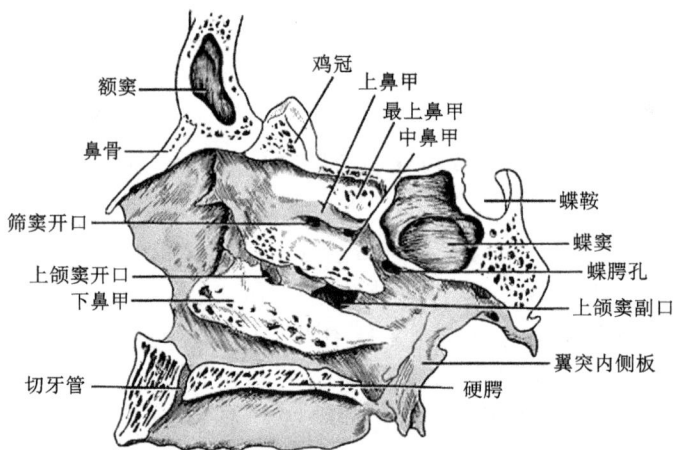

图1-54　骨性鼻腔外侧壁

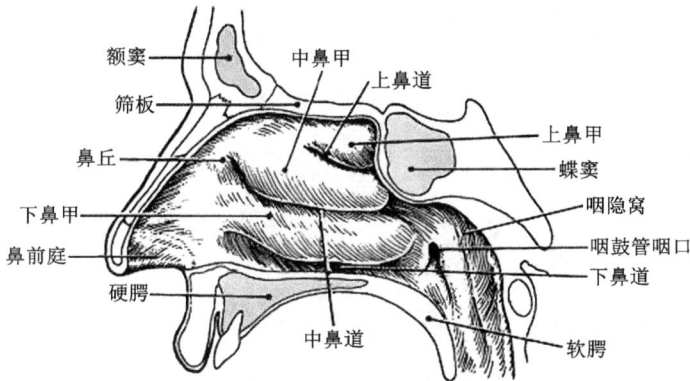

图 1-55　鼻腔外侧壁

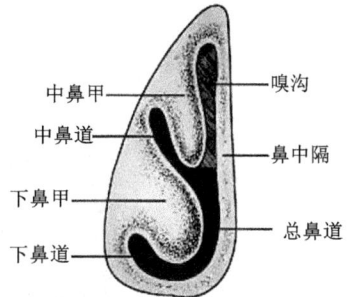

图 1-56　右侧鼻腔前面观

①下鼻甲和下鼻道：下鼻甲骨为一个独立呈水平状卷曲的薄骨，附着于上颌骨内侧壁和腭骨垂直板。其上缘中部的泪突与泪骨连接，并与上颌骨额突后面的骨槽共同形成鼻泪管；其上缘后部的筛突连接中鼻道钩突的尾端，共同参与上颌窦自然口和鼻囟门的构成，其外侧面与鼻腔外侧壁及下鼻甲附着部共同形成下鼻道。下鼻甲后端距咽鼓管咽口仅 1.0~1.5 cm，病理状态下（如下鼻甲肿胀及肥大）可直接影响咽鼓管的开放功能。下鼻道呈穹窿状，前上方有鼻泪管开口，距前鼻孔 3~3.5 cm。在下鼻道上颌窦开窗时，应控制进针部位，不要损伤鼻泪管鼻道开口。下鼻道外侧壁前端近下鼻甲附着处骨质最薄，是上颌窦穿刺冲洗的最佳进针位置。

②中鼻甲及中鼻道：中鼻甲为筛骨的一部分，为筛窦内侧壁的标志，可分为前部和后部两部分，分别为垂直部及水平部。中鼻甲前部附着于筛窦顶壁和筛骨水平板交界处的前颅底，下端游离垂直向下，是气流进入鼻腔后首先冲击的部位；中鼻甲后端延续到筛窦下方，与颅底无直接的骨性连接。中鼻甲是鼻内镜手术重要的解剖标志，鼻内镜手术操作一般在中鼻甲外侧进行，以免损伤筛板出现脑脊液鼻漏。中鼻甲后端附着处的后上方，离后鼻孔上缘的上、后方约 12 cm 处为蝶腭孔所在，有蝶腭动脉和蝶腭神经通过。局麻下鼻内镜手术时阻滞该处神经和血管，能有效减少出血和缓解疼痛。中鼻甲后部向后延伸，其附着处逐渐发生方位的改变，由前部的前后位转向外侧附着在鼻腔外侧壁（纸样板）的后部，使中鼻甲的后部呈从前上向后下倾斜的冠状位，这一部分中鼻甲称为中鼻甲基板（图 1-57），是支撑和固定中鼻甲的一个重要结构。中鼻甲最后部向下附着于腭骨垂直突至筛嵴处的鼻腔外侧壁，该附着处恰好位于蝶腭孔前方。中鼻甲基板将筛窦分成前组筛窦和后组筛窦。

中鼻道位于中鼻甲的下外侧，解剖结构复杂，是前组鼻窦的开口引流位置，也是鼻内镜手术进路中最重要的区域。中鼻道外侧壁上有两个隆起，前下的弧形嵴状隆起为钩突（图 1-58）；后上的隆起为筛泡（图 1-59），属筛窦结构。在两个隆起之间有一个半月状裂隙，为半月裂孔，半月裂孔向前下和外上逐渐扩大呈漏斗状空间，名筛漏斗（图 1-60），中鼻道通过半月裂孔这个二维的、矢状位走向的裂隙与筛漏斗相互联系。筛漏斗是一个真正的三维空间，以钩突为内界，眶纸板为外界，前上为上颌骨额突，外上为泪骨。向内经半

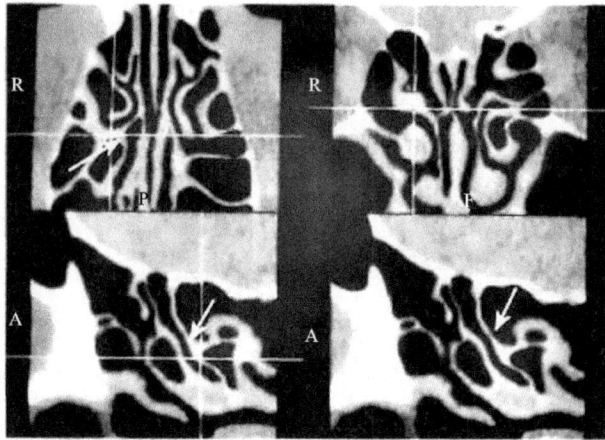

图 1-57　鼻腔及鼻窦 CT 轴位、冠状位及矢状位，显示中鼻甲基板（箭头）

月裂、中鼻道与鼻腔相通，前上部为额隐窝，额窦引流口开放于此，其后是前组筛窦开口，最后为上颌窦开口（图 1-61）。

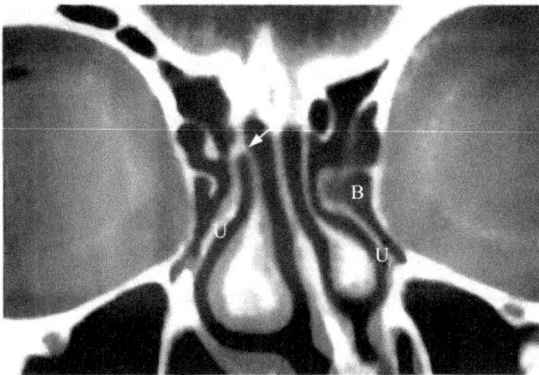

图 1-58　鼻窦 CT 冠位片

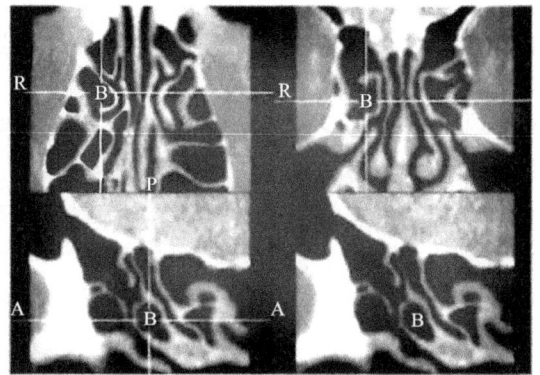

图 1-59　鼻窦 CT 轴位、冠状位及矢状位

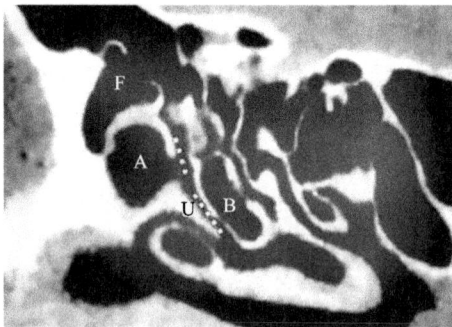

图 1-60　鼻 CT 矢状位

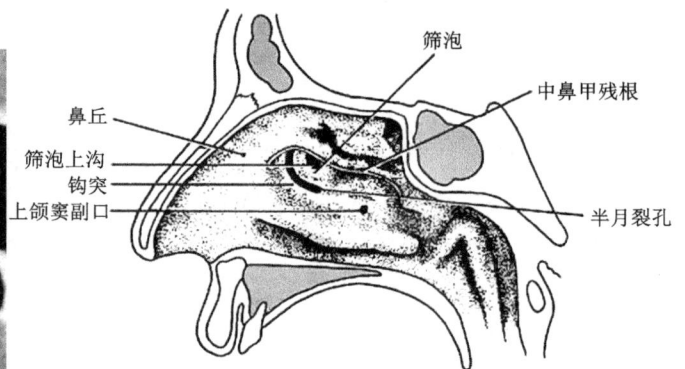

图 1-61　中鼻道外侧壁

筛泡为前筛最大、最恒定的气房。它位于中鼻道，恰好在钩突之后、中鼻甲基板之前。筛泡外观状如气泡，即像一个中空、壁薄、圆形的骨性突起。筛泡以眶纸板为基底，向内突入中鼻道。筛泡前壁向上能伸至前颅底，形成额隐窝的后界；筛泡向后与中鼻甲基板融为一体。

窦口鼻道复合体：窦口鼻道复合体并非真正意义上的解剖名称，而是一个重要的功能区域，是前组筛窦、上颌窦及额窦引流的共同通道。它是以筛漏斗为中心邻近区域的一组解剖结构的共同称谓，包括中鼻甲、钩突、筛泡、半月裂，以及额窦、前组筛窦和上颌窦的自然开口结构（图1-62）。该组解剖结构发生异常及局部炎症，可导致鼻及鼻窦炎的发生。

③上鼻甲及上鼻道：上鼻甲是三个鼻甲中最小的一个，属筛骨结构，有时仅为一条黏膜皱襞，位于鼻腔外侧壁上后部。后组筛窦开口于上鼻道。上鼻甲后端的后上方有蝶筛隐窝，为蝶窦的开口处。

3）顶壁：呈穹窿状，非常狭小，分为三段：前段倾斜上升，为鼻骨和额骨鼻突构成；后段倾斜向下，即蝶窦前壁；中段水平，即为分隔颅前窝的筛骨水平板，又叫筛板，属于颅前窝底的一部分，板上多孔（筛孔）。筛板菲薄而脆，在外伤或手术时容易发生损伤，而发生外伤性/医源性脑脊液鼻漏。

4）底壁：即硬腭的鼻腔面，与口腔相隔。前3/4由上颌骨腭突、后1/4由腭骨水平部组成。

5）后鼻孔：主要由蝶骨体（上）、蝶骨翼突内侧板（外）、腭骨水平部后缘（底）、犁骨后缘（内，即左右后鼻孔分界）围绕而成。双侧后鼻孔经鼻咽部交通（图1-63）。

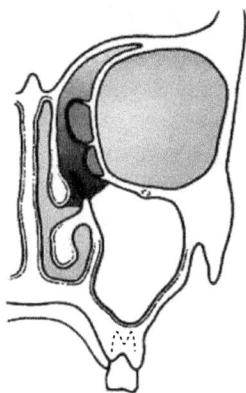

图1-62　窦口鼻道复合体（阴影部分）示意图

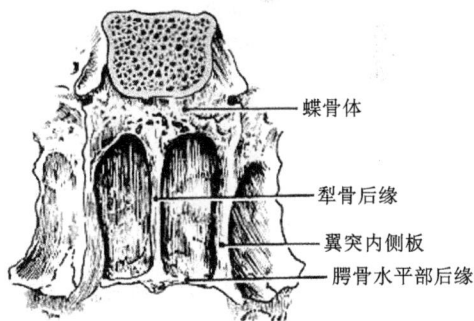

图1-63　骨性后鼻孔

（3）鼻腔黏膜：广泛分布于鼻腔各壁和鼻道，与鼻咽部、鼻窦和鼻泪管黏膜连续，前起鼻前庭内鳞状上皮和柱状上皮的过渡区，向鼻腔内延伸，根据各部位组织学构造和生理功能不同，可分为嗅区黏膜和呼吸区黏膜。

1）嗅区黏膜：分布在鼻腔顶中部、向下至鼻中隔上部及鼻腔外侧壁上部等嗅裂区域。嗅区黏膜为假复层无纤毛柱状上皮，由支持细胞、基细胞及嗅细胞组成。

2）呼吸区黏膜：鼻腔前1/3自前向后的黏膜上皮是鳞状上皮、移行上皮和假复层柱状上皮，鼻腔后 2/3 为假复层纤毛柱状上皮，主要由纤毛细胞、柱状细胞、杯状细胞、基底细胞组成。鼻腔黏膜的纤毛在正常时从前向后朝向鼻咽方向摆动，鼻窦内的纤毛向鼻窦开口自然摆动。这种方向一致的整体运动可以将进入鼻腔鼻窦的细菌、灰尘、病毒、污染颗粒等有害物质以及鼻腔鼻窦的分泌物运送到咽部咽下或吐出，是鼻腔非特异性保护功能的重要功能单位。

黏膜下层具有丰富的黏液腺和浆液腺，是鼻分泌物的主要来源之一。鼻分泌物在黏膜表面形成随纤毛运动而向后移动的黏液毯，黏液毯是鼻黏膜重要的保护机制之一。鼻分泌物同样是鼻腔特异性与非特异性化学保护物质的主要来源，如免疫球蛋白、溶菌酶等。

（4）鼻腔血管。

1）鼻腔的动脉：动脉主要来自颈内动脉系统的分支眼动脉和颈外动脉系统的分支上颌动脉。

①眼动脉：自视神经管入眶后分出筛前动脉和筛后动脉。两者穿过相应的筛前孔和筛后孔进入筛窦，均紧贴筛顶横行于骨嵴形成的凹沟或骨管中，然后离开筛窦，进入颅前窝，沿筛板前行穿过鸡冠旁骨缝进入鼻腔（图 1-64）。筛前动脉供应前组筛窦、额窦、鼻腔外侧壁和鼻中隔前上部，筛前动脉颅底附着处为额隐窝的后界，是鼻内镜额窦手术的重要解剖标志。筛后动脉供应后筛、鼻腔外侧壁和鼻中隔的后上部。

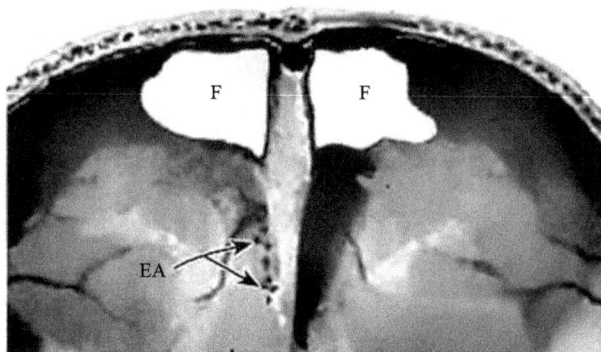

图 1-64　筛前动脉（EA）与前颅底关系示意图

②上颌动脉：在翼腭窝内相继分出蝶腭动脉、眶下动脉和腭大动脉供应鼻腔，其中蝶腭动脉是鼻腔血供的主要动脉。蝶腭动脉经蝶腭孔进入鼻腔后分为内侧支和外侧支。外侧支分成鼻后外侧动脉，并进一步分成下鼻甲支、中鼻甲支和上鼻甲支，供应鼻腔外侧壁后部、下部和鼻腔底。内侧支即鼻腭动脉，横行于鼻腔顶部，经蝶窦开口的前下方至鼻中隔后部，分出鼻后中隔动脉，供应鼻中隔后部和下部。鼻腭动脉、筛前动脉、筛后动脉、上唇动脉和腭大动脉，在鼻中隔前下部的黏膜下相互吻合，形成动脉丛，称之为利特尔动脉丛（图 1-65），是临床上鼻出血的常见部位，此区称为利特尔区。

2）鼻腔静脉：鼻腔前部、后部和下部的静脉汇入颈内、外静脉，鼻腔上部静脉则经眼静脉汇入海绵窦，亦可经筛静脉汇入颅内的静脉和硬脑膜窦（如上矢状窦）。鼻中隔前下部的静脉构成静脉丛，称克氏静脉丛，为该部位出血的重要来源，老年人下鼻道外侧壁后

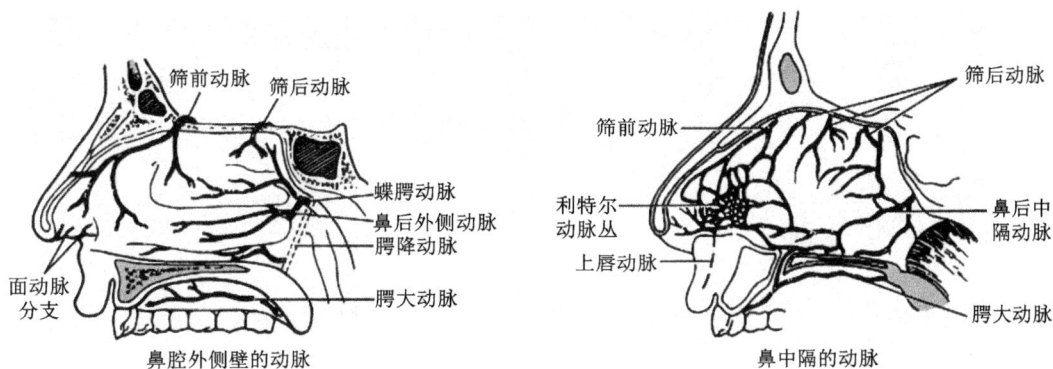

图 1-65　鼻腔动脉

部近鼻咽处有表浅扩张的鼻后侧静脉丛，称吴氏鼻-鼻咽静脉丛，常是鼻腔后部出血的主要来源。

从解剖学的角度考虑，可以把颈内、颈外动脉和静脉系统在鼻中隔前下部形成的动脉和静脉血管网分别称 Little 动脉丛和 Kiesselbach 静脉丛，临床上又将该区称为"易出血区"。

（5）鼻腔淋巴：鼻腔前 1/3 的淋巴管与外淋巴管相连，汇入耳前淋巴结、腮腺淋巴结及下颌下淋巴结。鼻腔后 2/3 的淋巴结汇入咽后淋巴结及颈深淋巴结上群。鼻部恶性肿瘤可循上述途径发生淋巴结转移（图 1-66、图 1-67）。

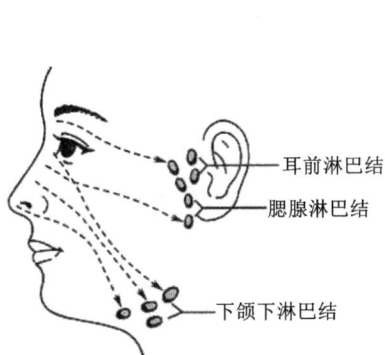

图 1-66　外鼻的淋巴引流

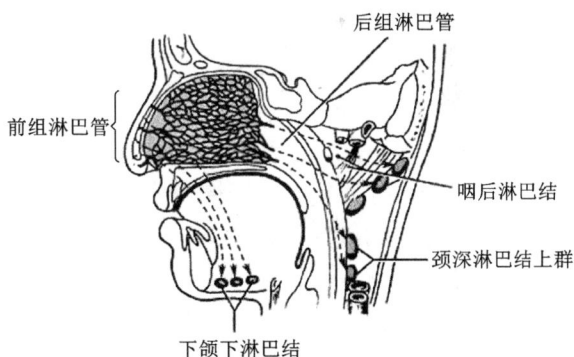

图 1-67　鼻腔的淋巴引流

（6）鼻腔神经：包括嗅神经、感觉神经和自主神经（图 1-68、图 1-69）。

1）嗅神经：分布于嗅区黏膜。嗅细胞中枢突汇集成多数嗅丝穿经筛板上的筛孔抵达嗅球。嗅神经鞘膜为硬脑膜的延续，损伤嗅区黏膜或继发感染，可沿嗅神经进入颅内，引起鼻源性颅内并发症（图 1-70、图 1-71）。

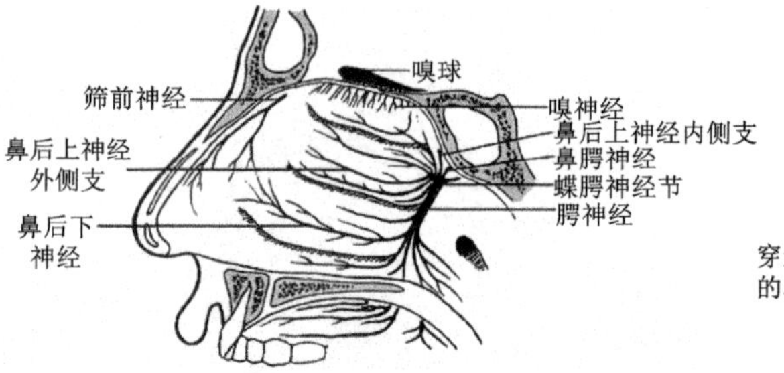

图 1-68　鼻腔外侧壁的神经

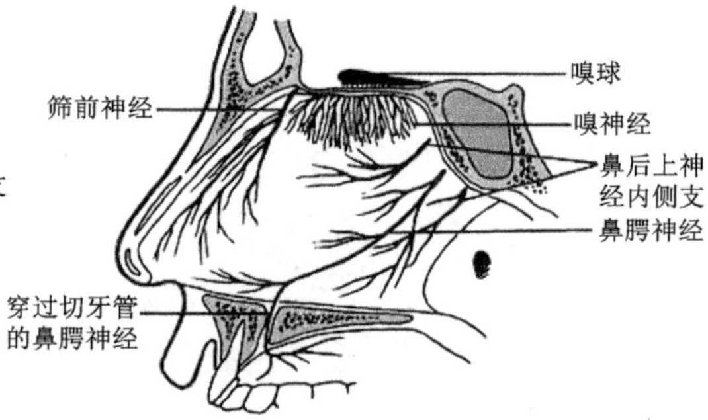

图 1-69　鼻中隔的神经

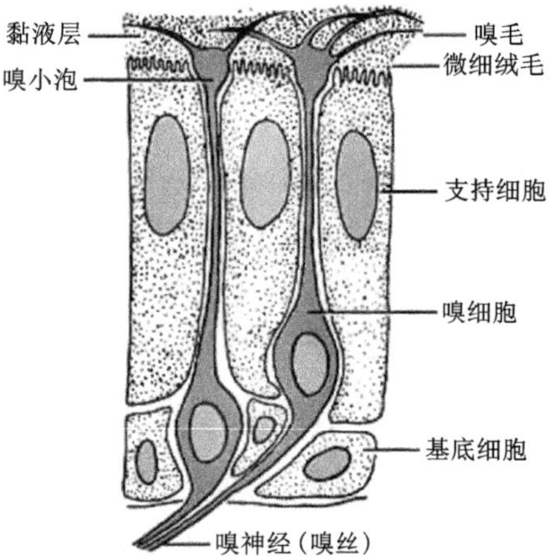

图 1-70　嗅上皮模式

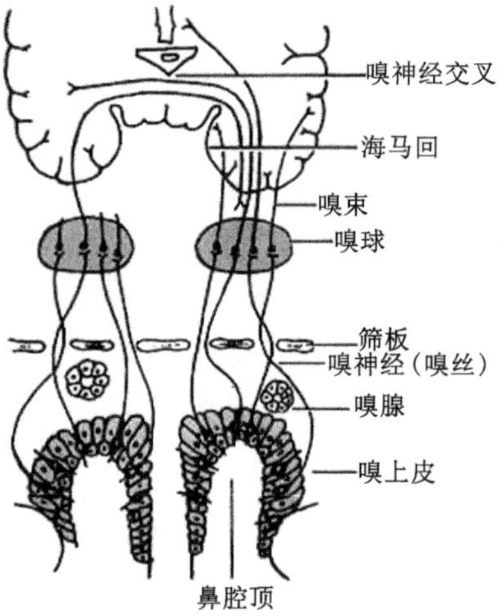

图 1-71　嗅神经传导径路

2）感觉神经：来自三叉神经第一支（眼神经）和第二支（上颌神经）的分支。

①眼神经：由其分支鼻睫神经分成筛前神经和筛后神经，与同名动脉伴行，筛前神经进入鼻腔后分为内侧支和外侧支，内侧支分布于鼻中隔的上部，外侧支分布于鼻腔外侧壁的上部及鼻外皮肤，筛后神经分布于鼻中隔和嗅区。

②上颌神经：穿过或绕过蝶腭神经节后分出蝶腭神经，然后穿经蝶腭孔进入鼻腔分为鼻后上外侧支和鼻后上内侧支，主要分布于鼻腔外侧壁后部、鼻腔顶和鼻中隔。鼻后上内侧支又有一较大分支称鼻腭神经，斜行分布于鼻中隔后上部。从蝶腭神经又分出腭神经，后者又分出腭前神经，又名腭大神经入翼腭管内进而分出鼻后下神经进入鼻腔，分布于中鼻道、下鼻甲和下鼻道。

③自主神经：自主神经主管鼻黏膜血管的舒缩，包括交感神经和副交感神经。交感神经来自颈内动脉交感神经丛组成的岩深神经，副交感神经来自面神经分出的岩浅大神经。两者在翼管内组成翼管神经，后者穿过中颅窝底、途经蝶窦底的外下，于翼突根部出翼管经蝶腭孔进入翼腭窝的蝶腭神经节，然后分支分布于鼻腔（图 1-72）。交感神经在神经节内不交换神经元，主司鼻黏膜血管收缩；副交感神经在神经节内交换神经元，主司鼻黏膜

血管的扩张和腺体分泌。鼻黏膜有丰富的交感神经纤维和副交感神经纤维，在正常情况下，鼻腔自主神经的作用相互制约。

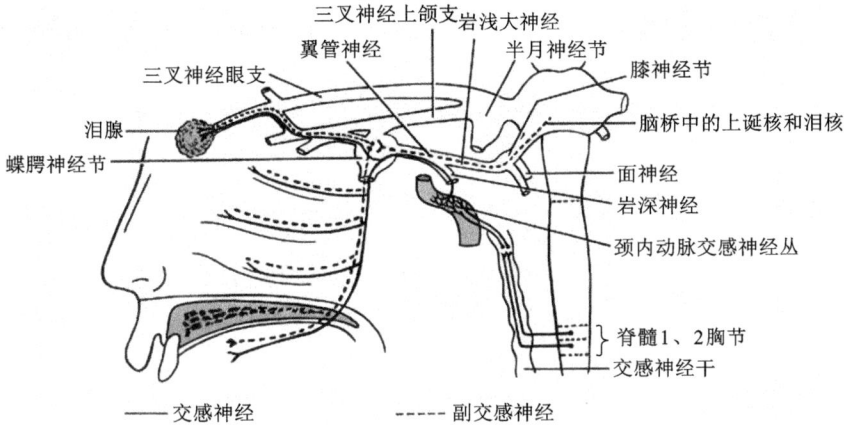

图 1-72　鼻黏膜的自主神经支配示意图

3. 鼻窦

鼻窦(nasal sinuses)是鼻腔周围颅面骨中含气空腔，左右成对，共 4 对，依其所在的颅骨而命名，分为上颌窦、筛窦、额窦和蝶窦(图 1-73)，依照窦口引流的位置、方向以及各个鼻窦的位置，将鼻窦分为前、后两组。前组鼻窦包括上颌窦、前组筛窦和额窦，窦口引流均位于中鼻道，后组鼻窦包括后组筛窦和蝶窦，前者窦口引流至上鼻道，后者窦口开口于上鼻道后上方的蝶筛隐窝(图 1-74)。鼻窦黏膜与鼻腔黏膜相延续，炎症可相互蔓延。

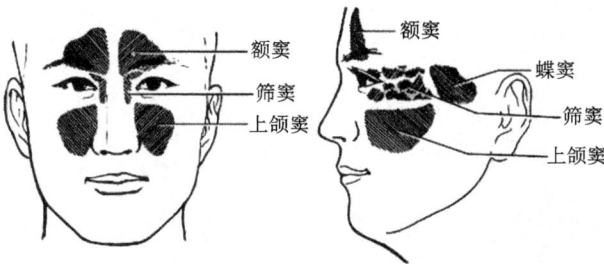

图 1-73　鼻窦的面部投影

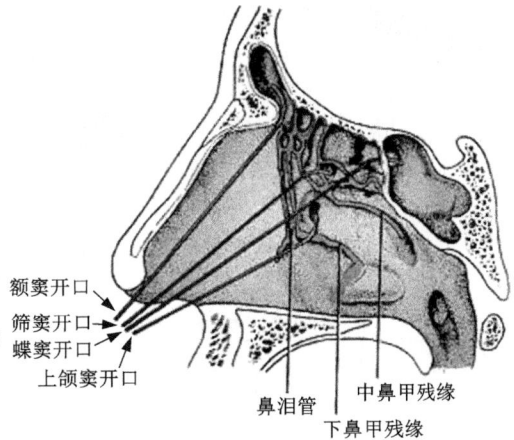

图 1-74　鼻窦开口部位

（1）上颌窦：位于上颌体内，为4对鼻窦中最大的，平均容积为13 mL，有5个壁，上颌窦呈不规则的三角锥体形，锥底为鼻腔外侧壁，锥尖指向上颌骨的颧突。

1）前壁：中央薄而凹陷，称为尖牙窝，行上颌窦 Caldwell-Luc 手术时经此进入上颌窦腔；在尖牙窝之上、眶下缘之下12 mm 处有一骨孔称为眶下孔，眶下神经及血管由此通过。

2）后外壁：与翼腭窝及颞下窝毗邻，在严重鼻出血时，可经此壁结扎上颌动脉，上颌窦肿瘤破坏此壁时，可侵犯翼内肌，导致张口困难。

3）内侧壁：为中鼻道和下鼻道外侧壁的大部分，在接近鼻腔底部处骨质较厚，愈向上愈薄，下鼻甲附着处最薄，是经下鼻道进行上颌窦穿刺的最佳部位。内壁的后上方邻接后组筛窦，称为筛上颌窦板，为经上颌窦途径行筛窦开放术的手术进路。上颌窦内侧壁有一骨性裂孔，前界为下鼻甲的泪突和泪骨下端，后界为腭骨垂直板，上界是与筛窦连接的上颌窦顶壁，下界为下鼻甲附着处。

4）上壁：即眼眶的底壁，眶下神经血管及神经穿过此壁的眶下管出眶下孔至尖牙窝，外伤引起的眶底骨折，常常导致眶内容物下垂到上颌窦内，引起眼球活动障碍、复视、眼球内陷。

5）底壁：即上颌骨的牙槽突，底壁常低于鼻腔底，为上颌突各骨壁中骨质最厚者，与第2前磨牙和第1、2磨牙关系密切，其牙根常与窦腔仅由一层菲薄的骨质相隔，牙根感染容易侵入窦内，引起牙源性上颌窦炎。

（2）额窦：位于额骨的内、外两层骨板之间，在筛窦的前上方，左右各一。额窦向内下走行过程中逐渐变窄，尤以位于额窦底部的额窦口处最为狭窄。

位于额窦前壁的上颌骨额突决定额窦口开口的大小，把该突起称之为"鼻嵴"或"额嘴"，是典型的解剖学标志。额窦的引流系统类似一个沙漏。以额窦口为界，上半部为额窦腔，下半部为额隐窝。根据钩突上端的附着位置不同，其内界和外侧界的构成不同，如钩突附着在纸样板，则钩突上端和部分纸样板成为额隐窝的外侧界，如附着在颅底、中鼻甲和钩突上端分岔，则钩突上端和部分中鼻甲的上端组成额隐窝的内侧界。由此可见，钩突上端的附着方式决定了额隐窝的引流状态（图1-75），通过判断钩突上端的附着方式便于寻找额窦口的位置。

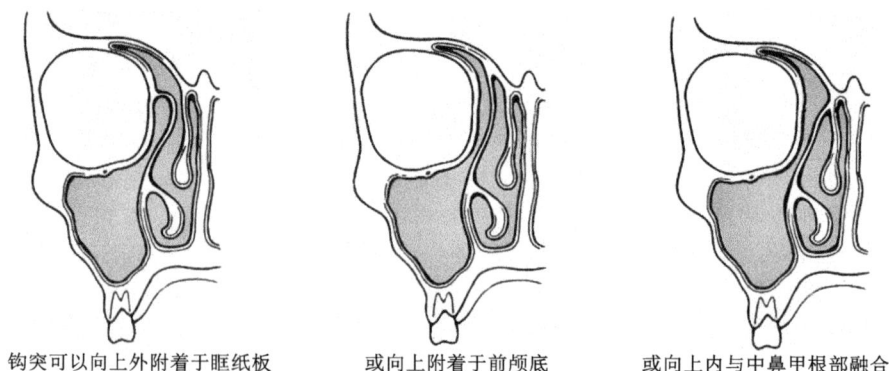

钩突可以向上外附着于眶纸板　　　　或向上附着于前颅底　　　　或向上内与中鼻甲根部融合

图1-75　钩突向上的附着位置示意图

额窦口与额隐窝（图1-76）：额窦口指额窦与额隐窝之间的最狭窄的部分，额嘴即额窦前壁最下部分后部的骨性突起，构成额窦口的前部，颅底构成额窦口的后部。额隐窝即额窦的引流通道，位于额嘴后方、眶纸板和中鼻甲垂直板之间、中鼻甲基板前方的狭窄空间，与嗅裂外侧相延续。额隐窝的解剖界限：前上为额骨与上颌骨额突，前为鼻骨或鼻丘，后为筛泡，外为纸样板。鼻丘位置较为恒定，但因个体气化程度不同，其三维空间变异较大，直接影响额窦的引流。

额窦各壁：

1）前（外）壁为额骨外骨板，较坚厚，含骨髓，可致额骨骨髓炎；

2）后（内）壁即额骨内骨板，较薄，为颅前窝前壁的一部分，额窦有导静脉穿此壁与硬脑膜下腔相通，此壁也可能存在骨裂隙，故额窦感染可侵入颅内；

3）底部为眼眶顶壁（外3/4）和前组筛窦的顶壁，此壁内侧相当于眼眶的内上角，甚薄，急性额窦炎时此处可有明显压痛，额窦囊肿亦可破坏此处侵入眶内；

4）内侧壁实为两侧额窦的中隔，多偏向一侧。

（3）筛窦：位于鼻腔外上方筛骨内，是鼻腔外侧壁上部与眼眶之间、蝶窦之前、前颅底之下的蜂窝状气房，为4对鼻窦中解剖关系最复杂、自身变异最多、与毗邻器官联系最密切的解剖结构，故又称筛迷路。筛窦气房根据其发育程度不同而异，从数个到20~30个不等。筛窦被中鼻甲基板分为前组和后组筛窦，前组筛窦开口于中鼻道，后组筛窦开口于上鼻道。筛窦各壁：

1）外侧壁：为眼眶内侧壁，由泪骨和纸样板组成，后者占外侧壁绝大部分，平均厚度仅0.2 mm，可有先天性缺损和裂隙，手术损伤纸样板将出现眶内并发症（图1-77）。鼻内镜手术时，如损伤纸样板，术后出现眼眶青紫，内直肌损伤出现眼球活动障碍和复视，视神经损伤出现严重视力下降和失明。

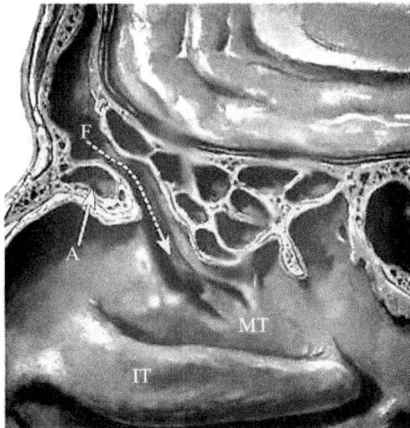

F：额窦。A：鼻丘。IT：下鼻甲。MT：中鼻甲。
虚线及箭头：额窦的引流途径。

图1-76　额隐窝的解剖

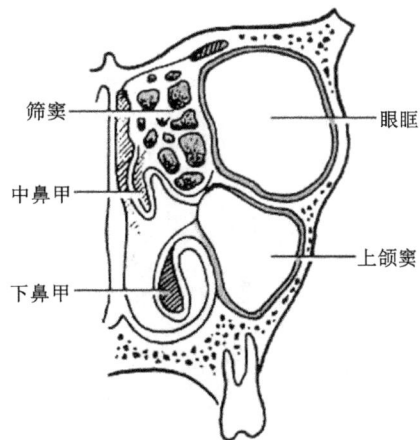

图1-77　上颌窦、筛窦与眼眶的关系

2）内侧壁：为鼻腔外侧壁之上部，附有上鼻甲和中鼻甲。

3）顶壁：内侧与筛骨水平板连接，外侧与眶顶延续，筛顶上方为颅前窝。筛顶与筛板的连接分两种类型，第一种为平台式或倾斜式，即筛顶的内外两侧与筛板几乎在同一水平或筛顶略高，筛顶与筛板是连续的，第二种为高台式，即筛板位置较低，筛顶与筛板之间形成一高度差，此处内侧壁骨质极薄，术中容易造成颅前窝底损伤和脑脊液鼻漏。

4）下壁：为中鼻道外侧壁结构，如筛泡、钩突和筛隐窝等。

5）前壁：由额骨筛切迹、鼻骨嵴和上颌骨额突组成。此区域的重要结构是额隐窝。

6）后壁：即蝶筛版，与蝶窦毗邻。后组筛窦的解剖变异较大，个体差异十分明显。

（4）蝶窦：位于后组筛窦的后、内和下方，居鼻腔最上后方。蝶窦是在蝶骨体上气化发育而成。由于气化程度不一，大小和形态极不规则。蝶窦在 3 岁开始发育，6 岁大部分已发育。蝶窦的大小约 2 cm×2 cm×3 cm，体积为 5.8~7.5 mL。

蝶窦各壁的毗邻：蝶窦外侧壁结构复杂，尤其是外侧壁、上壁和后壁，毗邻关系复杂，是鼻窦手术开放蝶窦或蝶窦内手术比较危险的区域：

1）外侧壁与颅中窝、海绵窦、颈内动脉和视神经管毗邻。在气化较好的蝶窦，此壁菲薄或缺损，使上述结构裸露于窦腔内，手术不慎将损伤视神经或颈内动脉出现失明或致命性大出血。

2）顶壁上方为颅中窝的底，呈鞍形，名为蝶鞍。蝶鞍承托垂体。

3）前壁参与构成鼻腔顶的后段和筛窦的后壁。上 1/3 近鼻中隔处为蝶窦自然开口（图 1-78）。

4）后壁骨质较厚，毗邻枕骨斜坡。

5）下壁即后鼻孔上缘和鼻咽顶，翼管神经孔位于下壁外侧的翼突根部。

蝶筛窦与视神经管的关系：蝶窦外侧壁与视神经管的关系，取决于后组筛窦、蝶窦气化和发育的程度；后组筛窦气化发育充分，可出现蝶筛气房。当后组筛窦气房发育较好进入蝶窦且同时存在视神经管突起时，手术时应注意识别和保护（图 1-79）。

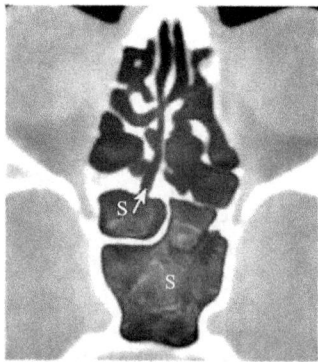

图 1-78 鼻 CT 轴位，显示蝶窦（S）开口处（箭头）

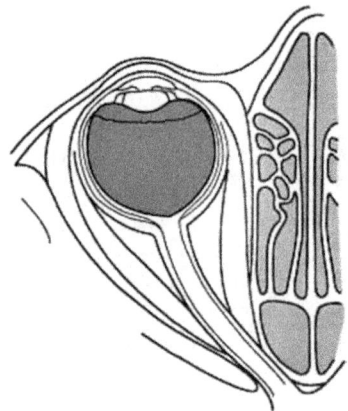

图 1-79 视神经管解剖

4.鼻窦的血管、淋巴和神经

(1)血管:上颌窦由鼻后外侧动脉、上颌牙槽后动脉和眶下动脉等供应;静脉回流入蝶腭静脉。

1)筛窦由筛前、筛后、眶上和鼻后外侧等动脉供应,静脉回流入筛前、筛后静脉,亦可回流到硬脑膜的静脉和嗅球、额叶的静脉丛。

2)额窦由筛前、眶下和鼻后外侧等动脉供应,静脉回流入筛静脉,亦可经板障静脉、硬脑膜的静脉入矢状窦。

3)蝶窦由颈外动脉的咽升动脉、上颌动脉咽支和蝶腭动脉的小分支等供应,静脉回流入蝶腭静脉,并有静脉与海绵窦相通。

(2)淋巴:鼻窦内淋巴毛细管不多,主要汇入咽后淋巴结和颈深淋巴结上群。

(3)感觉神经:均由三叉神经第1、2支主司。上颌窦由后上牙槽神经及眶下神经主司;筛窦由筛前、筛后、眶上等神经以及蝶腭神经的鼻后上外侧支和眼眶支主司;额窦由筛前神经主司;蝶窦由筛后神经和蝶腭神经眼眶支主司。

(二)鼻的生理功能

鼻腔、鼻窦及其被覆盖上皮的结构赋予了鼻腔特殊的功能,成人鼻腔每天大约有12000 L的空气通过,并对其进行清洁、加温、加湿和过滤。鼻腔在保护末梢小气道远离有害气体、烟雾和病原体方面发挥极其重要的作用。鼻和鼻窦也是重要的发声共鸣器官,可产生一氧化氮调节下气道。鼻还作为化学感受器官感受嗅觉。鼻黏膜上皮具有重要的生物学功能,黏膜表面的生物活性物质,如溶菌酶、干扰素、sIgA等对于维持鼻腔正常的清洁功能有重要的作用。

1.呼吸功能

(1)鼻阻力的产生和生理意义:一定的鼻阻力是维持正常鼻通气的重要前提,鼻阻力由鼻瓣膜区的多个结构形成。鼻瓣膜区,即鼻内孔区域,包括鼻中隔软骨前下端、鼻外侧软骨前端和鼻腔最前部的梨状孔底部,为鼻腔的最狭窄处。双侧下鼻甲也参与鼻阻力的形成。鼻内或鼻瓣区产生的鼻阻力约为全部呼吸道阻力的40%~50%,正常鼻阻力的存在有助于吸气时形成胸腔负压、使肺泡扩张以增加气体交换的面积,同时也使呼气时气体在肺泡停留的时间延长,以留有足够的气体交换时间,因此,正常鼻阻力的存在对充分保护肺泡气体交换过程的完成是非常重要的。呼气时气流在鼻内孔受阻,形成旋涡,流速减慢,有利于鼻腔对水分和热量的回收。

(2)鼻周期:正常人两侧下鼻甲黏膜内的容量血管呈交替性和规律性地收缩与扩张,表现为两侧鼻甲大小和鼻腔阻力呈相应的交替性改变,左右两侧的鼻总阻力保持相对的恒定,间隔2~7小时出现一个周期,称之为生理性鼻甲周期或鼻周期(图1-80)。鼻周期对呼吸无明显影响,所以正常人常不自觉,但如果两侧鼻腔不对称(如鼻中隔偏曲),两侧在周期收缩阶段的最小阻力不相等,总阻力发生显著变化,出现周期性明显鼻塞。鼻周期的生理意义是使睡眠时反复翻身,有助于解除疲劳。

(3)加温加湿作用:人体的温度与外界的温度不同,当吸入的气体温度太低,会对下呼吸道的黏膜造成大的伤害,鼻腔的作用就是将吸入鼻腔的外界空气调节到接近正常体温，以保护下呼吸道黏膜不受损害，通常下鼻甲的温度保持在 33～35℃，该功能有赖于较大而迂曲的鼻腔黏膜面和丰富的血供而维持。主要依赖于动静脉吻合处的大量动脉血流和下鼻甲黏膜固有层内丰富的海绵状血窦，后者可随外界气温的变化快速扩张与收缩，从而改变鼻腔的容积，使气流加速或缓慢通过鼻腔，以利于调节吸入空气的温度。

鼻黏膜中有大量的腺体，通过鼻黏膜呼吸区上皮下黏液腺和浆液腺的分泌，黏膜上皮内杯状细胞的分泌，嗅上皮下嗅腺的分泌，以及毛细血管的渗出，每天鼻腔可分泌约 1000 mL 的液体，其中 70% 用于提高吸入空气的湿度，少部分向后流入咽部，经鼻泪管进入鼻腔的泪液也有助于加湿，吸入的空气在进入肺部前湿度提高 80% 以上。有助于肺泡的气体交换和维持呼吸道黏膜的正常纤毛运动。

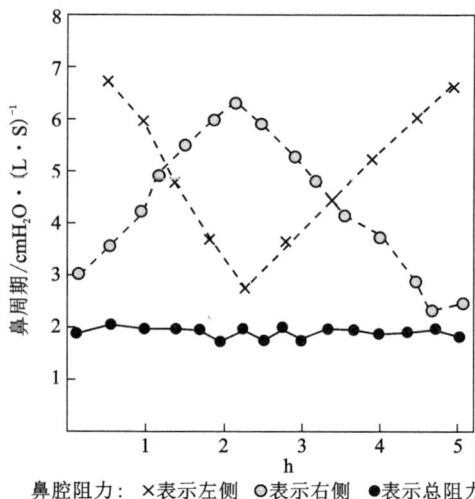

鼻腔阻力：×表示左侧 ◎表示右侧 ●表示总阻力

图 1-80　鼻周期

(4) 过滤及清洁功能：鼻前庭的鼻毛由四周伸向前鼻孔中央，对空气中较粗大的粉尘颗粒及细菌有阻挡及过滤作用。较小的尘埃颗粒吸入鼻腔后可随气流的紊流部分沉降，或随层流散落在鼻黏膜表面的黏液毯中(图 1-81)，不能溶解的尘埃和细菌随鼻黏膜的纤毛摆动到达后鼻孔，进入咽腔，被吐出或咽下。鼻腔可以过滤 95%直径>15 μm 的空气可吸入颗粒物，对颗粒较小的花粉和尘埃的功能较弱。通过鼻吸入烟雾可清除 95%，而通过口腔吸入烟雾只可清除 50%。在肺泡中检测到吸入有害气体的剂量由经口吸入的 6%～10%可减少到经鼻呼吸的 0.9%。喷嚏反射亦可清除侵入鼻腔的粉尘和微小异物，鼻腔的清洁作用主要是由鼻黏膜表面的黏液纤毛系统来完成(图 1-82)。

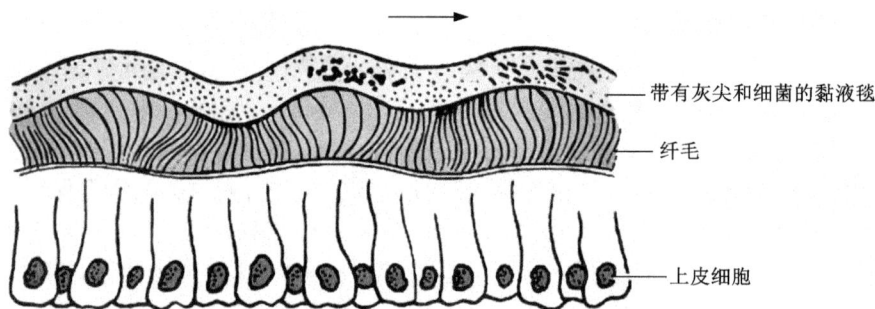

带有灰尘和细菌的黏液毯

纤毛

上皮细胞

图 1-81　鼻黏膜的纤毛和黏液毯的运动形式，箭头示运动方向

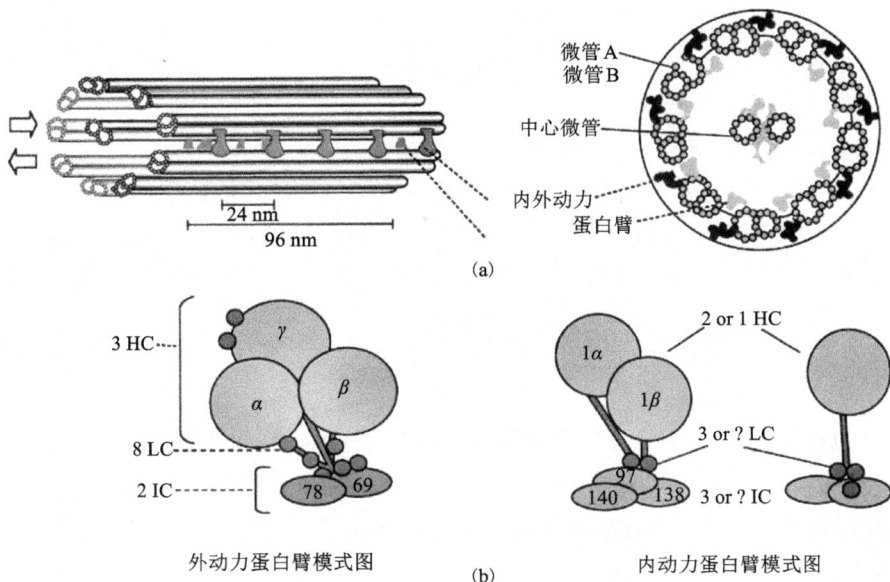

（a）动力臂 ATP 酶驱动每对微管按箭头方向滑动，由此产生纤毛的摆动。动力臂沿微管规律分布，其中外动力臂间距 24 nm，内动力臂间距 96 nm。（b）动力臂系蛋白复合物，由若干亚单位组成。

图 1-82　纤毛超微结构示意图

2. 黏液纤毛清除功能

鼻腔鼻窦黏膜大部分为假复层纤毛柱状上皮，其表面有 250~300 根纤毛，长度 5~10 μm，直径 0.3 μm，每根纤毛朝鼻咽部摆动的频率大约 1000 次/min。在纤毛的表面覆盖一层黏液毯，其主要成分为无机盐、黏多糖、黏蛋白、溶菌酶，95% 的水，黏液毯以每分钟 5 mm 的速率形成自前向后的黏液波，对维持鼻腔正常清洁功能起到重要的作用。每个柱状细胞除纤毛外尚有 300~400 根微绒毛，有助于增加上皮细胞的表面积，既有利于水分和物质交换，又有助于保留水分，维持纤毛运动。黏液毯的厚度为 10~15 μm，黏液毯分为两层，上层是黏稠的黏液，即凝胶层，来自黏液腺；下层是溶胶层，系较稀薄的浆液；纤毛在溶胶层可以自由摆动，而不进入凝胶层。鼻腔内纤毛运动方向是从前到后直达后鼻孔，鼻窦内纤毛运动方向是从窦腔的周壁朝向自然窦口。

黏液纤毛清除通过鼻黏液和纤毛摆动相互作用，是实现上下呼吸道清洁的主要方式，纤毛的数目、结构及协调的摆动与黏液的生物化学、物理学及化学特殊性同等重要。为预防感染，正常的鼻腔黏液呈弱酸性，pH 为 5.6~6.5，较细的尘粒和细菌附着在黏液毯上，借助上皮纤毛运动向后排到鼻咽部，为鼻腔的第一道防线。鼻黏液中含有"溶菌酶"，具有抑制细菌和溶解细菌的作用，加上白细胞的噬菌作用，成为鼻腔的第二道防线。影响鼻腔及鼻窦正常生理功能的因素主要有：窦口鼻道复合体的通畅性；正常黏液纤毛传输功能；分泌物的质和量，其中一项或多项不正常即可使鼻腔及鼻窦容易感染。先天性纤毛摆动功能障碍也不同程度地影响黏液纤毛清除系统的功能，并可能是反复性上呼吸道感染（包括鼻窦炎）的主要原因之一。

黏膜表面体液流变学改变是影响黏液纤毛清除系统功能的另外一个因素。囊性纤维化

(常发生于白种人群)常先被诊断为鼻窦炎，其特征是汗液中氯化钠含量高于 60 mmol/L。此病最基本的生理缺陷是上皮细胞转运水和电解质的功能异常，造成分泌的黏液中含水量不足，黏液阻塞导致炎症形成。

3. 嗅觉功能

（1）嗅觉系统的组成：嗅觉系统主要由嗅上皮、嗅球和嗅皮层 3 部分构成。嗅上皮中嗅感觉细胞的周围突伸向黏膜表面，其末端膨大形成的嗅泡带有纤毛，可增加嗅区面积；中枢突无髓鞘，融合形成嗅丝后穿过筛板止于嗅球。嗅球发出轴突形成嗅束位于额叶的嗅沟中，嗅球向后延伸，止于嗅皮层。嗅感觉神经细胞上有嗅受体。

（2）嗅觉产生机制：日常闻到的气味，是空气中一组不同种类的分子刺激鼻黏膜上嗅觉感受器后所产生的反应，这些分子称为嗅分子和嗅质。嗅质需与鼻腔嗅黏膜上的嗅受体结合后就可以启动嗅觉反应。嗅质与受体结合后诱发的神经冲动由嗅神经传导到嗅球，再将嗅觉信息进行编码和加工处理后再传到嗅皮层，在嗅皮层解码后形成不同的气味感觉。平静吸气时，到达嗅区的空气为 5% ~ 10%。用力吸气时，由于气流加速，到达嗅区空气增加，用力短促呼吸有助于识别气味。

（3）嗅觉的神经支配：嗅觉主要是由嗅神经支配，第 V、Ⅶ、Ⅸ、Ⅹ 对脑神经也起协同作用。三叉神经也可与某些化学物质产生反应，尤其是面对危险物质时，会产生不舒服或疼痛的警觉。

4. 免疫功能

（1）非特异性防御机制：鼻黏膜完整的上皮结构组成了呼吸道的第一道机械屏障，可防止有害物质进入黏膜下。鼻黏膜上皮本身具有重要的主动分泌机制，如分泌多种细胞因子等。鼻黏膜上皮还是机体黏膜免疫系统中非常重要的成员之一。正常情况下，鼻黏膜上皮依靠自稳机制处于免疫抑制状态，维持鼻黏膜局部的生理功能；当受到外界有害刺激时，通过局部与全身迅速而准确的信号传递与反馈，激活免疫机制，产生相应的生物活性物质，使局部黏膜处于一种新的平衡之中。

（2）体液免疫：鼻黏液中除水和电解质外，还有在抗原刺激下产生的免疫球蛋白A（IgA）、IgG、IgM、IgE，可参与鼻黏膜特异性免疫。鼻黏膜的非特异的免疫功能有赖于鼻黏液中天然的免疫物质，主要包括溶菌酶（可攻击革兰氏阳性菌的细胞壁）、乳铁蛋白（可抑制细菌的生长）和寡糖类（与细菌结合）。此外，中性粒细胞产生的肮酶类及蛋白水解酶可以破坏细菌及病毒的细胞膜，补体系统激活可以破坏异物的结构，通过吞噬作用破坏病原体。病毒入侵导致胰激肽酶活化，细胞内的细胞因子可以阻遏病毒的复制，抑制病毒感染的进程。

（3）细胞免疫：鼻黏膜是固有免疫的主要组成部分，可作为机体的第一道防线，保护黏膜免受感染，除物理屏障和黏液纤毛清除功能外，还是一个复杂的免疫系统，包括微生物菌群、抗微生物的蛋白、损伤相关的分子（如嗜酸性粒细胞衍生神经毒素），通过模式识别受体识别抗原、固有淋巴细胞、上皮细胞分泌细胞因子及炎症趋化因子，最终形成获得性免疫系统。中性粒细胞、单核细胞和巨噬细胞是鼻腔、鼻窦黏膜下组织通过吞噬作用发挥宿主防御功能的主要细胞成分，上皮细胞及嗜酸性粒细胞也是重要的防御细胞。迁徙的自然杀伤细胞可杀灭感染细胞。在生理条件下，细胞免疫机制在免疫防御的非特异性免疫中发挥重要作用。在病原体入侵的情况下，多种免疫活性细胞迁徙到黏膜下组织，增强细胞防御作用。鼻呼吸道黏膜中的特异性免疫系统是淋巴系统的一部分。固有的淋巴细胞在病毒、细菌和原虫的防御中起主要作用，多见于炎症的黏膜组织，在鼻黏膜的固有免疫中可能发挥重要的作用。

5. 发声共鸣功能

依赖鼻腔及鼻窦的三维构筑产生共鸣作用，使得声音悦耳动听，鼻腔阻塞时出现闭塞性鼻音，腭裂时出现开放性鼻音。鼻音是语音形成的一部分，鼻音程度的高低直接关系语音质量的好坏。

6. 鼻的反射功能

鼻腔内神经分布丰富，当鼻黏膜遭受机械性、物理性或化学性刺激时，可引起广泛的呼吸和循环系统的反应。反应的强度取决于刺激的强度。

(1)喷嚏反射：传入支为三叉神经，当鼻腔吸入异物后，鼻黏膜的三叉神经末梢受到刺激时，发生一系列的反射动作，如深吸气、悬雍垂下降、舌根上抬等，腹肌和膈肌剧烈收缩，然后声门突然开放，使气体从鼻腔口腔急速喷出(速度可达到50 m/s)，借以清除鼻腔中的异物或刺激物等。

(2)鼻肺反射：以鼻黏膜三叉神经末梢为传入支，广泛分布至支气管平滑肌的迷走神经为传出支，以三叉神经核及迷走神经核为其中枢核团，形成反射弧(图1-83)。鼻肺反射是鼻腔局部刺激和病变引起支气管病变的原因之一。

(3)鼻泪反射：当鼻腔受到化学刺激及机械刺激时可通过鼻泪反射增加泪液的分泌。无伤害的C类神经纤维将刺激经三叉神经传到上涎核，进入膝状神经节，发出岩浅大神经纤维通过翼管到蝶腭神经节，发出的上颌神经的胆碱能纤维导致泪液分泌。

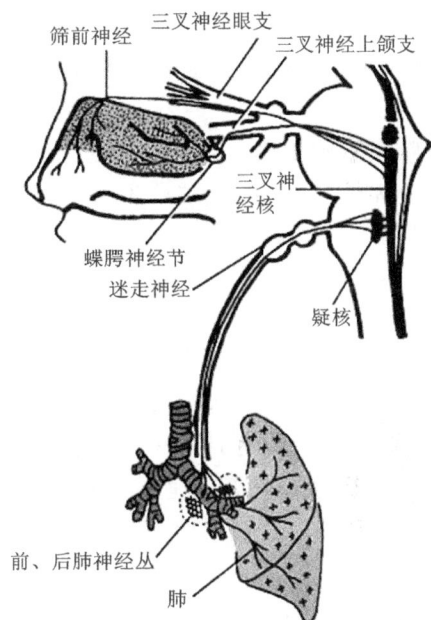

图1-83　鼻肺反射示意图

此外，鼻窦还具有增加呼吸区黏膜的面积，促进对吸入空气的加温加湿作用，并增强防御功能，对声音产生共鸣作用，减轻颅骨的重量，并可缓冲冲击力，保护重要器官。

二、习题

习题

47

第三节　咽的应用解剖与生理功能

一、知识要点

(一)咽的应用解剖

咽(pharynx)位于颈椎前方,是呼吸道和消化道上端的共同通道,上宽下窄、前后扁平略呈漏斗形。成人全长约 12 cm,上起颅底,下至环状软骨下缘平面(约平第 6 颈椎)。前壁不完整,由上而下分别与鼻腔、口腔和喉腔相通,后壁扁平,与椎前筋膜相邻,两侧与颈内动脉、颈内静脉和迷走神经等重要的血管和神经毗邻。

1.咽的分部

咽以软腭平面、会厌上缘平面为界,自上而下分为鼻咽、口咽和喉咽 3 部分(图 1-84)。

(1)鼻咽(nasopharynx):又称上咽,属上呼吸道的一部分,位于颅底与软腭平面之间。前方正中为鼻中隔后缘,两侧为后鼻孔,与鼻腔相通。顶壁为蝶骨体及枕骨基底部,后壁平对第 1、2 颈椎,顶壁与后壁之间无明显角度,呈穹窿状,常合称为顶后壁;顶后壁黏膜下有丰富的淋巴组织聚集,呈橘瓣状,称腺样体,又称咽扁桃体。左右两侧有咽鼓管咽口、咽鼓管扁桃体、咽鼓管圆枕及咽隐窝;咽鼓管咽口位于下鼻甲后端后方 1.0~1.5 cm 处,略呈三角形或喇叭形;咽口周围有散在的淋巴组织,

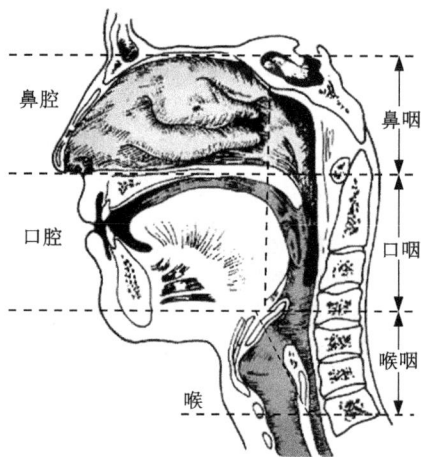

图 1-84　咽的分布

称咽鼓管扁桃体;咽口上方有一唇状隆起部分称咽鼓管圆枕;咽鼓管圆枕后上方与咽后壁之间的凹陷区,称咽隐窝,其上方与颅底破裂孔邻接,是鼻咽癌好发部位之一。下方经由软腭背面及后缘与咽后壁之间所构成的"鼻咽峡"与口咽相通,吞咽时,软腭上提与咽后壁接触,关闭鼻咽峡,鼻咽与口咽暂时隔开(图 1-85)。

(2)口咽(oropharynx):又称中咽,是口腔向后方的延续部,位于软腭与会厌上缘平面之间,通常所称的咽部即为此区。后壁平对第 2、3 颈椎体,黏膜下有散在的淋巴滤泡。前方经咽峡与口腔相通。所谓咽峡,系由上方的悬雍垂和软腭游离缘、下方舌背、两侧舌腭弓和咽腭弓共同构成的一个环形狭窄部分。侧壁由软腭向下分出两腭弓,前者称舌腭弓,又名前腭弓,后者称咽腭弓,又名后腭弓,两弓之间为扁桃体窝,(腭)扁桃体即位于其中(图 1-86)。在每侧咽腭弓的后方有纵行条索状淋巴组织,名咽侧索。口腔顶盖称腭。前 2/3 为硬腭,由上颌骨腭突和腭骨组成;后 1/3 为软腭,由腭帆张肌、腭帆提肌、舌腭肌、

咽腭肌、悬雍垂肌等肌肉组成。口腔下方为舌和口底部。舌由肌肉群组成。舌背表面粗糙，覆盖复层扁平上皮，与舌肌紧密相连。后端有盲孔，为胚胎甲状舌管咽端的遗迹。舌的后 1/3 称为舌根，上面有淋巴组织团块，称舌扁桃体。舌下面的黏膜结缔组织突出于中央、向下移行于口底，称舌系带；其两侧有颌下腺开口处。

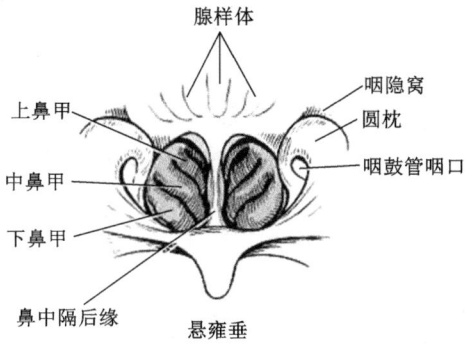

图 1-85　鼻咽

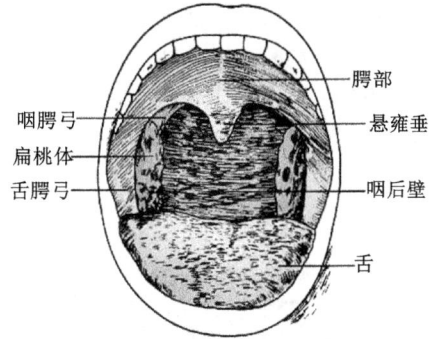

图 1-86　口咽

（3）喉咽（laryngopharynx）：又称下咽，上起会厌软骨上缘，逐渐缩小形如漏斗，下至环状软骨下缘平面接食管入口。后壁平对 3~6 颈椎；前面自上而下有会厌、杓状会厌襞和杓状软骨所围成的入口，称喉入口，与喉腔相通。在舌根与会厌之间有一正中矢状位的黏膜皱襞为舌会厌正中襞，左右各有两个浅凹陷称会厌谷，常为异物停留之处；会厌谷的外侧是舌会厌外侧襞，它从舌根后部连至会厌外侧。在喉口两侧各有两个较深的隐窝名为梨状窝，喉上神经内支经此窝入喉并分布于其黏膜之下。两侧梨状窝之间环状软骨板后方的间隙称环后隙，在其下方即为食管入口，此处有环咽肌环绕（图 1-87）。

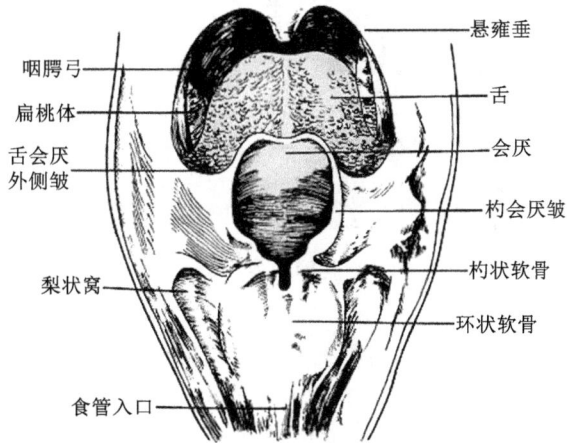

图 1-87　喉咽

2.咽壁的构造

（1）咽壁分层：咽壁从外至内有 4 层，即外膜层、肌层、纤维层和黏膜层。其特点是无明显黏膜下组织层，纤维层和黏膜层紧密附着。

1）外膜层：又称筋膜层，是覆盖于咽缩肌之外，由咽肌层周围的结缔组织所组成，上薄下厚，系颊咽筋膜的延续。

2）肌层：咽的肌层按其功能的不同分为 3 组，包括 3 对横行的咽缩肌、3 对纵行的咽提肌和 5 组腭帆肌（图 1-88）。

①咽缩肌组：包括咽上缩肌、咽中缩肌和咽下缩肌 3 对，各咽缩肌纤维斜行，自下而上依次呈叠瓦状排列，包绕咽侧壁及后壁，两侧咽缩肌相对应，在后壁中线止于咽缝。各咽缩肌共同收缩时可使咽腔缩小；吞咽食物时，各咽缩肌自上而下依次进行收缩，将食物压入食管。

②咽提肌组：包括茎突咽肌、咽腭肌及咽鼓管咽肌，3 对咽提肌纵行与咽缩肌内面贴近纤维层下行，并渐次分散止于咽壁。收缩时可使咽、喉上提，咽部松弛，封闭喉口，开放梨状窝，使食物越过会厌进入食管，以协助完成吞咽动作。

③腭帆肌组：包括腭帆提肌、腭帆张肌、腭舌肌、腭咽肌和悬雍垂肌 5 组，这组肌肉的作用在上提软腭、控制鼻咽峡开闭、分隔鼻咽和口咽的同时，也有开放咽鼓管咽口的作用（图 1-89）。

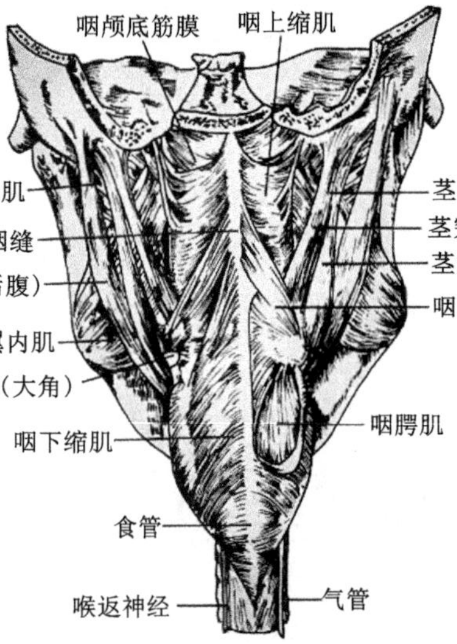

图 1-88　咽肌后面观

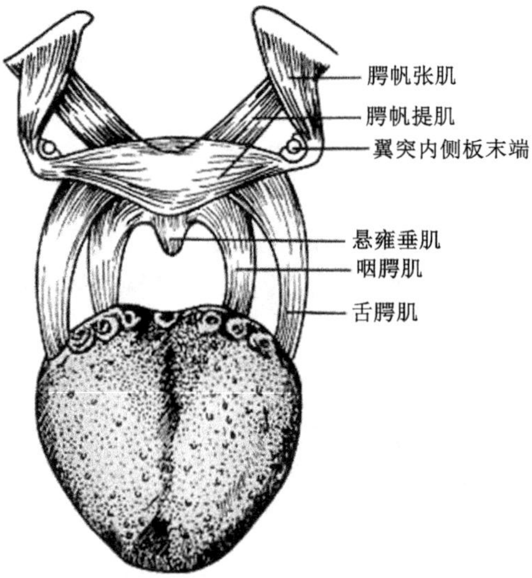

图 1-89　腭帆肌组示意图

3）纤维层：又称腱膜层，主要由颅咽筋膜构成，介于黏膜层与肌层之间，上端较厚接颅底，下部逐渐变薄，两侧的纤维组织在后壁正中线上形成咽缝，为咽缩肌附着处。

4）黏膜层：咽的黏膜与咽鼓管、鼻腔、口腔和喉的黏膜相延续。由于功能的不同，鼻咽部的黏膜主要为假复层纤毛柱状上皮，内有杯状细胞，固有层中含混合腺；口咽和喉咽的黏膜均为复层扁平上皮，黏膜下除含有丰富的黏液腺和浆液腺外，还有大量的淋巴组织聚集，与咽部的其他淋巴组织共同构成咽淋巴环。

（2）筋膜间隙：是咽筋膜与邻近的筋膜之间的疏松组织间隙，较重要的有咽后隙、咽旁隙（图 1-90）。这些间隙的存在，有利于咽腔在吞咽时的运动，并可协调头颈部的自由活动，获得正常的生理功能。咽间隙的存在既可限制某些病变的发展，将病变局限于一定范围之内，又可为某些病变的扩散提供了途径。

1）咽后隙：位于椎前筋膜与颊咽筋膜之间，上起颅底，下至上纵隔，相当于第 1、2 胸椎平面，两侧仅以薄层筋膜与咽旁间隙相隔，在中线处被咽缝将其分为左右两侧，且互不相通，每侧咽后隙中有疏松结缔组织和淋巴组织。在婴幼儿期，咽后隙有较多淋巴结，儿童期逐渐萎缩，至成人时仅有极少淋巴结。扁桃体、口腔、鼻腔后部、鼻咽、咽鼓管及鼓室等处的淋巴引流于此。

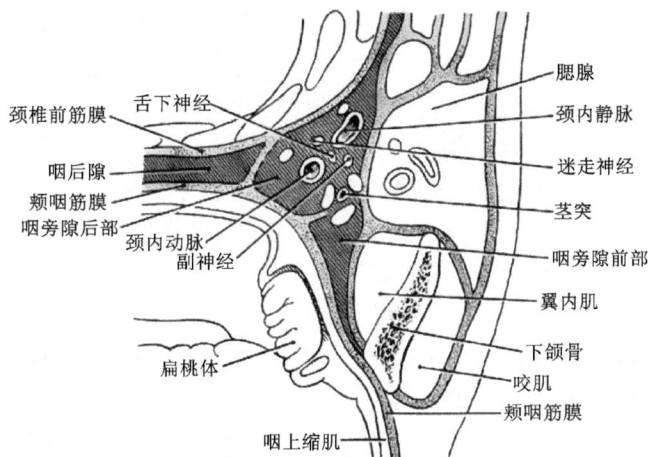

图 1-90　咽的筋膜间隙

2) 咽旁隙：又称咽侧间隙或咽颌间隙。位于咽外侧壁（咽上缩肌）和翼内肌筋膜之间，与咽后隙仅一层薄筋膜相隔，左右各一，形如椎体。椎底向上至颅底；椎尖向下达舌骨；内侧以颊咽筋膜及咽缩肌与扁桃体相邻；外侧为下颌骨升支、腮腺的深面及翼内肌；后界为颈椎前筋膜。咽旁隙以茎突及其附着肌为界又分为前隙和后隙两个部分。前隙较小，内有颈外动脉及静脉丛通过，内侧与扁桃体毗邻，外侧与翼内肌紧密相连；后隙较大，内有颈内动脉、颈内静脉、舌咽神经、迷走神经、舌下神经、副神经、交感神经干等通过，另有颈深淋巴结上群位于此隙。咽旁隙向前下与下颌下隙相通；向内、后与咽后间隙相通；向外与咬肌间隙相通。

3. 咽的淋巴组织

咽黏膜下淋巴组织丰富，较大淋巴组织团块呈环状排列，称为咽淋巴环，主要由咽扁桃体（腺样体）、咽鼓管扁桃体、腭扁桃体、咽侧索、咽后壁淋巴滤泡及舌扁桃体构成内环。内环淋巴流向颈部淋巴结，后者又互相交通，自成一环，称外环，主要由咽后淋巴结、下颌下淋巴结、颏下淋巴结等组成（图 1-91）。咽部淋巴均流入颈深淋巴结。鼻咽部淋巴先汇入咽后淋巴结，再进入颈上深淋巴结；口咽部淋巴主要汇入下颌下淋巴结；喉咽部淋巴管穿过甲状舌骨膜，继汇入颈内静脉附近的淋巴结（中群）。

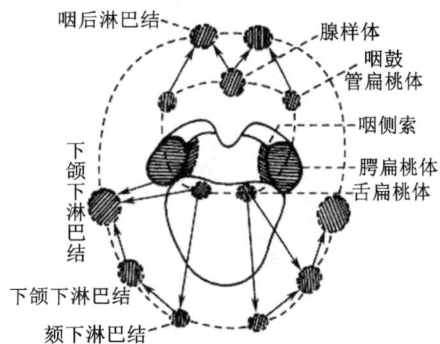

图 1-91　咽淋巴环示意图

（1）腺样体：又称咽扁桃体，位于鼻咽顶壁与后壁移行处，形似半个剥皮橘子，表面不平，有5~6条纵行沟隙，居中的沟隙最深，形成中央隐窝，在其下端有时可见一囊状小凹，称咽囊。腺样体出生后即存在，6~7岁时最显著，一般10岁以后逐渐退化萎缩。

（2）腭扁桃体：常称扁桃体 位于口咽两侧腭舌弓与咽腭弓围成的三角形扁桃体窝内，为咽淋巴组织中最大者。6~7岁时淋巴组织增生，腭扁桃体可呈生理性肥大，中年以后逐渐萎缩。

1）扁桃体的结构：扁桃体是一对呈扁卵圆形的淋巴上皮器官，可分为内侧面（游离面）、外侧面（深面）、上极和下极。除内侧面外，其余部分均由结缔组织所形成的被膜包裹。外侧与咽腱膜和咽上缩肌相邻，咽腱膜与被膜间有疏松结缔组织，形成一潜在间隙，称为扁桃体周间隙。扁桃体切除术时，此处易剥离，扁桃体周围脓肿即在此间隙发生。扁桃体内侧面朝向咽腔，表面有鳞状上皮黏膜覆盖，其黏膜上皮向扁桃体实质陷入形成6~20个深浅不一的盲管称为扁桃体隐窝（图1-92），常为细菌、病毒存留繁殖的场所，易形成感染"病灶"。扁桃体上、下极均有黏膜皱襞连接，上端称半月襞，位于舌腭弓与咽腭弓相交处；下端称三角襞，由舌腭弓向下延伸包绕扁桃体前下部。扁桃体由淋巴组织构成，内含许多结缔组织网和淋巴滤泡间组织。扁桃体包膜的结缔组织伸入扁桃体组织内，形成小梁（支架），在小梁之间有许多淋巴滤泡，滤泡中有生发中心。滤泡间组织为发育期的淋巴细胞。

2）扁桃体的血管：腭扁桃体的血液供应十分丰富，动脉有5支，均来自颈外动脉的分支：①腭降动脉，为上颌动脉的分支，分布于扁桃体上端及软腭；②腭升动脉，为面动脉的分支；③面动脉扁桃体支；④咽升动脉扁桃体支，以上4支均分布于扁桃体、舌腭弓及咽腭弓；⑤舌背动脉，来自舌动脉，分布于扁桃体下端。其中，面动脉扁桃体支分布于腭扁桃体实质，是主要供血动脉（图1-93）。其他各支仅分布于邻近的黏膜及肌肉中，并不穿过包膜，深入扁桃体中。扁桃体静脉血先流入扁桃体包膜外的扁桃体周围静脉丛，经咽静脉丛及舌静脉汇入颈内静脉。

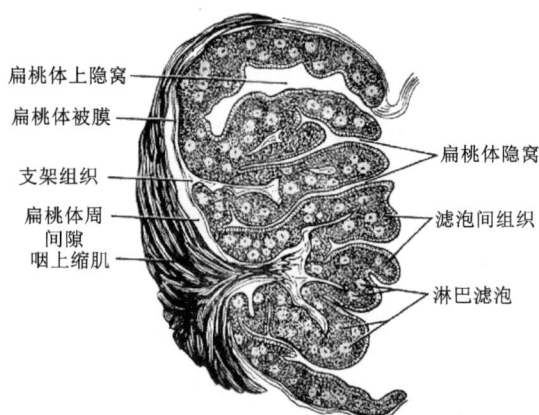

图1-92　腭扁桃体冠状剖面

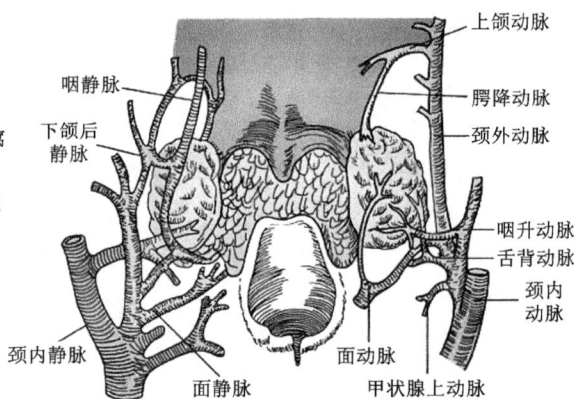

图1-93　扁桃体的血管分布

3）扁桃体的神经：扁桃体由咽丛、三叉神经第二支（上颌神经）以及舌咽神经的分支所支配。

（3）舌扁桃体：位于舌根部，呈颗粒状，大小因人而异，含有丰富的黏液腺，有短而细的隐窝，隐窝及周围的淋巴组织形成淋巴滤泡，构成舌扁桃体。

（4）咽鼓管扁桃体：为咽鼓管咽口后缘的淋巴组织，炎症时可阻塞咽鼓管口而致听力减退或中耳感染。

（5）咽侧索：为咽部两侧壁的淋巴组织，位于腭咽弓后方，呈垂直带状，由口咽部上延至鼻咽，与咽隐窝淋巴组织相连。

4. 咽的血管及神经

（1）动脉：咽部的血液供应来自颈外动脉的分支，有咽升动脉、甲状腺上动脉、腭升动脉、腭降动脉，舌背动脉等。

（2）静脉：咽部的静脉血经咽静脉丛与翼丛流经面静脉，汇入颈内静脉。

（3）神经：咽部神经主要有舌咽神经、迷走神经和交感神经干的颈上神经节所构成的咽丛，司咽的感觉与有关肌肉的运动。腭帆张肌则受三叉神经第 3 支即下颌神经支配，鼻咽上部黏膜有三叉神经的第 2 支上颌神经分布。

（二）咽的生理功能

咽为呼吸和消化的共同通道，具有下列生理功能：

1. 呼吸功能

正常呼吸时空气经由鼻咽、口咽、喉咽、气管支气管进到肺部，咽不仅是呼吸时气流出入的通道，而且咽黏膜内或黏膜下含有丰富的腺体，对吸入的空气有调节温度、湿度及清洁的作用，但弱于鼻腔的类似功能。

2. 言语形成

咽腔为共鸣腔之一，发声时，咽腔和口腔可改变形状，产生共鸣，使声音清晰、和谐悦耳，并由软腭、口、舌、唇、齿等协同作用，构成各种言语。正常的咽部结构与发声时咽部形态大小的相应变化，对言语形成和清晰度都有重要作用。

3. 吞咽功能

吞咽动作是一种由多组咽肌参与的反射性协同运动。吞咽时使食物进入消化道，吞咽过程可分为三期：即口腔期、咽腔期、食管期。吞咽动作一经发动即不能中止。吞咽中枢位于延髓的网状结构内和迷走神经核附近。其传入神经包括来自软腭、咽后壁、会厌和食管等处的脑神经传入纤维。

4. 防御保护功能

主要通过咽反射来完成。一方面，协调的吞咽反射，可封闭鼻咽和喉咽，在吞咽或呕吐时，避免食物吸入气管或反流鼻腔；另一方面，当异物或有害物质接触咽部，会发生恶心呕吐，有利于异物及有害物质的排出。来自鼻腔、鼻窦、下呼吸道的正常或病理性分泌物，均可借助咽的反射作用而吐出，或咽下由胃酸将其中的微生物消灭。

5. 调节中耳气压功能

咽鼓管咽口的开放与咽肌的运动有关，尤其是吞咽运动密切相关。吞咽动作不断进行，咽鼓管不断随之开放，以维持中耳内气压与外界大气压平衡，这是保持正常听力的重要条件之一。

6.扁桃体的免疫功能

人类的扁桃体、淋巴结、消化道集合淋巴小结和阑尾等均属末梢免疫器官。扁桃体生发中心含有各种吞噬细胞，同时可以制造具有天然免疫力的细胞和抗体，如 T 细胞、B 细胞、吞噬细胞及免疫球蛋白等，它们对从血液、淋巴或其他组织侵入机体的有害物质具有积极的防御作用。出生时扁桃体尚无生发中心，随着年龄增长，免疫功能逐渐活跃，特别是 3~5 岁时，因接触外界变应原的机会较多，扁桃体显著增大，此时的扁桃体肥大应视为正常生理现象。青春期后，扁桃体的免疫活动趋于减退，扁桃体组织本身也逐渐缩小。

二、习题

习题

第四节　喉的应用解剖与生理功能

一、知识要点

（一）喉的应用解剖

1.喉软骨

喉（larynx）是重要的发音器官，也是呼吸的重要通道，下呼吸道的门户，上通喉咽，下连气管。喉位于颈前正中，舌骨之下，上端是会厌上缘，下端为环状软骨下缘。成人喉的位置相当于第 3~5 颈椎平面，女性及儿童喉的位置较男性稍高。喉是以软骨为支架，间以肌肉、韧带、纤维结缔组织和黏膜等构成的一个锥形管腔状器官。喉的前方为皮肤、皮下组织、颈部筋膜及带状肌，两侧有甲状腺上部、胸锁乳突肌及其深面的重要血管神经，后方是喉咽及颈椎（图 1-94）。

软骨构成喉的支架。单块软骨有甲状软骨、环状软骨和会厌软骨，成对的软骨为杓状软骨、小角软骨和楔状软骨，共计 9 块。小角软骨和楔状软骨很小，临床意义不大（图 1-95）。

（1）甲状软骨：是喉部最大的软骨，由两块对称的四边形甲状软骨板在前方正中融合而成，和环状软骨共同构成喉支架的主要部分。甲状软骨上缘正中为一 V 形凹陷，称为甲状软骨切迹。两块甲状软骨板在前缘会合形成一定的角度，此角度在男性近似直角，上端向前突出，称为喉结，为成年男性的特征；在女性则近似钝角，故喉结不明显。甲状软骨板的后缘上、下各有一个角状突起，分别称为甲状软骨上角和下角。上角较长，下角较短。两侧下角的内侧面分别与环状软骨的后外侧面形成环甲关节（图 1-96）。

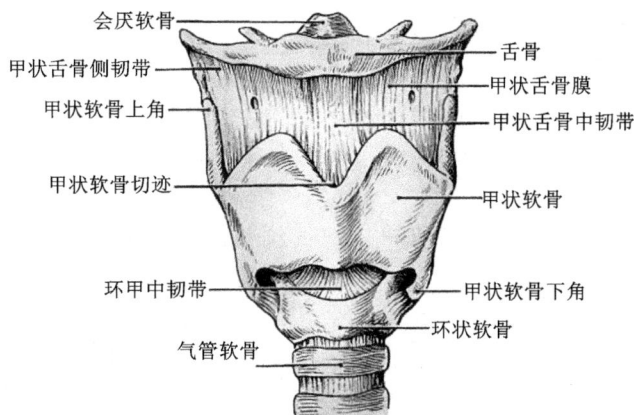

图 1-94　喉的前面观

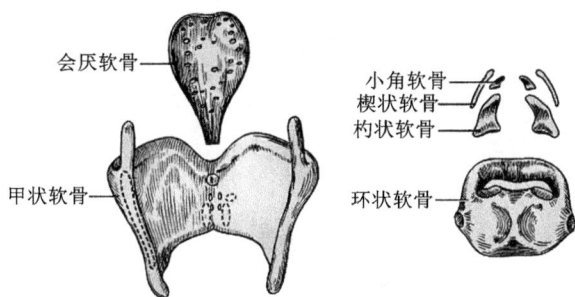

图 1-95　喉软骨

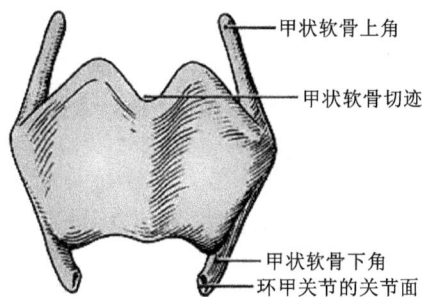

图 1-96　甲状软骨

（2）环状软骨：位于甲状软骨之下，第 1 气管环之上，形状如环。环状软骨的前部较窄，为环状软骨弓；后部较宽，为环状软骨板。该软骨是喉气管中唯一完整的环形软骨，对于支持呼吸道保持其通畅至关重要。如果外伤或疾病引起环状软骨缺损，常可引起喉及气管狭窄（图 1-97）。

（3）会厌软骨：通常呈叶片状，稍卷曲，较硬，其上有一些小孔，有小的血管和神经通过，并使会

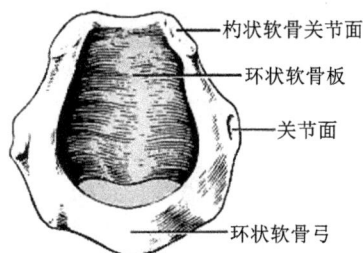

图 1-97　环状软骨

厌喉面和会厌前间隙相通。该软骨下部较细，称为会厌软骨茎。会厌软骨位于喉的上部，其表面覆盖黏膜，构成会厌。吞咽时会厌盖住喉入口，防止食物进入喉腔。会厌可分为舌面和喉面，舌面组织疏松，感染时容易出现肿胀。会厌舌面正中的黏膜和舌根之间形成舌会厌皱襞，其两侧为舌会厌谷。小儿会厌呈卷曲状。

（4）杓状软骨：位于环状软骨板上外缘，左右各一。形似三角形椎体。其底部和环状软骨之间形成环杓关节，该关节的运动方式为杓状软骨沿环状软骨板上外缘滑动和旋转，带动声带内收或外展。杓状软骨底部前端突起为声带突，有甲杓肌和声韧带附着；底部外侧突起为肌突，环杓后肌附着其后下方，环杓侧肌附着其前外侧。

（5）小角软骨：左右各一，位于杓状软骨的顶部，杓状会厌襞之中。从表面观察该处黏膜较膨隆，称小角结节。

（6）楔状软骨：左右各一，形似小棒状。在小角软骨的前外侧，杓状会厌襞的黏膜之下，形成杓状会厌襞上的白色隆起，称之为楔状结节。

2.喉韧带与膜

喉的各软骨之间，喉和周围组织如舌骨、舌及气管之间均由纤维韧带互相连接。

（1）甲状舌骨膜：又称甲舌膜或舌甲膜 是甲状软骨上缘和舌骨下缘之间的弹性纤维韧带组织，中间和两侧部分增厚分别称为甲状舌骨中韧带和甲状舌骨侧韧带。喉上神经内支与喉上动脉、喉上静脉从甲状舌骨膜的两侧穿过进入喉内（图1-98）。

（2）环甲膜：是环状软骨弓上缘与甲状软骨下缘之间的纤维韧带组织，中央部分增厚，称为环甲中韧带（图1-98）。

（3）甲状会厌韧带：是连接会厌软骨茎和甲状软骨切迹后下方的韧带。

（4）环甲关节韧带：是位于环甲关节外表面的韧带。

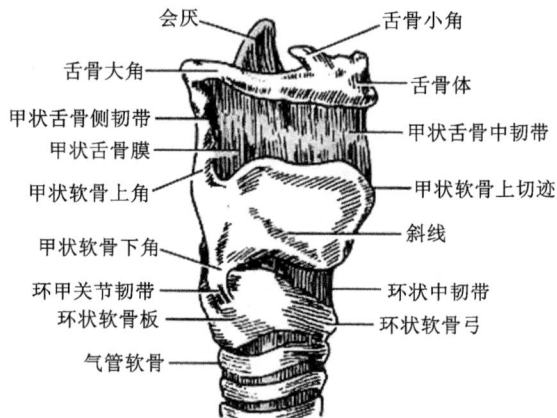

图1-98 喉右面观

（5）环杓后韧带：是环杓关节后面的韧带。

（6）舌骨会厌韧带：是会厌舌面、舌骨体与舌骨大角之间的纤维韧带组织。会厌、舌骨会厌韧带和甲状舌骨膜的中间部分构成会厌前间隙，其内为脂肪组织。

（7）舌会厌韧带：是会厌软骨舌面中部与舌根之间的韧带。

（8）环气管韧带：是连接环状软骨与第1气管环上缘之间的韧带。

（9）喉弹性膜：此膜为一宽阔展开的弹性纤维组织，左右各一，被喉室分为上、下两部，上部称为方形膜，下部称为弹性圆锥。方形膜位于会厌软骨外缘和小角软骨、杓状软骨声带突之间，上下缘游离，上缘构成杓会厌韧带，下缘形成室韧带，其表面覆盖黏膜分别为杓状会厌襞和室带。方形膜的外侧面为黏膜覆盖，形成梨状窝内壁的上部。弹性圆锥前端附着在甲状软骨板交角线的内面近中线处，后端位于杓状软骨声带突下缘。前后附着处游离缘边缘增厚形成声韧带，向下附着在环状软骨上缘中前部形成环甲膜，其中央部分增厚形成环甲中韧带（图1-99）。

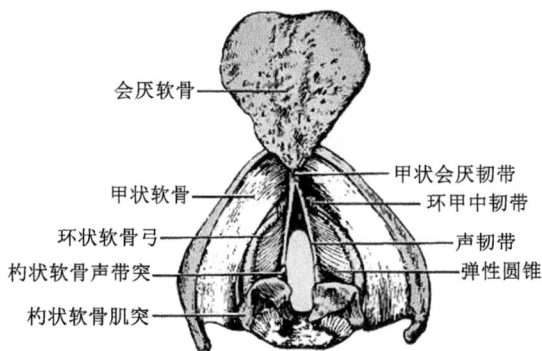

图1-99 喉弹性圆锥

3. 喉肌

喉肌分为喉内肌和喉外肌。喉内肌位于喉的内部(环甲肌例外),是与声带运动有关的肌肉。喉外肌位于喉的外部,是喉同周围结构相连并使喉上、下运动及固定的肌肉。

(1)喉内肌:喉内肌起点及止点均在喉部,收缩时使喉的有关软骨发生运动。按其功能可分为5组(图1-100、图1-101):

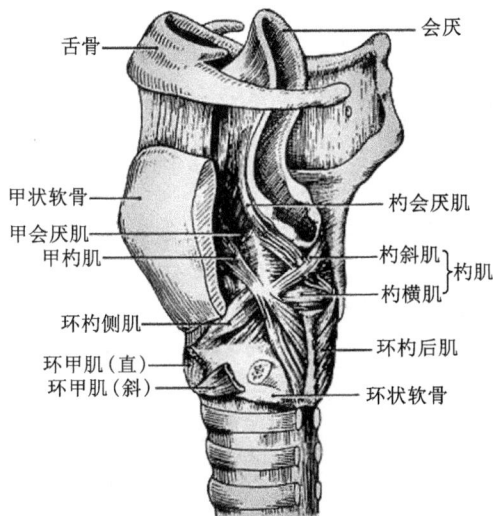

图1-100 喉的斜剖面观

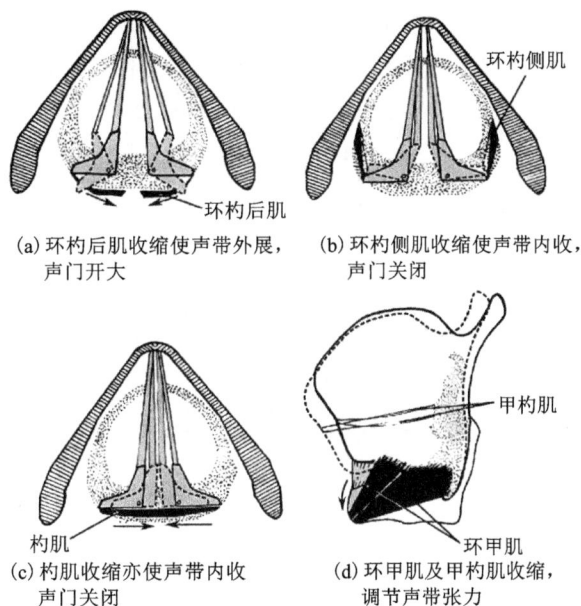

图1-101 喉肌功能示意图

(a)环杓后肌收缩使声带外展,声门开大

(b)环杓侧肌收缩使声带内收,声门关闭

(c)杓肌收缩亦使声带内收声门关闭

(d)环甲肌及甲杓肌收缩,调节声带张力

1)声带外展肌:环杓后肌,起自环状软骨板背面的浅凹,止于杓状软骨肌突的后面。该肌收缩时使杓状软骨向外、稍向上,使声带外展,声门变大。

2)声带内收:为环杓侧肌和杓肌,杓肌又由横行和斜行的肌纤维组成(也称为杓横肌和杓斜肌)。环杓侧肌起于同侧环状软骨弓上缘,止于杓状软骨肌突的前外侧。杓肌附着在两侧杓状软骨上。环杓侧肌和杓肌收缩使声带内收声门闭合。

3)声带紧张肌:为环甲肌,该肌起自于环状软骨弓前外侧,止于甲状软骨下缘,收缩时以环甲关节为支点,甲状软骨下缘和环状软骨弓之间距离缩短,使甲状软骨前缘和杓状软骨之间的距离增加,将声韧带拉紧,调节声带紧张度,提高声带张力。

4)声带松弛肌:为甲杓肌,是另一声带张力调节肌肉,该肌起于甲状软骨内侧面中央的前联合,其内侧部止于杓状软骨声带突,外侧部止于杓状软骨肌突。收缩时使声带缩短,调节声带的紧张度,同时兼有声带内收、关闭声门的功能。

5)使会厌活动的肌肉:有杓会厌肌及甲状会厌肌。杓会厌肌收缩将会厌拉向后下方使喉入口关闭,甲状会厌肌收缩将会厌拉向前上方使喉入口开放。

(2)喉外肌:按其功能分为升喉肌群及降喉肌群,前者有甲状舌骨肌、下颌舌骨肌、二腹肌、茎突舌骨肌;后者有胸骨甲状肌、胸骨舌骨肌、肩胛舌骨肌、咽中缩肌及咽下缩肌。

4. 喉黏膜

喉黏膜大多为假复层柱状纤毛上皮，仅声带内侧、会厌舌面的大部以及杓状会厌襞的黏膜为复层鳞状上皮。在会厌舌面、声门下区、杓区及杓状会厌襞处有疏松的黏膜下层，炎症时容易发生肿胀，引起喉阻塞。除声带外的喉黏膜富有黏液腺，会厌喉面、喉室等处尤为丰富。

5. 喉腔

喉腔上界为喉入口，它由会厌游离缘、两侧杓状会厌襞和杓区以及杓间区构成；其下界是环状软骨下缘。以声带为界，将喉腔分为声门上区，声门区和声门下区（图1-102）。

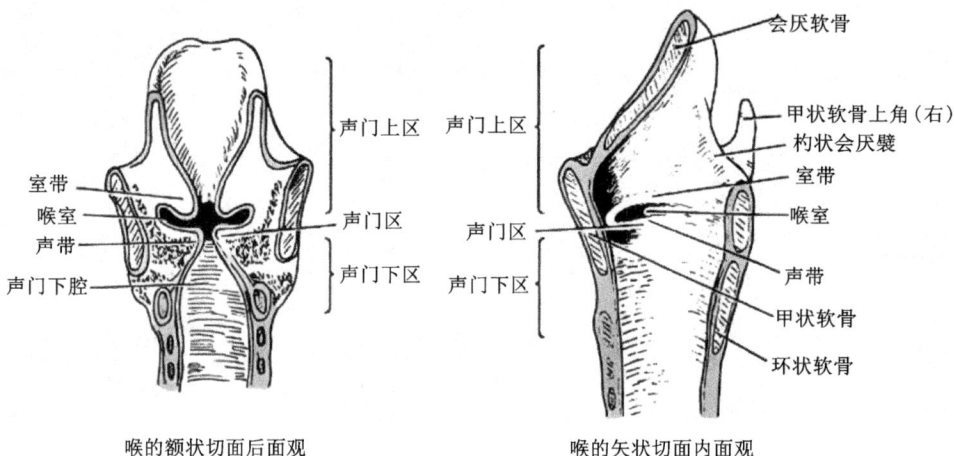

喉的额状切面后面观　　　　喉的矢状切面内面观

图1-102　喉腔的分区

（1）声门上区：声带以上的喉腔称为声门上区，上通喉咽。

（2）声门区：两侧声带之间的区域称为声门区。

（3）声门下区：声带以下喉腔称为声门下区，下连气管。

6. 喉的血管

（1）动脉：喉的动脉主要来自以下动脉支。

1）甲状腺上动脉的喉上动脉和环甲动脉：喉上动脉和喉上神经内支及喉上静脉伴行穿过舌甲膜进入喉内，环甲动脉穿过环甲膜进入喉内。喉上部的供血主要来自喉上动脉，环甲膜周围喉前下部的供血主要来自环甲动脉。

2）甲状腺下动脉的分支喉下动脉：与喉返神经伴行在环甲关节的后方进入喉内，喉下部的供血主要来自喉下动脉。

（2）静脉：喉的静脉和各同名动脉伴行，分别汇入甲状腺上、中、下静脉，最终汇入颈内静脉。

7. 喉的淋巴

喉的淋巴以声门区为界，分为声门上区组和声门下区组（图1-103）。声门上区的组织中有丰富的淋巴管，汇集于杓状会厌襞后形成较粗大的淋巴管，穿过舌甲膜与喉上动脉及静脉伴行，主要进入颈内静脉周围的颈深上淋巴结，有少数淋巴管汇入颈深下淋巴结或副神经链。声门区的声带组织内淋巴管甚少。声门下区组织中的淋巴管较多，汇集后通过环甲膜，进入喉前淋巴结、气管前和气管旁淋巴结，再进入颈深下淋巴结。

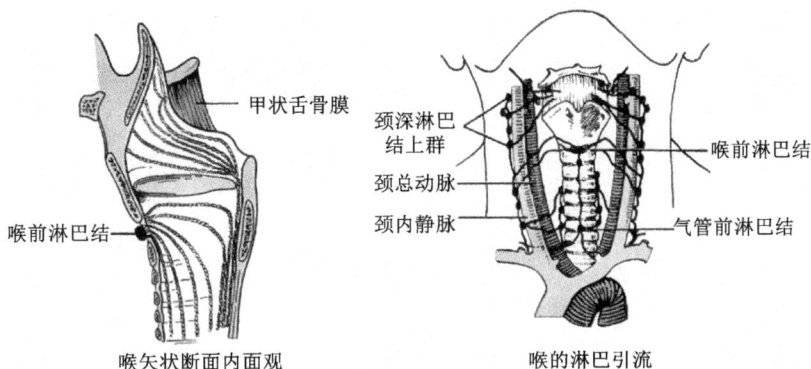

图 1-103　喉的淋巴

8. 喉的神经

喉的神经为喉上神经和喉返神经(图 1-104、图 1-105)，两者均为迷走神经分支。

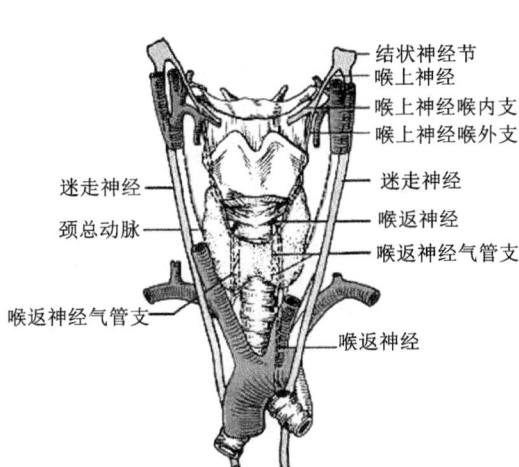

图 1-104　喉的神经(正面观)

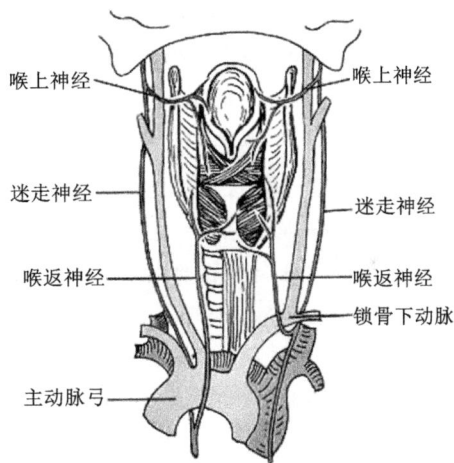

图 1-105　喉的神经(背面观)

(1)喉上神经：是迷走神经在结状神经节发出的分支，下行约 2 cm 到达舌骨大角平面处分为内、外两支。内支主要司感觉，外支主要司运动。内支和喉上动、静脉伴行穿过舌甲膜，分布于声门上区黏膜，司该处黏膜的感觉。外支在胸骨甲状肌肌腱附着的深面行走，支配环甲肌的运动。

(2)喉返神经：是喉的主要运动神经。迷走神经进入胸腔后在胸腔上部分出喉返神经，左侧喉返神经绕主动脉弓，右侧喉返神经绕锁骨下动脉，继而上行，走行于甲状腺深面的气管食管沟处发出数个分支支配颈段气管食管黏膜，主干在环甲关节后方入喉。

9. 小儿喉部的解剖特点

小儿喉部的解剖与成人有不同之处，其主要特点如下：

（1）小儿喉部黏膜下组织较疏松，炎症时容易发生肿胀。小儿喉腔尤其是声门区又特别窄小，所以小儿发生急性喉炎时容易发生喉阻塞，引起呼吸困难。

（2）小儿喉的位置较成人高，3个月的婴儿，其环状软骨弓相当于第4颈椎下缘水平；6岁时降至第5颈椎。

（3）小儿喉软骨尚未钙化，较成人软，行小儿甲状软骨和环状软骨触诊时，其感觉不如成人的明显。

（二）喉的生理功能

喉是发声器官，又是呼吸道的门户。其主要功能是呼吸、发声、保护和吞咽。

1. 呼吸功能

喉是呼吸通道的重要组成部分，喉的声门裂又是呼吸通道最狭窄处，正常情况下中枢神经系统通过喉神经控制声带运动，调节声门裂的大小。当人们运动时声带外展，声门裂变大，以便吸入更多的空气。反之，安静时声门裂变小，吸入的空气减少。

2. 发声功能

喉是发声器官，人发声的主要部位是声带。正常人在发声时，先吸入空气，然后将声带内收，拉紧，并控制呼气。自肺部呼出的气流冲动靠拢的声带使之振动即发出声音。声音的强度决定于呼气时的声门下压力和声门的阻力。声调决定于振动时声带的长度、张力、质量和位置。至少有40条肌肉参与了发声。喉部发出的声音称为基音，受咽、口、鼻、鼻窦（共称上共鸣腔）、气管和肺（共称下共鸣腔）等器官的共鸣作用而增强和使之发生变化，成为日常听到的声音。

3. 保护下呼吸道功能

喉对下呼吸道有保护作用。吞咽时，喉被上提，会厌向后下盖住喉入口，形成保护下呼吸道的第一道防线。两侧室带内收向中线靠拢，形成第二道防线。声带也内收、声门闭合，形成第三道防线。在进食时，这三道防线同时关闭，食管口开放，食物经梨状窝进入食管。偶有食物或分泌物进入喉腔或下呼吸道，则会引起剧烈的反射性咳嗽，将其咳出。

4. 屏气功能

当机体在完成某些生理功能时，例如咳嗽、排便、分娩、举重物等时，需增加胸腔和腹腔内的压力，此时声带内收、声门紧闭，这就是通常所说的屏气。屏气多随吸气之后，此时呼吸暂停，胸腔固定，膈肌下移，胸廓肌肉和腹肌收缩。声门紧闭时间随需要而定，咳嗽时声门紧闭时间短，排便、分娩、举重物等声门紧闭时间较长。

二、习题

习题

第五节　气管、支气管及食管的应用解剖与生理功能

一、知识要点

(一)气管、支气管的应用解剖

气管(trachea)是由一串马蹄形透明软骨环与膜性组织连接而构成的管腔。始于喉的环状软骨下缘,通过胸腔入口进入上纵隔,在第 5 胸椎上缘水平分为左、右支气管。左、右主支气管经二级和三级支气管分别到肺。12~20 个不完整的气管软骨环构成部分气管壁并维持气管腔的管径。这些 U 形的透明软骨环位于前壁和侧壁,缺口向后,由平滑肌及横行和纵行纤维组织封闭形成膜性后壁,并与食管前壁紧密附着。成年人气管的长度为10~12 cm,左右径 2~2.5 cm,前后径 1.5~2 cm。见表 1-1。

表 1-1　气管的长度和内径　　　　　　　　　　　单元:cm

年龄	气管长	前后径	横径
1 个月	40	4	6
3 个月	42	5	6.5
5 个月	43	5.5	7
1 岁	45	7	8
3 岁	50	8	9
5 岁	53	8.5	9.5
7 岁	60	9	10
12 岁	65	10	11
成人(男)	103	15	16.6
成人(女)	97	12.6	13.5

胸骨上窝以上有 7~8 个气管环位于颈前正中部,称为颈部气管。胸骨上窝以下诸环位于胸部中纵隔,称为胸部气管。颈部气管位置较浅,前面覆有皮肤、皮下脂肪、筋膜、胸骨舌骨肌、胸骨甲状肌等,第 2~4 气管环前面有甲状腺峡部,是气管切开术的重要解剖标志。幼儿在第 5~6 气管环前可见胸腺。颈部气管的长度和位置深浅与头位相关,头后仰时,颈部气管较长,位置较浅;头前倾时,颈部气管部分进入胸腔,位置变深。

成年人气管在第 5 胸椎上缘水平分为左、右两侧主支气管,分别进入两侧肺门,然后继续分支如树枝状(图 1-106)。自上而下的分支顺序为:主支气管入左、右肺,称一级支

气管；肺叶支气管，右侧分 3 支，左侧分 2 支，分别进入各肺叶，称二级支气管；肺段支气管，入各肺段，称三级支气管。左、右肺各有 10 个肺段，再继续分支，最终以呼吸性细支气管通入肺泡管和肺泡。

气管的下端可见一矢状嵴突，即为左、右主支气管的分界，其边缘光滑锐利，称为气管隆嵴，是支气管镜检查时的重要解剖标志。

右主支气管较粗短，约 2.5 cm，与气管纵轴的延长线成 20°~25°角。左主支气管细而长，约 5 cm，与气管纵轴的延长线约成 45°角。因此，气管异物更容易进入右侧支气管。

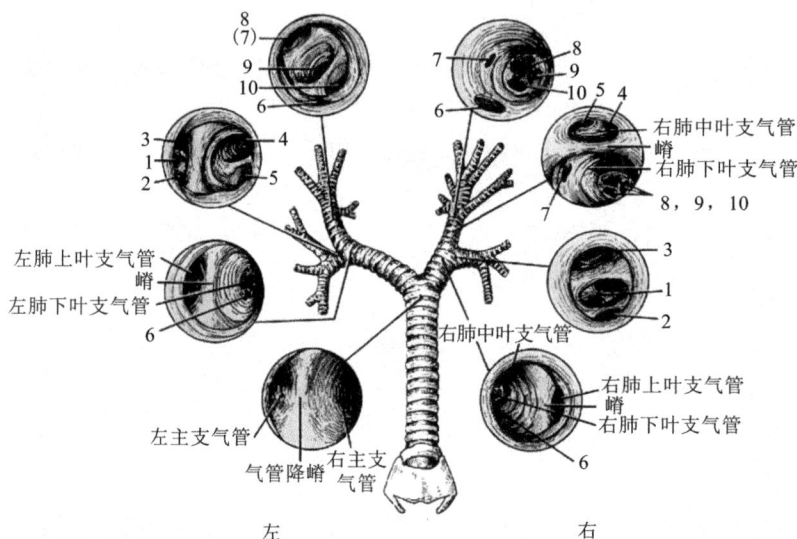

左侧：1. 左肺上叶尖后段支；2. 左肺上叶尖下段支；3. 左肺上叶前段支；4. 左肺上叶上舌段支；5. 左肺上叶下舌段支；6. 左肺下叶上段支；7. 左肺下叶内侧底段支；8. 左肺下叶前底段支；9. 左肺下叶外侧底段支；10. 左肺下叶后底段支。
右侧：1. 右肺上叶尖段支；2. 右肺上叶后段支；3. 右肺上叶前段支；4. 右肺中叶外侧段支；5. 右肺中叶内侧段支；6. 右肺下叶上段支；7. 右肺下叶内侧底段支；8. 右肺下叶前底段支；9. 右肺下叶外侧底段支；10. 右肺下叶后底段支。

图 1-106　三级支气管的开口

右主支气管向下分出上、中、下三个肺叶支气管，右肺上叶支气管于隆嵴下约 1 cm 自右主支气管前外方分出，其开口与右主支气管几乎成 90°角，继而再分为尖、后、前三个段支气管进入各肺段。从右肺上叶支气管口向下 1~1.5 cm，自支气管前壁分出中叶支气管，向下再分成内、外侧段支气管。右肺下叶支气管为右主支气管的延续，开口在中叶开口小嵴的下方，再向下分成上、内侧底、前底、外侧底、后底五个段支。左主支气管向下分出上、下两个肺叶支气管。左肺上叶支气管于隆嵴向下约 5 cm 处自左支气管前外侧壁分出，其内侧即为左肺下叶支气管。上叶支气管再分为尖后、尖下、前、上舌、下舌段支气管。下叶支气管向下分出上、内侧底、前底、外侧底、后底段支气管。

气管和支气管壁的构成由内向外分别为黏膜、黏膜下、纤维软骨环和外膜或筋膜。黏膜上皮为假复层纤毛柱状上皮，含有大量杯状细胞。黏膜下含有疏松结缔组织和管泡状腺体，有浆液腺和黏液腺，开口于气管腔。气管的外膜或筋膜内可见广泛的神经血管网。

气管的血供主要来自甲状腺下动脉，后者为锁骨下动脉的甲状颈干的分支。静脉回流主要通过甲状腺下静脉。在颈部气管前面有丰富的血管网。在胸骨上窝水平，气管前面与无名动脉和左无名静脉邻近，临床上行气管切开术时，若位置过低，气管套管弯度不合适，或伤口严重感染累及上述血管时，可并发严重出血。

气管、支气管的淋巴引流至气管前淋巴结、气管旁淋巴结和气管支气管周围淋巴结。

气管和支气管由交感神经和副交感神经支配。交感神经纤维来自星状神经节、兴奋时引起血管收缩，黏液分泌减少，并使平滑肌舒张，气管、支气管扩张。副交感神经纤维来自迷走神经，兴奋时引起血管扩张，黏液腺分泌，并使气管、支气管平滑肌收缩。

（二）食管的应用解剖

食管（esophagus）在环状软骨下缘，相当于第6颈椎水平，起于喉咽下端。食管入口在内镜下距上切牙15～20 cm。食管在脊柱前垂直下降时，相对胸骨上窝水平，转向左侧。因此，颈段食管的手术入路通常最好是做左侧颈部切口。相对胸骨角和第4胸椎水平，食管被主动脉向后推到中线。主动脉弓位于食管的上1/3段和中1/3段连接处，而食管的下1/3段正好经过心脏的后面。相对第7胸椎水平，食管再一次转向左，穿过横膈的食管裂孔，后者正对第10胸椎水平。一旦穿过横膈，即为腹部食管，长为2～4 cm。胃食管连接处适对第11胸椎，位于肝脏左叶的食管沟内。

虽然食管已经是消化道最狭窄的部分，但沿食管全长还存在四个更狭窄处（图1-107），此四处生理性狭窄易受损伤，同时也是异物容易停留的部位，对于处理食管异物病例和误摄腐蚀性物质致食管烧灼伤病例时非常重要。四处生理性狭窄与上切牙间的距离因年龄和食管长度而异（图1-108）。

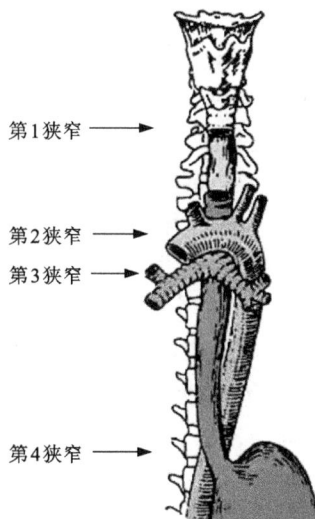

图1-107　食管的四个生理性狭窄

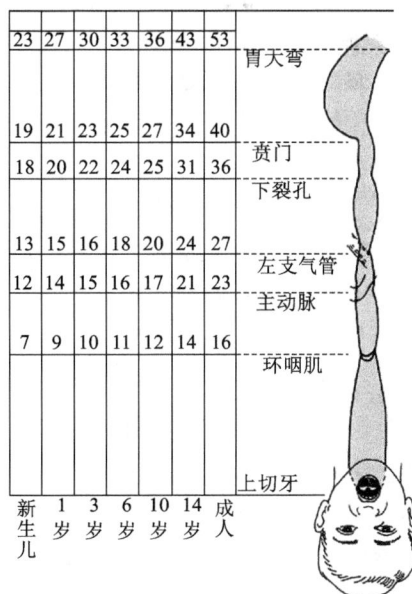

图1-108　上切牙至食管各平面的距离（cm）

第 1 狭窄是食管入口，由环咽肌收缩所致，是食管最狭窄的部位。异物最易嵌顿于此处。由于环咽肌牵拉环状软骨抵向颈椎，食管入口通常呈额位缝隙状，吞咽时才开放。食管镜检查时，不易通过入口，可待吞咽时进入。食管入口的后壁环咽肌的上下有两个三角形的肌肉薄弱区（图 1-109）。环咽肌上三角区位于喉咽部，两边为咽下缩肌，底为环咽肌。环咽肌下三角位于食管入口下方，底在上，为环咽肌，两边为食管的纵行肌纤维。

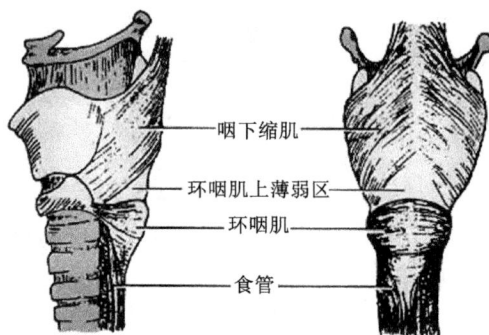

图 1-109　环咽肌上薄弱区

第 2 狭窄相当于第 4 胸椎平面，为主动脉弓压迫食管左侧壁所致，食管镜检查时局部可见搏动。

第 3 狭窄相当于第 5 胸椎平面，为左主支气管压迫食管前壁所致。由于第 2、3 狭窄位置邻近，临床上合称为第 2 狭窄。

第 4 狭窄相当于第 10 胸椎平面，为食管穿过横膈所致。

食管壁厚 3~4 mm，从内到外由黏膜层、黏膜下层、肌层和外膜层组成。黏膜层内衬的上皮为坚韧的非角化复层鳞状上皮。黏膜下层主要由致密胶原结缔组织构成，后者在食管静止、管腔萎陷时填入纵形皱襞，此层含有腺体、血管和神经。肌层传统描述为内环行和外纵行的两层肌纤维，事实上，环行肌层并非真正为水平走向，而有 10°~20° 角，纵行肌层也并非完全垂直，而是沿食管旋转 1/4 周，这样就形成一种螺旋样构型，有利于蠕动。肌层在食管上 1/3 段主要为横纹肌，中 1/3 段为横纹肌和平滑肌混合组成，而在下 1/3 段主要为平滑肌。最外面的外膜层为薄层结缔组织，含有神经和血管结构。

食管受交感神经和副交感神经的支配。交感神经纤维主要来自颈交感和胸交感链；副交感神经纤维主要来自迷走神经。

食管的血液供应和淋巴管引流可分为三段。上 1/3 段的血供来源于双侧甲状颈干分出的甲状腺下动脉。同样，静脉回流通过甲状腺下静脉。颈段食管的淋巴引流到沿颈内静脉分布的淋巴结以及气管旁淋巴结。食管中段的血供来自胸主动脉的几个直接分支。静脉回流沿表面静脉丛到左侧的半奇静脉和右侧的奇静脉，两者再汇入上腔静脉。淋巴引流到气管支气管和后纵隔淋巴结。食管下 1/3 段的血供来自胃左动脉的分支，后者起源于腹主动脉分出的腹腔动脉。食管下段的静脉为胃左静脉的属支，但与奇静脉系统有吻合支。胃左静脉回流到门静脉，后者通过肝循环进入下腔静脉。门静脉系统基本上无静脉瓣，肝硬化致门静脉高压时,可导致向上分流,产生食管下段静脉曲张。食管下段的淋巴引流到伴随胃左血管的淋巴结和腹腔淋巴结。

(三)气管、支气管的生理功能

1. 通气及呼吸调节功能

气管、支气管不仅是吸入氧气、呼出二氧化碳和进行气体交换的主要通道,而且具有调节呼吸的功能。吸气时肺及支气管扩张,气体通过气管、支气管进入肺内,当气量到达一定容积时,引起位于气管、支气管内平滑肌中感受器的兴奋,冲动由迷走神经传入纤维传至延髓呼吸中枢,抑制吸气中枢,使吸气止,转为呼气。呼气时肺及支气管回缩,对气管、支气管感受器的刺激减弱,解除了对吸气中枢的抑制,于是吸气中枢又再次处于兴奋状态,开始了又一个呼吸周期。呼吸过程中,吸气时由于气管、支气管管腔增宽,胸廓扩张与膈肌下降,呼吸道内压力低于外界压力,有利于气体吸入。呼气时则相反,呼吸道内压力高于外界,将气体排出。正常情况下,气管、支气管管腔通畅,气道阻力小,气体交换充分,动脉血氧分压为 $10.7 \sim 13.3$ kPa($80 \sim 100$ mmHg),二氧化碳分压为 $4.6 \sim 6.0$ kPa($35 \sim 45$ mmHg),血氧饱和度为 95% 以上。气管、支气管病变,如炎症时,由于黏膜肿胀及分泌物增多,使气管、支气管管腔变窄,气道阻力增加,妨碍气体交换,则氧分压下降,二氧化碳分压升高,血氧饱和度随之降低。

2. 清洁功能

气管、支气管黏膜上皮中每个纤毛细胞顶部伸出约 200 根长约 5 μm 的纤毛,与杯状细胞和黏膜下腺体分泌的黏液及浆液在黏膜表面形成黏液纤毛传输系统。随空气被吸入的尘埃、细菌及其他微粒沉积在黏液层上,通过纤毛节律性击拍式摆动,黏液层由下而上的波浪式运动,推向喉部而被咳出。据测定纤毛每分钟摆动 $1000 \sim 1500$ 次,每次摆动可推动黏液层 16 μm 左右,传输速度可达每分钟 $1 \sim 3$ cm。纤毛摆动频率对温度的变化相当敏感。正常的纤毛运动有赖于黏膜表面的黏液层,气道每天分泌 $100 \sim 200$ mL 黏液,以维持纤毛正常运动。感染或吸入有害气体影响黏液分泌或损害纤毛运动时,均可影响呼吸道的清洁功能。此外,吸入气体虽然主要在鼻及咽部加温加湿,但气管、支气管亦有对吸入气体继续加温、加湿的作用,使气体进入肺泡时湿度可达 84% 左右,温度与体温相当;如体外环境温度高于体温,则呼吸道血流对吸入气体有冷却作用,使之降至体温水平。

3. 免疫功能

包括非特异性免疫和特异性免疫。非特异性免疫除黏液纤毛传输系统的清洁功能、黏膜内的巨噬细胞吞噬和消化入侵的微生物外,还有一些非特异性可溶性因子,包括溶菌酶、补体、转铁蛋白等。溶菌酶可溶解杀灭细菌;补体被抗原抗体复合物激活后,有溶菌、杀菌和灭活病毒作用;转铁蛋白有较强的抑菌作用;特异性免疫包括体液免疫和细胞免疫。呼吸道含有各种参与体液免疫的球蛋白,包括 IgA、IgG、lgM、IgE,其中 IgA 最多,主要是分泌型 IgA。呼吸道细胞免疫主要是产生各种淋巴因子,如巨噬细胞移动抑制因子、巨噬细胞活化因子、淋巴毒素、转移因子、趋化因子等。

4. 防御性咳嗽和屏气反射

气管、支气管黏膜下富含感觉传入神经末梢,主要来自迷走神经,机械性或化学性刺激沿此神经传入延髓，再经传出神经支配声门及呼吸肌，引起咳嗽反射。先是深吸气，接着声门紧闭，呼吸肌强烈收缩，肺内压和胸腔内压急速上升，然后声门突然打开，由于气压差极大，呼吸道内空气以极高的速度冲出，并排出呼吸道内分泌物或异物，有保持呼吸道清洁与通畅的作用。小儿咳嗽能力较弱，排出呼吸道内分泌物能力差，感染时，分泌物增多，易潴留在下呼吸道。此外，当突然吸入冷空气及刺激性化学气体时，可反射性引起呼吸暂停，声门关闭和支气管平滑肌收缩的屏气反射，使有害气体不易进入，保持下呼吸道不受伤害。

(四) 食管的生理功能

食管上连咽部，下接贲门，其主要生理功能是作为摄入食物的通道。人体无论采取何种姿势，也无论胸腔和腹内压如何，食管均能将咽下的食团和液体运送到胃，并能阻止反流，除非有必要呕吐时。平时食管入口呈闭合状态。当食团和液体到达喉咽部时可引起吞咽反射，使环咽肌一过性松弛，食管入口开放，食团进入食管并刺激食管黏膜内感受器，引起副交感神经兴奋，传入冲动到达延髓，反射性地引起食管壁平滑肌按顺序的收缩，形成食管由上而下的蠕动，把食团逐渐推向贲门。

食管与胃之间无括约肌，在贲门以上食管有一段长 4~6 cm 的高压区，其内压力一般较胃高出 0.61~1.33 kPa(5~10 mmHg)，可阻止胃内容物流入食管，起到类似括约肌的生理作用。胃贲门通常呈闭合状态，受刺激而松弛开放，食团进入胃内。

食管还具有分泌功能，但没有吸收功能，食管壁的黏膜下层有黏液腺分泌黏液，起润滑保护作用。食管下段黏液腺、混合腺更丰富，分泌更多黏液以保护食管黏膜免受反流胃液的刺激和损害。

二、习题

习题

第六节　颈的应用解剖

一、知识要点

(一) 颈的应用解剖

颈部呈圆筒形，位于头与胸部之间，连接头、躯干和上肢。颈部两侧有大血管及神经，正前方有呼吸道及消化道的上段，正后方有颈椎及上段胸椎，颈根部有胸膜顶和肺尖，并有斜行的大血管和神经。颈部各结构之间有疏松结缔组织，形成若干层次的筋膜与筋膜间隙。这种结构既便于颈部的大幅度活动，又能使颈部的肌肉、神经和脉管在进行大幅度活动过程中不至于发生大的错位和损伤。而且，颈部筋膜和筋膜间隙还是手术的重要解剖标志和颈部层次结构的边界。

1. 颈部的境界、分区和三角

（1）颈部境界：上界为下颌骨下缘、下颌角、乳突尖、枕骨上项线至枕骨外隆凸的连线，下界为胸骨上切迹、胸锁关节、锁骨、肩峰至第 7 颈椎棘突的连线。

（2）颈部分区和三角：颈部以斜方肌前缘为界分为颈前外侧部和颈后部。颈前外侧部以胸锁乳突肌为界分为颈前区、胸锁乳突肌区和颈外侧区；颈前外侧部又以胸锁乳突肌、二腹肌和肩胛舌骨肌等为界，分为颏下三角、下颌下三角、颈动脉三角、肌三角、锁骨上三角和枕三角。

1）颏下三角：底为舌骨，位于两侧二腹肌前腹与舌骨之间。

2）下颌下三角：又称二腹肌三角。位于二腹肌前腹、后腹和下颌骨下缘之间。内有下颌下腺。

3）颈动脉三角：又称血管三角。位于胸锁乳突肌前缘、二腹肌后腹与肩胛舌骨肌上腹之间。此区内有颈动脉通过。

4）肌三角：位于胸锁乳突肌前缘、颈前正中线与肩胛舌骨肌上腹之间。内有甲状腺。

5）锁骨上三角：位于胸锁乳突肌后缘、肩胛舌骨肌下腹与锁骨之间。内有锁骨下动、静脉及臂丛通过。

6）枕三角：位于胸锁乳突肌后缘、肩胛舌骨肌下腹与斜方肌前缘之间。内有副神经通过。

2. 颈部重要解剖标志、重要血管和神经的体表投影

（1）颈部的重要解剖标志：位于颈外侧部的胸锁乳突肌为手术解剖最重要的肌性标志。颈前区自上而下可扪及的骨性或软骨标志主要包括舌骨、环状软骨、甲状软骨、颈段气管和胸骨上切迹。胸锁关节和位于颈后部的斜方肌也是颈部的重要解剖标志。

（2）重要血管和神经的体表投影。

1）颈总动脉（common carotid artery）和颈外动脉（external carotid artery）：自胸锁关节起，沿胸锁乳突肌前缘向上至乳突与下颌角之间中点作一连线，该线平甲状软骨上缘以上为颈外动脉投影，甲状软骨上缘以下为颈总动脉投影。

2）颈内动脉（internal carotid artery）：由颈总动脉发出后，在咽的外侧垂直上行至颅底，再经颈动脉管入颅。颈内动脉在颅外无分支，在颅内发出分支主要分布于脑和视觉器官等处。

3）颈内静脉（internal jugular vein）：自耳垂沿胸锁乳突肌前缘至锁骨内端的连线，此线与颈总动脉的投影线平行，但居其外侧。颈内静脉的属支有颅内支和颅外支两种。在颈部分支较多，有甲状腺上静脉、甲状腺中静脉、舌静脉及面静脉等。

4）副神经（accessory nerve）：自胸锁乳突肌前缘上、中 1/3 交点，至斜方肌前缘中、下 1/3 交点的连线。

5）臂丛（brachial plexus）：自胸锁乳突肌后缘中、下 1/3 交点至锁骨中、外 1/3 交点连线稍内侧。

6）颈丛（cervical plexus）：由第 1~4 对颈神经前支组成。位于中斜角肌和肩胛提肌的浅面，胸锁乳突肌深面。颈丛的分支有肌支和皮支。颈丛皮支集中于胸锁乳突肌后缘近中点处穿出，手术时可利用此点作神经阻滞麻醉。

7）肺尖和胸膜顶（apex of lung and cupula of pleura）：锁骨内侧 1/3 的上方相当于胸锁乳突肌胸骨头与锁骨头之间，其最高处距锁骨上缘 2~3 cm。

（二）颈部肌肉

1. 胸锁乳突肌（sternocleidomastoid muscle）

位于颈阔肌深面，下端有两个头，分别起自胸骨柄前面和锁骨内 1/3 处，两者向上会合，称为胸锁端；从胸锁端斜向后上方止于乳突外侧和上项线外侧部。浅面有颈外静脉斜行向下，深面有颈动脉鞘。此肌受副神经和第 2、3 颈神经前支支配。其作用为一侧肌肉收缩可使头向同侧倾斜，脸转向对侧，两侧肌肉同时收缩，使头后仰。胸锁乳突肌可因产伤等原因造成肌挛缩，导致斜颈畸形。

2. 舌骨上、下肌群

详见第一章第四节喉的应用解剖相关内容。

3. 颈深肌群

分为内侧群和外侧群。

（1）内侧群：包括头长肌和颈长肌，位于脊柱颈段前方，合称为椎前肌。作用：曲颈、低头。

（2）外侧群：位于脊柱颈段两侧，包括前、中、后斜角肌，三者均起自颈椎横突。作用：上提第 1、2 肋骨，帮助深吸气；如肋骨固定，两侧同时收缩使颈前屈，一侧收缩可使颈曲向同侧。

（三）颈的筋膜及筋膜间隙

颈部筋膜由一系列致密结缔组织组成，它包绕颈部的神经、肌肉、血管和器官，并在筋膜之间形成许多潜在间隙。这些间隙内包含少量疏松结缔组织，使相邻筋膜之间可发生较大的相对位置移动而不至于破坏颈部的正常结构，是颈部高度活动性的重要解剖基础。颈部筋膜可在一定程度上限制颈部炎症、肿瘤的扩散范围，而突破颈部筋膜的病变又可能循筋膜间隙更快地向远处扩散。颈部筋膜可分为浅筋膜和颈筋膜，后者又分为浅、中、深三层。

1. 浅筋膜

为全身浅筋膜的一部分，位于颈部皮下组织深层，包绕全颈，在颈前区的浅筋膜内有颈阔肌。与颈筋膜之间有一潜在间隙，颈部手术时此间隙较易分离。

2. 颈筋膜

分为浅、中、深三层，位于浅筋膜的深面，围绕颈、项部诸肌和器官，并在血管、神经周围形成筋膜间隙及筋膜鞘。

（1）浅层：又称封套筋膜，围绕整个颈部，包绕胸锁乳突肌和斜方肌，并形成两肌的鞘膜。此处血管稀少，故颜色呈白色，颈部手术常经此线切开。

（2）中层：气管前筋膜，又称气管前层或内脏筋膜。覆盖颈部的器官，如咽、食管、喉、气管颈段、甲状腺及肌肉。此筋膜在甲状腺区包绕该腺体，形成甲状腺鞘。

（3）深层：在椎前层，又称椎前筋膜，覆盖于椎体及椎前肌群的浅面，与椎体之间形成椎前隙；向两侧延伸达横突、斜角肌前面；并向外侧延伸包绕锁骨下血管和臂丛形成腋鞘，直达腋窝；向上附着于颅底颈静脉孔之后；向下延伸至颈胸交界处。

3. 颈的筋膜间隙

各颈筋膜之间形成潜在间隙，其间含少量疏松结缔组织，抵抗力下降时，感染后易形成脓肿。根据筋膜间隙与舌骨的关系，可将其分为舌骨上方的间隙，舌骨下方的间隙和占据颈部全长的间隙三组。

（1）舌骨上方的间隙：包括下颌下隙、咽旁间隙、扁桃体周围隙和咬肌间隙。其中，感染发生率较高的间隙是咽旁间隙和扁桃体周围间隙。

1）咽旁间隙：位于椎前筋膜与颊咽筋膜之间，又称咽侧隙，是头、颈部感染的多发部位。前界为颊咽肌缝，后界为椎前筋膜，外界为翼内肌、腮腺深面及下颌骨的颈深筋膜浅层，内界为颊咽筋膜，上达颅底，下至舌骨平面。以茎突及茎突咽肌、茎突舌肌为界又可分前隙和后隙。前隙较小，内有颈外动脉及静脉丛，内侧与扁桃体窝相邻；后隙较大，内有颈动脉鞘、后组脑神经及交感神经干。咽旁间隙与下颌下间隙、咽后间隙和咬肌间隙等相通，炎症可互相扩散。

2）扁桃体周围隙：为一潜在的间隙，内有少许疏松结缔组织。外侧的咽上缩肌使之与咽旁间隙分隔，内侧以扁桃体被膜为界。扁桃体周围隙的炎症可穿过咽上缩肌引起咽旁间隙的感染。

（2）舌骨下方的间隙：又称气管前间隙，由颈深筋膜中层的脏层和壁层在气管前形成的间隙。此间隙向后与食管紧邻，两侧达颈动脉鞘，向下与前纵隔相通。故此隙的感染、出血及气肿可向上纵隔蔓延。

（3）占据颈部全长的间隙：

1）椎前间隙：位于椎体与椎前筋膜之间，上起颅底，下至尾骨。颈椎结核形成的冷脓肿可直接进入此间隙。

2）咽后间隙：位于咽后壁后方，颊咽筋膜与椎前筋膜之间，上起颅底，下至上纵隔，相当于1~2胸椎平面，外侧为颈动脉鞘。当咽后间隙形成脓肿时，可引起呼吸及吞咽困难，脓液可波及颈动脉鞘、咽旁间隙及后纵隔。

（四）颈部血管

1. 颈总动脉

是头颈部的动脉主干，左右各一。右侧起自头臂干，左侧起自主动脉弓，两侧颈总动脉经胸锁关节后方，在胸锁乳突肌前缘深面，沿气管、喉外侧斜向后上行走，至甲状软骨上缘平面，分为颈内动脉和颈外动脉。颈总动脉外侧有颈内静脉，两者的后方有迷走神经，三者被包裹于颈动脉鞘内。

2. 颈内动脉

自颈总动脉分出后,始居颈外动脉之后的外侧上行,继而转向颈外动脉的后内侧,沿咽侧壁和椎前筋膜的前侧,垂直向上达颅底,经颈动脉管入颅中窝,于蝶骨体两侧的颈动脉沟通过海绵窦,入脑后分出眼动脉和大脑前、中动脉,主要分布于脑的大部和视器。颈内动脉在颈部无分支。

3. 颈动脉体(carotid body)和颈动脉窦(carotid sinus)

颈动脉体位于颈内、外动脉分叉处的后方,借结缔组织连接于动脉壁上,属化学感受器,感受血液中二氧化碳浓度变化,反射性地调节呼吸运动。颈动脉窦为颈内动脉起始处膨大部分,其内有特殊的感觉神经末梢,属压力感受器,当动脉压升高时,即引起颈动脉窦扩张,刺激压力感受器,自中枢发放神经冲动,通过中枢反射性地引起心跳减慢,末梢血管扩张,起到降压作用。

4. 颈外动脉

自颈总动脉发出后,初居颈内动脉的内侧,继而转向其外侧,向上经二腹肌后腹和茎突舌骨肌深面上行,至下颌颈平面穿过腮腺实质分为颞浅动脉和上颌动脉两个终支。

5. 颈内静脉

起于颈静脉孔,为乙状窦的延续,出颅后即进入颈动脉鞘内,始居颈内动脉的后方,继而位于其外侧,沿颈总动脉外侧下行,下端与锁骨下静脉会合形成无名静脉。在舌骨大角稍下方,颈内静脉接受面总静脉、舌静脉等属支,在甲状软骨上缘平面,接受甲状腺上静脉属支。

(五)颈部神经

1. 颈丛(cervical plexus)

由第1~4对颈神经前支组成。位于胸锁乳突肌、椎前筋膜的深面,中斜角肌和肩胛提肌的浅面。颈丛发出皮支和肌支。皮支主要有枕小神经、耳大神经、颈皮神经,锁骨上神经等,主要分布于枕部、耳郭周围、颈前部、锁骨区等皮肤。颈丛皮支在胸锁乳突肌后缘中点穿出,颈部手术时以此点作神经阻滞麻醉。

2. 膈神经(phrenic nerve)

由颈丛肌支发出后,自前斜角肌上端外侧,沿该肌前面下行至内侧,然后于锁骨下动、静脉之间进入纵隔至膈肌。膈神经受损后主要表现为膈肌瘫痪,腹式呼吸减弱或消失,膈神经受刺激时,可发生呃逆。

3. 臂丛(brachial plexus)

由颈神经第5~8和第1胸神经的前支组成,在斜角肌间隙中穿出后,形成上、中、下三个干,各干又分为前支和后支,上干和中干的前支形成外侧束,下干前支形成内侧束,三个干的后支合成后侧束。三束在锁骨中点处共同进入腋窝,并从内、外、后围绕腋动脉,臂丛的主要分支有胸长神经,胸背神经、胸前神经、肌皮神经、正中神经,这些神经分布至胸、肩、颈和上肢。臂丛在锁骨中点上方比较集中,而且位置较浅,临床上常以此点作臂丛传导阻滞麻醉。

4. 颈部交感神经 (sympathetic nerve)

位于颈动脉鞘的后方，颈椎横突的前方，上达乳突之下，下至第 1 肋骨，每侧有上、中、下三个交感神经节。颈上神经最大，成梭形，位于第 2、3 颈椎横突的前方，其主要分支有颈内动脉丛，此丛伴颈内动脉进入海绵窦。

5. 舌咽神经 (glossopharyngeal nerve)

为混合性脑神经，其神经干从颈静脉孔出颅，由 5 类神经纤维组成：①特殊内脏运动纤维，起于疑核，支配茎突咽肌；②一般内脏运动纤维，起于下泌涎核，支配腮腺分泌；③特殊内脏感觉纤维，感受舌后 1/3 的味觉；④一般内脏感觉纤维，其感觉神经末梢分布于咽、舌后 1/3、咽鼓管和鼓室等部位的黏膜；⑤一般躯体感觉神经，此类神经纤维很少，在舌咽神经的功能中不起关键作用。

6. 迷走神经 (vagus nerve)

自延髓后外侧出脑，经颈静脉孔出颅后，在颈动脉鞘内于颈内动脉和颈内静脉之间的后侧下行。

7. 副神经 (accessory nerve)

由延髓根和脊髓根组成。

8. 舌下神经 (hypoglossal nerve)

为舌肌的运动神经。由舌下神经核发出，经舌下神经管出颅，在迷走神经外侧，颈内动脉、静脉间下行，继而绕过颈内、外动脉表面向前，经二腹肌后腹深面进入下颌下间隙，在下颌下腺深面向前上行走，分布于舌，支配全部舌内肌及部分舌外肌。一侧舌下神经受损时，伸舌时舌尖偏向患侧，同侧舌肌萎缩。

舌咽神经、迷走神经、副神经和舌下神经合称为后组脑神经。颈静脉孔附近病变（如鼻咽癌局部侵犯）或外伤累及颈静脉孔时，可产生舌咽神经、迷走神经和副神经受累的"后组脑神经症状"。

（六）颈部淋巴结

颈部淋巴结包括 5 大群：颏下淋巴结、下颌下淋巴结、颈前淋巴结、颈浅淋巴结及颈深淋巴结。

1. 颏下淋巴结

位于颏下三角区内，有 2~3 个淋巴结，主要收集颏部、舌尖、下颌切牙等处淋巴，其输出管注入下颌下淋巴结。

2. 下颌下淋巴结

位于下颌下三角区，有 4~6 个淋巴结，收集面颊部、牙龈、舌前部、颏下等处的淋巴，主要汇入颈深上淋巴结。

3. 颈前淋巴结

分深浅两组。浅组淋巴结沿颈前浅静脉分布，深组淋巴结位于喉、环甲膜及气管前，收集喉、气管、甲状腺等处淋巴，输出管注入颈深下淋巴结。

4. 颈浅淋巴结

位于胸锁乳突肌浅面，沿颈外静脉排列，收集枕部、耳部及腮腺等处的淋巴，注入颈深上淋巴结。

5.颈深淋巴结

位于胸锁乳突肌深面,沿颈内静脉排列,以肩胛舌骨肌与颈内静脉交叉处为界,分为颈深上及颈深下淋巴结。

(七)甲状腺及甲状旁腺

1.甲状腺(thyroid gland)

是人体内最大的内分泌腺,略呈 H 形、棕红色,由左右两个侧叶和中间的甲状腺峡组成。侧叶呈锥体形,贴附在喉和气管上段的前外侧面。上端达甲状软骨中部,下端达第6气管环高度,侧叶的内侧面借外侧韧带附着于环状软骨,因此,吞咽时甲状腺随喉体上下运动。

甲状腺的血管供应十分丰富,有三对动脉和三对静脉,各动脉彼此吻合,静脉在腺体表面吻合成丛,腺体内存在动、静脉吻合。

(1)甲状腺上动脉:多由颈外动脉起始处即甲状软骨上缘平面发出,向前内下行,达甲状腺侧叶上端处发出前、后两支进入腺体。甲状腺上动脉在进入腺体前与喉上神经外支关系紧密,故甲状腺手术时应紧贴甲状腺侧叶上极结扎甲状腺上动脉,以免损伤喉上神经的喉外支。

(2)甲状腺下动脉:多由甲状颈干发出,向上行走至第6颈椎平面稍下方,急转向内横过颈血管鞘和交感神经干后方,至甲状腺背面发出分支进入腺体。

(3)甲状腺最下动脉:较少见,多发自主动脉弓或无名动脉,沿气管前方上行至甲状腺峡部。

(4)甲状腺静脉:由甲状腺前面形成的静脉丛,汇集成上、中、下静脉。甲状腺上静脉自甲状腺上极合成,并与甲状腺上动脉伴行,汇入颈内静脉或面总静脉。甲状腺中静脉由甲状腺侧叶中、下1/3合成,汇入颈内静脉。甲状腺下静脉自甲状腺侧叶下极合成,汇入无名静脉。

2.甲状旁腺(parathyroid glands)

呈扁椭圆形、棕黄色,黄豆大小的小腺体,表面光滑,有一菲薄的纤维囊。数目不一,多为两对。上甲状旁腺多位于甲状腺侧叶后面上、中1/3交界处附近,约相当于环状软骨下缘,较易辨认。下甲状旁腺多位于甲状腺下动脉的附近,位置不恒定。

第二章

耳鼻咽喉头颈外科相关检查

第一节 耳部检查

一、知识要点

(一)耳的一般检查

1.耳郭及耳周检查

耳郭及耳周检查基本是每一个耳病患者检查的第一步。耳郭的检查以望诊和触诊为主。检查时患者取侧坐位,受检耳朝向检查者。注意观察耳郭有无畸形(如缺损、瘘管、副耳等),有无局限性隆起、增厚及皮肤有无红肿或皲裂,耳周有无红肿、瘘口、瘢痕、赘生物及皮肤损害等,有无牵拉痛,耳屏、乳突有无压痛,耳周淋巴结是否肿大。耳后局部淋巴结压痛者应检查有无毛囊炎感染等现象。遇有瘘口,应以探针探查其深度及瘘管走向。

2.外耳道及鼓膜检查

成人将耳郭向后、上、外方向牵拉,婴幼儿将耳郭向下牵拉,使外耳道变直。通过额镜注意观察外耳道有无耵聍、异物及分泌物,皮肤有无疖痈、是否红肿,有无新生物、狭窄,骨段后上壁是否塌陷。清除外耳道内的耵聍、异物或分泌物,观察鼓膜的正常解剖标志是否存在,注意观察鼓膜的色泽、活动度以及有无充血、穿孔、内陷、瘢痕等。鼓膜或中耳病变时,鼓膜可出现不同程度的变化,急性炎症时鼓膜充血、肿胀。鼓室内有积液时,鼓膜色泽呈黄色、琥珀色、灰蓝色,透过鼓膜可见液面或气泡。此外还应注意鼓膜穿孔者鼓室内有无肉芽、息肉或胆脂瘤以及鼓膜钙化斑等。检查方法包括徒手双手检耳法(图2-1)、徒手单手检耳法(图2-2)。

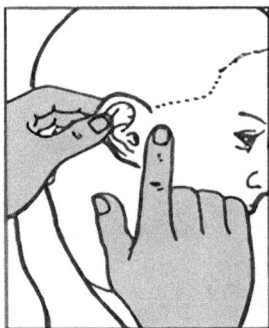

图2-1 徒手，双手检耳法

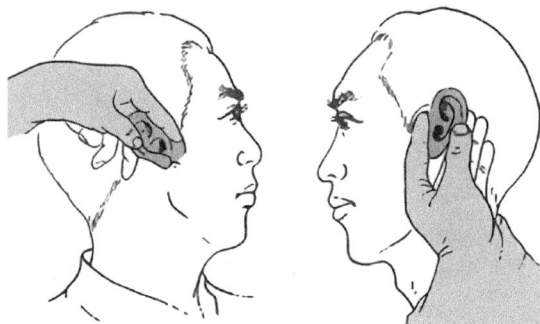

图2-2 徒手，单手检耳法

3. 耳内镜检查

（1）普通耳镜：当外耳道狭小或炎症肿胀时，用漏斗状的耳镜耳道，避开耳道软骨部耳毛，保证光源照入，调整其方向，以便察看鼓膜。

（2）鼓气耳镜：是漏斗型耳镜后安装一个放大镜，耳镜的一侧通过细橡胶管与橡胶球连接（图2-3）。检查时，将耳镜贴紧外耳道皮肤，通过挤压橡皮球，使外耳道交替产生正、负压，引起鼓膜内、外相运动。鼓气耳镜检查能发现细小的穿孔，通过负压吸引作用使脓液从小穿孔向外流出。

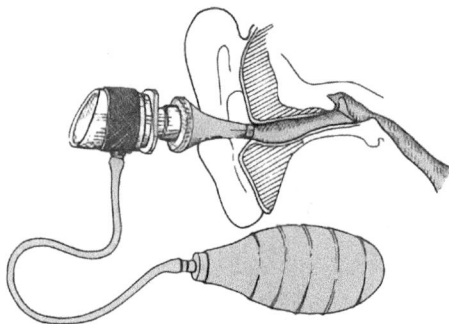

图2-3 鼓气耳镜检查法

（3）电耳镜检查：使用自带光源和放大镜的鼓气耳镜，能观察鼓膜较细微的病变，适合门诊、卧床患者及婴幼儿检查。

（4）光导纤维耳窥镜或电子耳窥镜检查：可精确观察鼓膜及中耳结构，并将结果通过监视器显示或照片打印。

（二）咽鼓管功能检查

咽鼓管功能障碍与许多中耳疾病的发生、发展及预后有关，检查咽鼓管的目的主要是查明咽鼓管的通气功能。常用的检查方法有吞咽试验法、瓦尔萨尔法、波利策法、导管吹张法等。

1. 吞咽试验法

将听诊器两端的橄榄头分别置于患者和检查者的外耳道口，当受试者做吞咽动作时，检查者可听到轻柔的"嘘嘘"声，亦可通过耳镜观察鼓膜随吞咽动作产生的运动，如果鼓膜向外运动，则功能正常。咽鼓管功能不良者吞咽时从其外耳道听不到声音，鼓膜运动差。

2. 瓦尔萨尔法

此法又称捏鼻鼓气法。嘱受检者捏鼻闭口，用力向鼻腔作呼出动作，正常时，检查者用听诊器可听到鼓膜震动声,或用耳镜可看到鼓膜向外运动。此法以了解鼓膜无穿孔者咽鼓管的功能,也可以缓解鼓室负压或中耳积液,上呼吸道急性感染,鼻腔或鼻咽部有脓液、溃疡、新生物者忌用。

3. 波利策法

适用于咽鼓管功能差的患者或小儿。检查者将波氏球[图2-4(a)]前端的橄榄头塞于受试者一侧前鼻孔[图2-4(b)],并压紧对侧前鼻孔。当受试者吞咽水时,在软腭上举、鼻咽腔关闭、咽鼓管开放的瞬间,检查者迅速挤压橡皮球,将气流压入咽鼓管达鼓室[图2-4(c)],检查者从听诊器内可听到鼓膜振动声和观察鼓膜的运动情况。此法也可用于治疗咽鼓管功能不良。

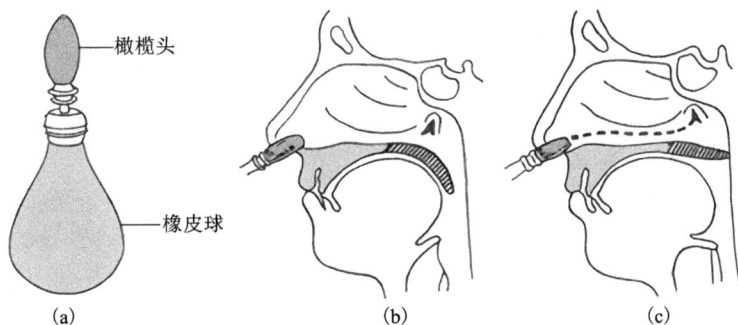

图2-4 波氏球吹张法

4. 导管吹张法

此法最常用,嘱受试者清除鼻腔及鼻咽部分泌物,用1%麻黄碱液和1%丁卡因液收缩、麻醉鼻腔黏膜。检查者将咽鼓管导管沿鼻底缓缓伸入鼻咽部(图2-5),当导管前端抵达咽喉壁时,并将原向下的导管口向受检侧旋转90°(图2-6)并慢慢向后退出达鼻中隔后缘,然后继续向外上方旋转约45°,并使导管前端进入咽鼓管咽口(图2-7)。用橡皮球向导管内鼓气,同时经听诊器听诊判断咽鼓管是否通畅。咽鼓管通畅时,检查者可听到轻柔的"嘘嘘"声及鼓膜振动声。咽鼓管完全阻塞或闭锁,则听不到声音。注意鼓气要适当,避免压力过大将鼓膜爆破。

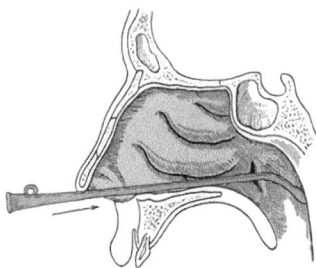

图2-5 咽鼓管吹张法之一　　　图2-6 咽鼓管吹张法之二　　　图2-7 咽鼓管吹张法之三

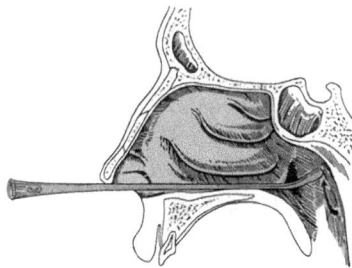

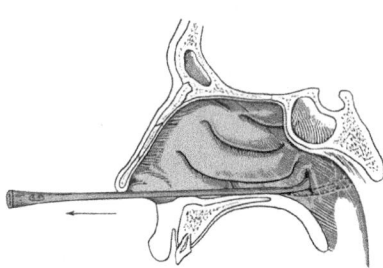

(三)听力检查法

听力检查法是耳检查法中重要的检查方法之一。听力检查是测定受试者听觉系统的功能是否正常，听力障碍程度，耳聋的类型，以及病变的位置等。可分为主观测听法和客观测听法两大类。

1.音叉试验(tuning fork test)

音叉试验是最常用的基本主观听力检查法。每套音叉由5个频率不同的音叉组成。即C128、C256、C512、C1024、C2048，最常用的是C256和C512。用于初步判定听力障碍，鉴别传导性或感音神经性聋，验证电测听结果的准确性，但不能准确判断听力损失的程度。检查气导(air conduction，AC)时，检查者手持叉柄，敲击叉臂，使其振动后，立即将振动的叉臂置于距受试者外耳道口1 cm处，两叉臂末端应与外耳道口在一平面。检查骨导时，应将叉柄末端的底部压置于颅面或鼓窦区上。敲击音叉时，不能将其撞击于坚硬物体上或用力过猛，以免产生泛音。

(1)林纳试验(Rinne test，RT)：用于比较受试耳气导和骨导的长短。先测试骨导听力，当听不到音叉声时，立即测同侧气导听力。也可先测气导听力，再测同耳骨导听力。

(2)韦伯试验(Weber test，WT)：用于比较受试者两耳的骨导听力。方法：取C256或C512音叉，敲击后将叉柄底部紧压于颅面中线上任何一点(多为前额或颏部)，以"→"标明受试者判断的骨导声偏向侧，以"＝"示两侧相等。结果评价："＝"示听力正常或两耳听力损失相等；偏向耳聋侧示患耳为传导性聋；偏向健侧示患耳为感音神经性聋。

(3)施瓦巴赫试验(Schwabach test，ST)：用于比较受试耳与正常人(一般是检查者本人)的骨导听力。先测正常人骨导听力，当正常人骨导消失后，迅速将音叉移至受试耳鼓窦区测试，再按反向测试。受试者骨导较正常人延长为(+)，缩短为(−)，(±)示两者相似。结果评价：(+)为传导性聋，(−)为感音神经性聋，(±)为正常。

(4)盖莱试验(Gelle test，GT)：用于检查其镫骨是否活动。鼓气耳镜贴紧外耳道壁，用橡皮球向外耳道内交替加、减压力的同时，将振动音叉的叉柄底部贴紧乳突部。镫骨活动正常，受试者感觉到随耳道压力变化一致的音叉声音强弱变化。

2.纯音听阈检查法

纯音听阈测定是目前唯一能准确反映听力损失程度的行为测听法，是目前评价听功能最基本、最重要的方法。听阈是指在规定条件下，给予特定的声信号，在测试中能察觉一半以上次数声音的最小压级或振动力级。目的是测定听力损失的类型(传导性、混合性或感音神经性)；确定听阈提高的程度；观察治疗效果及病程中的听阈变化。作为疾病诊断、劳动鉴定法的鉴定的依据。将各频率的听阈在听力坐标图上连线，即听力曲线。

(1)纯音听阈测定法：听阈测试包括气导听阈测试及骨导听阈测试两种，一般先测试气导，然后测骨导。测试骨导时，将骨导耳机置于受试耳乳突区，也可置于前额正中，对侧加噪声，测试步骤和方法与气导相同。主要用于儿童和佩戴助听器及人工耳蜗患者的听力测试。

(2)纯音听阈图的分析：纯音听阈图以横坐标为频率(Hz)，纵坐标为声级(dB)，记录受试耳各频率听阈，气导和骨导各频率听阈用符号连线，称纯音听阈图(或称听力曲线)。

在测试频率最大声强无反应时,在该声强处作向下的箭头"↓"。"↓"符号与相邻频率的符号不能连线。正常情况下,气导和骨导听力曲线都在 25 dB 以内,气骨导间距<10 dB。

若听力图显示各频率骨导听阈正常或接近正常,气导听阈提高,气导听阈提高以低频为主,呈上升型曲线,气骨导间距>10 dB,提示传导性聋(图 2-8)。若气骨导听力曲线呈一致性下降,通常高频听力损失较重,故听力曲线呈渐降型或陡降型,提示感音神经性聋(图 2-9)。若兼有传导性聋与感音神经性聋的听力曲线特点,特征是气、骨导听力都下降,但有气、骨导差存在,提示可能为混合性聋(图 2-10)。

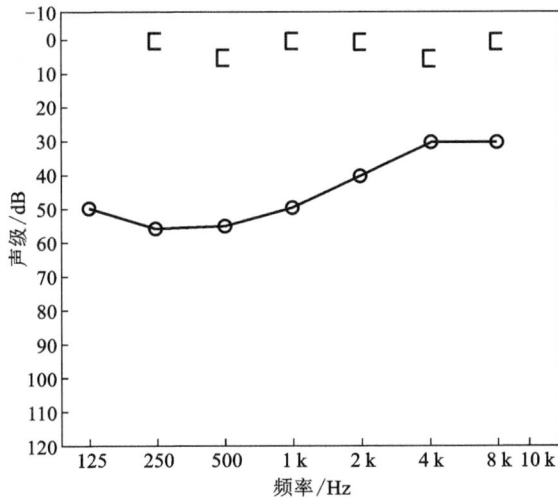

图 2-8 传导性聋(右耳)

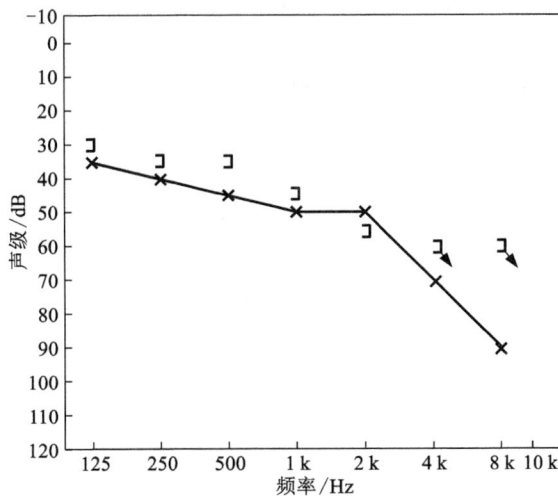

图 2-9 感音神经性聋(左耳)

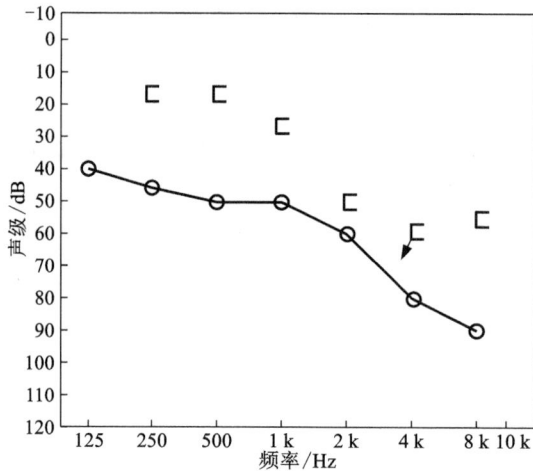

图 2-10　混合性聋（右耳）

3. 声导抗测试

声导抗（acoustic immittance）是声阻抗及声导纳结合在一起的名称。声导抗测试是一种评估中耳功能及第Ⅶ、Ⅷ对脑神经功能状态的测试法。能判断中耳病变，还能通过声反射测试对听功能疾患做出定性、定位诊断。外耳道压力变化可产生鼓膜张力变化，对声能的传导能力发生改变，利用这一特性，能够记录鼓膜反射回外耳道的声能大小。通过计算机分析结果，反应中耳传音系统和脑干听觉通路功能。用声阻抗仪测试，改变外耳道压力，测量鼓膜先被压向内，然后逐渐恢复到自然位置，再向外突出而产生的声顺动态变化，以压力声顺函数曲线形式记录下来，称之为鼓室功能曲线。

4. 耳声反射检测法

声波引起耳蜗基底膜振动时，具有相应频率特性的外毛细胞产生主动收缩运动反应，并由内耳向中耳、外耳道逆行传播振动波。这种产生于耳蜗、经听骨链和鼓膜传导释放到外耳道的音频能量称为耳声发射，反映耳蜗外毛细胞的功能状态。此法作为新生儿听力筛查的首选，也可用于耳蜗性聋和蜗后性聋的鉴别诊断。

5. 电反应测听法

用于检测声波经耳蜗毛细胞换能、听神经和听觉通路到听觉皮层传递过程中产生的各种生物电位的客观测听法。包括：耳蜗电图描记、听性脑干反应测听、40 Hz 听觉相关电位。

听脑干反应（auditory brainstem response，ABR）属于 AEP 快反应的范畴，是记录声刺激后潜伏期在 10 ms 以内的一系列神经源性电活动。ABR 测试是检测听觉系统与脑干功能的客观检查。用 20~30 次/s 短声刺激，记录电极放置在前额发际皮肤上，参考电极置于同侧耳垂，以远场方式记录并叠加、放大 1000 次。ABR 由潜伏期 1~10 ms 的 7 个正波组成。ABR 测听用于诊断桥小脑角占位性病变，评估脑干功能，术中监测脑干功能以及判定脑死亡。

6. 多频稳态诱发反应

多频稳态诱发反应是采用经过调制的多频调幅音诱发的大脑稳态电反应,可以分频率测试 200~8000 Hz 的听觉反应(图 2-11)。常用于新生儿听力筛查、婴幼儿听力检查以及人工耳蜗术前评估等。相比听性脑干反应测听而言,多频稳态诱发反应对于中、重度耳聋的检测的准确率要高。

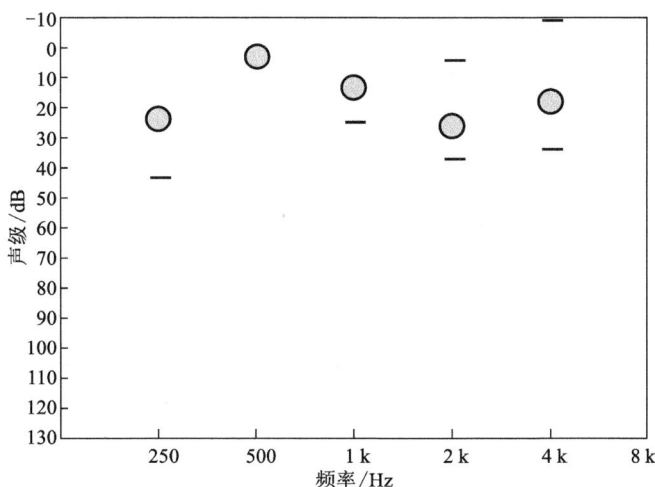

图 2-11 多频稳态诱发反应

(四)前庭功能检查

通过一些特殊的测试方法,了解前庭功能是否正常的检查方法。通过系列的检查确定前庭功能障碍的部位、程度及性质,使眩晕患者得到及时的诊断和治疗。包括平衡功能检查、眼震检查、耳石器官及其神经通路检查。

1. 平衡功能检查

分为静平衡、动平衡功能检查及肢体试验 3 类。

(1)闭目直立检查法:是门诊最常用的静平衡功能检查的方法。请受试者直立双脚并拢,两手手指互扣于胸前、向两侧拉紧,观察受试者睁眼及闭目时躯干有无倾倒。正常者无倾倒,迷路病变者偏倒向眼震慢相(前庭功能低)侧,小脑病变者偏倒向患侧或向后倒。

(2)行走试验:属于动平衡功能检查。受试者闭眼,向正前方行走 5 步,继之后退5 步,前后行走 5 次。观察其步态,并计算起点与终点之间的偏差角。偏差角>90°者,提示两侧前庭功能有显著差异。或受试者闭目向前直线行走,迷路病变者偏向前庭功能较弱的一侧。中枢性病变患者常有特殊的蹒跚步。

(3)过指试验:属于肢体试验。受试者睁眼、闭目用两手的食指轮流碰触置于前下方的检查者食指各数次。迷路病变双臂偏向眼震慢相侧,小脑病变时仅有一侧手臂偏移。

(4)瘘管试验:将鼓气耳镜紧贴于受试者外耳道内并交替加、减压力,观察眼球运动情况和有无眩晕。若出现眼球偏斜或眼震并伴有眩晕感,为瘘管试验阳性;仅感眩晕而无眼球偏斜或眼震者为弱阳性,示有可疑瘘管;无任何反应为阴性。

2.眼震检查

此法是通过观察眼球运动来检测前庭眼反射路径、视眼反射路径及视前庭联系功能状态。这是眼球的一种不随意的节律性运动，简称眼震。常见的有前庭性眼震、中枢性眼震、眼性眼震等。按眼震方向可分为水平性、垂直性、旋转性、分离性眼震以及对角性眼震等。常用于评价前庭眼反射的功能，确定眼震是由于周围性病变、中枢性病变还是某些眼部疾病而引起的。

3.耳石器官及其神经通路检查

前庭肌源诱发电位是人类前庭耳石器经强声刺激后，经反射通路，在收缩紧张的肌肉表面记录到的一种短潜伏期反应。包括颈性前庭肌源诱发电位及眼性前庭肌源诱发电位。

(五)耳部影像学检查

耳部影像学检查是检查耳部疾病重要的辅助方法，包括耳部 X 线检查、颞骨 CT 扫描和磁共振成像(MRI)。颞骨岩部、乳突部的照片是耳部疾病的传统检查方法之一，有助于了解中耳乳突骨质破坏的部位及范围。颞骨 CT 扫描能清晰地观察颞骨的细微解剖结构，对先天性小耳畸形、颞骨骨折、各种中耳炎症、肿瘤等具有较高的诊断价值。MRI 具有较高的软组织分辨能力，可显示内耳及内听道软组织结构变化，如肿瘤、脓肿、出血等。

二、护理要点

(一)耳郭、耳周、外耳道、鼓膜、耳内镜及咽鼓管功能检查护理配合

(1)向患者正确解释检查的目的、方法和过程；
(2)向患者演示正确方法，使其正确配合检查；
(3)做好心理护理，减轻患者顾虑，积极配合检查；
(4)检查前准备好检查用品，保持环境整洁，安静。

(二)导管吹张法护理配合

(1)检查前向患者说明检查的目的、方法和过程；
(2)向患者演示正确方法，告知患者会感觉有气流从耳内吹出，不要紧张；
(3)做好心理护理，减轻患者顾虑，积极配合检查；
(4)导管插入和退出时，动作一定要轻柔，切忌暴力，患者不配合时不可强行进入，以免损伤鼻腔或咽鼓管咽口黏膜；
(5)鼻腔或鼻咽部有脓液或痂皮时，应在吹张前清除；
(6)吹气时用力要适当，避免压力过大将鼓膜吹破；
(7)如果患者主诉突然有耳痛，应立即停止吹张，并检查鼓膜。

(三)听功能检查护理配合

(1)向受试者解释测试的目的、过程及配合方法；
(2)做好心理护理，减轻患者顾虑，积极配合检查；

（3）测试前去除受试者的眼镜、耳环、头饰及助听器等并清洁外耳道，调整耳机以免因外耳道软骨部塌陷造成外耳道阻塞；

（4）测量过程中请受试者尽量坐得舒适，避免说话、吞咽及擤鼻等动作，不移动身体，保持安静；

（5）测试结束后，记录、整理检查结果并及时送交医生；

（6）耳塞用肥皂水清洗，并用75%乙醇擦拭。

（四）前庭功能检查护理配合

（1）向受试者正确讲解检查的目的、方法和过程；

（2）向受试者演示正确方法，使其正确配合检查；

（3）做好心理护理，减轻受试者顾虑，积极配合检查；

（4）检查前准备好检查用品，保持环境整洁，安静；

（5）注意保护患者安全，防止摔跤或发生意外。

（五）耳部影像学检查护理配合

（1）向患者正确解释检查的目的、方法和过程；

（2）向患者演示正确方法，使其正确配合检查；

（3）做好心理护理，减轻患者顾虑，积极配合检查；

（4）检查前准备好检查用品，保持环境整洁，安静。

三、习题

习题

第二节　鼻部检查

一、知识要点

（一）外鼻及鼻腔检查

1. 外鼻检查
观察外鼻及邻近部位的形态（如有无鼻小柱过宽、外鼻畸形、皮肤有无红肿、有无前鼻孔狭窄)、颜色(如早期酒渣鼻时皮肤潮红等)、活动(如面神经瘫痪时鼻翼塌陷及鼻唇沟变浅)等。触诊时注意有无压痛、皮下气肿,鼻骨有无骨折、移位及骨擦音,鼻窦炎时的压痛点、鼻窦囊肿时的乒乓球样弹性感、鼻前庭炎时鼻翼或鼻尖触痛等。注意听患者发声或小儿哭声,可推知其鼻腔有无阻塞性病变。鼻腔阻塞时,出现闭塞性鼻音;患腭裂或软腭麻痹者,出现开放性鼻音。

2. 鼻腔检查

(1)鼻前庭检查法:用拇指将鼻尖抬起并左右活动,利用反射的光线来观察鼻前庭皮肤有无红肿、糜烂、皲裂、结痂、隆起、赘生物、有无鼻毛脱落等。

(2)前鼻镜检查:如图2-12所示,检查者先将前鼻镜的两叶合拢,与鼻腔底平行伸入鼻前庭,勿超越鼻阈,以免引起疼痛或损伤鼻中隔黏膜而出血。然后将前鼻镜的两叶缓缓上下张开,抬起鼻翼,扩大前鼻孔,依次检查鼻腔各部。正常鼻甲表面光滑,三个鼻甲之间及其与鼻中隔之间均分别有一定距离;被覆于鼻甲的黏膜呈淡红色、湿润、光滑,如卷棉子轻触下鼻甲,可觉黏膜柔软而具弹性,表面有少量黏液,各鼻道均无分泌物积聚。注意观察鼻甲有无充血、水肿、肥大、干燥及萎缩,中鼻甲有无息肉样变,各鼻道及鼻底是否有分泌物及分泌物的性状。鼻中隔有无偏曲、穿孔、出血、溃疡糜烂或黏膜肥厚。鼻腔内有无息肉、肿瘤、异物等。如遇有鼻甲肥大,可用1%麻黄碱滴鼻剂或其他鼻用减充血剂喷雾,收缩鼻腔黏膜后再进行检查。

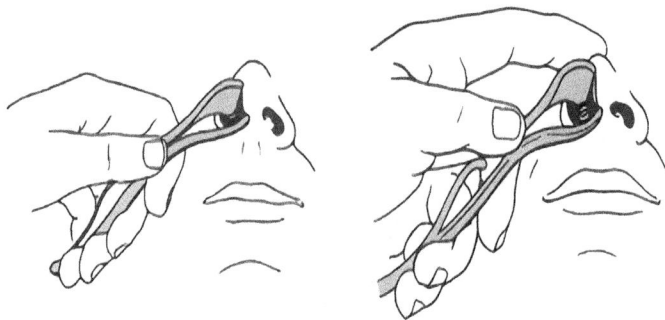

图2-12 前鼻镜使用法

(3)后鼻镜检查法:也称间接鼻咽镜检查法,弥补前鼻镜检查的不足,可同时检查鼻咽部及后鼻孔。操作较难,在小儿不易成功。检查者右手持后鼻镜,左手持压舌板将舌前2/3下压,右手以握笔姿势将后鼻镜从左侧口角送到软腭与咽后壁之间,适当转动和倾斜镜面分别观察各部分,注意鼻咽黏膜有无新生物、溃疡、出血点、痂皮、腺样体残余。后鼻孔有无畸形、下鼻甲及下鼻道有无脓液。咽隐窝有无肿瘤以及软腭背面有无脓液流出。

(二)鼻窦检查

鼻窦位置深而隐蔽,常规前鼻镜和后鼻镜检查,配合体位引流、上颌窦穿刺、X线、CT及MRI检查等可以直接或间接发现许多病变。检查时注意观察面颊部、内眦及眉根附近皮肤有无红肿,局部有无隆起;鼻道内有无息肉或新生物,中鼻道、嗅沟或后鼻孔有无分泌物，鼻黏膜有无肿胀或息肉样变；眼球有无移位或运动障碍，面颊部或眶内上角处有无压痛，额窦前壁有无叩痛等。

1. 前鼻镜检查法

方法如本节第一点所述。

2. 体位引流法

通过判断鼻腔脓性分泌物的来源，确定患者是否有鼻窦炎及发病部位。用1%麻黄碱液麻醉并收缩鼻黏膜，使各窦口通畅。嘱患者固定于所要求的位置15分钟，然后进行检查。若疑为上颌窦积脓，则头向前倾90°，患侧向上；如疑为额窦积脓，则头位直立；如疑为前组筛窦积脓，则头位稍向后仰；如疑为后组筛窦积脓，则头位稍向前俯；如疑为蝶窦，则需低头，面部向下将额部或鼻尖抵在某一平面。另有头低位引流法：患者取坐位，下肢分开，上身下俯，头下垂近膝（图2-13），约10分钟后坐起检查鼻腔，视有无脓液流入鼻道。

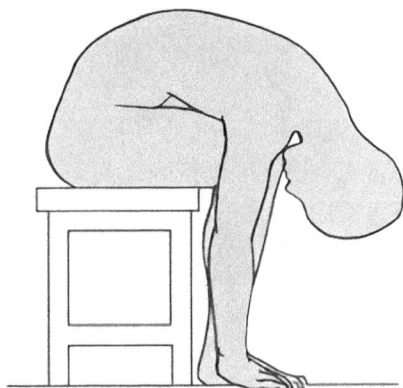

图2-13　头低位引流法

（三）鼻腔及鼻窦内镜检查

鼻内镜是目前临床上常用的鼻腔及鼻窦检查法，在鼻部疾病的诊治过程中起重要作用。

1. 硬管鼻内镜检查法

一套完整的鼻内镜检查系统包括0°、30°、70°及120°的4种视角镜，镜长20~23 cm，外径2.7 mm（儿童）和4.0 mm（成人），同时配有冲洗及吸引系统视频编辑系统（供做图像摄取及图文处理）、微型电动切割器等。使用前先用1%丁卡因液及麻黄碱液麻醉并收缩鼻黏膜，按顺序逐一部位检查。

（1）鼻腔内镜检查法。

1）第一步：观察下鼻甲前端、下鼻甲全表面、下鼻道和鼻中隔。

2）第二步：观察中鼻甲、中鼻道、鼻咽侧壁及咽鼓管咽口、咽隐窝、蝶筛隐窝，可使用0°、30°或70°镜。

3）第三步：观察鼻咽顶、嗅裂、上鼻甲、上鼻道，可使用70°镜。

4）第四步：观察后鼻孔。

鼻内镜检查可以发现鼻腔深部出血部位及早期肿瘤，确定颅底骨折及脑脊液鼻漏的瘘孔部位，还可以在直视下取活组织检查，行电凝止血等。

（2）鼻窦内镜检查法包括以下几种：①上颌窦内镜检查法；②蝶窦内镜检查法；③额窦内镜检查法。

2. 软管鼻内镜检查法

属冷光源纤维导光鼻内镜，管径很细，可在表面麻醉剂如1%丁卡因液麻醉下经前鼻孔送入鼻腔，术中可随需要将内镜的末端弯曲，进入各鼻道（如中鼻道、半月裂、钩突等），观察上颌窦、额窦、筛窦和蝶窦的自然开口及其附近的病变。

(四)鼻腔及鼻窦的影像学检查

1.鼻部X线检查

鼻部X线检查是鼻窦最常用的辅助检查方法,一般采用鼻颏位及鼻额位,用于观察上颌窦、额窦及筛窦。鼻窦在正常情况下,各窦充气良好,X线若显示窦腔密度高,提示有病变。此外,还可根据窦内的阴影及是否有骨质的破坏来判断有无囊肿、息肉、异物或肿瘤等。

2.CT检查

鼻部CT扫描可以清晰地显示窦口鼻道复合体的黏膜改变及解剖结构变异,是诊断鼻腔、鼻窦疾病首选的影像学检查方法。

3.MRI检查

MRI不受骨影干扰,对软组织的辨认能力高于CT,能准确判断鼻、鼻窦肿瘤的位置、大小以及浸润程度,且能详细观察肿瘤与周围软组织、淋巴结直接的解剖关系。

(五)鼻功能检查

1.呼吸功能检查法

包括鼻测压计、鼻声反射测量法及鼻腔黏液纤毛清除功能测定。主要用于检查患者的鼻腔通气功能,如鼻阻力和鼻腔通气量以及嗅觉功能。

2.嗅觉检查法

分为主观检查法和客观检查法。

(1)主观检查法。

1)嗅瓶实验:检查有无嗅觉功能。将不同嗅剂,如香精、醋、樟脑油、煤油等,分别装于同一颜色的小瓶中,嘱受检者选取其中任一瓶,手指堵住一侧鼻孔,以另一侧鼻孔嗅之,并说明气味的性质,依次检查完毕。

2)嗅阈检查法:检查某一嗅觉缺失。嗅觉单位是指多数人可以嗅到的某种嗅剂的最低浓度。把7种原嗅素,即醚类、樟脑、麝香、花香、薄荷、辛辣、腐臭气味,按1、2、3、4、5、6、7、8、9、10嗅觉单位配成10瓶,共70瓶。检查时测出对7种物质的最低辨别阈,用小方格7×10标出,称为嗅谱图。对某一嗅素缺失时,则在嗅谱图上出现一条黑色失嗅带。

(2)客观检查法:嗅觉诱发电位是将一定浓度和湿度的气味剂以恒定的温度和流量通过嗅觉诱发电位仪送至受试者鼻腔嗅区,按国际标准10/20法(测诱发电位时在头皮摆放电极的位置)在头皮记录到特异性脑电位变化。该检查用于诊断嗅觉障碍、检测嗅觉水平,辅助诊断某些伴有嗅觉水平下降疾病(如嗅神经母细胞瘤,阿尔茨海默病等)。

二、护理要点

(一)外鼻及鼻腔检查护理要点

(1)向患者正确解释检查的目的、方法和过程;

（2）向患者演示正确方法，使其正确配合检查；

（3）做好心理护理，减轻患者顾虑，积极配合检查；

（4）检查前准备好检查用品，保持环境整洁，安静；

（5）如果患者分泌物较多，可嘱患者先擤出或用吸引器吸出；

（6）前鼻镜检查时，注意动作轻柔，鼻腔各部依次检查避免遗漏；

（7）前鼻镜检查完毕，取出前鼻镜时勿将镜页闭拢，以免钳夹鼻毛引起疼痛；

（8）后鼻镜检查时不要把压舌板伸入太深，不可突然用力，并尽量不触及周围组织，必要时也可用1%~2%丁卡因咽部喷雾作表面麻醉；

（9）后鼻镜检查时，镜面加热试温后方可检查，防止烫伤受检者。

（二）鼻窦检查护理要点

（1）向患者正确解释检查的目的、方法和过程；

（2）向患者演示正确方法，使其正确配合检查；

（3）做好心理护理，减轻患者顾虑，积极配合检查；

（4）检查前准备好检查用品，保持环境整洁，安静；

（5）如果患者分泌物较多，可嘱患者先擤出或用吸引器吸出；

（6）前鼻镜检查时注意动作轻柔，鼻腔各部依次检查避免遗漏；

（7）前鼻镜检查完毕，取出前鼻镜时勿将镜页闭拢，以免钳夹鼻毛引起疼痛。

（三）鼻腔及鼻窦内镜检查护理要点

（1）向患者正确解释检查的目的、方法和过程；

（2）向患者演示正确方法，使其正确配合检查；

（3）做好心理护理，减轻患者顾虑，积极配合检查；

（4）检查前准备好检查用品，保持环境整洁，安静；

（5）如果患者分泌物较多，可嘱患者先擤出或用吸引器吸出；

（6）操作时注意动作轻柔，麻醉彻底，以利于减轻患者疼痛，减少损伤和出血；

（7）操作时时注意操作的角度，检查鼻咽各壁及鼻腔情况时要全面仔细；

（8）操作时如有鼻出血，暂停检查，嘱患者及时吐出。

（四）鼻腔及鼻窦的影像学检查护理要点

（1）向患者正确解释检查的目的、方法和过程；

（2）向患者演示正确方法，使其正确配合检查；

（3）做好心理护理，减轻患者顾虑，积极配合检查；

（4）检查前准备好检查用品，保持环境整洁，安静；

（5）如果患者分泌物较多，可嘱患者先擤出或用吸引器吸出；

（6）X线检查前去除拍摄部位的一切异物，防止异物形成的伪影干扰结果；

（7）CT检查前去除检查部位衣物包括带有金属的内衣和各种物品；

（8）CT检查时听从医生的指导，保持体位不动，配合进行平静呼吸、屏气等；

（9）MRI 检查前必须更衣，患者不可携带铁磁性物质，以免发生铁磁性抛射效应，造成人员及设备损伤。

（五）鼻功能检查护理要点

（1）向患者正确解释检查的目的、方法和过程；
（2）向患者演示正确方法，使其正确配合检查；
（3）做好心理护理，减轻患者顾虑，积极配合检查；
（4）检查前准备好检查用品，保持环境整洁，安静；
（5）如果患者分泌物较多，可嘱患者先擤出或用吸引器吸出；
（6）嗅觉检查应避免用刺激性较强的薄荷、氨等，因其可直接刺激三叉神经而误为嗅觉；
（7）嗅觉检查中要适当间以休息时间。

三、习题

习题

第三节　咽部检查

一、知识要点

（一）口咽检查

受检者取坐位，摆正头部，放松，自然张口，用压舌板轻压舌前 2/3 处，嘱其发"啊"音，观察双侧腭舌弓、腭咽弓、咽侧壁及咽后壁。注意观察口咽黏膜有无充血、溃疡、假膜或隆起等；软腭有无下塌或裂开，双侧运动是否对称；悬雍垂是否过长、分叉；双侧腭扁桃体、腭舌弓及腭咽弓有无充血、水肿、溃疡；隐窝口是否有脓栓或干酪样分泌物，有无异物或新生物；咽后壁有无淋巴滤泡增生、肿胀和隆起；还要注意牙、牙龈及舌有无异常。咽部触诊可以了解咽后、咽旁肿块的范围、大小、质地及活动度。

（二）鼻咽检查

1. 间接鼻咽镜检查

间接鼻咽镜检查在临床操作中最为常用。若咽反射较敏感者，可经口喷 1% 丁卡因，使咽部黏膜表面麻醉后再进行检查。受检者端坐，张口用鼻呼吸以使软腭松弛。检查者左手持压舌板，轻压下舌前2/3，右手持加温而不烫的间接鼻咽镜，镜面朝上，伸入口内，置于软腭与咽后壁之间（图2-14），勿触及周围组织，以免引起咽反射而妨碍检查。调整镜面角度，依次观察鼻咽各壁，包括有软腭背面、鼻中隔后缘、后鼻孔、咽鼓管咽口、咽隐窝及腺样体（图2-14）。观察鼻咽黏膜有无充血、肿胀、出血、溃疡、分泌物及新生物等。

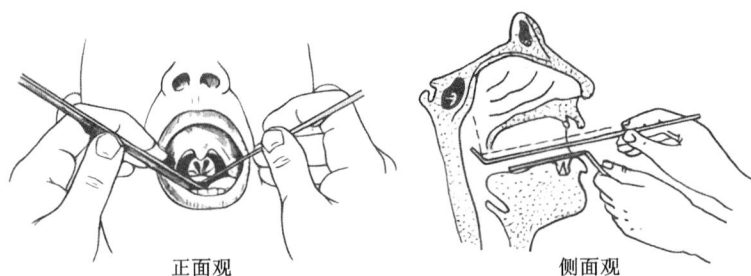

正面观　　　　　　　　　　　　　　侧面观

图2-14　间接鼻咽镜检查法

2.鼻咽内镜检查

鼻咽内镜检查有硬质镜和纤维镜两种。硬质镜可经口或鼻腔导入；纤维镜为一种软性内镜，其光导纤维可弯曲，从鼻腔导入后能随意变换角度，全面观察鼻咽部。

3.鼻咽触诊

鼻咽触诊主要用于儿童。助手固定患儿，检查者立于患儿的右后方，左手食指紧压患儿颊部，用戴好手套的右手食指经口腔伸入鼻咽，触诊鼻咽各壁，注意后鼻孔有无闭锁及腺样体大小。若发现肿块，应注意其大小、质地以及与周围组织的关系。撤出手指时应动作迅速，并观察指端有无脓液或血迹。

（三）喉咽检查

采用间接喉镜检查。所用的器械是间接喉镜和额镜。检查时患者端坐、张口、伸舌，检查者坐在患者对面，先将额镜反射光的焦点调节到患者悬雍垂处，左手拇指和中指用纱布裹住舌前1/3，并将其向前下方拉，食指抵住上唇，右手持间接喉镜，将镜面在乙醇灯上稍加热，先在检查者手背上试温，确认温度适宜时，才可将间接喉镜放入患者口咽部。镜面朝前下方，镜背将悬雍垂和软腭推向后上方（图2-15），此时先检查舌根、会厌谷、会厌舌面、喉咽后壁及侧壁。然后嘱患者发"咿"声，使会厌抬起暴露声门，此时可检查会厌喉面、杓区、杓间区、杓会厌皱襞、室带、声带、声门下，有时还可见到气管上段的部分气管软骨环，在发声时可见到两侧声带内收运动，吸气时两侧声带外展运动（图2-16～图2-18）。注意观察咽喉及喉腔黏膜有无红肿、溃疡、增厚、结节、新生物或异物等。有的患者咽反射敏感，需要用1%丁卡因溶液行口咽黏膜表面麻醉后才能完成检查。若经口咽黏膜表面麻醉后仍不能顺利完成间接喉镜检查，或因会厌卷曲窥视不清者，则可选用纤维喉镜或电子喉镜检查。

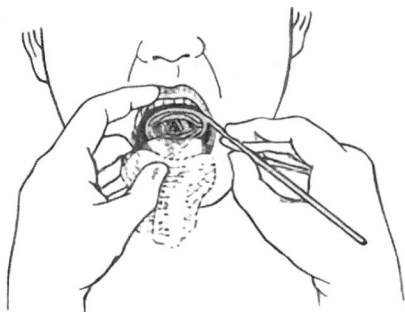

图 2-15　间接喉镜检查法

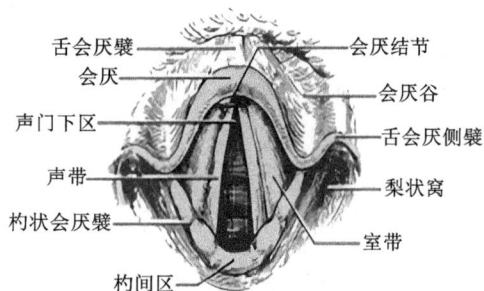

舌会厌襞　　会厌结节
会厌　　会厌谷
声门下区　　舌会厌侧襞
声带　　梨状窝
杓状会厌襞　　室带
杓间区

图 2-16　间接喉镜检查所见正常喉像

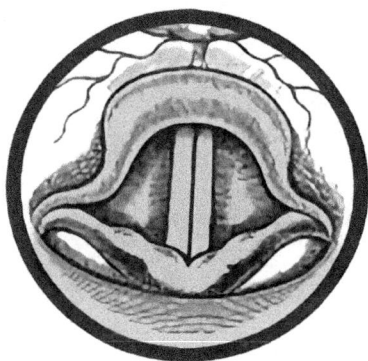

图 2-17　发声时声带内收

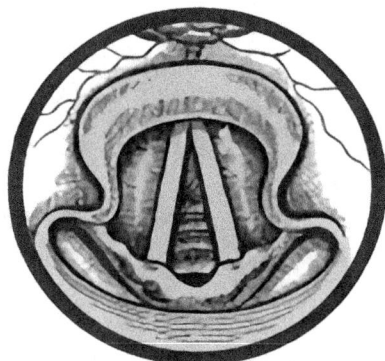

图 2-18　吸气时声带外展

(四)咽影像学检查

一般体格检查和内镜检查只能发现咽部表面各种病变，而要诊断咽部侧壁和后壁深部结构的病变，则需要进行影像学检查。主要包括 X 线颈侧位片、颅底侧位片，CT 及 MRI 检查等。其中 CT 和 MRI 检查广泛应用于临床，由于其对骨骼、软组织的高分辨率，提高了对咽部病变的诊断水平。

(五)多导睡眠监测

通过受检者身上佩戴监测感受器和电极予以记录患者口鼻气流、血氧饱和度、胸腹呼吸运动、脑电图、眼动电图和颏下肌群肌电图、体位、胫前肌肌电图来了解患者的睡眠质量，确定是否存在中枢或者阻塞性睡眠呼吸障碍，并进行量化评估。多导睡眠图是诊断阻塞性睡眠呼吸暂停低通气综合征(obstructive sleep apnea hypopnea syndrome，OSAHS)的金标准。多导睡眠图显示每晚 7 小时睡眠过程中呼吸暂停及低通气反复发作 30 次以上，或睡眠呼吸暂停和低通气指数≥5，则提示该患者有 OSAHS。

二、护理要点

(一)口咽检查护理要点

(1)向患者正确解释检查的目的、方法和过程;

(2)向患者演示正确方法,使其正确配合检查;

(3)做好心理护理,减轻患者顾虑,积极配合检查;

(4)检查前准备好检查用品,保持环境整洁,安静;

(5)检查前,被检者尽量不要吃太多食物,以免在检查过程中出现恶心、呕吐等症状,影响检查效果;

(6)检查前尽量吃一些清淡、易消化的食物,不要吃过多油腻、麻辣食品,以免造成口咽部不适感;

(7)被检者有呕吐现象,吐出残留在口咽部的液体,以免影响检查效果。

(8)检查时,被检查者应尽量配合医生,以免讲话过多,吞入异物。

(二)鼻咽检查护理要点

(1)向患者正确解释检查的目的、方法和过程;

(2)向患者演示正确方法,使其正确配合检查;

(3)做好心理护理,减轻患者顾虑,积极配合检查;

(4)检查前准备好检查用品,保持环境整洁,安静;

(5)检查前尽量把鼻子擤干净,尽量保持鼻腔通畅;

(6)间接鼻咽镜检查时不可行明显吞咽动作,以免影响医生操作,甚至造成软组织损伤;

(7)间接鼻咽镜检查时切忌随意晃动身体,应保持静止不动;

(8)间接鼻咽镜检查结束后半小时内避免饮食,等待麻醉效果完全消失;

(9)鼻内镜检查后不要用手挖鼻子,还要避免用力揉鼻子。

(三)喉咽检查护理要点

(1)向患者正确解释检查的目的、方法和过程;

(2)向患者演示正确方法,使其正确配合检查;

(3)做好心理护理,减轻患者顾虑,积极配合检查;

(4)检查前准备好检查用品,保持环境整洁,安静;

(5)检查前注意不要食用过多食物,防止检查时呕吐误吸;

(6)检查时嘱患者安静呼吸,自然将舌伸出,配合医生检查;

(7)放入时将镜面稍加热,防止检查时起雾,先在检查者手背上试温,确认不烫时,才可将间接喉镜放入患者口咽部;

(8)检查后注意不要食用辛辣刺激的食物,防止损伤黏膜,加重病情。

(四)咽影像学检查护理要点

(1)向患者正确解释检查的目的、方法和过程;

(2)向患者演示正确方法,使其正确配合检查;

(3)做好心理护理,减轻患者顾虑,积极配合检查;

(4)检查前准备好检查用品,保持环境整洁,安静;

(5)X线检查前去除拍摄部位的一切异物,防止异物形成的伪影干扰结果;

(6)CT检查前去除检查部位衣物包括带有金属的内衣和各种物品;

(7)CT检查时听从医生的指导,保持体位不动,配合进行平静呼吸、屏气等;

(8)MRI检查前必须更衣,患者不可携带铁磁性物质,以免发生铁磁性抛射效应,造成人员及设备损伤。

(五)多导睡眠监测护理要点

(1)向患者正确解释检查的目的、方法和过程;

(2)向患者演示正确方法,使其正确配合检查;

(3)做好心理护理,减轻患者顾虑,积极配合检查;

(4)检查前准备好检查用品,设置单人间,保持环境整洁,安静;

(5)监测当日避免午睡、以保证夜间睡眠质量;

(6)监测当日禁服安眠药,禁止饮酒、喝咖啡、茶等兴奋性饮料;

(7)呼叫器放置在显眼易取的地方,便于有情况随时联系;

(8)床边放置一个患者可随手拿到的小便器,便于夜间小便;

(9)对睡眠时异常动作较多者加床档,防止坠床,必要时留陪护;

(10)监测中随时观察电极有无松动、脱落或接触不良,出现异常情况后,及时连接、粘贴,动作轻柔;

(11)监测中除要观察各项监测指标的变化,还要注意观察患者呼吸的节律、深浅度、打鼾情况,警惕脑血管疾病、心脏疾病的发生,以防监测时猝死;

(12)监测中若患者呼吸暂停时间超过所能忍受的时间,出现大汗淋漓、面色发绀等情况应立即通知医生,进行抢救。

三、习题

习题

第四节 喉部检查

一、知识要点

(一)喉的外部检查

喉的外部检查主要是视诊和触诊,先观察有无吸气性软组织凹陷(即胸骨上窝、锁骨上窝、剑突下、肋间隙吸气时组织凹陷),呼吸频率及吸气时长;再观察喉的甲状软骨是否在颈部正中,两侧是否对称等,然后进行喉部触诊。主要触诊甲状软骨、环状软骨、环甲间隙,注意有无肿胀、触痛、畸形、颈部有无肿大的淋巴结或皮下气肿等。然后用手指捏住甲状软骨两侧向左右摆动,并稍加压力使之与颈椎发生摩擦,正常时应有摩擦音。若摩擦音消失,提示喉咽环后区可能有肿瘤。

(二)喉镜检查

1. 间接喉镜检查

同第二章第三节咽部检查中的喉咽检查。

2. 纤维喉镜和电子喉镜检查

纤维喉镜是用导光玻璃纤维制成的软性内镜(图2-19),其优点是可弯曲、亮度强、视野广。鼻腔、口咽及喉咽黏膜表面麻醉后,纤维喉镜从鼻腔导入通过鼻咽、口咽到达喉咽,可对喉咽及喉部进行检查。还可进行活检、息肉摘除、异物取出等手术。电子喉镜是近年新发展起来的一种软性内镜,其外形与纤维喉镜相似,但图像质量明显优于纤维喉镜。

3. 直接喉镜与支撑喉镜检查

亦称喉直达镜检查。随着纤维喉镜和电子喉镜的应用及普及,直接喉镜检查有减少趋势,但在儿童支气管镜检查时导入支气管镜或在取喉部某些特殊异物时仍有其应用价值。直接喉镜检查通常在表面麻醉下进行,对少数不合作者可在全麻下进行。

在直接喉镜的基础上,连上一个支撑架,使直接喉镜发展为支撑喉镜(图2-20)。其优点是不需要检查者手工连续用力持镜暴露声门,喉镜暴露持久稳定。

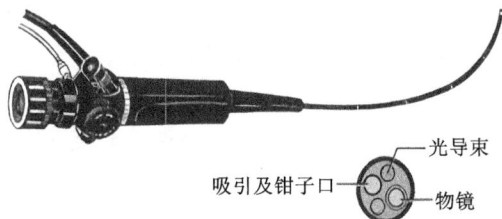

吸引及钳子口—
光导束
物镜

图2-19 纤维喉镜

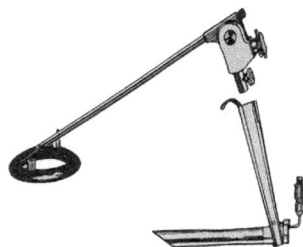

图2-20 支撑喉镜

4. 动态喉镜检查

又名频闪喉镜，它能发出不同频率的闪光，照在声带上，用于观察发声时声带运动，当频闪光的频率和声带振动一致时，声带似乎静止不动，如果频闪光频率和声带振动有差别时，声带就会出现慢动相，并可观察到声带振动的黏膜波。当声带黏膜某一部位出现上皮增生、小囊肿或癌变等情况，在其他检查方法还无法观察到时，用动态喉镜观察，就可发现上述声带病变处的黏膜波减弱或消失，声带振动异常提示病变累及的深度、可能的性质。

(三)喉的影像学检查

影像学检查在喉部疾病的诊断中有重要作用，目前所采用的方法有常规 X 线、CT 和 MRI 检查。常规 X 线检查常用的有喉正、侧位片，主要用于诊断喉部肿瘤及喉狭窄的范围。CT 检查包括平扫、增强扫描等。喉外伤时通过平扫可显示有无喉软骨骨折、错位，喉腔内有无黏膜撕脱、黏膜下血肿及外伤后喉腔阻塞的情况。用于喉肿瘤检查时可了解肿瘤大小、侵犯范围、喉软骨是否受累、颈部淋巴结转移情况等，为喉癌的 TNM 分期和制订手术方案提供依据。MRI 检查对软组织的显示优于 CT，对喉软骨的显示不如 CT，故目前 MRI 检查在喉部的应用主要是显示肿瘤的大小以及侵犯的范围。MRI 检查能更清楚地显示颈部转移的淋巴结。

(四)喉的其他检查法

1. 嗓音声学测试

嗓音声学测试仪是近年来随着计算机技术发展而研制成的新仪器，用于嗓音的客观定量分析。检查时让患者发"a"音，通过麦克风将患者声音输入嗓音声学测试仪，该仪器可测出其基频；基频微扰，即基音频率的变化率；振幅微扰，即基频振幅变化率；声门噪声能量，即发声过程中声门漏气所产生噪声的程度；谐噪比，即发出的声音谐音与其内的噪声的强度比等参数。以上参数反映嗓音障碍的程度，可用于临床上对患者嗓音进行评估。

2. 喉肌电图检查

是用于了解喉神经及喉内肌功能的一种检查方法。检查时将记录电极插入相应的喉内肌，用肌电图仪记录其自发电位和诱发电位，用于判断喉神经及喉内肌有无损害及损害的严重程度。

3. 窄带成像

在人体中，黏膜组织的主要色素是血红蛋白。血红蛋白对蓝光吸收能力达到峰值，而对绿光吸收相对较弱。窄带成像技术通过滤除普通光中的红光，只释放出蓝光和绿光，从而增加了黏膜表层细微结构和黏膜下血管的对比度和清晰度。加装窄带成像系统的内镜可以清晰显示黏膜表面微小病变，有助于咽喉部微小癌灶或癌前病变的早期发现与判断，有利于鉴别诊断。

二、护理要点

(一)喉的外部检查护理要点

(1)向患者正确解释检查的目的、方法和过程,使患者有思想准备;

(2)向患者演示正确方法,使其正确配合检查;

(3)做好心理护理,减轻患者顾虑,积极配合检查;

(4)检查前准备好检查用品,保持环境整洁,安静。

(二)喉镜检查护理要点

(1)向患者正确解释检查的目的、方法和过程,使患者有思想准备;

(2)向患者演示正确方法,使其正确配合检查;

(3)做好心理护理,减轻患者顾虑,积极配合检查;

(4)检查前准备好检查用品,保持环境整洁,安静;

(5)间接喉镜检查前注意不要食用过多食物,防止检查时呕吐误吸;

(6)间接喉镜检查时嘱患者安静呼吸,自然将舌伸出,配合医生检查;

(7)间接喉镜放入时将镜面稍加热,防止检查时起雾,先在检查者手背上试温,确认不烫时,才可将间接喉镜放入患者口咽部;

(8)间接喉镜检查后注意不要食用辛辣刺激的食物,防止损伤黏膜,加重病情;

(9)直接喉镜、纤维喉镜和显微喉镜检查前禁食禁水6小时,按医嘱术前用药,减少唾液的分泌;

(10)检查时尽可能放松全身,平静呼吸,配合医生,如觉得有恶心可深呼吸以缓解症状;

(11)表面麻醉术后2小时可进温凉软食,全麻者6小时进温凉软食;

(12)嘱患者口中分泌物不能咽下,以利于观察分泌物的色、质、量;

(13)嘱患者注意休声,减轻声带充血;

(14)告知患者保护嗓音的正确发音方法,不高声或长时间叫喊。

(三)喉的影像学检查护理要点

(1)向患者正确解释检查的目的、方法和过程,使患者有思想准备;

(2)向患者演示正确方法,使其正确配合检查;

(3)做好心理护理,减轻患者顾虑,积极配合检查;

(4)检查前准备好检查用品,保持环境整洁,安静;

(5)X线检查前去除拍摄部位的一切异物,防止异物形成的伪影干扰结果;

(6)CT检查前去除检查部位衣物包括带有金属的内衣和各种物品;

(7)CT检查时听从医生的指导,保持体位不动,配合进行平静呼吸、屏气等;

(8)MRI检查前必须更衣,患者不可携带铁磁性物质,以免发生铁磁性抛射效应,造成人员及设备损伤。

(四)喉的其他检查法护理要点

(1)向患者正确解释检查的目的、方法和过程,使患者有思想准备;
(2)向患者演示正确方法,使其正确配合检查;
(3)做好心理护理,减轻患者顾虑,积极配合检查;
(4)检查前准备好检查用品,保持环境整洁,安静;
(5)检查时尽可能放松全身,平静呼吸,配合医生。

三、习题

习题

第三章

耳科疾病

第一节 先天性耳畸形疾病

一、知识要点

(一)先天性耳前瘘管

先天性耳前瘘管是一种最常见的先天性耳畸形。瘘管是一种有分支而弯曲的盲管,多为单侧性,也可为双侧。瘘口多位于耳轮脚前,另一端为盲管。可因各种原因引起继发感染。

1.临床表现

先天性耳前瘘管出生时即存在,主要表现为盲端小管开口于外耳皮肤上,多见于耳轮脚前,少数可开口于耳轮的后上边缘、耳屏及耳垂。挤压时可排出少量白色黏稠性或干酪样分泌物从瘘口溢出。平时无自觉症状,感染时,局部出现红肿、疼痛、溢脓。反复感染者,可形成脓肿,瘘管周围或其远端皮肤发生溃烂,局部形成脓瘘或瘢痕。

2.治疗

(1)无症状者可暂不给予处理。

(2)如有感染溢脓需用抗菌药物控制感染;如有脓肿形成需切开排脓,局部换药治疗。待感染控制、局部愈合后再行瘘管切除术。

(3)行瘘管切除术时,术前应注入少许亚甲蓝注射液于瘘管内便于术中识别,并以探针为引导,将瘘管及其分支彻底切除。术后加压包扎,防止形成空腔。

(二)先天性外耳及中耳畸形

先天性外耳及中耳畸形常同时发生,前者系第1、2鳃弓发育不良以及第1鳃沟发育障碍所致。后者伴有第1咽囊发育不全,可导致鼓室内结构、咽鼓管甚至乳突发育畸形等。

临床上习惯统称为先天性小耳畸形。

1. 临床表现

根据畸形程度可将小耳畸形分为四型。

（1）Ⅰ型：轻度畸形，耳郭形体较小、但各结构清晰可辨。

（2）Ⅱ型：中度畸形，耳郭稍小结构部分保留。

（3）Ⅲ型：重度畸形，在原耳郭部位仅存部分耳郭软骨和耳垂。

（4）Ⅳ型：完全无耳。

2. 治疗

因耳郭形态异常，影响外观要求治疗者，可根据病情及年龄安排行整形手术矫正。手术时机如下：

（1）单耳畸形而另耳听力正常者，手术一般在6~8岁进行。

（2）单侧外耳道闭锁伴有感染性瘘管或胆脂瘤形成者，可视具体情况提前手术。

（3）双耳畸形伴中度以上传导性聋者应及早对畸形较轻的耳手术（一般在2岁以后），以提高听力，促使患儿言语智力的发育，亦可佩戴软带骨导式助听器直至手术。

（三）先天性内耳畸形

先天性内耳畸形种类繁多，随着高分辨率CT和MRI的应用，目前诊断率不断提高。根据畸形的部位和严重程度将畸形分为：耳蜗畸形、前庭畸形、半规管畸形、内听道畸形及前庭导水管和耳蜗导水管畸形。临床上常见的有大前庭水管综合征和不完全分割Ⅱ型。

1. 临床表现

主要表现为患耳听力障碍，有波动性听力障碍、重度听力障碍或者全聋。有些患者出生时即无听力，有些则发病较晚。也有患者可伴随眩晕、脑脊液耳鼻漏等症状。

2. 治疗

根据耳聋的性质和程度，可采用不同的治疗方式。

（1）传导性聋 可行人工镫骨安装术。

（2）中、重度感音神经性聋 可选配合适的助听器佩戴。

（3）重度及极重度感音神经性聋 可行人工耳蜗植入术。

二、护理要点

（一）先天性耳前瘘管

1. 术前护理

（1）心理护理：评估患者的心理状态，为患者及家属详细解释先天性耳前瘘管的病因、可能出现的状态、反复感染后的治疗干预措施、护理要点等，提高患者对疾病的认知程度，鼓励其积极配合治疗。

（2）术前准备：根据患者手术麻醉方式，完善术前检查，按麻醉要求禁食禁饮。向患者及家属讲解术前检查的目的、方法及注意事项。告知患者术前一日沐浴、修剪指甲，及时清除指甲油，保持全身清洁；男性患者剃净胡须，女性患者勿化妆、佩戴饰物；剃除瘘管周围 4~5 cm 范围的头发。

（3）饮食护理：根据患者的进食及身体状况，有针对性地对患者进行个体化饮食指导，以清淡、易消化软食为主，避免进食辛辣、刺激性食物，禁烟酒。注意饮食卫生，以免出现腹泻、腹胀等不适而影响手术。

2. 术后护理

（1）病情观察。

1）观察生命体征及血氧饱和度变化，特别是体温和呼吸情况。

2）观察伤口敷料是否清洁、干燥，若渗血较多，应告知医生，协助医生查明出血原因，排除手术原因导致的出血。

（2）专科护理。

1）全麻患者遵医嘱给予氧气吸入，嘱患者及时吐出口腔内分泌物，保持呼吸道通畅。

2）告知患者患侧伤口勿受压，全麻患者清醒后可选择平卧位或健侧卧位，以减少对局部伤口的刺激。患者如无特殊情况，鼓励其早期下床活动。

3）术后 24~48 小时后予以换药，保持伤口清洁、干燥。

4）评估疼痛的部位、性质及程度，告知患者可通过转移注意力等方式缓解疼痛；疼痛剧烈者可遵医嘱予以镇痛药物。

5）告知患者避免用力咳嗽及有效咳嗽的方法，勿进食坚硬、过热食物，以防伤口裂开或出血。

（3）心理护理：关心、鼓励患者，多与患者沟通交流，耐心倾听患者主诉，给予心理上的支持，告知其术后可能出现头晕、恶心、伤口疼痛、伤口渗血等现象，避免出现焦虑、恐惧等情绪，帮助患者积极应对。

（4）饮食护理：全麻患者术后 4~6 小时可进食温凉、营养、易消化软食。如有头晕、恶心、呕吐等症状，可待症状缓解后再进食。有基础疾病的患者根据具体情况进行针对性饮食指导。

（5）用药指导：遵医嘱给予抗菌药物、促进分泌物排出等药物治疗，以预防伤口感染，促进伤口引流及愈合等。告知患者药物名称、用药目的、使用方法及相关注意事项。观察药物疗效及可能出现的不良反应。

（6）健康宣教。

1）告知患者患侧伤口勿受压，不要随意撕扯伤口纱布，纱布如有松脱，立即告知医护人员，予以更换。

2）告知患者避免用力咳嗽及进食坚硬、过热食物，以防伤口裂开或出血。

3）告知患者缓解疼痛的方法。

3. 出院指导

（1）饮食与活动：加强营养，食物宜多样化，养成良好的生活习惯，增强抵抗力。

（2）复诊指导：告知患者术后按时复诊的重要性，以便医生了解手术创面恢复情况，并及时进行对症处理。一般于出院一周后到门诊复诊，以后根据疾病恢复情况随诊。如伤口出现红肿、流脓、疼痛、瘙痒等情况提示可能有感染应及时到医院复诊。

（3）健康指导。

1）告知患者出院后进行正确的伤口护理，应保持清洁、干燥，注意观察伤口有无红、肿、痛、渗液等情况。

2）日常应保持外耳清洁，勿用手自行挤压瘘管，避免污水进入瘘管。

3）避免挖耳、防止外伤，避免碰撞伤口。

4）注意劳逸结合，预防感冒，增强机体抵抗力。

5）疾病恢复期间保持良好的心理状态，避免紧张、激动等情绪，以利于疾病康复。

（二）先天性外耳及中耳畸形

1. 术前护理

（1）心理护理：建立良好关系，耐心与患者进行沟通交流，给予必要的情感支持，提高适应能力，使患者能正确面对自身形象的改变，并能采取应对措施恢复自身形象。介绍成功案例，帮助患者建立合理的期望值，取得患者与家属的理解，达成共识，同时增强手术信心。

（2）术前准备。

1）患者准备：①遵医嘱给予术区备皮、行药物过敏试验等；②全麻患者按手术常规要求禁食禁饮；③告知患者术前一日沐浴、修剪指甲，及时清除指甲油，保持全身清洁；男性患者剃净胡须，女性患者勿化妆、佩戴饰物。

2）物品准备：准备术中用物，如心电图、X 线、CT、MRI 等各种检查结果。

3）术前指导：向患者详细讲解手术的基本过程和术中的配合方法，指导患者进行呼吸训练、床上使用便器等。

（3）饮食护理：根据营养风险评估量表及 BMI 对患者的营养状态进行评估，有针对性地对患者进行个体化饮食指导，以清淡、易消化软食为主，避免进食辛辣、刺激性食物，禁烟酒。

2. 术后护理

（1）病情观察。

1）观察生命体征及血氧饱和度变化，特别是体温和呼吸情况。

2）观察伤口敷料是否清洁、干燥，若渗血较多，应告知医生，协助医生查明出血原因，排除因手术原因导致的出血。

（2）专科护理。

1）遵医嘱严密观察并记录生命体征的变化。特别注意患者的呼吸，若出现呼吸困难或呼吸急促，需警惕气胸的发生。

2）全麻清醒后取平卧位或健侧卧位，避免患耳受压。

3）观察伤口有无渗血及血肿，观察皮瓣血供情况并记录，如有异常及时报告医生。胸部取肋软骨的患者，注意胸部伤口的护理：①胸带加压包扎伤口，防止伤口出血；②观察伤口处有无渗血；③鼓励患者咳嗽、咳痰，定时雾化吸入，尽早下地活动，防止肺部感染；④观察呼吸，评估患者有无气胸。

4）负压引流管一般持续引流 7 天，观察引流液的颜色、性状及量，及时记录；保持引流管通畅，防止引流管脱落，如有异常，及时通知医生查看。

5）及时评估疼痛的部位、性质和持续时间，必要时遵医嘱给予镇痛药；咳嗽时，用双手护住胸部伤口，同时收缩腹部肌肉，使胸部轻轻振动，促进痰液排出。

（3）心理护理：给予患者更多的关心及照顾，主动与患者进行沟通交流，使其有社会归属感。鼓励同病室患者与其交流，消除自卑感。

（4）饮食护理：指导患者进食高蛋白、高热量富含粗纤维的食物，从流食逐渐过渡到普食，忌食辛辣刺激性食物或带骨刺硬性食物。

（5）用药指导：遵医嘱给予抗菌药物、改善循环等药物治疗，预防伤口感染、改善内耳血液循环、促进伤口引流及愈合等。告知患者药物名称、用药目的、使用方法及相关注意事项。观察药物疗效及可能出现的不良反应。

（6）健康宣教。

1）告知患者患耳勿受压，可选择平卧位或健侧卧位。

2）告知患者家属观察伤口有无渗血及血肿，观察皮瓣血供情况，如有异常及时报告医生。

3）保持引流管通畅，防止引流管脱落，如有异常，及时通知医生。

4）告知患者正确、有效的咳嗽咳痰方法。

5）告知患者缓解疼痛的方法。

（7）安全指导：全麻术后观察患者有无乏力、头晕等症状，指导患者首次下床时应渐进下床活动，防止因虚脱而摔倒；教会患者使用床旁呼叫系统，一旦出现头晕、恶心等不适症状时，应即刻采取安全措施：手扶固定物体、及时卧床，并通知医务人员；老年人活动时应注意地面湿滑，防止摔倒，儿童患者注意不要随处跑动，以免撞伤。

3. 出院指导

（1）饮食与活动：恢复期应禁刺激性食物、禁烟酒，选择富含蛋白质、维生素的饮食（如瘦肉、新鲜瓜果蔬菜），增强机体抵抗力。2周内避免重体力劳动及剧烈运动，避免磕碰头部。

（2）复诊指导：告知患者术后按时复诊的重要性，以便医生了解手术创面恢复情况，并及时进行对症处理。一般于出院一周后到门诊复诊，以后根据疾病恢复情况随诊。若伤口出现红肿、感染、再造耳支架外露等情况应及时就诊。

（3）健康指导。

1）耳郭再造手术后患者腿部或胸部有伤口，活动不便时应多加小心，需要家属陪同，避免跌倒。

2）术侧耳部避免受到外力撞击，睡觉时避免受压。防止皮肤破损或受伤，预防冻伤或暴晒等。注意清洁卫生，待创面完全愈合后方可洗澡。

3）疾病恢复期间保持良好的心理状态，避免紧张、激动等情绪，以利于疾病康复。

（三）先天性内耳畸形

1. 术前护理

（1）心理护理：做好疾病的健康教育，说明本疾病的特点与手术的相关注意事项，并告知治疗效果，消除患者焦虑与恐惧情绪，积极配合手术。

（2）术前准备。

1）患者准备：①遵医嘱给予术区备皮、行药物过敏试验等；②全麻患者按手术常规要求禁食禁饮；③告知患者术前一日沐浴、修剪指甲，及时清除指甲油，保持全身清洁；男性患者剃净胡须，女性患者勿化妆、佩戴饰物。

2）物品准备：准备术中用物，如心电图、X线胸片、CT、MRI等各种检查结果。

3）术前指导：向患者详细讲解手术的基本过程和术中的配合方法，呼吸训练、床上使用便器等。

（3）饮食护理：根据患者的进食及身体状况，有针对性地对患者进行个体化饮食指导，以清淡、易消化软食为主，避免进食辛辣、刺激性食物，禁烟酒。

2. 术后护理

（1）病情观察：遵医嘱严密观察并记录生命体征的变化，包括体温、脉搏、呼吸、血压、神志、瞳孔，观察患者有无面瘫、恶心呕吐、高热、寒战、头痛、嗜睡等颅内外并发症，如有异常及时报告医生，配合抢救工作。

（2）专科护理。

1）全麻清醒后，行人工镫骨安装术的患者应平卧、头部制动2~3天，行人工耳蜗植入的患者术后6小时后可头部略抬高15°~30°或取半坐卧位，避免患耳受压。

2）观察伤口有无渗血及血肿，伤口敷料是否松动，如有异常报告医生及时更换。

3）及时评估疼痛的部位、性质和持续时间，必要时遵医嘱给予镇痛药。

（3）心理护理：关心、鼓励患者，多与患者沟通交流，告知其术后可能出现头晕、恶心、伤口疼痛、伤口渗血等现象，避免出现焦虑、恐惧等情绪，为患者及亲属介绍以往成功案例并告知其应做好长期康复训练的准备，帮助患者积极应对。

（4）饮食护理：指导患者进食高蛋白、高热量、富含粗纤维的食物，从流食逐渐过渡到普食，忌食辛辣刺激性食物或带骨刺硬性食物。

（5）用药指导：遵医嘱使用抗菌药物预防感染，若术后出现面瘫，遵医嘱使用糖皮质激素或营养神经的药物，观察用药效果，注意用药后的不良反应。

（6）健康宣教。

1）告知患者患耳勿受压，可选择平卧位或健侧卧位。

2）告知患者避免用力咳嗽及进食坚硬、过热食物，以防伤口裂开或出血。

3）告知患者缓解疼痛的方法。

3. 出院指导

（1）饮食与活动：恢复期应禁刺激性食物、禁烟酒，选择富含蛋白质、维生素的饮食（如蛋类、奶类、新鲜瓜果蔬菜），增强机体抵抗力。避免重体力劳动及剧烈运动，避免磕碰头部，以防止内植部位移位。

（2）复诊指导：告知患者术后按时复诊的重要性，以便医生了解手术创面恢复情况，并及时进行对症处理。一般于出院一周后到门诊复诊，以后根据疾病恢复情况随诊。如伤口出现局部疼痛、红肿、有分泌物等情况应及时到医院复诊。

（3）健康指导。

1）注意保暖，防止感冒，并掌握正确的擤鼻方式，勿用力擤鼻。

2）嘱患者或患儿家属勿让患儿行剧烈运动，以免电极脱落。

3）人工耳蜗术后患者一个月后到医院调试开机，患儿尽早去进行语言培训，训练说话能力。告知患者出院后进行正确的伤口护理，应保持清洁、干燥，注意观察伤口有无红、肿、痛、渗液等情况。

4）疾病恢复期间保持良好的心理状态，避免紧张、激动等情绪，以利于疾病康复。

三、习题

习题

第二节 耳外伤疾病

一、知识要点

（一）耳郭外伤

耳郭外伤是指各种外力因素造成的耳郭损伤。常见的耳郭外伤有挫伤、撕裂伤、切割伤、枪击伤和烧伤等。临床以前两者为多见，可单独发生，亦可伴发头面部损伤。

1.临床表现

（1）耳郭挫伤：轻者仅耳郭皮肤擦伤或局部红肿，多可自愈。重者软骨膜下或皮下积血形成血肿，血肿可波及外耳道，表现为耳郭周围青紫或软骨膜下血肿。

（2）耳郭撕裂伤：轻者仅为一裂口，少量出血。重者有组织缺损，甚至耳郭部分或完全断离，创缘多不整齐。

（3）耳郭切割伤：创缘多较整齐。

（4）耳郭枪击伤：组织多缺失。

（5）耳郭烧伤：依其烧伤程度可见局部红肿、水肿、溃烂、皮肤和软骨坏死，晚期瘢痕组织增生，耳郭发生粘连或畸形。

2.治疗

（1）挫伤引起的小的软骨膜下血肿，以注射器将积血抽出后加压包扎即可；大块的血肿或已凝成血凝块者，则需切开取出凝血块，缝合后加压包扎。处理时需严格无菌操作，防止继发感染。

（2）对有创面的损伤，应彻底清洗伤口，止血、清创、缝合，注意软骨膜不应缝合。清创时应尽可能地保存组织，以免导致严重畸形。

（3）预防感染：术后应用抗菌药物防止感染，对于有创面的不洁损伤，还应注意破伤风抗毒素注射前应做 TAT 皮肤试验，以免发生过敏性休克。

（二）鼓膜外伤

鼓膜外伤是指各种外力因素造成间接或直接的外力损伤。常见的有器械伤、医源性损伤和压力伤等损伤。

1. 临床表现

鼓膜破裂后，患者可突感耳痛、听力下降伴耳鸣，外耳道少量出血和耳内闷塞感。单纯的鼓膜破裂，听力损失较轻。压力伤除引起鼓膜破裂外，还可由于镫骨剧烈运动致内耳受损，出现眩晕、恶心及混合性聋。

2. 治疗

（1）清除外耳道内存留的异物、血凝块和脓液等。保持耳内干燥，如无继发感染，局部禁止滴入任何滴耳液。

（2）预防上呼吸道感染，嘱患者勿用力擤鼻涕，以防来自鼻咽部的感染。如无感染征象，不必应用抗菌药物。

（3）如无继发感染，禁止外耳道冲洗或滴药。穿孔愈合前，禁止游泳或任何液体入耳。

（4）大多数外伤性穿孔 3~4 周内可自行愈合，较大且经久不愈的穿孔可行鼓膜修补术。

（三）脑脊液耳漏

脑脊液耳漏（cerebrospinal fluid otorrhea，CSFO）是指由于各种原因使脑脊液循环系统特别是蛛网膜下腔与中耳相通，以致脑脊液流入中耳，流出外耳道，称为脑脊液耳漏。

1. 临床表现

脑脊液经外耳道流出，初期因混有血液呈浅红色，以后则逐渐变为清亮液体。可能存在头痛、头晕、耳鸣、听力下降、耳内闭塞感等症状。

2. 治疗

外伤性脑脊液耳漏患者经保守治疗多可自愈，采取平卧位，予以抗菌药物预防感染。若保守治疗无效者，则需行手术治疗。化脓性中耳炎并发脑脊液耳漏时，应行乳突探查术，彻底清除病变组织，查找漏口，及时修补。同时给予足量抗菌药物预防或控制感染，并给予脱水剂治疗。

二、护理要点

（一）耳郭外伤

1. 术前护理

（1）心理护理：做好疾病的健康教育，说明本疾病的特点与手术的相关注意事项，并告知治疗效果，使患者做好充分的心理准备，消除患者焦虑与恐惧情绪，积极配合手术。

（2）术前准备：根据患者手术麻醉方式，完善术前检查，按麻醉要求禁食禁饮。向患者及家属讲解术前检查的目的、方法及注意事项。告知患者术前一日沐浴、修剪指甲，及时清除指甲油，保持全身清洁；男性患者剃净胡须，女性患者勿化妆、佩戴饰物；剃除耳郭伤口周围 4~5 cm 范围内的头发。

（3）饮食护理：根据患者的进食及身体状况，有针对性地对患者进行个体化饮食指导，以清淡、易消化软食为主，避免进食辛辣、刺激性食物，禁烟酒。注意饮食卫生，以免出现腹泻、腹胀等不适而影响手术。

2. 术后护理

（1）病情观察。

1）观察生命体征及血氧饱和度变化，特别是体温和呼吸情况。

2）观察伤口敷料是否清洁、干燥，若渗血较多，应告知医生，协助医生查明出血原因，排除因手术原因导致的出血。

（2）专科护理。

1）全麻患者遵医嘱给予氧气吸入，嘱患者及时吐出口腔内分泌物，保持呼吸道通畅。

2）告知患者患侧伤口勿受压，全麻患者清醒后可选择平卧位或健侧卧位，以减少对局部伤口的刺激。

3）术后 24~48 小时后予以换药，保持伤口清洁、干燥。

4）评估疼痛的部位、性质及程度，告知患者可通过转移注意力等方式缓解疼痛；疼痛剧烈者可遵医嘱予以镇痛药物。

（3）心理护理：关心、鼓励患者，多与患者沟通交流，告知其术后可能出现头晕、恶心、伤口疼痛、伤口渗血等现象，避免出现焦虑、恐惧等情绪，帮助患者积极配合治疗。

（4）饮食护理：全麻患者术后 4~6 小时可进食温凉、营养、易消化软食。如有头晕、恶心、呕吐等症状，可待症状缓解后再进食。有基础疾病的患者根据具体情况进行针对性饮食指导。

（5）用药指导：遵医嘱给予抗菌药物、止血等药物治疗，以预防伤口感染，促进伤口愈合等。告知患者药物名称、用药目的、使用方法及相关注意事项。观察药物疗效及可能出现的不良反应。

（6）健康宣教。

1）告知患者患侧伤口勿受压，可选择平卧位或健侧卧位。

2）告知患者避免用力咳嗽及进食坚硬、过热食物，以防伤口裂开或出血。

3）告知患者及亲属保持耳部清洁干燥，耳部伤口敷料渗湿及时更换。

3. 出院指导

（1）饮食与活动：指导患者选择高蛋白质、富含维生素的饮食（如瘦肉、新鲜瓜果蔬菜），以促进伤口愈合和增强机体抵抗力。2 周内避免重体力劳动及剧烈运动，避免磕碰头部。

（2）复诊指导：告知患者术后按时复诊的重要性，以便医生了解手术创面恢复情况，并及时进行对症处理。一般于出院一周后到门诊复诊，以后根据疾病恢复情况随诊。如出现局部疼痛、红肿、有分泌物等情况应及时到医院复诊。

（3）健康指导。

1）告知患者出院后进行正确的伤口护理，应保持清洁、干燥，注意观察伤口有无红、肿、痛、渗液等情况。

2）日常应保持外耳清洁，勿用手自行挤压伤口，避免污水进入伤口。

3）避免挖耳、防止外伤，避免碰撞伤口。

4）注意劳逸结合，预防感冒，增强机体抵抗力。

5）疾病恢复期间保持良好的心理状态，避免紧张、激动等情绪，以利于疾病康复。

（二）鼓膜外伤

1. 术前护理

（1）心理护理：建立良好关系，耐心与患者进行沟通交流，给予必要的情感支持，提高适应能力，使患者能正确面对疾病，介绍成功案例，帮助患者建立合理的期望值，取得患者与家属的理解，达成共识，同时增强手术信心。

（2）术前准备。

1）患者准备：①遵医嘱给予术区备皮、行药物过敏试验等；②全麻患者按手术常规要求禁食禁饮；③告知患者术前一日沐浴、修剪指甲，及时清除指甲油，保持全身清洁；④男性患者剃净胡须，女性患者勿化妆、佩戴饰物。

2）物品准备：准备术中用物，如心电图、X线、CT、MRI等各种检查报告。

3）术前指导：向患者详细讲解手术的基本过程和手术中的配合方法，指导患者进行呼吸训练、床上使用便器等。

（3）饮食护理：根据患者的进食及身体状况，有针对性地对患者进行个体化饮食指导，以清淡、易消化软食为主，避免进食辛辣、刺激性食物，禁烟酒。

2. 术后护理

（1）病情观察。

1）观察生命体征及血氧饱和度变化，特别是体温和呼吸情况。

2）观察伤口敷料是否清洁、干燥，若渗血较多，应告知医生，协助医生查明出血原因，排除因手术原因导致的出血。

（2）专科护理。

1）患者全麻清醒后协助患者取平卧位或健侧卧位，避免患者受压。

2）做好伤口护理，禁止洗耳、滴耳，可用小棉签小心清洁外耳道血痂。

3）预防并发症的发生，当患者出现眩晕、呕吐时，遵医嘱给予口服改善眩晕及呕吐的药物，并做好安全指导，防止跌倒坠床，密切观察患者有无水电解质失衡等症状。

4）及时评估疼痛的部位、性质和持续时间，必要时遵医嘱给予镇痛药。

（3）心理护理：给予患者更多的关心及照顾，主动与患者进行沟通交流，使其有社会归属感。鼓励同病室患者与其交流，增强治疗信心。

（4）饮食护理：指导患者进食营养、易消化、清淡食物，保证蛋白质、维生素的摄入，避免坚硬、辛辣等刺激性食物，增强机体抵抗力，促进伤口愈合。

（5）用药指导：遵医嘱给予抗菌药物、改善循环等药物治疗，预防伤口感染。告知患者药物名称、用药目的、使用方法及相关注意事项。观察药物疗效及可能出现的不良反应。

(6)健康宣教。

1)告知患者患耳勿受压,可选择平卧位或健侧卧位。

2)告知患者家属观察伤口有无渗血及血肿,如有异常及时报告医生。

3)告知患者缓解疼痛的方法。

3. 出院指导

(1)饮食与活动:恢复期应养成良好饮食习惯,禁刺激性食物、禁烟酒,选择富含蛋白质、维生素的饮食(如瘦肉、新鲜瓜果蔬菜),增强机体抵抗力。2周内避免重体力劳动及剧烈运动,避免磕碰头部。

(2)复诊指导:告知患者术后按时复诊的重要性,以便医生了解鼓膜恢复情况,并及时进行对症处理。一般于出院一周后到门诊复诊,以后根据疾病恢复情况随诊。

(3)健康指导。

1)告知患者外伤后3周内外耳道不可进水或滴药,勿用力擤鼻、打喷嚏等,避免继发中耳感染影响鼓膜愈合。

2)术侧耳部避免受到外力撞击,睡觉时避免受压。防止鼓膜再次破损。注意清洁卫生,待创面完全愈合后方可洗澡。

3)疾病恢复期间保持良好的心理状态,避免紧张、激动等情绪,以利于疾病康复。

(三)脑脊液耳漏

1. 术前护理

(1)心理护理:做好疾病的健康教育,说明本疾病的特点与手术的相关注意事项,并告知治疗效果,消除患者焦虑与恐惧情绪,积极配合手术。

(2)术前准备。

1)患者准备:①遵医嘱给予术区备皮、行药物过敏试验等;②全麻患者按手术常规要求禁食禁饮;③告知患者术前一日沐浴、修剪指甲,及时清除指甲油,保持全身清洁;男性患者剃净胡须,女性患者勿化妆、佩戴饰物。④指导患者卧床休息,避免剧烈活动。

2)物品准备:准备术中用物,如心电图、X线、CT、MRI等各种检查结果。

3)术前指导:向患者详细讲解手术的基本过程和术中的配合方法,指导患者进行呼吸训练、床上使用便器等。

(3)饮食护理:根据患者的进食及身体状况,有针对性地对患者进行个体化饮食指导,以清淡、易消化软食为主,避免进食辛辣、刺激性食物,禁烟酒。

2. 术后护理

(1)病情观察:遵医嘱严密观察并记录生命体征的变化,包括体温、脉搏、呼吸、血压、神志、瞳孔,观察患者有无面瘫、恶心呕吐、高热、寒战、头痛、嗜睡等症状,如有异常及时报告医生,配合抢救工作。

(2)观察外耳道有无液体流出,记录流出液体的颜色、性质、量并告知医生。

(3)专科护理。

1)患者应予以平卧位，避免患耳受压。

2)观察伤口有无渗血及血肿，伤口敷料是否松动，如有异常报告医生及时更换。

3)及时评估疼痛的部位、性质和持续时间，必要时遵医嘱给予镇痛药。

（4）心理护理：多与患者沟通交流，关心、鼓励患者，告知其术后可能出现头晕、恶心、伤口疼痛、伤口渗血等现象，避免出现焦虑、恐惧等情绪，帮助患者积极应对。

（5）饮食护理：指导患者进食营养、易消化、清淡食物，保证蛋白质、维生素的摄入，避免坚硬、辛辣等刺激性食物，增强机体抵抗力，促进伤口愈合。

（6）用药指导：遵医嘱使用抗菌药物预防感染，若术后出现面瘫，遵医嘱使用糖皮质激素或营养神经的药物，观察用药效果，注意用药后的不良反应。

（7）健康宣教。

1)告知患者患耳勿受压，可选择平卧位或健侧卧位。

2)告知患者家属，不要用力咳嗽、擤鼻涕，避免颅内压升高，导致脑脊液流出更多。

3)尽量卧床休息。

3. 出院指导

（1）饮食与活动：恢复期应禁刺激性食物、禁烟酒，选择高蛋白质、富含维生素的饮食（如瘦肉、新鲜瓜果蔬菜），增强机体抵抗力。避免重体力劳动及剧烈运动，避免磕碰头部。

（2）复诊指导：告知患者术后按时复诊的重要性，以便医生了解手术创面恢复情况，并及时进行对症处理。一般于出院一周后到门诊复诊，以后根据疾病恢复情况随诊。如伤口出现局部疼痛、红肿、有分泌物等情况应及时到医院复诊。

（3）健康指导。

1)注意保暖，防止感冒，并掌握正确的擤鼻方式，勿用力擤鼻。

2)嘱患者避免剧烈运动。

3)告知患者出院后进行正确的伤口护理，应保持清洁、干燥，注意观察伤口有无红、肿、痛、渗液等情况。

4)避免挖耳、防止外伤，避免碰撞伤口，日常生活中做好自身防护。

5)疾病恢复期间保持良好的心理状态，避免紧张、激动等情绪，以利于疾病康复。

三、习题

习题

第三节　外耳疾病

一、知识要点

(一)耳郭假囊肿

耳郭假囊肿又名耳郭非化脓性软骨膜炎、耳郭浆液性软骨膜炎、耳郭软骨间积液等。是指耳郭软骨夹层内的非化脓性浆液性积液所形成的囊肿。多发生于一侧耳郭的外侧前面上半部，内为浆液性渗出液，形成囊肿样隆起。男性发病多于女性，多发于 20~50 岁成年人，常发生于单侧耳郭。

1.临床表现

(1)症状：患者常偶然发现耳郭前上方局限性隆起，逐渐增大。小者可无任何症状，大的可有胀感、波动感、灼热感或痒感，常无痛感或仅感微痛。

(2)体征：囊性隆起多位于舟状窝、三角窝，偶可波及耳甲腔，但不侵及耳郭后面。囊肿边界清楚，皮肤色泽正常。透照时透光度良好，可与血肿区别。穿刺抽吸时，可抽出淡黄色清亮液体，培养无细菌生长。

2.治疗

(1)理疗：起病初期或为小囊肿，可用紫外线照射、超短波、冷敷等理疗方法以促进渗液吸收并控制继续渗出。

(2)穿刺抽液、局部压迫法：在严格无菌条件下将囊液抽出，然后用石膏固定压迫局部或用细纱条等物压迫局部后，以纱布、绷带进行包扎。也可用两片圆形(直径约1.5 cm)的磁铁置于囊肿部位的耳郭前后，用磁铁吸力压迫局部。

(3)手术：久治不愈者可行手术治疗，切除部分囊壁，清除积液后加压包扎。

(二)外耳道耵聍栓塞

外耳道软骨部皮肤具有耵聍腺，其分泌物称耵聍。耵聍分泌过多或排除受阻时，逐渐形成团块，阻塞外耳道，称外耳道耵聍栓塞。

1.临床表现

(1)根据耵聍大小、阻塞部位及阻塞程度的不同，症状也会有所不同。

1)耵聍小、未完全阻塞耳道时，仅有局部瘙痒感。

2)耵聍大、完全阻塞耳道时，可有听力减退、耳闷塞感，并伴耳痛、眩晕。

3)耵聍阻塞外耳道后壁时，可有咳嗽症状。

(2)如有感染，外耳道皮肤红肿可致耳痛加剧，有脓液。

2.治疗

取出耵聍是唯一的治疗方法，操作时应耐心、细致，动作轻柔，避免损伤外耳道及鼓膜。

（1）对可活动、未完全阻塞外耳道的耵聍可用膝状镊或耵聍钩取出。较软的耵聍可将其与外耳道壁分离后分次取出。较硬者用耵聍钩从外耳道后上壁将耵聍与外耳道壁分离出缝隙后，将耵聍钩扎入耵聍团块中间，慢慢钩出，尽量完整取出。

（2）耵聍干硬难以取出者，可先滴入5%碳酸氢钠溶液，每天滴4~6次，待耵聍软化后用0.9%氯化钠注射液冲洗外耳道清除。已有外耳道感染者，给予抗菌药物控制炎症。

（3）耵聍较深难以取出或儿童等配合欠佳者，可在充分软化耵聍后在耳内镜辅助下清理，以便充分清理外耳道耵聍，操作时避免损伤外耳道及鼓膜。

(三) 外耳道疖

外耳道疖是外耳道皮肤毛囊或皮脂腺的局限性化脓性炎症。好发于外耳道软骨部。

1. 临床表现

（1）症状：早期为剧烈跳动性耳痛，张口、咀嚼时加重，可放射至同侧头部。多感全身不适，体温可微升，甚至影响睡眠和工作。疖肿堵塞外耳道时，可有耳鸣及耳闷。疖肿溃破后则症状减轻。

（2）体征：检查有耳郭牵拉痛及耳屏压痛，外耳道软骨部可见皮肤疖肿。脓肿成熟破溃后，外耳道有浓稠脓液流出耳外，可混有血液，此时耳痛减轻。外耳道后壁疖肿可有耳后沟及乳突区红肿，易误诊为乳突炎。应注意与急性乳突炎鉴别。

2. 治疗

（1）局部治疗：根据疖的不同阶段采取不同的治疗方法。

1）早期可局部热敷或行超短波透热等理疗，可起到消炎消肿、缓解疼痛的作用。

2）局部尚未化脓者用1%~3%酚甘油或10%鱼石脂甘油滴耳，或用前两种药液纱条敷于患处，每天更换纱条2次。

3）疖肿成熟后及时挑破脓头或切开引流。用3%过氧化氢溶液清洁外耳道脓液及分泌物。

（2）全身治疗：应用抗菌药物控制感染，必要时使用镇静药、镇痛药。

(四) 外耳道异物

外耳道异物是指体积小的物体或虫类等进入外耳道，多见于儿童。异物种类可分为动物性异物（如昆虫等）、植物性异物（如豆类、谷类、小果核等）和非生物性异物（如小玩具、铁屑、石子、玻璃珠等）三类。

1. 临床表现

成人一般可以感知耳内异物，儿童则通常在耳鼻咽喉科就诊时被发现。临床表现因异物的大小、种类而异。

（1）小而无刺激性的非生物性异物可不引起症状。一般异物愈大、愈接近鼓膜，症状愈明显。

（2）活昆虫等动物性异物可爬行骚动，引起剧烈耳痛、噪声，使患者惊恐不安，甚至损伤鼓膜。

（3）豆类等植物性异物如遇水膨胀，阻塞外耳道，可引起耳闷胀感、耳痛及听力减退，并可继发外耳道炎。

（4）遇水不改变形状的异物，停留在外耳道可无症状。久之可合并感染，或被耵聍包裹形成耵聍栓塞。

（5）锐利坚硬的异物可损伤鼓膜。异物刺激外耳道、鼓膜偶可引起反射性咳嗽或眩晕。

2.治疗

根据异物的种类、大小和形状，选择合适的器械和正确的方法取出。

（1）异物位置未越过外耳道峡部、未嵌顿于外耳道时，可用耵聍钩直接钩出。

（2）活动性昆虫类异物，因多数昆虫不能倒退爬行或在外耳道内旋转，导致昆虫不间断向鼓膜爬行，因此宜先用油类、乙醇等滴入耳内，或用浸有乙醚（或其他挥发性麻醉剂）的棉球置于外耳道数分钟，将昆虫黏附、麻醉或杀死后用镊子取出或冲洗排出。

（3）对于坚硬的球形异物比如玻璃球、圆珠子等，可能因不易抓牢而难以取出，常用直角弯钩越过异物或用大吸管吸住异物将其取出。如异物较大且于外耳道深部嵌顿较紧，需在局麻或全身麻醉下取出异物。幼儿患者宜在短暂全麻下取出异物，以免因术中不合作造成损伤或将异物推向深处。

（4）外耳道异物继发感染者，可先行抗感染治疗，待炎症消退后再取异物，或取出异物后积极治疗外耳道炎。

二、护理要点

（一）耳郭假囊肿

1.术前护理

（1）心理护理：做好疾病的健康教育，告知患者及家属手术目的、意义以及手术前的注意事项，并告知治疗效果，消除患者焦虑与恐惧情绪，积极配合手术。

（2）术前准备：根据患者手术麻醉方式，完善术前检查，按麻醉要求禁食禁饮。向患者及家属讲解术前检查的目的、方法及注意事项。告知患者术前一日沐浴、修剪指甲，及时清除指甲油，保持全身清洁；男性患者剃净胡须，女性患者勿化妆、佩戴饰物。

（3）饮食护理：术前可进食高蛋白、高热量、富含维生素，清淡、易消化的食物，避免进食辛辣、刺激性食物，禁烟酒。注意饮食卫生，以免出现腹泻、腹胀等不适而影响手术。

2.术后护理

（1）病情观察：观察生命体征及血氧饱和度变化。

（2）专科护理。

1）协助医生在严格无菌状态下行局部穿刺抽液，并给予加压包扎，避免牵拉患耳，引起不适。

2）对行物理疗法的患者，应认真执行操作规程，并告知患者治疗目的和相关注意事项。

（3）心理护理：了解患者心理状态，给予心理支持，关心、鼓励患者，多与患者沟通交流，告知其术后可能出现伤口疼痛、伤口渗血等现象，避免出现焦虑、恐惧等情绪，帮助患者积极应对。

（4）饮食护理：全麻患者术后4~6小时可进食温凉、营养、易消化软食。如有头晕、恶心、呕吐等症状，可待症状缓解后再进食。有基础疾病的患者根据具体情况进行针对性饮食指导。

（5）用药指导：做好药敏试验，遵医嘱给予抗菌药物等药物治疗，以预防伤口感染，促进伤口愈合等。做好用药指导，注意观察患者用药的反应。

（6）健康宣教。

1）告知患者患侧伤口勿受压，可选择平卧位或健侧卧位。

2）注意耳郭的温度和颜色。

3）告知患者勿用于抓挠伤口，保持伤口清洁干燥。

3. 出院指导

（1）饮食与活动：恢复期应禁刺激性食物、禁烟酒，选择高蛋白质、富含维生素的饮食（如瘦肉、新鲜瓜果蔬菜），增强机体抵抗力。术后短期内避免重体力劳动及剧烈运动，避免磕碰头部。

（2）复诊指导：告知患者术后按时复诊的重要性，以便医生了解手术创面恢复情况，并及时进行对症处理。一般于出院一周后到门诊复诊，以后根据疾病恢复情况随诊。如出现局部疼痛、红肿、有分泌物等情况应及时到医院复诊。

（3）健康指导。

1）保持耳郭囊肿部位清洁，勿乱敷药物，以免继发感染引起化脓性软骨膜炎而导致耳郭畸形。

2）注意避免对耳郭的机械性刺激，如指导患者睡觉时使用软枕头，勿经常触摸或挤压耳郭等，防止造成局部微循环障碍。

3）疾病恢复期间保持良好的心理状态，避免紧张、激动等情绪，以利于疾病康复。

（二）外耳道耵聍栓塞

1. 心理护理

向患者及亲属说明本疾病的特点与操作的注意事项，耐心解答患者及家属的疑问并告知治疗效果，消除患者焦虑与恐惧情绪，积极配合。

2. 饮食护理

根据患者的进食及身体状况，有针对性地对患者进行个体化饮食指导，以清淡、易消化软食为主，避免进食辛辣、刺激性食物，禁烟酒。

3. 病情观察

观察患者有无听力下降、耳鸣、耳痛、眩晕等症状。

4. 专科护理

（1）耵聍坚硬难以取出的患者，遵医嘱按时滴药，并观察耵聍软化情况，防止皮肤破损引起感染。

（2）合并外耳道感染者，遵医嘱给予抗菌药物治疗，待感染控制后再取出耵聍。

（3）配合医生取耵聍时，操作要轻柔，注意保持周围环境安全，避免他人撞击，以免伤及患者外耳道及鼓膜。

5. 用药指导

遵医嘱给予抗菌药物，预防伤口感染。告知患者药物名称、用药目的、使用方法及相关注意事项。

6. 健康宣教

（1）耵聍腺分泌过盛或耵聍排出受阻的患者，嘱其定期清除，防止耵聍堆积成团而阻塞外耳道。

（2）减少脂肪类食品的摄入，以减少油性耵聍的产生。

（3）改掉经常挖耳的不良习惯，减少外耳道因各种刺激导致耵聍分泌过多。

（三）外耳道疖

1. 心理护理

做好疾病的健康教育，说明本疾病的特点与治疗相关注意事项，并告知治疗效果，消除患者焦虑与恐惧情绪，积极配合治疗。

2. 饮食护理

根据患者的进食及身体状况，有针对性地对患者进行个体化饮食指导，以清淡、易消化软食为主，多吃高纤维食物，预防便秘，保持大便通畅。避免进食辛辣、刺激性食物，禁烟酒。

3. 病情观察

（1）观察患者生命体征，特别是体温的变化。

（2）观察患者外耳道有无隆起的疖肿，有无牵拉痛，耳前或耳后淋巴结有无肿大。

4. 专科护理

（1）疖肿成熟后及时挑破脓头或切开引流。用3%过氧化氢清洁外耳道脓液及分泌物。可放置无菌纱条引流，每天换药，注意观察引流情况。

（2）遵医嘱使用滴耳液，观察患者用药后有无眩晕等症状。

5. 用药指导

遵医嘱口服或注射抗菌药物控制感染，多选用青霉素类或头孢菌素类抗菌药物，注意观察用药效果及用药后的不良反应。

6. 健康宣教

（1）指导患者纠正不良挖耳习惯。

（2）游泳或洗头时戴耳塞，污水入耳内时应立即拭干，保持外耳道清洁、干燥。急性期和治疗恢复期均应禁止游泳。

（三）外耳道异物

1. 术前护理

（1）心理护理：做好疾病的健康教育，说明本疾病的特点与手术的相关注意事项，并告知治疗效果，消除患者焦虑与恐惧情绪，积极配合手术。

（2）术前准备：根据患者手术麻醉方式，完善术前检查，按麻醉要求禁食禁饮。向患者及家属讲解术前检查的目的、方法及注意事项。告知患者术前一日沐浴、修剪指甲，及时清除指甲油，保持全身清洁；男性患者剃净胡须，女性患者勿化妆、佩戴饰物。

（3）饮食护理：根据患者的进食及身体状况，有针对性地对患者进行个体化饮食指导，以清淡、易消化软食为主，避免进食辛辣、刺激性食物，禁烟酒。

2. 术后护理

（1）病情观察：观察生命体征及血氧饱和度变化。

（2）专科护理。

1）配合医生取出异物时，保持周围环境安全，避免他人撞击。

2）观察患者症状，遵医嘱应用抗菌药物，预防和控制外耳道感染。

（3）心理护理：关心、鼓励患者，多与患者沟通交流，告知其术后可能出现伤口疼痛、伤口渗血等现象，避免出现焦虑、恐惧等情绪，帮助患者积极应对。

（4）饮食护理：全麻患者术后 4~6 小时可进食温凉、营养、易消化软食。如有头晕、恶心、呕吐等症状，可待症状缓解后再进食。有基础疾病的患者根据具体情况进行针对性饮食指导。

（5）用药指导：遵医嘱给予抗菌药物等药物治疗，以预防伤口感染，促进伤口愈合等。告知患者药物名称、用药目的、使用方法及相关注意事项。观察药物疗效及可能出现的不良反应。

（6）健康宣教。

1）告知患者患侧伤口勿受压，可选择平卧位或健侧卧位。

2）告知患者缓解疼痛的方法。

3）告知患者外耳道异物的预防及处理知识。

3. 出院指导

（1）饮食与活动：恢复期应禁刺激性食物、禁烟酒，选择富含蛋白质、维生素的饮食（如瘦肉、新鲜瓜果蔬菜），增强机体抵抗力。

（2）复诊指导：告知患者术后按时复诊的必要性，以便医生了解手术创面恢复情况，并及时进行对症处理。一般于出院一周后到门诊复诊，以后根据疾病恢复情况随诊。

（3）健康指导。

1）教育儿童不要将小玩物塞入耳内，成人应改掉用棉签棒、火柴棍等坚硬物体挖耳的习惯，以防异物残留耳内。

2）卧室内消灭蟑螂，尽量不要放置土栽植物等，野外露宿时要加强防护，防止昆虫进入耳内。

3）告知患者一旦异物入耳，应及时就医，切勿盲目自行取出物，以免将异物推入甚至损伤鼓膜。

4）特殊工作环境者，应注意保护耳朵，防止小石子、铁屑、木屑等进入耳内。

三、习题

习题

第四节 中耳疾病

一、知识要点

(一)分泌性中耳炎

分泌性中耳炎是以传导性聋及鼓室积液为主要特征的中耳非化脓性炎性疾病。冬春季多发,是儿童和成人常见的听力下降原因之一。中耳积液可为浆液性分泌液或渗出液,亦可为黏液。该疾病可分为急性和慢性两种。急性分泌性中耳炎病程延续8周,若8周后未愈者即可称为慢性分泌性中耳炎。慢性分泌性中耳炎多由急性分泌性中耳炎迁延转化而来,亦可缓慢起病而没有急性中耳炎经历。

1.临床表现

(1)症状。

1)听力减退:听力下降、自听增强感。头位前倾或偏向健侧时,因积液离开蜗窗而听力改善(变位性听力改善)。小儿常因对声音反应迟钝,注意力不集中而就医。

2)耳痛:急性者可有隐隐耳痛,可为持续性,亦可为阵痛。慢性者耳痛不明显。

3)耳闷:耳内闭塞或闷胀感,反复按压耳屏后可暂时减轻。

4)耳鸣:多为低调间歇性,如"噼啪"声、嗡嗡声及流水声等。当头部运动或打呵欠、捏鼻鼓气时,耳内可出现气过水声。

(2)体征。

1)急性者鼓膜松弛部或全鼓膜充血内陷,表现为光锥缩短、变形或消失,锤骨柄向后上移位,锤骨短突明显外突。鼓室积液时鼓膜无正常光泽,呈淡黄、橙红油亮或琥珀色。

2)慢性者鼓膜可呈灰蓝或乳白色,鼓膜紧张部有扩张的微血管。若液体未充满鼓室,可透过鼓膜见到液平面。

2.治疗

病因治疗,改善中耳通气引流和清除积液为本疾病的治疗原则。

（1）非手术治疗。

1）急性期可根据病变严重程度选用合适的抗菌药物。

2）可用1%麻黄碱和含有激素的抗菌药物滴鼻液交替滴鼻，每天3~4次，以保持鼻腔及咽鼓管引流通畅。注意应采取仰卧头低位的滴鼻体位。

3）使用稀化黏素类药物有利于纤毛的排泄功能，降低咽鼓管黏膜的表面张力和咽鼓管开放的压力。

4）使用糖皮质激素类药物作为辅助治疗，如地塞米松或泼尼松等。

5）咽鼓管吹张：慢性期可采用捏鼻鼓气法、波氏球法或导管法。

（2）手术治疗：可根据病情行鼓膜穿刺抽液、鼓膜切开术、鼓室置管术等。积极治疗鼻腔及鼻咽部疾病，如鼻息肉切除术、鼻中隔矫正术、腺样体切除术等。

（二）急性化脓性中耳炎

急性化脓性中耳炎是中耳黏膜的急性化脓性炎症，病变主要位于鼓室，好发于儿童，冬、春季多见，常继发于上呼吸道感染。

1. 临床表现

（1）症状。

1）耳痛：多数患者鼓膜穿孔前疼痛剧烈，搏动性跳痛或刺痛可向同侧头部或牙齿放射，鼓膜穿孔流脓后耳痛减轻。

2）听力减退及耳鸣：病程初期常有明显耳闷、低调耳鸣和听力减退。鼓膜穿孔排脓后耳聋反而减轻，原因是影响鼓膜及听骨链活动的脓液已排出。耳痛剧烈者，听觉障碍常被忽略。有的患者可伴眩晕。

3）流脓：鼓膜穿孔后耳内有液体流出，初为脓血样，以后变为黏脓性分泌物。

4）全身症状：轻重不一。可有畏寒、发热、倦怠、食欲减退。小儿全身症状较重，常伴呕吐、腹泻等类似消化道中毒症状。一旦鼓膜穿孔，体温很快恢复正常，全身症状明显减轻。

（2）体征。

1）耳镜检查：起病早期，鼓膜松弛部充血，锤骨柄及紧张部周边可见放射状扩张的血管。继之鼓膜弥漫性充血、肿胀、向外膨出，正常标志消失，局部可见小黄点。如炎症不能得到及时控制可发展为鼓膜穿孔。坏死型者鼓膜迅速融溃，形成大穿孔。

2）耳部触诊：乳突部可有轻微压痛，鼓窦区较明显。

2. 治疗

控制感染，通畅引流，祛除病因为本疾病的治疗原则。

（1）全身治疗：及早应用足量抗菌药物控制感染。一般可用青霉素类、头孢菌素类等药物。如早期治疗及时得当，可防止鼓膜穿孔。鼓膜穿孔后取脓液作细菌培养及药敏试验，参照其结果改用敏感抗菌药物。全身症状重者给予补液等支持疗法。

（2）局部治疗。

1）鼓膜穿孔前：可用1%酚甘油滴耳，消炎止痛，用鼻减充血剂滴鼻液滴鼻（仰卧悬头位），可改善咽鼓管通畅度，减轻局部炎症。如全身及局部症状较重，鼓膜明显膨出，经一般治疗后无明显减轻，可在无菌操作下行鼓膜切开术，以利通畅引流。对有耳郭后上区红肿压痛，怀疑并发急性乳突炎者，行 CT 扫描证实后应考虑行乳突切开引流术。

2）鼓膜穿孔后：先用 3% 过氧化氢彻底清洗并拭净外耳道脓液或用吸引器将脓液吸净。局部用抗菌药物水溶液滴耳，禁止使用粉剂，以免与脓液结块影响引流。脓液减少、炎症逐渐消退时，可用乙醇制剂，如 3% 硼酸乙醇甘油、3% 硼酸乙醇、5% 氯霉素甘油等滴耳。感染完全控制、炎症彻底消退后，部分患者的鼓膜穿孔可自行愈合。

（3）病因治疗：积极治疗鼻腔、鼻窦、咽部与鼻咽部慢性疾病，如肥厚性鼻炎、慢性鼻窦炎、腺样体肥大等，有助于防止中耳炎复发。

（三）慢性化脓性中耳炎

慢性化脓性中耳炎是中耳黏膜、骨膜或深达骨质的慢性化脓性炎症，以间断流脓、鼓膜紧张部穿孔和听力下降为特点，常因急性中耳炎延误治疗或治疗不当，迁延而来。慢性化脓性中耳炎是耳科常见病，严重者可导致耳源性颅内、外并发症。

1. 临床表现

（1）症状。

1）反复流脓：流脓可反复发作，随着感染的控制，脓液可消失，也可因机体抵抗力下降等诱因再次流脓，甚至持续流脓。分泌物为黏脓性，如有肉芽组织生长偶可混有血迹。

2）听力下降：多为传导性聋，轻者可无自觉症状，当组织粘连或听小骨破坏等病变严重时，气骨导间距可至 40 dB 以上，甚至出现混合性聋。

3）耳鸣：部分患者可有低调耳鸣，病史较长并有高调耳鸣提示内耳损伤。

（2）体征。

1）鼓膜紧张部穿孔，大小不一，多为单发。残余鼓膜可有钙化，亦可伴有穿孔缘周围的溃疡和肉芽组织生长。部分愈合的鼓膜则显菲薄，若有感染存在可明显增厚充血，失去正常半透明状态。

2）鼓室内壁黏膜可充血，甚至肿胀增厚，亦可形成肉芽、息肉由穿孔处凸入外耳道。外耳道与鼓室内可有脓性分泌物，应注意观察有无真菌感染。

2. 治疗

治疗原则为消除病因，控制感染，清除病灶，通畅引流，尽可能恢复听力。

（1）药物治疗：引流通畅者以局部药物为主，急性发作时应全身应用抗菌药物。

1）局部用药：鼓室黏膜充血、水肿，分泌物较多时给予抗菌药物溶液或抗菌药物与糖皮质激素混合液滴耳。鼓室黏膜湿润、脓液较少时，可用乙醇或甘油制剂等。

2）局部用药注意事项：清除鼓室内分泌物是慢性化脓性中耳炎治疗成功的关键之一。用药前通常可先用 3% 过氧化氢溶液洗耳，洗净后再点药。忌用氨基糖苷类抗菌药物等耳毒性药物滴耳，以免引起听力下降。忌用粉剂，因其可能堵塞穿孔妨碍引流。尽量不用有色药物，以防影响局部观察。中耳腔内忌用含酚类、砷类腐蚀剂。

（2）手术治疗：慢性化脓性中耳炎待流脓停止、耳内干燥后，积极治疗中耳慢性病变以保留或改善听力，鼓膜穿孔不愈合应及时行鼓室成形术。

（3）病因治疗：及时治愈急性化脓性中耳炎，积极治疗鼻咽部慢性疾病，如慢性化脓性鼻窦炎、慢性扁桃体炎、腺样体肥大等。

(四)中耳胆脂瘤

中耳胆脂瘤为非真性肿瘤,是指角化的鳞状上皮在中耳内形成,呈囊性结构,囊内除充满角化物和脱落上皮外,中间堆积了白色脱落的上皮组织或含胆固醇结晶,并逐渐扩大后形成胆脂瘤,且有破坏骨壁的趋势。

1.临床表现

(1)耳流脓:因脱落上皮易被厌氧菌感染使脓液有恶臭,量多少不等。当肉芽组织生长时,可有血性分泌物。脓液的多少则与袋口的引流状况和感染程度有关。

(2)听力下降:听力检查有不同程度的传导性聋,传导性耳聋听力下降的程度与听骨链受累程度以及鼓膜形态是否正常有关。因破坏的听骨链被胆脂瘤代替连接,听力可接近正常。当炎症累及内耳则可引起骨导阈值上升和耳鸣。

(3)面神经麻痹:当胆脂瘤感染累及面神经或压迫到面神经时,可能发生面神经麻痹的症状,可于发病初期行面神经减压术,预后良好。

(4)眩晕:当迷路骨壁被破坏会形成迷路瘘孔,而细菌毒素导致迷路炎症时可产生眩晕;耳道压力改变时也发生眩晕。

(5)其他颅内并发症:因抗菌药物普遍应用,颅内并发症发病率明显降低,但仍有发生。因预后严重,需紧急处理,必须引起重视。

2.治疗

应尽早手术治疗。治疗原则为彻底清除胆脂瘤及其他肉芽和炎性病变,努力保存和改善听觉功能,尽量保持外耳道的生理结构和功能。

二、护理要点

(一)分泌性中耳炎

1.术前护理

(1)心理护理:做好疾病的健康教育,说明本疾病的特点与手术的相关注意事项,并告知治疗效果,消除患者焦虑与恐惧情绪,积极配合手术。

(2)术前准备。

1)患者准备:①遵医嘱给予术区备皮、行药物过敏试验等;②全麻患者按手术常规要求禁食禁饮;③告知患者术前一日沐浴、修剪指甲,及时清除指甲油,保持全身清洁;男性患者剃净胡须,女性患者勿化妆、佩戴饰物。

2)物品准备:准备术中用物,如心电图、X线、CT、MRI等各种检查报告。

3)术前指导:向患者详细讲解手术的基本过程和术中的配合方法,呼吸训练、床上使用便器等。

(3)饮食护理:根据患者的进食及身体状况,有针对性地对患者进行个体化饮食指导,以清淡、易消化软食为主,避免进食坚硬、辛辣、刺激性食物,禁烟酒。注意饮食卫生,以免出现腹泻、腹胀等不适而影响手术。

2. 术后护理

（1）病情观察。

1）观察生命体征及血氧饱和度变化。

2）观察外耳道有无血性液体流出以及液体颜色、量，如有活动性出血应立即报告医生。

3）注意观察有无面瘫、头晕、恶心等并发症。

（2）专科护理。

1）鼓膜置管患者头部不可过度活动和摇晃。

2）告知患者患侧伤口勿受压，全麻患者清醒后可选择平卧位或健侧卧位，以减少对局部伤口的刺激。

3）防止术耳进水，以免引起中耳感染。

（3）心理护理：关心、鼓励患者，多与患者沟通交流，告知其术后可能出现头晕、伤口疼痛、伤口渗血等现象，避免出现焦虑、恐惧等情绪，帮助患者积极应对。

（4）饮食护理：全麻患者术后4~6小时可进食温凉、营养、易消化软食。如有头晕、恶心、呕吐等症状，可待症状缓解后再进食。有基础疾病的患者根据具体情况进行针对性饮食指导。

（5）用药指导：遵医嘱使用抗菌药物、类固醇激素类药物控制感染。告知患者药物名称、用药目的、使用方法及相关注意事项。观察药物疗效及可能出现的不良反应。

（6）健康宣教。

1）告知患者患侧伤口勿受压，可选择平卧位或健侧卧位。

2）头部不可过度活动和摇晃。

3）防止术耳进水，以免引起中耳感染。

3. 出院指导

（1）饮食与活动：恢复期应禁刺激性食物、禁烟酒，选择富含蛋白质、维生素的饮食（如瘦肉、新鲜瓜果蔬菜），增强机体抵抗力。2周内避免重体力劳动及剧烈运动，避免磕碰头部。

（2）复诊指导：告知患者术后按时复诊的重要性，以便医生了解手术创面恢复情况，并及时进行对症处理。一般于出院一周后到门诊复诊，以后根据疾病恢复情况随诊。如出现伤口出现局部疼痛、有分泌物等情况应及时到医院复诊。

（3）健康指导。

1）指导患者正确使用滴/喷鼻剂、抗菌药物、促进纤毛运动的药物及糖皮质激素类药物等。

2）加强锻炼，增强机体抵抗力，防止感冒。

3）儿童患本疾病时易被忽视，如一耳患病，另一耳听力正常，可长期不被察觉，家长及老师应提高对本疾病的认识。10岁以下儿童可酌情行筛选性声导抗测试。

4）进行鼓膜穿刺、置管的患者要防止污水进入术耳。鼓膜置管未脱落者禁游泳。

5）积极治疗鼻、咽部疾病，成人慢性分泌性中耳炎应注意排除鼻咽癌，尽早行鼻咽镜检查和鼻咽部活检。

6)疾病恢复期间保持良好的心理状态,避免紧张、激动等情绪,以利于疾病康复。

(二)急性化脓性中耳炎

1.心理护理

向患者及家属讲解本疾病的病因及治疗措施使其积极配合治疗,帮助患者建立自信,消除患者焦虑与恐惧情绪。

2.饮食护理

根据患者的进食及身体情况,有针对性给患者进行个体化饮食指导,以清淡,易消化软食为主,避免进食辛辣、刺激性食物,禁烟酒。

3.病情观察

(1)观察患者的生命体征,特别是体温的变化。

(2)观察耳流脓是否逐渐减少或消失。

(3)观察外耳道分泌物的颜色、性质、量及气味。

(4)长时间使用抗菌药物滴耳液滴耳的患者,应注意观察有无合并真菌感染。

4.专科护理

(1)减少患者的活动量,注意休息。

(2)鼓膜穿孔后,每天用3%过氧化氢溶液清洁外耳道2~3次,清除积脓后,拭干,再用0.3%氧氟沙星滴耳液滴耳。

(3)及时评估疼痛的部位、性质和持续时间,必要时遵医嘱给予镇痛药。

(4)持续高热者,观察体温变化,遵医嘱给予物理降温或药物降温,指导患者多饮水,增加液体摄入,以维持体液平衡。

(5)遵医嘱使用0.5%或1%的麻黄碱滴鼻液滴鼻,疏通咽鼓管,加快中耳分泌物的引流。

5.用药指导

遵医嘱给予广谱、敏感的抗菌药物。早期可加用少量糖皮质激素,尽快控制炎症。告知患者药物名称、用药目的、使用方法及相关注意事项。观察药物疗效及可能出现的不良反应。

6.健康宣教

(1)减少患者的活动量,注意休息。

(2)对于高热患者,观察其体温变化,给予物理降温或药物降温,宜多饮水,增加液体摄入,以维持体液平衡。

(3)告知患者缓解疼痛的方法。

(4)对于小儿患者,应指导其母亲采取正确的哺乳姿势,哺乳时应将婴儿抱起,使头部竖直,人工喂养所用奶嘴的大小要合适,防止因乳汁经鼻腔反流进入中耳腔。

(5)及时清理外耳道脓液,指导正确的滴鼻、滴耳及擤鼻方法。嘱患者坚持治疗,定期随访。

(6)加强锻炼,增强机体抵抗力,防止感冒,患上呼吸道感染疾病时应积极治疗。

(7)行鼓膜修补术者避免用力擤鼻、咳嗽等;鼓膜穿孔未愈合者不宜游泳,防止污水进入耳内引起感染。

(三)慢性化脓性中耳炎

1.术前护理

(1)心理护理：做好疾病的健康教育，耐心讲解手术的目的及意义，术中可能出现的情况，如何配合术后的注意事项，使患者有充分的思想准备，减轻焦虑与恐惧情绪，并使其认识到本疾病潜在的危害性，积极配合手术。

(2)术前准备。

1)患者准备：①遵医嘱给予术区备皮、行药物过敏试验等；②全麻患者按手术常规要求禁食禁饮；③告知患者术前一日沐浴、修剪指甲，及时清除指甲油，保持全身清洁；男性患者剃净胡须，女性患者勿化妆、佩戴饰物。

2)物品准备：准备术中用物，如心电图、X线、CT、MRI等各种检查报告。

3)术前指导：向患者详细讲解手术的基本过程和手术中的配合方法，指导患者进行呼吸训练、床上使用便器等。

(3)饮食护理　根据患者的进食及身体状况，有针对性地对患者进行个体化饮食指导，以清淡、易消化软食为主，避免进食坚硬、辛辣、刺激性食物，禁烟酒。注意饮食卫生，以免出现腹泻、腹胀等不适而影响手术。

2.术后护理

(1)病情观察。

1)观察患者生命体征是否平稳、瞳孔、意识、肢体运动及局部渗出情况有无异常。

2)注意患者有无面瘫、眩晕、呕吐和眼震出现，如发现异常，应立即通知医生，并协助处理。

3)严密观察有无头痛、恶心、呕吐、发热及耳后红肿、明显压痛等症状，防止发生颅内、颅外并发症。

(2)专科护理。

1)协助患者卧床休息，患耳朝上或健侧卧位。

2)术后有眩晕的患者应静卧，待眩晕消失后方可起床，卧床患者注意预防静脉血栓栓塞症，指导患者在床上行踝泵运动。

3)注意保持伤口清洁、干燥，避免洗澡时污水入耳，以免术后感染。

(3)心理护理：关心、鼓励患者，病情允许，应尽早下床活动。告知其术后可能出现头晕、伤口疼痛等现象，避免出现焦虑、恐惧等情绪，帮助患者积极应对，加强术后配合。

(4)饮食护理：给予易消化富含营养的清淡饮食，保持大便畅通。避免坚硬、辛辣等刺激性食物，增强机体抵抗力，促进伤口愈合。恶心、呕吐剧烈者，可给予鼻饲饮食或静脉营养。

(5)用药指导：遵医嘱使用抗菌药物，预防和控制感染；告知患者药物名称、用药目的、使用方法及相关注意事项。观察药物疗效及可能出现的不良反应。

(6)健康宣教。

1)告知患者患耳勿受压，可取健侧卧位或平卧位。

2）告知患者术后 1 周内避免打喷嚏和用力擤鼻，防止鼓膜重新裂开。

3）术后有眩晕的患者应静卧，待眩晕消失后方可起床。

4）休养环境宜安静、舒适，减少外界刺激，保证患者睡眠。

3. 出院指导

（1）饮食与活动：恢复期应禁刺激性食物、禁烟酒，选择高蛋白质、富含维生素的饮食（如瘦肉、新鲜瓜果蔬菜），增强机体抵抗力。2 周内避免重体力劳动及剧烈运动，避免磕碰头部。

（2）复诊指导：告知患者术后按时复诊的重要性，以便医生了解手术创面恢复情况，并及时进行对症处理。一般于出院一周后到门诊复诊，以后根据疾病恢复情况随诊。

（3）健康指导。

1）常使用耳机者，收听时间不宜过长，耳机音量不宜过大，尽量减少耳机的使用频次。

2）增强体质，提高机体抵抗力，积极预防和治疗上呼吸道感染。

3）指导并协助患者正确清洁外耳道、使用滴耳药、捏鼻鼓气法等操作，保持外耳道局部清洁，控制伤口感染。

4）告知患者尤其要注意对患耳的卫生保健。出院后，半年内禁游泳，3 个月内禁乘飞机，1 个月内禁用患侧咀嚼坚硬食物，勿食辛辣、刺激性食物，忌烟酒，注意合理饮食。

5）疾病恢复期间保持良好的心理状态，避免紧张、激动等情绪，以利于疾病康复。

（四）中耳胆脂瘤

1. 术前护理

（1）心理护理：做好疾病的健康教育，耐心讲解手术的目的及意义，术中可能出现的情况，如何配合术后的注意事项，使患者有充分的思想准备，减轻焦虑与恐惧情绪，并使其认识到本疾病潜在的危害性，积极配合手术。

（2）术前准备 。

1）患者准备：①遵医嘱给予术区备皮、行药物过敏试验等；②全麻患者按手术常规要求禁食禁饮；③告知患者术前一日沐浴、修剪指甲，及时清除指甲油，保持全身清洁；男性患者剃净胡须，女性患者勿化妆、佩戴饰物。

2）物品准备：准备术中用物，如心电图、X 线、CT、MRI 等各种检查。

3）术前指导：向患者详细讲解手术的基本过程和术中的配合方法，呼吸训练、床上使用便器等。

（3）饮食护理：根据患者的进食及身体状况，有针对性地对患者进行个体化饮食指导，以清淡、易消化软食为主。避免进食辛辣、刺激性食物，禁烟酒。

2. 术后护理

（1）病情观察。

1）观察患者生命体征、瞳孔、意识、肢体运动及局部渗出情况。

2）注意有无面瘫、眩晕、呕吐和眼震出现，如发现异常，应立即通知医生，并协助处理。

3）严密观察有无头痛、恶心、呕吐、发热及耳后红肿、明显压痛等症状，防止发生颅内、颅外并发症。

（2）专科护理。

1）协助患者卧床休息，患耳朝上或健侧卧位。

2）注意保持伤口清洁、干燥，避免洗澡时污水入耳，以免术后感染。

3）术后有眩晕的患者应静卧，待眩晕消失后方可起床，卧床患者注意预防静脉血栓栓塞症，指导患者在床上行踝泵运动。

（3）心理护理：关心、鼓励患者，多与患者沟通交流，告知其术后可能出现头晕、伤口疼痛等现象，避免出现焦虑、恐惧等情绪，帮助患者积极应对。

（4）饮食护理：选择易消化富含营养的清淡饮食，保持大便畅通。避免坚硬、辛辣等刺激性食物，增强机体抵抗力，促进伤口愈合。恶心、呕吐剧烈者，可给予鼻饲饮食或静脉营养。

（5）用药指导：遵医嘱使用抗菌药物，预防和控制感染；告知患者药物名称、用药目的、使用方法及相关注意事项。观察药物疗效及可能出现的不良反应。

（6）健康宣教。

1）保持外耳道清洁，禁止耳内进水。

2）休养环境宜安静、舒适，减少外界刺激，保证患者睡眠。

3）术后有眩晕的患者应静卧，待眩晕消失后方可起床。

3. 出院指导

（1）饮食与活动：恢复期应禁刺激性食物、禁烟酒，选择富含蛋白质、维生素的饮食（如瘦肉、新鲜瓜果蔬菜），增强机体抵抗力。2周内避免重体力劳动及剧烈运动，避免磕碰头部。

（2）复诊指导：告知患者术后按时复诊的重要性，以便医生了解手术创面恢复情况，并及时进行对症处理。一般于出院一周后到门诊复诊，以后根据疾病恢复情况随诊。

（3）健康指导。

1）增强体质，提高机体抵抗力，积极预防和治疗上呼吸道感染。

2）指导并协助患者正确清洁外耳道、使用滴耳药、捏鼻鼓气法等操作，保持外耳道局部清洁，控制伤口感染。

3）疾病恢复期间保持良好的心理状态，避免紧张、激动等情绪，以利于疾病康复。

三、习题

习题

第五节　耳硬化症

一、知识要点

(一)耳硬化症

耳硬化症是内耳骨迷路之密质骨出现灶性疏松导致镫骨足板的活动受限为病理特征，临床上表现为传导性聋的一种中耳疾病。局限性骨质吸收后，代之以血管丰富的海绵状变性及骨质增生。女性发病率约为男性的 2.5 倍，发病年龄以中青年人偏多。

1. 临床表现

(1)进行性听力减退：双耳同时或先后出现缓慢进行性听力减退。

(2)耳鸣：多数患者伴有"嗡嗡"声低声调耳鸣。

(3)眩晕：部分病例可有眩晕。

(4)自听增强：自语声小，吐词清晰，因为有自听增强现象。

(5)韦氏误听现象：患者在嘈杂环境中，反而自觉听力有改善。实际上是由于嘈杂环境中，讲话者主动加大音量，而由于传导性聋使嘈杂的背景噪声被屏蔽，而自觉听力提高，此称为韦氏误听。

(6)女性妊娠、分娩期病情进展加快。

2. 治疗

(1)手术治疗：镫骨切除术是治疗耳硬化症的主要方法，以期改善患者听力，控制病情继续发展。

(2)药物治疗：用于不适宜手术的患者，稳定病情，延缓进展。药物治疗疗效不确定，如口服氟化钠等，关于维生素 D 及补钙疗法，目前尚有争议。

(3)选配助听器：用于不适宜或不愿意接受手术或药物治疗的患者，也可用于术后听力提高不佳者。酌情选配合适的助听器。

二、护理要点

(一)耳硬化症

1. 术前护理

(1)心理护理：根据患者心理状态，有针对性地做好心理疏导。做好疾病的健康教育，说明本疾病的特点与手术的相关注意事项，并告知疾病预后及转归，消除患者焦虑与恐惧情绪，积极配合手术。

（2）术前准备。

1）患者准备：①遵医嘱给予术区备皮、行药物过敏试验等；②全麻患者按手术常规要求禁食禁饮；③告知患者术前一日沐浴、修剪指甲，及时清除指甲油，保持全身清洁；男性患者剃净胡须，女性患者勿化妆、佩戴饰物。

2）物品准备：准备术中用物，如心电图、X线、CT、MRI等各种检查。

3）术前指导：向患者详细讲解手术的基本过程和手术中的配合方法。

（3）饮食护理：根据患者的进食及身体状况，有针对性地对患者进行个体化饮食指导，以高蛋白、高热量、富含维生素的食物为主，避免进食坚硬、辛辣、刺激性食物，禁烟酒。

2. 术后护理

（1）病情观察。

1）观察生命体征、肢体运动等情况。

2）观察有无面瘫的症状，如面肌无力、抬眉困难、眼睑闭合不全等。

（2）专科护理。

1）植入听小骨的患者，保持头部制动48~72小时，避免头部快速运动和外力碰撞，防止听骨移位。

2）眼睑闭合不全的患者给予滴眼液、涂眼膏、睡眠时加盖眼罩等护理措施。

（3）心理护理：关心尊重患者，重视患者心理感受，指导患者采用放松疗法缓解心理压力。加强沟通，避免不良心理情绪产生。

（4）饮食护理：全麻患者术后4~6小时可进食温凉、营养、易消化软食。如有头晕、恶心、呕吐等症状，可待症状缓解后再进食。有基础疾病的患者根据具体情况进行针对性饮食指导。

（5）用药指导：遵医嘱给予抗菌药物，预防和控制感染。告知患者药物名称、用药目的、使用方法及相关注意事项。观察药物疗效及可能出现的不良反应。

（6）健康宣教。

1）告知患者患侧伤口勿受压，可选择平卧位或健侧卧位。

2）告知患者尽量减少头部活动，预防过度运动导致人工镫骨脱位以及淋巴液振动引起的眩晕。如行人工镫骨重建手术，术后为防止镫骨移位，应绝对卧床48小时，保持患者头部制动。

3）若有敷料血性浸湿、伤口剧烈疼痛等异常现象时，应及时通知医护人员进行处理。

3. 出院指导

（1）饮食与活动：恢复期应禁刺激性食物、禁烟酒，选择高蛋白质、含钙丰富、富含维生素的饮食（如奶类瘦肉、新鲜瓜果蔬菜），增强机体抵抗力。避免重体力劳动及剧烈运动如跳水、游泳、打篮球等，避免磕碰头部。

（2）复诊指导：告知患者术后按时复诊的重要性，告知患者及家属复诊时所需的资料、复诊地点、复诊时间，一般于出院一周后到门诊复诊，以后根据疾病恢复情况随诊。如出现局部疼痛、红肿、有分泌物等情况应及时到医院复诊。

（3）健康指导。

1）加强营养，增强体质，预防感冒，提高机体抵抗力。鼻塞时可使用药物滴鼻以保持鼻腔通畅，并告知患者正确的擤鼻方法。

2) 注意保护头部，避免患耳受到外力碰撞。伤口未愈合不宜洗头，防止污水进入耳内。

3) 疾病恢复期间保持良好的心理状态，避免紧张、激动等情绪，以利于疾病康复。

三、习题

习题

第六节　耳源性眩晕

一、知识要点

(一)梅尼埃病

梅尼埃病是一种特发性膜迷路积水的内耳病，表现为反复发作的旋转性眩晕，波动性感音神经性听力损失，耳鸣和(或)耳胀满感。多发于青壮年，发病高峰为40~60岁。患者一般单耳发病，也可累及双耳。

1.临床表现

(1)症状。

1) 眩晕：多呈突发旋转性眩晕，患者感到自身或周围物体沿一定的方向与平面旋转，或感摇晃、升降或漂浮。并伴有恶心、呕吐、面色苍白、出冷汗、脉搏迟缓、血压下降等自主神经反射症状。上述症状在睁眼转头时加剧，闭目静卧时减轻。患者神志清醒，眩晕持续短暂，多为数十分钟或数小时，持续超过24小时者较少见。在缓解期可有不平衡或不稳感，可持续数天。眩晕常反复发作，复发次数越多，持续时间越长，间歇越短。

2) 听力下降：患病初期可无自觉听力下降，多次发作后始感明显。一般为单侧，发作期加重，间歇期减轻，呈明显波动性听力下降。听力丧失轻微或极度严重时无波动。听力丧失的程度随发作次数的增加而每况愈下，但极少全聋。患者听高频强声时常感刺耳难忍。患者可有复听现象。

3) 耳鸣：多出现在眩晕发作之前。初为持续性低音调吹风声或流水声，后转为高音调蝉鸣声、哨声或汽笛声。耳鸣在眩晕发作时加剧，间歇期可减轻，但常不消失。

4) 耳胀满感：发作期患侧耳内或头部有胀满、沉重或压迫感，有时感耳周灼痛。

（2）体征：患者呈强迫体位，自发性眼震，意识清楚，鼓膜完整。

2. 治疗

由于病因及发病机制不明，目前多采用以调节自主神经功能、改善内耳微循环以及解除迷路积水为主的药物综合治疗或手术治疗。

（1）一般治疗：发作期应卧床休息，选用高蛋白、高维生素、低脂肪、低盐饮食。症状缓解后宜尽早逐渐下床活动。心理精神治疗的作用不容忽视，特别是对久病频繁发作、伴神经衰弱者要耐心解释，消除其思想负担。卧床时注意预防压力性损伤。

（2）药物治疗：急性期可给予前庭神经抑制剂如地西泮、地芬尼多等，利尿脱水药尽快缓解眩晕、恶心症状。还可以应用抗胆碱能药、血管扩张药及钙离子拮抗剂等。

（3）中耳压力治疗：常用的方法有 Meniett 低压脉冲治疗，可短期及长期内控制眩晕症状。

（4）手术治疗：凡眩晕发作频繁、剧烈，长期保守治疗无效，耳鸣且耳聋下降加剧者可考虑手术治疗。手术方法较多，宜先选用破坏性较小又能保存听力的术式。

（5）前庭和听力康复治疗。

1）前庭康复训练：是一种物理治疗方法，适应证为稳定、无波动性前庭功能损伤的梅尼埃病患者，可缓解头晕，改善平衡功能，提高生活质量。前庭康复训练的方法包括一般性前庭康复治疗、个体化前庭康复治疗以及基于虚拟现实的平衡康复训练等。

2）听力康复：对于病情稳定的三期及四期梅尼埃病患者，可根据听力损失情况酌情考虑验配助听器或植入人工耳蜗。

（二）良性阵发性位置性眩晕

良性阵发性位置性眩晕（benign paroxysmal positional vertigo, BPPV），又称耳石症，是由体位变化而引起短暂性眩晕和特征性眼球震颤为表现的外周前庭病变。该疾病常具有自限性，因而又称为"良性眩晕"，是由多种疾病引起的一种综合征，多见于老年及女性患者。

1. 临床表现

典型表现为患者头位改变时突然出现旋转性眩晕（不超过 1 分钟），并伴有眼球震颤，少数患者可有漂浮感，伴有恶心、呕吐等自主神经症状。眩晕发作时，患者一般无耳鸣、耳闷、听力下降，单次发作通常为数秒至数十秒，较少超过 1 分钟，患者可于再次变换头位时症状再出现。发病时整个病程可持续数小时或数日，严重者更可长达数月甚至数年。

2. 治疗

由于 BPPV 是一种自限性疾病，其中发病者中约有 50% 在发病一个月内可自愈，但可以反复发生。最有效的方法是耳石复位。

（1）耳石复位治疗：目前治疗 BPPV 最常用的手法。该方法是通过外力作用依次改变患者头位，使耳石在重力作用下从半规管排出。

（2）药物治疗：当患者出现其他合并症时，如有头晕、呕吐、平衡功能障碍时，可遵医嘱给予改善内耳循环的药物，如倍他司汀、前列地尔等。

（3）前庭功能康复训练：该训练是利用中枢的可塑性及代偿功能，通过一系列眼、颈、头部及躯体运动来改善 BPPV 引起的眩晕症状及提高平衡能力。

（4）手术治疗：主要是适用于上述治疗方式无效，且一定程度影响到患者生活质量，可考虑行半规管阻塞术或后壶腹神经切断术。

二、护理要点

(一)梅尼埃病

1.术前护理

(1)心理护理:向患者及家属做好疾病的健康教育,说明本疾病的特点与手术的相关注意事项,并告知治疗效果,消除患者焦虑与恐惧情绪,指导患者保持良好心态,积极配合治疗与护理。

(2)术前准备。

1)患者准备:①遵医嘱给予术区备皮、行药物过敏试验等;②全麻患者按手术常规要求禁食禁饮;③告知患者术前一日沐浴、修剪指甲,及时清除指甲油,保持全身清洁;男性患者剃净胡须,女性患者勿化妆、佩戴饰物。

2)物品准备:准备术中用物,如心电图、X线、CT、MRI等各种检查。

3)术前指导:向患者详细讲解手术的基本过程和手术中的配合方法,指导患者床上使用便器等。

(3)饮食护理:根据患者的进食及身体状况,有针对性地对患者进行个体化饮食指导,宜选择清淡、低盐饮食,适当控制进水量。

2.术后护理

(1)病情观察。

1)观察发作时患者的神志、面色、生命体征等变化。

2)注意眩晕发作的次数、持续时间及伴发症状。

(2)专科护理。

1)发作期应卧床休息,并加床栏保护。

2)室内温湿度适宜、光线柔和,保持环境舒适、安静。

3)使用镇静药期间,活动时注意看护,防止患者发生意外。

(3)心理护理:向患者讲解疾病相关知识,消除疑虑,使其能够积极配合治疗。对眩晕发作频繁的患者多做解释工作,帮助其树立战胜疾病的信心,回归社会与家庭。

(4)饮食护理:全麻患者术后4~6小时可进食温凉、营养、易消化软食。如有头晕、恶心、呕吐等症状,可待症状缓解后再进食。有基础疾病的患者根据具体情况进行针对性饮食指导。

(5)用药指导:遵医嘱给予镇静药、利尿药以及改善微循环药物等,注意观察用药后反应。对长期应用利尿药者,注意适当补钾,避免水电解质紊乱。告知患者药物名称、用药目的、使用方法及相关注意事项。观察药物疗效及可能出现的不良反应。

(6)健康宣教。

1)发作期应卧床休息,并加床栏保护。

2)室内温湿度适宜、光线柔和,保持环境舒适、安静。

3)指导患者有规律的生活和工作,保持良好的心态,尽量缓解心理压力,可以避免或减少疾病复发。

（7）安全指导：全麻术后患者，观察其有无乏力、头晕等症状，指导患者首次下床时应渐进下床活动，防止因虚脱而摔倒；教会患者使用床旁呼叫系统，一旦出现头晕、恶心等不适症状时，应即刻采取安全措施：手扶固定物体、及时卧床，并通知医务人员；老年人活动时应注意地面湿滑，防止摔倒，儿童患者注意不要随处跑动，以免撞伤。

3. 出院指导

（1）饮食与活动：养成良好的饮习惯，指导患者进食高蛋白、富含维生素的低盐饮食。保持大小便通畅。加强锻炼，提高身体抵抗力。嘱患者行动时动作宜慢，防跌倒。

（2）复诊指导：告知患者术后按时复诊的重要性，以便医生了解疾病恢复情况，并及时进行对症处理。一般于出院一周后到门诊复诊，以后根据疾病恢复情况随诊。

（3）健康指导。

1）介绍梅尼埃病的发病特点及相关知识，对眩晕发作频繁者，要注意安全，尽量减少单独外出，骑车或登高，不可从事高空、驾驶等职业。

2）指导患者养成良好的作息习惯及心态，适当锻炼身体，规律作息，尽量缓解心理压力，减少复发。

3）在医护人员指导下进行前庭康复训练。眩晕较轻时鼓励下床运动及康复训练，加快疾病康复。

4）避免使用有耳毒性的药物，以免加重对耳的损害。

5）疾病发生后，应及时到医院诊治，切忌乱服药。

（二）良性阵发性位置性眩晕

1. 心理护理

做好疾病的健康教育，说明本疾病的特点与相关注意事项，对眩晕发作频繁的患者多做解释工作，帮助其树立战胜疾病的信心，消除患者焦虑与恐惧情绪争取早日回归社会与家庭。

2. 饮食护理

给予患者低盐、低脂、高蛋白、高维生素、清淡的饮食。发作时少饮水，减少内耳膜迷路积水。多食新鲜的水果、蔬菜，戒烟、酒、咖啡等刺激性食物。

3. 病情观察

密切观察患者的病情变化，对于发作频繁的患者，告知其尽量不要单独外出及剧烈运动，防止意外的发生。

4. 专科护理

（1）发作期应卧床休息，并加床栏保护，防止眩晕发作时坠床。

（2）室内温湿度适宜、光线柔和，避免对患者的刺激，保持环境舒适、安静。

（3）前庭康复训练指导患者进行前庭康复训练，包括视觉稳定性、习服训练及平衡功能等方面的练习，训练时宜循序渐进，患者选择合适体位，宜餐后2小时或餐前进行，训练过程中注意保护患者安全，防跌倒。

5. 健康宣教

（1）指导患者保持情绪稳定，心情舒畅，避免暴躁、易怒的情绪。

（2）生活规律，加强营养，适当锻炼，提高抵抗力，避免过度疲劳，提高自身的代偿适应能力。

（3）避免使用耳毒性药物，出门常备抗眩晕等药物，以防止眩晕突然发作发生意外。

（4）提高患者自救意识，独自一人眩晕发作时，应立即扶住身边物体，停止移动，缓慢蹲下，防止意外跌倒而受伤。

三、习题

习题

第七节　耳聋疾病

一、知识要点

（一）传导性聋

传导性聋是指经空气路径传导的声波，受外耳道或中耳病变的影响，使进入内耳的声能减弱，导致不同程度的听力减退。

1. 临床表现

（1）症状：患者主诉有不同程度的听力下降，伴随症状有耳鸣、耳闷胀感、耳压迫感、耳痛等症状。

（2）体征：外耳道和（或）鼓膜异常，如异物、鼓膜充血、穿孔、肿块、畸形等。

2. 治疗

（1）手术治疗：耳外伤、畸形，各种压迫咽鼓管疾病等可采取不同的手术方法使听力恢复。

（2）保守治疗：各种炎症所致的传导性聋，可应用抗菌药物使炎症消退，也可应用激素和抗组胺药物，减少渗出，使听力尽快恢复。

（3）选配适宜的助听器：根据听力下降程度及患者具体情况选择合适的助听器。

（二）感音神经性聋

耳蜗（如听毛细胞、血管纹、螺旋神经节）、听神经或听觉中枢器质性病变或代谢障碍均可阻碍声音的感受与分析，或影响声信息传递，由此引起的听力减退或听力丧失称为感音神经性聋。

1.临床表现

(1)突发性耳聋：指突然发生的重度感音性聋。患者多能准确提供发病时间、地点与情形。临床上以单侧发病多见，仍有两耳或先后受累。一般耳聋前先有高调耳鸣，约半数患者有眩晕、恶心、呕吐及耳周沉重感、麻木感。听力损害多较严重，曲线呈高频陡降型或水平型，甚至全聋。

(2)耳毒性聋：指滥用某些药物或长期接触某些化学制品所致的耳聋。临床上常耳聋、耳鸣与眩晕共存，耳聋呈双侧对称性感音神经性，多由高频向中、低频发展。前庭受累程度两侧可有差异，与耳聋的程度亦不平行。症状多在用药中始发，更多在用药后出现，停药并不一定能制止其进行。前庭症状多可逐渐被代偿而缓解。耳聋与耳鸣除少数早发现早治疗外，多难完全恢复。化学物质中毒临床上均有耳聋、耳鸣与眩晕。一般为暂时性，少数为永久性。

(3)老年性聋：是人体老化过程在听觉器官中的表现。听觉器官的老化退行性改变涉及听觉系统的所有部分，其中以内耳最明显。

(4)创伤性聋：头部外伤、内耳冲击伤、气压伤、急性声损伤等，多来势急骤，不但可引起疼痛同时可损害中耳和耳蜗。

(5)自身免疫性聋：为多发于青壮年的双侧同时或先后出现的、非对称性进行性感音神经性聋。耳聋可在数周或数月达到严重程度，有时可有波动，前庭功能多相继逐渐受累。患者自觉头晕、不稳而无眼震。

(6)全身系统疾病性聋：常见高血压与动脉硬化，临床表现为双侧对称性高频感音性聋伴持续性高调耳鸣。糖尿病引起的听觉减退的临床表现差异较大，可能与患者的年龄、病程长短、病情控制状况、有无并发症等因素有关。

2.治疗

早期发现、早期诊治。适时进行听觉言语训练。适当应用人工听觉。目前尚无特效药物或手术疗法能使感音神经性聋患者完全恢复听力。

(1)药物治疗：根据病因及类型用药，如细菌或病毒感染所致耳聋给予抗菌药物或抗病毒药物治疗；自身免疫性聋可应用类固醇激素或免疫抑制剂。还可应用扩血管药物、降低血液黏稠度药物、能量制剂和神经营养药物等。

(2)手术治疗：对双耳重度或极重度聋的患者可行手术治疗，以改善局部血液循环，促进内耳可逆损害恢复。人工耳蜗植入，配合言语训练，可使全聋者恢复部分言语功能。

(3)选配助听器：药物治疗无效可配助听器。

二、护理要点

(一)传导性聋

1.心理护理

(1)了解患者对疾病的认知程度，告知其治疗方法及配合要点，鼓励患者勇于面对，积极配合治疗与护理。

（2）加强沟通，态度和蔼，掌握患者的生活习惯及交谈方式，教会患者通过其他方式沟通，如手势、书写等，提高患者的沟通交流能力。

（3）向患者及家属讲解疾病的预后情况，了解患者对听力现状的接受程度，提高听力的期望值，为患者推荐、选择合适的助听器。

（4）对生活自理能力差或依赖性强的患者，加强与家属的沟通，寻求其家人及亲友的支持，提高社会适应能力。

2. 饮食护理

评估患者饮食习惯，有针对性地对患者进行个体化饮食指导，以清淡、易消化软食为主，避免进食辛辣、刺激性食物，禁烟酒。

3. 病情观察

观察患者有无听力下降、耳鸣、眩晕等症状。

4. 专科护理

（1）定期进行听力学检查，观察听力的改善情况。

（2）禁止使用有耳毒性的药物。

（3）积极治疗高血压、糖尿病等全身性疾病。

5. 用药指导

遵医嘱给予药物治疗。告知患者药物名称、用药目的、使用方法及相关注意事项。观察药物疗效及可能出现的不良反应。

6. 健康宣教

（1）向患者讲解预防耳聋的有关知识，避免引发耳病的各种因素，如不用发夹等硬物挖耳，学会正确的擤鼻方法，噪声环境下注意护耳，鼓膜穿孔未愈不能游泳，不滥用耳毒性药物，妇女妊娠期间、婴幼儿禁用耳毒性药物。

（2）积极治疗各种耳部疾病，如各种原因发生鼓膜穿孔或已发生急性中耳炎，应及时就医，防止形成慢性中耳炎，损害听力。

（3）指导患者使用和保管助听器的方法。

（4）需要行手术的患者，应积极做好术前准备，加强与医生的沟通，了解手术方式等内容，做好围术期护理。

（二）感音神经性聋

1. 心理护理

（1）评估患者的心理状态及知识要求，了解患者对疾病的认知程度，告知其治疗方法及配合要点，鼓励患者勇于面对，积极配合治疗与护理。

（2）了解患者的生活习惯及交谈方式，教会患者通过其他方式沟通，如手势、书写等，提高患者的沟通交流能力。对生活自理能力差或依赖性强的患者，加强与家属的沟通，寻求其家人及亲友的支持，提高社会适应能力。

（3）向患者及家属讲解疾病的预后情况，了解患者对听力现状的接受程度，提高听力的期望值，为患者推荐、选择合适的助听器。

2. 饮食护理

根据患者的进食及身体状况，有针对性地对患者进行个体化饮食指导，以清淡、易消化软食为主，避免进食辛辣、刺激性食物，禁烟酒。

3. 病情观察

观察患者有无听力下降、耳鸣、眩晕等症状。

4. 专科护理

(1)定期进行听力学检查，观察听力的改善情况。

(2)禁止使用有耳毒性的药物。

5. 用药指导

遵医嘱给予药物治疗。告知患者药物名称、用药目的、使用方法及相关注意事项。观察药物疗效及可能出现的不良反应。

6. 健康宣教

(1)休养环境宜安静、舒适，尽量减少与强噪声等有害物理因素及化学物质接触；在强噪声环境中工作要注重自我保护，如戴耳塞等。

(2)恢复期选择富含蛋白质、维生素的饮食，增强机体抵抗力，促进疾病康复。

(3)积极进行体育锻炼，增强体质，老年患者要积极治疗高血压、糖尿病等全身疾病，延缓老年性耳聋的发生。

(4)预防上呼吸道感染，积极治疗原发疾病，如耳部的急慢性炎症。

(5)避免使用可能损害听力的药物，加强用药期间的听力检测，一旦出现听力受损的征兆立即停药并积极治疗。

(6)疾病恢复期间保持良好的心理状态，避免紧张、激动等情绪，以利于疾病康复。

(7)需要行手术的患者，应积极做好术前准备，加强与医生的沟通，了解手术方式等内容，做好围术期护理。

三、习题

习题

第八节 面神经疾病

一、知识要点

(一)贝尔面瘫

贝尔面瘫是一种病因不明的,急性发作的以单侧面部表情肌群麻痹为主要特征的周围性面神经麻痹。又称为"特发性面瘫"。为一种自限性、非进行性、可自发性缓解的疾病。

1.临床表现

(1)症状。

1)口角歪斜和闭眼障碍。

2)泪腺分泌异常:溢泪、无泪。

3)味觉异常:患侧鼓索神经受累致舌部味觉异常。

4)听觉过敏:镫骨肌受累可致患者对强声刺激难以耐受,称为听觉过敏。

(2)体征。

1)静态:患侧额纹消失,鼻唇沟浅或者消失,睑裂变大。

2)动态:患侧眉毛不能上抬;患侧眼睑不能闭合,当患者闭眼时,眼球不自主向外上方运动,巩膜外露,称为"贝尔现象";笑露齿时,口角向健侧移动。

2.治疗

(1)非手术治疗:用于完全性面瘫但面神经可逆病变和不完全性面瘫的患者。

1)药物治疗:糖皮质激素类药物、抗病毒药物、血管扩张剂等。

2)高压氧治疗。

3)物理疗法:按摩、面肌功能锻炼等。

(2)手术治疗:对于完全面瘫、面神经不可逆病变的患者,可行面神经减压术。

(3)神经康复治疗:对于急性期面瘫,国外文献不主张早期康复治疗,对于面瘫持续存在,治疗效果欠佳的患者,可以开展面部肌肉康复治疗。

(二)半面痉挛

半面痉挛是以一侧面部肌肉反复、阵发性不自主抽搐为主要临床表现的疾病,根据病因分为特发性与继发性半面痉挛两种。好发于40岁以上的中老年人,青年、儿童亦可发病。

1.临床表现

(1)眼睑痉挛:发病初期常表现为一侧眼睑痉挛,继而可出现双侧面肌痉挛。

(2)不自主的面部肌肉痉挛:病情轻者表现为间歇性发作,分散注意力,可无痉挛发作,而病情重者,发作频繁,且不受意识控制。

（3）可能合并其他脑神经症状：如三叉神经痛等。

2. 治疗

（1）药物治疗：发病初期和症状轻微的患者，可选用镇静药、抗癫痫药物。

（2）化学性面神经阻滞：肉毒毒素是由肉毒梭菌产生的神经毒素，它作用于神经肌肉接头处，能阻断胆碱能神经末梢乙酰胆碱的释放，导致暂时性的去神经支配作用，这种神经阻断作用是可逆的。注射后暂时性的神经麻痹，维持 3~6 个月，是常用的半面痉挛的对症疗法。

（3）手术治疗：症状严重的患者可考虑手术治疗，如微血管减压术。

二、护理要点

（一）贝尔面瘫

1. 心理护理

由于面瘫直接对患者的容貌产生影响，患者容易产生焦虑、烦躁、自卑等不良情绪，因此护理人员要多关心、鼓励患者，倾听患者心声，消除不良心理情绪，积极面对。

2. 饮食护理

对患者进行营养风险评估，有针对性地对患者进行个体化饮食指导，以清淡、易消化软食营养丰富的食物为主，避免进食辛辣、刺激唾液分泌的食物，禁烟酒。

3. 病情观察

（1）观察眼睑阵发性抽搐的轻重程度。

（2）观察面部痉挛发作频率、持续时间及伴随症状。

4. 专科护理

指导患者进行患侧面肌锻炼、局部按摩等，忌用冷水洗脸，促进面肌康复。

5. 用药指导

遵医嘱正确给药，配合医生进行面神经阻滞治疗。告知患者药物名称、用药目的、使用方法及相关注意事项。观察药物疗效及可能出现的不良反应。

6. 健康宣教

（1）避免上呼吸道感染，适当参加体育锻炼，增强机体抵抗力，不要用力擤鼻涕、打喷嚏、咳嗽。夏季吹空调时，避免冷空气直吹面部。冬季外出时，注意加强面部保暖，避免内部受凉。

（2）恢复期应忌刺激性食物，选择富含维生素、易消化的饮食，促进疾病康复。

（3）疾病恢复期间保持良好的心理状态，避免紧张、激动等情绪，以利于疾病康复。

（4）指导患者进行面肌康复训练。

（5）告知患者按时复诊的重要性，出院后按医嘱继续服药，如出现其他不适及时就诊。

（二）半面痉挛

1. 心理护理

做好疾病的健康教育，说明本疾病的特点与相关注意事项，鼓励患者说出内心感受，予以心理疏导，消除患者焦虑与恐惧情绪。

2. 饮食护理

调节饮食、加强营养、保持食物多样性。避免进食辛辣、刺激唾液分泌的食物，禁烟酒。

3. 病情观察

（1）观察有无饮水漏水、鼓腮漏气、流涎、不能吹气等功能障碍。

（2）观察有无结膜炎、口角下垂、外耳道疱疹、耳鸣眩晕等症状。

4. 专科护理

（1）嘱患者减少用眼，避免用眼过度，睡前涂眼膏，睡眠时可覆盖纱布或眼罩保护，防止结膜炎、角膜炎发生。

（2）指导患者外出可佩戴口罩、墨镜。公共场合进食时尽量选择固体、易咀嚼的食物。

（3）指导患者进行患侧面肌锻炼、局部按摩等，忌用冷水洗脸，促进面肌康复。

5. 用药指导

遵医嘱正确使用滴眼液及给予营养神经药物治疗。告知患者药物名称、用药目的、使用方法及相关注意事项。观察药物疗效及可能出现的不良反应。

6. 健康宣教

（1）增强机体抵抗力，适当参加体育锻炼，避免上呼吸道感染。4~6周内应尽量避免重体力劳动及剧烈运动。

（2）恢复期应忌刺激性食物，选择富含维生素、高蛋白质的饮食，促进疾病康复。部分患者术后出现吞咽、发音、咀嚼障碍，遵医嘱给予患者流质饮食，禁食坚硬难以消化的食物。

（3）疾病恢复期间保持良好的心理状态，避免紧张、激动等情绪，以利于疾病康复。

（4）指导患者进行面肌康复训练，指导患者进行睁闭眼动作、鼓腮、吹气训练、眼眶周围及上下眼睑组织按摩，促进眼轮匝肌、面神经的功能恢复。

（5）告知患者按时复诊的重要性，出院后按医嘱继续服药，如出现其他不适及时就诊。

三、习题

习题

第九节　耳肿瘤

一、知识要点

(一)听神经瘤

听神经瘤(acoustic neuroma，AN)是指原发于第Ⅷ对脑神经的良性肿瘤。因肿瘤大多来自前庭神经鞘膜，又称前庭神经鞘瘤。听神经瘤发病率为 10/1000000～30/1000000，占颅内肿瘤的 6%～10%，约占脑桥小脑角区肿瘤的 80%～90%。多见于成年人，好发年龄 30～50 岁。单侧多发，偶见双侧。

1.临床表现

临床症状与肿瘤的位置和大小直接相关。肿瘤位于内听道时主要表现为听力下降、耳鸣和前庭功能障碍；进入桥小脑角后，听力下降加重，压迫小脑可出现平衡失调，压迫三叉神经时可出现同侧面部麻木或神经痛。肿瘤进一步生长可压迫脑干，出现脑积水、头痛和恶心呕吐等不适。

(1)单侧渐进性听力下降是听神经瘤最常见的早期症状，有部分患者可表现为突发性耳聋。

(2)单侧耳鸣较常见，通常为持续高调耳鸣，可出现于听力下降之前。

(3)前庭功能障碍通常仅表现为轻度头晕、步态不稳，在数天到数周内消退。较大肿瘤导致小脑受压时则表现为协调运动障碍、步态不稳、向患侧倾倒等。

(4)除听神经外，三叉神经受累最为常见，表现为角膜异物感，面部麻木、疼痛或感觉异常。

(5)头痛开始时多为枕部刺痛或隐痛，当出现脑积水、颅内高压时可出现剧烈头痛、恶心呕吐，严重时可因脑疝而死亡。

2.治疗

听神经瘤的治疗要综合考虑肿瘤的大小、位置、术前听力和平衡的情况，以及患者的年龄、一般健康状况等。主要有三种治疗方法。

(1)显微手术：彻底手术切除是首选。肿瘤生长明显，患者有明显的听力下降、眩晕等症状，肿瘤较大出现头痛、共济失调等压迫表现，放疗未能控制肿瘤生长者等建议手术。

(2)影像学随访观察：适用于肿瘤局限于内听道内的小肿瘤、生长不明显、且听力尚好者；以及无明显症状的 70 岁以上高龄患者等。患者需要定期接受 MRI 检查。

(3)立体定向放射手术和放疗：仅适用于年龄较大，全身条件不适合外科手术者，或肿瘤<3 cm，瘤体持续增大或症状持续加重的非囊性肿瘤拒绝手术者。

(二)颈静脉球体瘤

颈静脉球体瘤(glomus jugulare tumor,GJT)是位于颈静脉孔区的副神经节瘤,起源于颈静脉球体化学感受器的副神经节细胞,也称为颈静脉孔副神经节瘤。肿瘤含血管,生长较缓,具有侵袭性,易由颈静脉球向周围生长侵犯中耳、乳突、面神经等。发病率较低,以女性发病较多,发病年龄一般为30~50岁。

1.临床表现

早期无明显症状,临床上最常见的症状为患侧可出现搏动性耳鸣;肿瘤侵入外耳道可引起耳道内血性耳漏;肿瘤入侵鼓室可引起传导性耳聋;肿瘤入侵内耳可引起混合性、神经性耳聋、眩晕等症状;肿瘤压迫脑神经时可出现呛咳、声嘶、误吸等症状;肿瘤入侵颅内时可出现头痛、恶心呕吐等颅高压表现及其他脑神经受累症状。

2.治疗

首选方法为手术切除治疗。对于年老患者且肿瘤已影响到重要神经功能者,可采取观察并定期MRI检查或放射治疗(或立体定向放射治疗)。

(三)中耳癌

中耳癌是一种原发于中耳或邻近器官(如外耳道、耳郭、鼻咽等)侵犯或远处转移到中耳的少见的恶性肿瘤,占耳部肿瘤的1.5%。以鳞状细胞癌最为多见,好发于40~60岁,性别与发病率无明显差别。

1.临床表现

(1)耳内出血或血性耳漏为最早和最常见的症状。外耳道深部或鼓室内有肉芽或息肉样新生物,生长迅速或触之易出血。

(2)出现耳深部胀痛、跳痛或刺痛,夜间痛明显,且不易缓解。

(3)听力障碍。

(4)当肿瘤侵犯面神经时,可出现周围性面瘫。

(5)当肿瘤晚期侵犯迷路时,可出现眩晕。

(6)当肿瘤晚期侵犯颞颌关节时,可出现张口困难。

(7)其他脑神经受累、颅内与远处转移症状。

2.治疗

应尽早彻底手术切除,术后辅助放疗。手术应选择颞骨次全切除,根据病变侵犯范围需同时切除腮腺浅叶或全切腮腺,以及颈部淋巴结清扫。

二、护理要点

(一)听神经瘤

1.术前护理

(1)心理护理:做好疾病的健康教育,说明本疾病的特点与手术的相关注意事项;向患者介绍成功的手术案例，帮助其树立战胜疾病的信心，消除患者焦虑与恐惧情绪，积极配合手术。

（2）术前准备。

1）患者准备：①遵医嘱给予术区备皮、行药物过敏试验等；②全麻患者按手术常规要求禁食禁饮；③告知患者术前一日沐浴、修剪指甲，及时清除指甲油，保持全身清洁；男性患者剃净胡须，女性患者勿化妆、佩戴饰物。

2）物品准备：准备术中用物，如抗菌药物，X 线、CT、MRI 等各种检查结果。

3）术前指导：向患者详细讲解手术的基本过程和术中的配合方法，指导患者进行呼吸训练、床上使用便器等。

（3）饮食护理：根据患者的进食及身体状况，有针对性地对患者进行个体化饮食指导，以高蛋白、营养均衡的食物为主，避免进食坚硬、辛辣、刺激性食物，禁烟酒。注意饮食卫生，以免出现腹泻、腹胀等不适而影响手术。

2. 术后护理

（1）病情观察。

1）严密监测生命体征变化，重点观察体温、神志、瞳孔和呼吸的改变以及有无颅高压症状，警惕术后出血而导致脑疝发生。

2）观察耳部敷料情况，保持伤口敷料清洁，如有渗出及时通知医生更换。

3）观察耳部引流管的颜色、性质及量，发现异常及时通知医生处理。

4）注意观察有无脑脊液鼻漏、耳漏或伤口漏，表现为漏出液或引流液为淡黄色澄清液体。

（2）专科护理。

1）若血压平稳，可将床头抬高 15°~30°，以降低颅内压，同时减轻腹部张力，减少出血，利于分泌物引流。术后 3 天应卧床休息。

2）卧床期间保持床单位整洁和卧位舒适，定时翻身、按摩骨突处，防止皮肤发生压力性损伤。严格轴线翻身，搬动患者时动作轻柔，避免头部震荡。

3）加强口腔护理，保持口腔清洁，遵医嘱给予雾化吸入，协助患者叩背排痰，适当的床上活动，防止肺部感染的发生。

4）教会患者咳嗽时减轻伤口疼痛的方法，切口疼痛剧烈，可遵医嘱给予镇痛泵。咳嗽无力者协助患者叩背并及时吸痰，保持呼吸道通畅。

5）管道护理：保持引流管通畅，避免反折、受压、扭曲、脱出等；留置胃管者，做好口腔护理，防止口腔感染；留置导尿管者，注意会阴部护理，观察尿量，并做好记录。

6）监测颅内压，遵医嘱使用脱水剂，减轻术后脑水肿。注意降压药物的滴速及补液量，准确记录出入水量，保持电解质平衡。

7）严密预防 VTE 的发生，做好评估，及时采取措施干预，鼓励患者在家属协助下下床活动，发现患者肺部异常表现和下肢疼痛应引起重视，进行相关检查，预防静脉血栓栓塞症的发生。

（3）心理护理：及时评估患者的心理状态并给予对症处理，协助患者减轻不适感，鼓励患者增强战胜疾病的信心。同时做好其家属的心理辅导工作，给予鼓励和支持。

（4）饮食护理：鼓励进食清淡、易消化、高蛋白质饮食，忌坚硬食物，以免牵拉伤口引起不适和疼痛，影响伤口愈合。恶心、呕吐的患者鼓励少量多餐。对面瘫、进食呛咳的患者应指导进食方法，必要时予以鼻饲或加强静脉营养的补充。

（5）用药指导：遵医嘱使用抗菌药物、利尿药等药物治疗。告知患者药物名称、用药目的、使用方法及相关注意事项。观察药物疗效及可能出现的不良反应。

（6）健康宣教。

1）告知患者患侧伤口勿受压，保持伤口敷料清洁，如有渗出及时通知医生更换。

2）保持引流管通畅，避免反折、受压、扭曲、脱出等。

3）卧床期间保持床单位整洁和卧位舒适，定时翻身、按摩骨突处，防止皮肤发生压力性损伤。

4）对周围性面瘫造成眼睑闭合不全的患者，每日按时滴眼药水，睡眠时涂眼膏并用湿纱布覆盖，保护角膜防止角膜溃疡。

5）有面部麻木、饮食呛咳等神经麻痹症状的患者，进食宜缓慢，并注意饮食、饮水的温度适宜，防止误吸、烫伤发生。

（7）安全指导：全麻术后观察患者有无乏力、头晕等症状，指导患者首次下床时应渐进下床活动，防止因虚脱而摔倒；教会患者使用床旁呼叫系统，一旦出现头晕、恶心等不适症状时，应即刻采取安全措施：手扶固定物体、及时卧床，并通知医务人员；老年人活动时应注意地面湿滑，防止摔倒。

3. 出院指导

（1）饮食与活动：均衡营养，多食用富含纤维、维生素及高蛋白质的食物，增强机体抵抗力。注意休养，术后至少半年内避免重体力劳动及剧烈运动，避免磕碰头部。

（2）复诊指导：告知患者术后按时复诊的重要性，以便医生了解手术创面恢复情况，并及时进行对症处理。一般于出院一周后到门诊复诊，以后根据疾病恢复情况随诊。

（3）健康指导。

1）预防上呼吸道感染，房间内定期通风，保持周围环境清洁。

2）有面瘫者，指导其进行主动面肌锻炼，配合按摩、理疗等，促进面瘫恢复。

3）疾病恢复期间保持良好的心理状态，避免紧张、激动等情绪，以利于疾病康复。

（二）颈静脉球体瘤

1. 术前护理

（1）心理护理：根据患者心理状态，进行心理疏导，帮助其树立战胜疾病的信心，做好疾病的健康教育，说明本疾病的特点与手术的相关注意事项；消除患者焦虑与恐惧情绪，积极配合手术。

（2）术前准备。

1）患者准备：①遵医嘱给予术区备皮、行药物过敏试验等；②全麻患者按手术常规要求禁食禁饮；③告知患者术前一日沐浴、修剪指甲，及时清除指甲油，保持全身清洁；男性患者剃净胡须，女性患者勿化妆、佩戴饰物。

2）物品准备：准备术中用物，如抗菌药物，心电图、X 线、CT、MRI 等各种检查结果。

3)术前指导：向患者详细讲解手术的基本过程和术中的配合方法，呼吸训练、床上使用便器等。

（3）饮食护理：根据患者的进食及身体状况，有针对性地对患者进行个体化饮食指导，以高蛋白、高热量、富含维生素清淡、易消化软食为主，避免进食坚硬、辛辣、刺激性食物，禁烟酒。

2. 术后护理

（1）病情观察。

1）严密监测生命体征变化，重点观察体温、神志、瞳孔和呼吸的改变以及有无颅高压症状，警惕术后出血而导致脑疝发生。

2）观察患者有无面瘫、耳鸣、眩晕，有无舌体运动功能障碍等并发症的发生。

3）观察伤口渗血情况，术区有无皮下血肿。

4）观察患者耳内有无淡黄色液体流出，以防脑脊液耳漏。

（2）专科护理。

1）患者清醒后可抬高床头 30°~45°，同时限制头部突然大幅度运动，以利于头部血液回流，减轻脑水肿，降低颅内压。

2）卧床期间协助患者更换体位，鼓励患者做双足踝的屈伸和股四头肌收缩等活动，防止压力性损伤和下肢深静脉血栓形成。

3）管道护理：保持负压引流管的通畅和固定，观察记录引流液的颜色、量，引流液突然增多或者引流液澄清无色，应立即报告医生，以排除出血或脑脊液漏的可能。留置尿管的患者需行会阴护理，密切观察尿液颜色、性质，尿液是否混浊、是否有沉淀和结晶。

4）及时评估疼痛的部位、性质和持续时间，必要时遵医嘱给予镇痛泵。

5）若发生脑脊液耳漏应嘱患者抬高头部，患侧卧位。注意保持鼻腔和外耳道清洁，禁止进行外耳道堵塞、冲洗、滴药。避免用力咳嗽及屏气等动作，保持大便通畅。

6）若取腹壁脂肪的患者，应遵医嘱给予腹部沙袋压迫或腹带加压包扎，以防止术后出现血肿。

7）病情危重及消瘦患者卧床时间较长易出现压力性损伤，可使用气垫床、帮助患者翻身、受压部位使用减压贴等措施防止出现压力性损伤。

8）为预防静脉血栓栓塞症，可以根据患者自身情况帮助其制定个体化功能锻炼方案，遵循循序渐进的原则，频率、幅度和强度应由小到大、由弱到强，以预防深静脉血栓。

（3）心理护理：关心、鼓励患者，多与患者沟通交流，告知其术后可能出现头晕、伤口疼痛、伤口渗血等现象，避免出现焦虑、恐惧等情绪，帮助患者积极应对。

（4）饮食护理：患者手术 6 小时后鼓励其进流食，再慢慢过渡至半流食、软食，以高热量、高维生素、易消化的饮食为主。若患者出现面瘫，进食时取半卧位，由健侧进食，每日少食多餐，饮食不宜过冷、过热，保证蛋白质、维生素、热量的摄入。

（5）用药指导：遵医嘱使用抗感染、降颅压药物等对症治疗药物。使用降颅压药物如静脉滴注甘露醇时需注意补液的滴速，告知患者及其亲属药物名称，药物作用，密切观察患者用药后反应。

（6）健康宣教。

1）若患者有面瘫，应教会患者进行面部康复训练，如局部按摩及热敷。

2）对眼睑闭合不全的患者加强眼部护理，白天戴眼镜或眼罩，防止阳光和异物的伤害，夜晚用无菌湿纱布覆盖。同时遵医嘱使用糖皮质激素或营养神经的药物。

3）保持鼻腔和外耳道清洁，禁止进行外耳道堵塞、冲洗、滴药。避免用力咳嗽及屏气等动作，保持大便通畅，警惕脑脊液逆流引起颅内感染。

4）告知患者缓解疼痛的方法。

3. 出院指导

（1）饮食与活动：饮食宜清淡，营养均衡，多食新鲜蔬菜水果，促进机体修复。保持大便通畅，增强机体抵抗力。

（2）复诊指导：告知患者术后按时复诊的重要性，以便医生了解手术创面恢复情况，并及时进行对症处理。一般于出院一周后到门诊复诊，以后根据疾病恢复情况随诊。

（3）健康指导。

1）术后 1 个月内以休息为主，需避免剧烈运动和负重。适当活动，加强锻炼咀嚼肌、咽缩肌、食管平滑肌的功能。

2）嘱患者避免剧烈咳嗽及用力排便，以免增加颅内压。

3）遵医嘱服药，血压高的患者，密切监测血压变化，遵医嘱按时服用降压药。

4）疾病恢复期间保持良好的心理状态，避免紧张、激动等情绪，以利于疾病康复。

（三）中耳癌

1. 术前护理

（1）心理护理：做好疾病的健康教育，说明本疾病的特点与手术的相关注意事项；向患者介绍成功的手术案例，帮助其树立战胜疾病的信心，消除患者焦虑与恐惧情绪，积极配合手术。

（2）术前准备。

1）患者准备：①遵医嘱给予术区备皮、行药物过敏试验等；②全麻患者按手术常规要求禁食禁饮；③告知患者术前一日沐浴、修剪指甲，及时清除指甲油，保持全身清洁；男性患者剃净胡须，女性患者勿化妆、佩戴饰物。

2）物品准备：准备术中用物，如抗菌药物，X 线、CT、MRI 等各种检查结果。

3）术前指导：向患者详细讲解手术的基本过程和术中的配合方法，指导患者进行呼吸训练、床上使用便器等。

（3）饮食护理：根据患者的进食及身体状况，有针对性地对患者进行个体化饮食指导，以清淡、易消化软食为主，避免进食坚硬、辛辣、刺激性食物，禁烟酒。注意饮食卫生，以免出现腹泻、腹胀等不适而影响手术。

2. 术后护理

（1）病情观察。

1）观察患者生命体征变化，观察瞳孔、神志、肢体运动。

2）观察耳部伤口的渗血情况，保持伤口敷料清洁，如有渗出及时通知医生更换。

3）注意患者有无眩晕、呕吐、头痛和眼震等颅内外并发症出现。

4）观察患者是否有口角下垂歪斜、额纹变浅或消失，不能皱眉、闭目等面瘫症状。

（2）专科护理。

1）全麻清醒后，可抬高床头 15°～30°，患耳朝上或健侧卧位，以促进颅内静脉回流、减轻脑水肿。

2）卧床期间保持床单位整洁和卧位舒适，定时翻身、按摩骨突处，防止皮肤发生压力性损伤。严格轴线翻身，搬动患者时动作轻柔，避免头部震荡。

3）术后有眩晕的患者应静卧，待眩晕消失后方可起床。卧床患者注意预防静脉血栓栓塞症，指导患者在床上行踝泵运动。

4）加强口腔护理，保持口腔清洁，遵医嘱给予雾化吸入，协助患者叩背排痰，适当的床上活动，防止肺部感染的发生。

5）教会患者咳嗽时减轻伤口疼痛的方法，切口疼痛剧烈，可遵医嘱给予镇痛泵。咳嗽无力者协助患者叩背并及时吸痰，保持呼吸道通畅。

6）做好管道护理；保持引流管通畅，避免反折、受压、扭曲、脱出等；留置胃管者，做好口腔护理，防止口腔感染；留置导尿管者，注意会阴部护理，观察尿量，并做好记录。

（3）心理护理：注意观察患者的心理变化，与患者沟通时应减慢语速，吐字清晰，提高音量，适时反馈患者的理解情况，做到同理心。帮助患者树立信心，早日回归社会。

（4）饮食护理：鼓励进食清淡、易消化、高蛋白质饮食，忌坚硬食物，以免牵拉伤口引起不适和疼痛，影响伤口愈合。恶心、呕吐的患者鼓励少量多餐。

（5）用药指导：遵医嘱使用抗菌药物，预防和控制感染；使用降颅内压药物，减轻脑水肿；使用糖皮质激素和营养神经的药物，减轻周围性面瘫的症状，注意观察用药后的效果及不良反应。

（6）健康宣教。

1）告知患者患侧伤口勿受压，保持伤口敷料清洁，如有渗出及时通知医生更换。

2）保持引流管通畅，避免反折、受压、扭曲、脱出等。

3）卧床期间保持床单位整洁和卧位舒适，定时翻身、按摩骨突处，防止皮肤发生压力性损伤。注意预防静脉血栓栓塞症，指导患者在床上行踝泵运动。

4）若患者出现眼睑闭合不全，指导患者使用滴眼液，睡觉时涂抗菌药物眼膏，覆盖眼罩保护角膜，防止角膜溃疡。

3. 出院指导

（1）饮食与活动：均衡营养，多食用富含纤维、维生素、高蛋白质的食物，增强机体抵抗力，树立抗癌信心。注意休养，术后避免重体力劳动及剧烈运动，避免磕碰头部。

（2）复诊指导：告知患者术后按时复诊的重要性，以便医生了解手术创面恢复情况，并及时进行对症处理。一般于出院一周后到门诊复诊，以后根据疾病恢复情况随诊。

（3）健康指导。

1）预防上呼吸道感染，房间内定期通风，保持周围环境清洁。

2）保持伤口清洁和干燥，一个月内洗澡时耳内应塞棉球，以防止耳内进污水引起感染。

3）术后需放疗的患者，告知患者放疗的目的及不良反应，如有皮肤损害、皮肤颜色改变等，避免用肥皂等清洗皮肤。

4）疾病恢复期间保持良好的心理状态，避免紧张、激动等情绪，以利于疾病康复。

三、习题

习题

第十节　耳源性颅内、颅外并发症

一、知识要点

（一）耳源性颅内、颅外并发症

急、慢性中耳乳突炎极易向邻近或远处扩散，由此引起的各种并发症，称为"耳源性并发症"。耳源性并发症分为颅内和颅外两大类，其中最危险的是颅内并发症，常危及患者生命，是耳鼻咽喉头颈外科的危急重症之一。

1.临床表现

（1）颅内并发症。

1）硬脑膜外脓肿：取决于脓肿的大小和发展速度。①小脓肿多无特殊的症状和体征；②脓肿较大和发展较快时，可有患侧头痛，多为局限性和持续性剧烈跳痛，体温多不超过38℃；③若脓肿大、范围广，刺激局部脑膜、引起颅内压增高或压迫局部脑实质者，则可出现全头痛，以患侧更严重，并出现相应的脑膜刺激征或局灶性神经定位体征；④若脓肿位于岩尖，可有岩尖综合征(三叉神经和展神经受累)和轻度面瘫。

2）耳源性脑膜炎。①全身中毒症状：高热、头痛、喷射状呕吐为主要症状，起病时可有寒战、发热，体温可高达40℃，晚期体温调节中枢受累，体温可达41℃。脉搏频速，与体温一致。②颅压增高征：剧烈头痛，部位不定，可为弥漫性全头痛，以后枕部为重。喷射状呕吐，与饮食无关。小儿可有腹泻、惊厥。可伴精神及神经症状如易激动、全身感觉过敏、烦躁不安、抽搐；重者嗜睡、谵妄、昏迷。发生脑疝时可出现相关的脑神经麻痹，晚期可出现潮式呼吸、大小便失禁。可因脑疝导致呼吸循环衰竭而死亡。③脑膜刺激征：颈有抵抗或颈项强直，甚者角弓反张。抬腿试验及划跖试验阳性。如锥体束受累可出现锥体束征，如浅反射(腹壁反射、提睾反射等)减弱，深反射(膝反射、跟腱反射等)亢进，并出现病理反射。④脑脊液改变：压力增高，混浊，细胞数增多，以多形核白细胞为主，蛋白含量增高，糖含量降低，氯化物减少。脑脊液细菌培养可为阳性，致病菌种类与耳内脓液细菌培养相同。

3）耳源性脑脓肿：是化脓性中耳乳突炎并发脑白质内局限性积脓。脓肿占各种脑脓肿的80%，多位于大脑顺叶，小脑次之，也可两者同时存在。脑脓肿的临床表现可分为以下四期。①初期（起病期）：历时数天，数天后进入潜伏期。有轻度脑膜刺激征。脑脊液中细胞数及蛋白量轻度或中度增加。血常规：中性粒细胞增多，核左移。此期可被误诊为慢性化脓性中耳炎急性发作，突然发生寒战、高热、头痛、恶心呕吐及轻微颈强直。②潜伏期（隐匿期）：历时10天至数周，相当于病理过程的化脓局限阶段。此期症状不定，可有轻度不规则的头痛乏力、反应迟钝、食欲减退、不规则低热、精神抑郁、少语、嗜睡或易兴奋等。③显症期：历时长短不一。此期为脑脓肿扩大期，颅内压随之增高，出现下列症状。a.一般症状：常以表情淡漠、反应迟钝、精神萎靡，甚至嗜睡为首发临床症状。可有午后低热或高热，部分患者有食欲减退或亢进，便秘。b.颅内高压症状：头痛多始于患侧，多为持续性，常于夜间加剧而惨叫不止，可扩展到全头，前额或后枕部最为明显。喷射性呕吐，与饮食无关。脉搏迟缓，与体温不一致。可出现视乳头水肿，不同程度的意识障碍，频繁打呵欠及无意识动作（挖鼻等），性格与行为改变。c.局灶性症状：出现可早可晚，也可不明显。④终期：常因脑疝形成或脑室炎、暴发弥漫性脑膜炎而死亡。

4）乙状窦血栓性静脉炎：为伴有血栓形成的乙状窦静脉炎。①全身症状：典型病例出现明显的脓毒血症，表现为寒战后高热（体温可达40～41℃）、剧烈头痛、恶心和全身不适，2～3小时后大汗淋漓，体温骤退，每天可发生1～2次，形似疟疾；少数患者发热持续在38～39℃，甚至低热或不发热，但头痛普遍存在，如果颅内静脉回流障碍，可有颅内高压症。②局部症状及体征：出现患侧耳痛与剧烈头痛、枕后及颈部疼痛。感染累及乳突导血管、颈内静脉及其周围淋巴结时，乳突后方轻度水肿，同侧颈部可触及条索状物，压痛明显。③实验室检查：血白细胞明显增多，多形核白细胞增加；红细胞及血红蛋白减少。寒战及高热时抽血，可培养出致病菌。脑脊液常规检查多正常。④Tobey-Ayer试验：腰椎穿刺测脑脊液压力，先压迫健侧颈内静脉，此时脑脊液压力迅速上升，可超出原来压力1～2倍。然后压迫患侧颈内静脉，若乙状窦内有闭塞性血栓，则脑脊液压力不升或仅升高0.1～0.2 kPa，此现象称Tobey-Ayer试验阳性；⑤眼底检查：可出现患侧视乳头水肿，视网膜静脉扩张。

（2）颅外并发症。

1）耳后骨膜下脓肿：脓液通过破坏或缺损的骨壁或乳突尖部骨皮质，流入耳后骨膜下，形成耳后骨膜下脓肿。主要临床表现如下：①有中耳炎或中耳胆脂瘤病史。②有耳痛、高热和全身不适等症状，儿童尤为明显。③检查见耳后红肿，明显隆起，触之有波动，肿胀多位于耳郭后上方，耳郭向前下方耸起，耳后沟消失。④脓肿诊断性穿刺，可抽出脓液。脓肿穿破骨膜和皮肤，可形成窦道或瘘管。

2）颈部贝佐尔德脓肿：乳突尖部气房发育良好时，乳突尖内侧骨壁一般较薄。若乳突蓄脓，可穿破该处骨壁，脓液循此溃破口流入胸锁乳突肌深面，在颈侧形成脓肿，称贝佐尔德脓肿。主要临床表现如下：①有中耳炎或中耳胆脂瘤病史。②同侧颈部疼痛，运动受限；颈部相当于乳突尖至下颌角水平处肿胀，压痛明显。由于脓肿位于胸锁乳突肌深面，故波动感不明显。③若穿刺抽出脓液，即可确诊。④感染向下蔓延，可引起纵隔炎或纵隔脓肿。

3）迷路炎：是化脓性中耳乳突炎较常见的并发症，主要临床表现如下。①局限性迷路炎：又称迷路瘘管。多因胆脂瘤或肉芽组织腐蚀骨迷路形成瘘管。此型临床上较多见。多表现为阵发性眩晕，偶伴有恶心、呕吐。眩晕多在头或体位变动、压迫耳屏或耳内操作（如挖耳）时发作。发作时患侧迷路处于刺激兴奋状态，眼震方向多向患侧。听力有不同程度的减退，多为传导性聋，如病变位于鼓岬处可呈混合性聋。瘘管试验诱发出眩晕和眼球偏斜，为瘘管试验阳性。若瘘管为病理组织堵塞可为阴性。前庭功能一般正常。②浆液性迷路炎：是以浆液或浆液纤维素渗出为主的内耳弥漫性非化脓性炎症疾病或炎性反应。表现为眩晕、恶心、呕吐、听力下降、平衡失调。早期眼震向患侧，晚期眼震向健侧。③化脓性迷路炎：是化脓菌侵入内耳，引起迷路弥漫性化脓病变称为化脓性迷路炎。表现为严重眩晕，呕吐频繁，病初听力完全丧失，可有耳深部疼痛。自发性眼震初期向患侧，迷路破坏后可转向健侧。

4）耳源性面瘫：中耳炎、中耳胆脂瘤常可引起周围性面瘫。

2. 治疗

（1）颅内并发症。

1）硬脑膜外脓肿：一经确诊，应立即行乳突探查术，清除中耳乳突病变组织并详细检查鼓室盖、鼓窦盖、乳突盖及乙状窦骨板；循骨质破坏区向周围扩大暴露硬脑膜，排尽脓液，通畅引流。对硬脑膜增厚、表面有肉芽者，应扩大暴露范围，直至到达外观正常的硬脑膜。用双极电凝处理炎性肉芽后，再从脑膜及乙状窦壁上剥离切除。

2）耳源性脑膜炎：治疗措施如下。①抗感染：足量广谱抗菌药物控制感染，酌情应用糖皮质激素。②原发灶处理：在全身情况允许的前提下，急诊行乳突切开术，清除病灶，通畅引流。③支持疗法：保持水和电解质平衡，颅压高时应降颅压，控制液体输入量，必要时用高渗脱水药。

3）耳源性脑脓肿：①早期应用足量广谱抗菌药物：采用抗革兰氏阴性菌及厌氧菌的药物联合静脉滴注，待细菌学检查结果明确后，参照检查结果选用相应的抗菌药物。②手术治疗：脑脓肿诊断明确，可先做乳突根治术，经乳突腔穿刺引流脑脓肿。亦可先做脑脓肿手术，再择期乳突手术。③脓肿处理：包括穿刺抽脓、切开引流及脓肿摘除。a. 穿刺抽脓：可在严格消毒后经乳突术腔穿刺抽脓。b. 切开引流：适用于脓肿表浅，已形成硬脑膜脓瘘者。c. 脓肿摘除：脓肿包膜较厚，经反复穿刺抽脓无效或多房、多发性脓肿等，均应开颅予以摘除。④支持疗法及水和电解质平衡：患者因频繁的呕吐、长期静脉输入葡萄糖以及脱水疗法等，常可出现水和电解质紊乱。应根据病情及血电解质检查结果，及时补充液体，纠正酸中毒或碱中毒，预防低钾或低钠综合征。⑤处理颅内压增高：可用脱水疗法以降低颅内压，如用50%葡萄糖注射液与20%甘露醇注射液，静脉交替注射；糖皮质激素可减轻脑水肿，酌情适量静脉注射。⑥处理脑疝：出现脑疝或脑疝前期症状时，立即静脉推注20%甘露醇等脱水剂，行气管插管，予以氧气吸入及人工呼吸，并紧急作脑脓肿穿刺术，抽出脓液，必要时可先行侧脑室引流以降低颅内压，然后再做脓肿穿刺抽脓。

4)乙状窦血栓性静脉炎：以手术治疗为主，辅以足量抗菌药物及支持疗法。①应尽早行乳突切开术，探查乙状窦，如乙状窦壁有周围脓肿和坏死穿刺无回血，应切开乙状窦壁，吸除感染血栓，通畅引流。②如乳突术中已将全部病灶彻底清除，而术后症状不见减轻，血中红细胞，及血红蛋白继续下降，或患侧颈部压痛明显，或出现转移性脓肿时，应行患侧颈内静脉结扎术，以防感染继续播散。③对贫血患者予以输血等支持疗法。

（2）颅外并发症。

1）耳后骨膜下脓肿：①并发于急性乳突炎者，行单纯乳突切开术；②并发于慢性化脓性中耳乳突炎者，应视具体情况，行乳突根治术或改良乳突根治术及鼓室成形手术；③应用适当的抗菌药物。

2）颈部贝佐尔德脓肿：①乳突探查术中注意彻底清除乳突尖部残余气房及病变组织；②及早经胸锁乳突肌前缘切口，行脓肿切开引流术。

3）迷路炎：并发迷路炎者，患者宜自选体位静卧休息，低盐饮食。在抗菌药物控制感染的情况下，及早清除中耳病灶多可治愈，术中勿动迷路瘘管处肉芽组织。对于化脓性迷路炎，应在炎症控制、症状减轻后，再施行中耳乳突手术。

4）耳源性面瘫：①中耳炎症的急性期采用抗菌药物控制感染，同时使用激素减轻面神经水肿。②手术治疗，包括清除中耳炎症及胆脂瘤，面神经减压，开放面神经骨管，切开面神经外膜，缓解面神经肿胀。③术后处理，包括给予神经营养药物、面部按摩防止面肌萎缩。

二、护理要点

（一）耳源性颅内、颅外并发症

1. 术前护理

（1）心理护理：做好疾病的健康教育，说明本疾病的特点与手术的相关注意事项，并告知治疗效果，消除患者焦虑与恐惧情绪，积极配合手术。

（2）术前准备。

1）患者准备：①遵医嘱给予术区备皮、行药物过敏试验等；②全麻患者按手术常规要求禁食禁饮；③告知患者术前一日沐浴、修剪指甲，及时清除指甲油，保持全身清洁；男性患者剃净胡须，女性患者勿化妆、佩戴饰物。

2）物品准备：准备术中用物，如抗菌药物、X 线、CT、MRI 等各种检查。

3）术前指导：向患者详细讲解手术的基本过程和术中的配合方法，指导患者进行呼吸训练、床上使用便器等。

（3）饮食护理：根据患者的进食及身体状况，有针对性地对患者进行个体化饮食指导，以清淡、易消化软食为主，避免进食坚硬、辛辣、刺激性食物，禁烟酒。注意饮食卫生，以免出现腹泻、腹胀等不适而影响手术。

2. 术后护理

（1）病情观察。

1）观察生命体征、神志、瞳孔的变化及出入水量。特别需注意观察双侧瞳孔大小、形状及对光反射的敏感度，呼吸的方式与频率。因脑疝早期往往出现瞳孔和呼吸的改变。

2）注意有无面瘫、眼球震颤情况，注意头痛、呕吐的程度和性质。若出现表情淡漠、嗜睡、全身不适时，应绝对卧床休息。一旦发生病情变化，立即通知医生。

（2）专科护理。

1）高热患者做好降温处理，昏迷患者应专人护理，保持头侧位，防止呕吐物误吸入气道。

2）卧床期间保持床单位整洁和卧位舒适，定时翻身、按摩骨突处，防止皮肤发生压力性损伤。

3）准备好各类急救物品，如20%甘露醇、50%葡萄糖、呼吸兴奋剂、强心剂、气管切开用品及气管插管等设备。保持静脉液路畅通，以备急救。

4）准确计算输液量，按时、正确地应用脱水剂，详细记录出入量，保持水、电解质的基本平衡。

5）疑有耳源性并发症时，禁用镇静药、镇痛药、阿托品类药物，以免掩盖病情，延误治疗。

（3）心理护理：向患者及家属讲解疾病相关知识，鼓励患者说出内心感受，评估焦虑程度，予以疏导。鼓励患者树立信心，积极配合治疗。

（4）饮食护理：根据病情需要给予高热量、高蛋白和富含维生素的清淡流质或半流质饮食。进食困难者予以鼻饲或增加静脉营养的供给，保证机体需要量。

（5）用药指导：遵医嘱给予足量及时的抗菌药物全身治疗。告知患者药物名称、用药目的、使用方法及相关注意事项。观察药物疗效及可能出现的不良反应。

（6）健康宣教。

1）嘱患者绝对卧床休息，保持病室安静整齐，光线宜暗。

2）告知患者患侧伤口勿受压，保持伤口敷料清洁，如有渗出及时通知医生更换。

3）便秘患者给予缓泻剂，保持大便通畅。

4）注意安全防护，床边加床档，要有家属陪护，卧床的患者要勤翻身、更换床单，防止压力性损伤的发生。

5）告知患者不要牵拉引流管、自行倾倒引流液。脑室引流患者避免引流管受压，避免污染。

3. 出院指导

（1）饮食与活动：恢复期应禁刺激性食物、禁烟酒，选择高蛋白质、富含维生素的饮食（如瘦肉、新鲜瓜果蔬菜），增强机体抵抗力。避免重体力劳动及剧烈运动，避免磕碰头部。

（2）复诊指导：告知患者术后按时复诊的重要性，以便医生了解患者身体恢复情况，并及时进行对症处理。一般于出院一周后到门诊复诊，以后根据疾病恢复情况随诊。若出现发热、耳漏、头痛等不适应及时就诊。

（3）健康指导。

1）指导患者观察伤口、耳、鼻腔内有无无色透明液体流出，并监测体温。出现异常时及时就诊。

2）嘱患者观察平卧时有无液体流至咽部，以及夜间有无异常呛咳。保持大便通畅，预防便秘，避免用力。

3）预防上呼吸道感染，房间内定期通风，保持周围环境清洁。

4）保持耳道的清洁干燥，勿让液体及物体进入外耳道，防止逆行感染。

5）保持良好的心理状态，避免紧张、激动等情绪，有利于疾病康复。

三、习题

习题

第四章

鼻科疾病

第一节　鼻的先天性疾病及畸形

一、知识要点

(一)外鼻先天性畸形

外鼻先天性畸形（congenital malformation of external nose）是由于遗传或非遗传因素，使得在胚胎期颜面原基发育不良或颜面各隆突融合不全，产生各种外鼻先天性畸形。

1. 临床表现

（1）外鼻缺损：胚胎期鼻额突和嗅凹不发育或发育不良造成无鼻（arhinia）或半鼻（half-nose）。

（2）鼻裂（cleft nose）：胚胎期两侧嗅凹向中线靠拢的过程中，嗅凹之间的间质组织发育障碍，在鼻中线处形成裂沟，严重时可伴有唇裂。裂沟常沿鼻中线纵行，鼻背加宽. 两眼间距也较常人宽。

（3）皮样囊肿（dermoid cyst）：胚胎期硬脑膜通过额骨后方的盲孔经鼻前间隙与外鼻皮肤接触。随胚胎发育，硬脑膜回缩，盲孔闭锁。若硬脑膜在回缩过程中与皮肤分离不彻底，可将部分外皮层成分携带至硬脑膜回缩的路径上，形成窦道或囊肿，并可在鼻中线部位形成原发性皮肤瘘管。囊肿可发生于沿鼻梁中线任何部位。本病须与先天性脑膜脑膨出、鼻神经胶质瘤相鉴别。脑膜脑膨出患者佛思腾博格试验（Fridenberg's test）呈阳性，神经胶质瘤则质地较硬。

（4）先天性鼻赘（congenital rhinophyma）：外鼻发生过程中如有原始胚胎组织存留，可出现外鼻赘生畸形，表面覆有皮肤及细毛。

（5）鼻侧喙（proboscis lateralis）：一般认为系胚胎期额鼻隆突发育障碍形成。多在一侧鼻根部形成管状物，又称管状鼻。

2. 治疗

根据外鼻畸形程度进行修复或重建外鼻。

(二)鼻前庭囊肿

鼻前庭囊肿(nasal vestibular cyst)为发生在鼻前庭底部皮肤下、梨状孔的前外方及上颌骨牙槽突浅面软组织内的囊性肿块,也有称之为鼻牙槽突囊肿、鼻翼囊肿等。女性多见,好发年龄为30~50岁。无左右侧差异,偶有双侧发生。

1. 临床表现

囊肿生长缓慢,早期多无症状。随着囊肿逐渐增大,一侧的鼻翼附着处、鼻前庭内或梨状孔的前外方等处日渐隆起,可有局部肿胀感或胀痛感。如合并感染则迅速增大,局部疼痛加重。可伴有病侧鼻塞。

2. 治疗

若囊肿较大已有面部畸形及鼻塞症状或有反复感染病史者,应取唇龈沟进路行手术切除。

二、护理要点

(一)外鼻先天性畸形

1. 术前护理

(1)心理护理:合理运用沟通技巧,与患者及家属进行有效沟通,加强疾病健康宣教,告知手术麻醉方式及目的,帮助患者更好的理解和配合治疗,减轻患者术前焦虑、恐惧紧张不安的情绪。

(2)术前准备:了解患者全身情况,协助医生为患者进行术前各项检查,观察患者有无咳嗽、发热;预防上呼吸道感染。女患者有无月经来潮。术前遵医嘱用消炎滴鼻液滴鼻,并指导患者正确的擤鼻方法,保持口腔清洁。按手术要求备皮:剪鼻毛,男性患者剃胡须。

(3)饮食护理:全麻手术者术前常规禁食、禁饮。

2. 术后护理

(1)病情观察:密切观察患者病情变化,如生命体征、意识、呼吸道是否通畅;观察局部伤口疼痛、渗血情况;鼻腔填塞物的类型、位置及固定情况,留置鼻导管的患者观察导管通畅情况,观察分泌物的颜色、性质和量。

(2)专科护理。

1)全麻未清醒者,应去枕平卧且头偏向一侧;全麻清醒者,嘱患者半卧位,抬高床头30°,利于鼻腔分泌物的引流和呼吸。

2)观察鼻腔有无鲜血流出,有无频繁做吞咽动作;对流入咽部的血液尽量吐出,勿咽下,以免刺激胃黏膜引起恶心、呕吐等不适;若鼻腔持续有活动性出血,应及时告知医生,并协助局部冷敷处理。

3)目前鼻腔止血填塞物一般为可吸收的,在术后的48~72小时,患者会有鼻部疼痛及头痛等不适症状,应及时耐心向患者解释清楚,并做好心理护理;对疼痛评分大于 4 分以上的患者,报告医生,遵医嘱可使用镇痛药物,减轻患者疼痛等不适。

4)鼻腔留置引流管的患者,应保持引流管通畅,防止结痂堵塞,避免打折受压。

5)术后指导患者饭前饭后进行漱口,可用氯己定和康复新液交替使用,保持口腔清洁,预防口腔感染。

(3)心理护理:加强与患者及家属的沟通,及时解释和说明病情,缓解患者及家属的紧张和焦虑情绪,使其以愉悦的心态配合治疗和护理。

(4)饮食护理:术后 4~6 小时可进温凉、易消化的流质或半流质饮食,避免刺激性食物,多吃蔬菜,避免大便干燥。

(5)用药指导:遵医嘱合理使用抗菌药物、抗水肿及止血药物,注意观察药物疗效。

(6)健康宣教。

1)告知患者勿咽下流入咽部的血性分泌物,避免分泌物进入胃内刺激胃黏膜引起恶心、呕吐。

2)告知患者合理饮食,足够营养,可促进疾病康复。指导患者进食前后漱口,保持口腔清洁。

3)指导患者适当活动,有引流管的患者注意防止引流管脱出。

3. 出院指导

(1)饮食与活动:恢复期禁烟酒、禁辛辣刺激性食物,选择含有丰富维生素、蛋白质的饮食,如新鲜蔬果、鱼肉等。

(2)复诊指导:按时复诊,以便医生了解手术创面恢复情况,并及时对术腔进行处置。一般出院一周后到门诊复查,之后根据恢复情况由医生告知复查时间。

(3)健康指导。

1)适当参加锻炼,无剧烈活动避免鼻部暴力碰撞。2 个月内避免游泳,远离过敏原。

2)环境应安静舒适,保持温湿度适宜,注意通风,保持室内空气清新。

3)保持良好的心理状态,避免情绪激动,有利于疾病的康复。

(二)鼻前庭囊肿

1. 术前护理

(1)心理护理:关心鼓励患者,耐心倾听患者主诉,及时进行心理评估,针对性地进行心理疏导。加强疾病健康宣教,告知手术麻醉方式及目的,帮助患者更好的理解和配合治疗,减轻患者术前焦虑、恐惧紧张不安的情绪。

(2)术前准备:了解患者全身情况,协助医生为患者进行术前各项检查,观察患者有无咳嗽、发热;预防上呼吸道感染。女患者有无月经来潮。按手术要求备皮:剪鼻毛,男性患者剃胡须。

(3)饮食护理:全麻手术者术前常规禁食、禁饮。

2. 术后护理

(1)病情观察:密切观察患者病情变化,如生命体征、意识、呼吸道是否通畅;观察局部伤口疼痛、渗血情况。

（2）专科护理。

1）全麻未清醒者，应去枕平卧头偏向一侧；全麻清醒者，嘱患者半坐卧位，利于鼻腔分泌物的引流和呼吸。

2）观察鼻腔渗血情况，鼻腔伤口会有流血性渗液，属正常现象，若鼻腔持续有活动性出血，应及时告知医生，并协助局部冷敷处理。

3）在术后48~72小时内，患者会有鼻部疼痛及头痛等不适症状，应及时耐心向患者解释清楚，并做好心理护理；对疼痛评分大于4分以上的患者，报告医生，遵医嘱可使用镇痛药物，减轻患者疼痛等不适。

4）术后指导患者饭前饭后进行漱口，可用氯己定和康复新液交替使用，保持口腔清洁，预防口腔感染。

（3）心理护理：术后患者由于鼻腔堵塞，可能会有头痛、面部肿胀等不适症状，因此病人可能会出现紧张、焦虑等心理。医护人员要理解并耐心向病人解释，消除其思想顾虑鼓励病人树立信心。

（4）饮食护理：术后4~6小时可进温凉、易消化的流质或半流质饮食如米粉、牛奶、汤水等，避免刺激性食物，多吃蔬菜，避免大便干燥。

（5）用药指导：遵医嘱合理使用抗菌药物、抗水肿及止血药物，注意观察观察药物疗效。

（6）健康宣教。

1）嘱患者勿咽下流入咽部的血性分泌物，防止分泌物进入胃内刺激胃黏膜，从而引起恶心、呕吐。

2）嘱患者保持口腔清洁，三餐后及早晚勤漱口，预防感染。

3）指导患者正确擤鼻的方式，告知患者勿用手抠鼻。

3. 出院指导

（1）饮食与活动：指导患者科学饮食，营养均衡，注意多饮水，忌辛辣、刺激性和油腻食物。戒烟酒。恢复期注意休息，劳逸结合，外出时可佩戴口罩。

（2）复诊指导：按时复诊，以便医生了解手术创面恢复情况，并及时对术腔进行处置。一般出院一周后到门诊复查，之后根据恢复情况由医生告知复查时间。

（3）健康指导。

1）适当参加锻炼，无剧烈活动，2个月内避免游泳，远离过敏原。

2）环境应安静舒适，保持温湿度适宜，保持鼻腔黏膜湿润。

3）保持良好的心理状态，避免情绪激动，有利于疾病的康复。

三、习题

习题

第二节 外鼻及鼻前庭疾病

一、知识要点

（一）鼻疖

鼻疖（furuncle of nose）是一种常见的由于鼻前庭毛囊、皮脂腺或者汗腺的局限性急性化脓性炎症，包括毛囊炎和皮脂腺炎。常发生在鼻尖或鼻翼两侧。由于鼻疖主要位于鼻根至两侧嘴角的"危险三角区"内，面部的静脉没有静脉瓣膜，该区域的静脉血可通过内眦静脉、眼静脉汇入颅内海绵窦。若处理不当，则可能引起颅内并发症。

1. 临床表现

起病初期，鼻前庭、鼻尖或鼻翼处出现红肿、胀痛，局部疼痛明显，可伴有低热。疖肿成熟后，可见顶部中央有黄色脓栓，多在1周内自行破溃排出脓栓而愈。严重患者，可伴有畏寒、高热及全身不适症状。

2. 治疗

（1）疖未成熟时，可用1%氧化氨基汞软膏、10%鱼石脂软膏，或者抗菌药物软膏涂抹，配合物理治疗等。

（2）疖已成熟出现脓点时，严禁自行挤压及切开。可在无菌操作环境下使用无菌尖刀片挑破脓头，用镊子钳出脓栓，也可用小吸引头吸出脓液，严重者切开排脓。

（3）疖肿破溃后，局部清洁消毒，使用抗菌药物软膏保护伤口，促进愈合。

（4）合并海绵窦感染患者，应给予足量的抗菌药物，并及时联合眼科和神经外科进行会诊，协助治疗。

二、护理要点

（一）鼻疖

1. 心理护理

耐心向患者及家属讲解疾病相关知识，告知患者及家属治疗及护理的要点、注意事项，减轻患者的焦虑、紧张，保持患者情绪稳定。

2. 饮食护理

进食高热量、高蛋白、高维生素、易消化食物，多饮水，禁食辛辣刺激食物。

3. 病情观察

（1）严密观察鼻疖肿大小、局部疼痛变化。

（2）观察患者生命体征情况，若出现高热、寒战、头痛剧烈等不适症状，应及时告知医生并协助处理。

4. 专科护理

(1) 保持室内室温适宜，空气流通。

(2) 保持皮肤清洁，及时更换衣服、床单，防止压疮等。

(3) 一般常规护理：术前全身应用抗菌药物。观察患者体温情况。在全身用药后 5 ~ 7 天，若体温正常，可择期手术。

5. 用药指导

(1) 疖肿未成熟时：可局部理疗或 10%鱼石脂软膏外敷(一般不超过 7 天)，促进其炎症消退或早日成熟。

(2) 疖肿成熟时：可在无菌操作下持穿刺针挑破脓点后用镊子钳出脓栓，切忌挤压。

(3) 已破溃者局部护理：局部清洁消毒，使用抗菌药物软膏涂抹，保持引流。

6. 健康宣教

(1) 养成良好的生活习惯，勿暴饮暴食、保持开朗乐观心态。

(2) 保持皮肤清洁，避免针尖、竹木等刺伤皮肤。

(3) 鼻子上长粉刺和痤疮时，不要用手抓挠，防止感染。

(4) 指导患者勿挖鼻、拔鼻毛。若再次发生鼻疖时，切勿自行挤压或热敷，以免导致感染扩散，导致上唇及面颊部蜂窝织炎或海绵窦血栓性静脉炎。

(5) 未痊愈者，按医嘱定期复查，坚持治疗。

三、习题

习题

第三节　鼻腔普通炎性疾病

一、知识要点

(一)急性鼻炎

急性鼻炎(acute rhinitis)是鼻黏膜急性感染疾病。主要是由病毒感染，后期也可继发细菌感染，并具有传染性。俗称"感冒""伤风"。四季均可发病，冬季多见。前驱症状主要为鼻炎。

1. 临床表现

潜伏期1~3天。发病前驱期，鼻腔及鼻咽部干燥、瘙痒感、烧灼感并伴有频繁打喷嚏、畏寒、全身不适。在发病1~2天后(卡他期)，继发出现鼻塞、流清水样鼻涕、嗅觉减退、言语时鼻音加重，常伴有咽痛、低热(37~38℃)、食欲减退、头痛以及四肢酸痛。继发细菌感染后，鼻塞、鼻涕转为脓性，黏液性或黏脓性。全身症状因个体自身情况而异，轻重不一，也可进行性加重。易有鼻窦炎、急性中耳炎、急性咽喉炎、气管炎及支气管炎等并发症。儿童全身症状较成人重，多伴有高热(39℃以上)，甚至惊厥，常伴有消化道症状如呕吐、腹泻等。恢复期，若无并发症，7~10天内各症状会逐渐减轻缓解。

2. 治疗

治疗以支持和对症治疗为主，防止并发症的发生。

(1)局部治疗：鼻腔内使用减轻充血剂。首选盐酸羟甲唑林喷雾剂，也可用1%麻黄碱滴鼻液收缩黏膜，减轻鼻塞，促进引流。用药时间为1周。局部也可采用热敷等物理疗法，促进炎症消退，改善症状。

(2)全身治疗：早期注意休息，保证热量供给，多饮水，可用生姜、红糖、葱白泡水热服，使其全身发汗；口服解热镇痛药物减轻症状，缩短病程。合并细菌感染或出现并发症时，应前往医院就诊，通过相关实验室检查后，遵医嘱使用抗菌药物。

(二)慢性鼻炎

慢性鼻炎(chronic rhinitis)是鼻腔黏膜及黏膜下层的慢性非特异性炎症。以鼻腔黏膜肿胀、分泌物增多、无明确致病微生物感染，病程持续3个月以上或反复发作为特点的一种常见疾病。临床上一般分为慢性单纯性鼻炎和慢性肥厚性鼻炎两类。

1. 临床表现

(1)慢性单纯性鼻炎。

1)间歇性或交替性鼻塞：白天、夏季、运动时减轻，夜间、静坐或寒冷时加重；变换侧卧方位时，居下位的鼻腔阻塞，居上位者则通气。

2)多涕：一般为黏液白涕继发感染时可有脓涕，常伴有头痛、头昏、咽干、咽痛。闭塞性鼻音、嗅觉减退、耳鸣和耳闭塞感不明显。

(2)慢性肥厚性鼻炎。

1)单侧或双侧持续性鼻塞，多无交替性。

2)少涕：一般为黏液性或黏脓性，不易擤出。常伴有头痛、头昏、咽干、咽痛、闭塞性鼻音以及耳闭塞感。少数可能伴有嗅觉减退。

2. 治疗

以根除病因，恢复鼻腔通气功能。

(1)病因治疗：加强锻炼，提高自身机体抵抗力。及时治疗全身性慢性疾病，邻近感染病灶和鼻中隔偏曲等。

(2)局部治疗。

1)糖皮质激素：慢性鼻炎首选药物，具有较好的抗炎作用，最终产生减轻充血的效果。根据医嘱按需要可较长期应用，疗效和安全性好。

2)减充血剂：慢性鼻炎伴有急性感染时选用。使用盐酸羟甲唑啉鼻喷雾剂，连续使用不超过 7 天，若需要继续使用，需间断 3~5 天。长期使用 0.5%~1% 麻黄碱滴鼻，可引起药物性鼻炎。禁止使用萘甲唑啉，已证实可引起药物性鼻炎。

3)鼻腔冲洗：鼻腔内分泌物较多或者较黏稠者，可选用 0.9% 氯化钠注射液进行鼻腔冲洗，以改善鼻腔通气情况。

（3）手术治疗：针对慢性肥厚性鼻炎、黏膜肥厚，对减充血剂不敏感的患者，可行下鼻甲黏膜下部分切除术。

二、护理要点

(一)急性鼻炎

1.心理护理
向患者解释疾病的发生、发展、转归，减轻患者的焦虑、恐惧，保持患者情绪稳定。

2.饮食护理
指导患者多饮水，清淡饮食，进易消化食物，疏通大便，注意休息。发病初期，可采用发汗疗法，可减轻症状，缩短病程如热水浴、生姜、红糖、葱白煎水热服或者口服抗病毒口服液等。

3.病情观察
观察患者局部及全身症状转归，及时发现和处理并发症。

4.专科护理
（1）指导患者多饮水，卧床休息，及时更换衣物及被服。

（2）保持口腔清洁舒适，给予口腔护理。

（3）遵医嘱使用解热镇痛药。

5.用药指导
遵医嘱使用合适的滴鼻剂，收缩黏膜，减轻鼻塞，改善鼻腔通气引流。此类药物连续使用不得超过 7 天。正确指导患者滴鼻方法。

（1）仰卧位法：仰卧，肩下垫枕，前鼻孔朝上或仰卧头后仰悬垂于床缘外。

（2）侧卧位：卧向患侧，头下悬垂于床缘外，适用于单侧患病者。

（3）坐位法：坐位，背靠椅背，头后仰，前鼻孔朝上，保持体位后，经前鼻孔滴入药液，每侧 3~5 滴，并保持该体位 2~3 分钟。

6.健康宣教
（1）指导患者正确滴鼻、擤鼻(左、右侧鼻腔分次擤鼻)的方法。

（2）加强锻炼，增强自身抵抗力，提高免疫力，保持心情舒畅。

（3）疾病流行期间，减少到人员密集的场所，保证室内空气对流。外出时，佩戴口罩、勤洗手，避免传染他人。

（4）使用抗菌药物的患者，要及时观察皮肤有无出现红疹、瘙痒等过敏现象。

(二)慢性鼻炎

1.术前护理

（1）心理护理：加强疾病健康宣教，告知手术麻醉方式及目的，帮助患者更好的理解和配合治疗，减轻患者术前焦虑、恐惧紧张不安的情绪。

（2）术前准备：完善相关术前检查、心电图、血常规、凝血常规等；注意观察病情变化，如出现耳鸣、耳聋及听力下降，可能并发中耳炎；如头痛、鼻塞加重，可能并发鼻窦炎，应及时告知医生并协助处理。术前一日剃净胡须、剪鼻毛。遵医嘱予以术前抗菌药物皮试；指导患者术前注意口腔卫生，预防感染。

（3）饮食护理：全麻手术者术前常规禁食、禁饮。

2.术后护理

（1）病情观察。

1）密切观察患者生命体征，及时、动态地了解患者各项指标。

2）观察患者鼻腔止血填塞材料有无松脱及鼻腔有无活动性出血，术后24小时少量血性分泌物渗出为正常现象，严密观察鼻腔分泌物的性质、颜色、量和气味。

（2）专科护理。

1）冷敷鼻根部及前额部。

2）用0.9%氯化钠注射液行口腔护理或复方硼砂含漱液漱口，缓解口腔异味。

3）避免用力咳嗽、打喷嚏，保持大便通畅。

（3）心理护理：患者及家属对术后伤口出血会有紧张、恐惧等表现，应多倾听，多鼓励，给予解释和帮助。

（4）饮食护理：术后4~6小时可进温凉、易消化的流质或半流质饮食，避免刺激性食物。

（5）用药指导：遵医嘱合理使用抗菌药物及止血药物，注意观察观察药物疗效。

（6）健康宣教。

1）告知患者勿咽下流入咽部的血性分泌物，避免分泌物进入胃内刺激胃黏膜引起恶心、呕吐。

2）指导患者进食前后漱口，保持口腔清洁。

3）嘱患者不要用力咳嗽、打喷嚏，保持大小便通畅。

3.出院指导

（1）饮食与活动：恢复期禁烟酒及辛辣刺激性食物，进食富含维生素、高蛋白质饮食。

（2）复诊指导：告知患者门诊复查的时间，根据手术范围、全身情况和填塞物而确定，术后首次复诊通常为术后1~2周，以便了解术后恢复情况。

（3）健康指导。

1）嘱患者不要用力咳嗽、以免引起伤口出血。

2）加强锻炼，增强自身抵抗力，提高免疫力，戒烟戒酒。

3）改善生活和工作环境，避免接触粉尘和有毒、有害气体刺激，外出时可佩戴口罩。

4）指导患者正确的擤鼻方法：（左、右侧鼻腔分次擤鼻）的方法。切忌捏紧双侧鼻翼用力擤鼻，以免引起鼻窦炎或中耳炎。

5）指导患者正确使用鼻腔冲洗器。

三、习题

习题

第四节　鼻窦普通炎性疾病

一、知识要点

（一）急性鼻窦炎

急性鼻窦炎（acute sinusitis）是指鼻窦黏膜的急性卡他性或化脓性炎症，一般多数继发于急性鼻炎。

1.临床表现

（1）全身症状。

成人可伴有低热、畏寒、食欲减退及全身不适症状；儿童可出现高热、腹泻、咳嗽等消化道和呼吸道症状。

（2）局部症状。

1）鼻塞：多为持续性，因鼻腔黏膜充血肿胀。

2）嗅觉障碍：由于鼻腔黏膜肿胀，可出现暂时的嗅觉障碍。

3）鼻腔分泌物增多：分泌物呈黏脓性或脓性，量多。

4）头痛及局部疼痛：为本病最常见症状。急性鼻窦炎患者头痛多且较重，常在咳嗽、头部摇动或震动时加重。

2.治疗

以去除病因，解除鼻腔鼻窦引流和通气障碍，控制感染，预防并发症为原则。

（1）全身治疗。

1）一般治疗同上呼吸道感染和急性鼻炎，适当休息。

2）明确致病菌，选择敏感抗菌药物的使用，及时控制感染，防止并发症或转为慢性鼻窦炎。

3）对特应性体质者（如变应性鼻炎、哮喘），应给予全身变态反应药物。

4）对邻近感染病变如牙源性上颌窦炎或全身慢性疾病应对症治疗。

（2）局部治疗：鼻内用减充血剂和糖皮质激素。

（3）物理治疗：局部热敷、短波透热或红外线照射等，可促进炎症消退和改善症状。

（4）鼻腔冲洗：有助于清除鼻腔内分泌物。

(二)慢性鼻窦炎

慢性鼻窦炎(chronic rhinosinusitis)是鼻与鼻窦黏膜的慢性持续性炎症，多因急性鼻窦炎反复发作未彻底治愈而迁延所致，可单侧发病或单窦发病，双侧或多窦发病极常见。

1.临床表现

（1）全身症状：轻重不等，时有时无，多表现为精神不振、易疲倦、头痛、头昏、记忆力减退、注意力不集中等。

（2）局部症状：黏性、流脓涕和持续性鼻塞，可伴嗅觉减退或消失，少数患者可有视力障碍。

2.治疗

慢性鼻窦炎不伴有鼻息肉者首选药物治疗；药物治疗以局部使用糖皮质激素为主，用药疗程不少于12周，急性发作时可口服大环内酯类药物，也可使用黏液促排剂、抗组胺药物。伴有鼻息肉者首选手术治疗。如使用药物治疗无改善者可考虑手术治疗。

二、护理要点

(一)急性鼻窦炎

1.心理护理

患者可因头痛、鼻塞、食欲减退等影响正常生活。存在有焦虑情绪的患者，应及时给予关心疏导，使其配合治疗。

2.饮食护理

在治疗周期，嘱患者多饮水，注意休息，吃易消化食物，保持大便通畅，正确擤鼻。

3.病情观察

密切观察病情变化，及时告知医生并协助处理。观察体温有无升高，鼻塞、头痛是否加重，有无耳痛、耳闷、咳嗽、眼睛痛、眼球活动受限、视力下降等症状。

4.专科护理

（1）注意观察体温变化，高热患者予以物理降温或遵医嘱予以口服解热镇痛药。

（2）卧床休息，多饮水，饮食清淡，加强营养并保持大便通畅。

（3）保持口腔清洁，加强口腔护理，予以盐水或漱口液漱口。

5.用药指导

（1）控制感染：遵医嘱及时、足量、全身使用有效的抗菌药物，防止发生并发症或转为慢性。

（2）鼻腔滴药：正确指导患者鼻腔滴药。局部可使用血管收缩剂和糖皮质激素类药物可减轻鼻腔黏膜肿胀充血引起的窦口阻塞。但不宜长期使用，特别是儿童和青少年。

6.健康宣教

（1）指导患者正确滴鼻、擤鼻及鼻腔冲洗。

（2）若患者出现高热不退、头痛加重及眼球运动受限等症状，应及时就诊。

（3）加强锻炼，增强体质，预防感冒。

（4）注意工作、生活环境的洁净和加强室内通风。

（5）积极治疗全身及局部病因，及时、彻底治疗本病，避免并发症或转为慢性。

（二）慢性鼻窦炎

1.术前护理

（1）心理护理：向患者介绍手术目的和意义，讲解术中可能出现的情况及术后的注意事项，使患者有充分的思想准备，减轻焦虑。

（2）术前准备：了解患者全身情况，协助医生为患者进行术前各项检查，观察患者有无咳嗽、发热；预防上呼吸道感染。女患者有无月经来潮。术前遵医嘱行鼻腔冲洗及糖皮质激素的局部应用，并观察药物的作用及不良反应，指导患者正确的擤鼻方法，保持口腔清洁。按手术要求备皮：剪鼻毛，男性患者须剃胡须。

（3）饮食护理：患者按全麻手术要求常规禁食、禁饮，防止术中呕吐，引起窒息。

2.术后护理

（1）病情观察。

1）注意观察生命体征及视力的变化，观察患者有无神经系统症状（脑膜刺激征），有无并发症发生。

2）注意观察前、后鼻孔出血。咽部有分泌物时，嘱患者吐出勿咽下，勿用力擤鼻。渗血较多时行头颈部冷敷或冰敷，必要时遵医嘱使用止血药。

3）观察鼻腔填塞物的松紧度，保持纱条位置固定无脱出。嘱患者不要用力咳嗽或打喷嚏，保持大便通畅。

（2）专科护理。

1）全麻未清醒者，应去枕平卧头偏向一侧；全麻清醒后取半坐卧位。以减轻局部肿胀，利于鼻腔分泌物的引流。次日可下床活动。

2）及时清除口腔分泌物，用漱口液漱口，必要时用湿纱布覆盖口腔，口唇干燥者可涂液体石蜡或润唇膏。

（3）心理护理：向患者解释疾病发生原因、治疗方法、治疗效果及注意事项。

（4）饮食护理：全麻清醒后4~6小时可进流质，次日进软食，避免辛辣刺激性食物，以减轻疼痛和出血，并多饮水。

（5）用药指导：遵医嘱正确使用抗菌药物和滴鼻剂。

（6）健康宣教。

1）鼻腔堵塞期间嘱患者不要剧烈运动。鼻腔纱条如有松动脱出，立即告知医务人员及时处理。

2）告知患者温凉清淡饮食，足够营养，可促进疾病康复。指导患者进食前后漱口，保持口腔清洁。

3）嘱患者不要用力咳嗽、打喷嚏、擤鼻，指导患者张口呼吸，避免鼻腔压力过大，以免引起伤口出血。

3.出院指导

（1）饮食与活动：恢复期禁烟酒及辛辣刺激性食物，进食富含维生素、蛋白质饮食。

避免剧烈活动，2个月内避免游泳，活动时远离过敏原。春秋季节外出时应佩戴口罩，以减少花粉、冷空气对鼻腔黏膜的刺激。

（2）复诊指导：术后首次鼻腔清理的时间可以根据手术范围、全身情况和填塞物而确定，通常为术后1~2周。嘱患者按医嘱定期复诊（1个月、3个月、6个月、1年），随访时间持续近期1年，远期至少3年，以提高疗效避免复发。

（3）健康指导：避免挖鼻、碰撞鼻部，用正确方式擤鼻，指导正确、按时用药及鼻腔冲洗。预防上呼吸道感染，避免出入污染较重的公众场合，必要时佩戴口罩。

三、习题

习题

第五节　鼻中隔及鼻腔其他疾病

一、知识要点

（一）鼻中隔偏曲

鼻中隔偏曲（deviation of nasal septum）是指鼻中隔向一侧或双侧，或局部有突起，并引起鼻腔功能障碍，如鼻塞、鼻出血和头痛等症状。鼻中隔偏曲大多数属先天性发育异常，少数为有鼻外伤史，若无临床不适症状，可不处理。

1. 临床表现

（1）鼻塞：为主要症状。或单侧鼻塞、或双侧鼻塞，多呈持续性。

（2）头痛：鼻中隔偏曲的凸出部位压迫同侧鼻甲时，可引起同侧反射性头痛。

（3）鼻出血：常发生在鼻中隔偏曲之凸面或骨嵴处的顶尖部。由于此处黏膜薄，受气流和尘土的刺激易发生黏膜糜烂而引起出血。

（4）鼻窦炎：鼻中隔偏曲所致的鼻阻塞影响鼻窦引流时，可继发鼻窦炎。长期鼻塞、张口呼吸，易发生感冒和上呼吸道感染，可伴有鼾声。

2. 治疗

手术治疗为主，配合对症治疗。常见的手术方法有鼻中隔黏膜下矫正术和鼻中隔黏膜下切除术。

(二)鼻中隔血肿及脓肿

鼻中隔血肿(hematoma of nasal septum)是指鼻中隔软骨或骨膜下积血。多源于鼻中隔外伤、手术等,成年人发病较多,双侧多见。鼻中隔脓肿(abscess of nasal septum)多为血肿的继发感染所致。

1.临床表现

(1)鼻中隔血肿:多为双侧鼻塞、额部头痛和鼻梁部发胀。多有鼻黏膜破裂,有血性分泌物流出。

(2)鼻中隔脓肿:患者除有前者的一些症状外,尚有畏寒、发热、全身不适、鼻梁及鼻尖红肿热痛症状。

2.治疗

主要以局部穿刺或切开引流,行细菌培养及药敏试验,采用有效抗菌药物。

(1)鼻中隔血肿:较小者穿刺抽出血液;较大者,应在表面黏膜麻醉下,在血肿最下方做切口,排除瘀血或血块。清创后,双鼻腔填塞凡士林纱条、碘仿纱条或膨胀材料压迫止血,可全身应用抗菌药物,防止继发性感染。

(2)鼻中隔脓肿:明确诊断后,应立即切开引流,排出脓液,如有坏死软骨应予以清除后放置引流管,每日抗菌药物冲洗,不填塞鼻腔。同时,全身应用抗菌药物,控制感染。

(三)鼻中隔穿孔

鼻中隔穿孔(peroration of nasal septum)是由于各种原因导致鼻中隔的任何部位形成大小不等、形状各异的永久性穿孔,使两侧鼻腔相通。

1.临床表现

主要表现为鼻腔干燥和脓痂形成,常伴有头痛和鼻出血。小穿孔者,呼吸时有吹哨声;结核和梅毒引起者脓痂有臭味。检查可见鼻中隔贯穿性穿孔,穿孔处结痂,穿孔边缘糜烂且易出血。

2.治疗

(1)保守治疗:尽可能地去除穿孔的病因,如避免接触、吸入有害化学物质;针对引起穿孔的原发全身性疾病进行治疗如抗结核治疗、驱梅疗法等。保持鼻腔湿润清洁。

(2)手术治疗:经药物治疗效果不佳、穿孔较大、症状较明显者,可根据实际情况进行鼻中隔穿孔修补术。

(四)鼻腔及鼻窦异物

鼻腔鼻窦异物(foreign body in the nose)可分为内源性和外源性两大类。内源性异物有死骨、凝血块、鼻石、痂皮等。外源性异物有植物性、动物性和非生物性。以植物性异物多见,动物性异物较为罕见。非生物性异物多为战伤、工伤、误伤所致,异物多为弹片、碎石、木块等,破坏性较大,病情也较复杂。鼻腔异物多见于儿童。

1.临床表现

鼻塞、流黏脓涕、鼻出血、呼气有臭味、涕中带血、头疼、发热等表现。

2. 治疗

处理时根据异物的大小、形状、部位和性质的不同，采用不同的取出方法。切不可盲目取出，以免造成不必要的伤害。

(五)鼻骨骨折

外鼻骨架由一对较薄的鼻骨及部分上颌骨额突构成，突出于面部，易遭受外界暴力或机械性的创伤而发生鼻骨骨折(fracture of nasal bone)。鼻骨上部厚而窄，下部薄而宽，且缺乏支撑，故骨折多累及鼻骨下部。鼻骨骨板薄而小，可单独骨折，也可同时发生上颌骨骨折。严重的鼻骨骨折常伴有鼻中隔偏斜、鼻中隔穿孔、黏膜下血肿及黏膜撕裂等。

1. 临床表现

(1)全身症状：以头疼、流泪为常见症状，观察有无恶心、呕吐、清水样涕，防止发生脑脊液鼻漏及合并颅脑外伤。

(2)局部疼痛、肿胀、鼻出血及鼻骨周围畸形等属常见症状及体征。

2. 治疗

鼻骨骨折属于急症，治疗应在受伤数小时内尽早处理，一般不超过 10 天，以免发生畸形愈合。

(六)鼻出血

鼻出血(epistaxis；nose bleed)又称鼻衄，是临床常见症状之一，多因鼻腔病变引起，也可由全身疾病所引起，偶有因鼻腔邻近病变出血经鼻腔流出者。鼻出血多为单侧，亦可为双侧，可间歇反复出血，亦可持续出血，出血量多少不一，轻者仅鼻涕中带血，重者可引起失血性休克；反复出血则可导致贫血，多数出血可自止。

1. 临床表现

鼻出血由于原因不同其表现也不同，大多数患者的鼻出血为单侧，也可为双侧，可持续出血，亦可间断反复出血，出血量多少不一，轻者数滴，重者可导致休克。少数出血可自行压迫后停止。

2. 治疗

鼻出血属于急症，治疗时应首先维持生命体征，尽快迅速止血，并对因治疗。

二、护理要点

(一)鼻中隔偏曲

1. 术前护理

(1)心理护理：主动关心患者，对患者心理状态进行动态评估，提高患者对鼻中隔偏曲疾病的认知程度，加强疾病健康宣教，告知手术麻醉方式及目的，帮助患者更好的理解和配合治疗，减轻患者术前焦虑、恐惧、紧张不安的情绪。

(2)术前准备：完善相关术前检查、鼻部 CT、心电图、血常规、输血前四项、凝血常规等；了解患者全身疾病，排除手术禁忌证确保手术安全。遵医嘱予以术前抗菌药物皮试；指导患者术前注意口腔卫生，预防感染。术前一日剃净胡须、剪鼻毛。

（3）饮食护理：患者按全麻手术患者常规禁食禁饮，防止术中呕吐，引起窒息。

2. 术后护理

（1）病情观察。

1）常规进行生命体征监测，及时了解患者的各项指标。

2）观察鼻腔有无鲜血流出，有无频繁做吞咽动作；对流入咽部的血液尽量吐出，勿咽下，以免刺激胃黏膜引起恶心、呕吐等不适；若鼻腔持续有活动性出血，应及时告知医生，并协助局部冷敷处理。

3）观察鼻腔填塞物的松紧度，嘱患者不要用力咳嗽或打喷嚏，目前鼻腔止血填塞物一般为可吸收的，在术后的 48~72 小时内，患者会有鼻部疼痛及头痛等不适症状，应及时耐心向患者解释清楚，并做好心理护理；对疼痛评分大于 4 分以上的患者，报告医生，遵医嘱可使用镇痛药物，减轻患者疼痛等不适。

（2）专科护理。

1）全麻未清醒者，应去枕平卧头偏向一侧；全麻清醒者，嘱患者半卧位，抬高床头 30°，利于鼻腔分泌物的引流和呼吸。

2）术后指导患者饭前饭后进行漱口，保持口腔清洁，预防口腔感染。

（3）心理护理：向患者解释疾病发生原因、治疗方法、治疗效果及注意事项。告知患者及家属术后治疗及护理要点，减轻紧张、焦虑等不良心理情绪。

（4）饮食护理：术后 4~6 小时可进温凉、易消化的流质或半流质饮食，避免刺激性食物，多吃蔬菜，避免大便干燥。

（5）用药指导：遵医嘱正确使用抗菌药物。

（6）健康宣教。

1）告知患者勿咽下流入咽部的血性分泌物，避免分泌物进入胃内刺激胃黏膜引起恶心、呕吐。

2）告知患者温凉易消化饮食，多吃蔬菜，避免大便干燥。指导患者进食前后漱口，保持口腔清洁。

3）嘱患者不要用力咳嗽、打喷嚏、擤鼻，以免引起伤口出血。

3. 出院指导

（1）饮食与活动：恢复期禁烟酒及辛辣刺激性食物，进食富含维生素、蛋白质饮食。避免剧烈活动，合理安排工作生活，生活有规律，增强自身抵抗力，提高免疫力，戒烟戒酒。

（2）复诊指导：告知患者门诊复查的时间，有活动性出血或脓性分泌物需立即就诊。

（3）健康指导：嘱患者不要用力咳嗽、禁止擤鼻，以免引起伤口出血。短期内避免剧烈运动，术后注意保护鼻部勿受外力碰撞。

（二）鼻中隔血肿及脓肿

1. 心理护理

放松心情，树立信心，积极配合治疗，鼓励安慰患者，给予心理支持。

2. 饮食护理

指导患者进食清淡、易消化、高营养的温凉流质或软食。

3. 病情观察

（1）常规进行生命体征监测，及时、动态地了解患者的病情变化。

（2）观察鼻腔填塞纱条是否脱出，观察鼻腔分泌物颜色、量及性质。

（3）观察鼻腔填塞物的松紧度，嘱患者不要用力咳嗽或打喷嚏，目前鼻腔止血填塞物一般为可吸收的，在术后的48~72小时内，患者会有鼻部疼痛及头痛等不适症状，应及时耐心向患者解释清楚，并做好心理护理。

4. 专科护理

（1）发热的护理：如局部处理后体温不下降反升高，应警惕并发症的发生；监测生命体征，定时测体温，同时注意呼吸、脉搏、血压等情况。患者寒战时，应及时给予保暖，调节室温，注意水分和营养的摄入。

（2）疼痛的护理：由于局部肿胀感明显，应及时关注患者疼痛评分情况，及时告知医生，遵医嘱正确使用止痛药物，同时也可通过看电视、听音乐等来分散患者注意力，减轻不适感。

5. 药物指导

遵医嘱给予抗菌药物及止血药物，并观察用药后的疗效和不良反应，给予患者支持治疗，注意评估患者的摄入量，保持水电解质的平衡。

6. 健康宣教

（1）养成良好的生活习惯，加强锻炼，增强自身抵抗力。

（2）发生血肿或脓肿时，切忌用手挖鼻、勿自行用利器穿破血肿或脓肿，以免引起感染扩散，继发严重的并发症。

（3）注意个人卫生，保持鼻腔清洁。

（三）鼻中隔穿孔

1. 术前护理

（1）心理护理：主动关心患者加强疾病健康宣教，告知鼻中隔修补术重要性、手术麻醉方式及目的，帮助患者更好地理解和配合治疗，减轻患者术前焦虑、恐惧、紧张不安的情绪。

（2）根据患者手术麻醉方式，完善术前检查，向患者及家属讲解术前检查的目的、方法及注意事项。嘱患者术前一日做好个人清洁，沐浴、修剪指甲、鼻毛，男性患者剃胡须，女性患者勿化妆，及时清除指甲油，饰品摘下交给家属保管，术前遵医嘱正确指导患者行鼻腔冲洗治疗。

（3）饮食护理：做好胃肠准备，术前按麻醉要求禁食禁饮。

2. 术后护理

（1）病情观察。

1）常规进行生命体征监测，及时、动态地了解患者的各项指标。

2）观察伤口出血情况，观察鼻腔是否有渗血情况。术后鼻腔有少量血性分泌物渗出，可协助患者用湿巾或干净卫生纸轻轻擦拭，嘱患者将口咽部分泌物轻轻吐出；若鼻腔持续有活动性出血，应及时告知医生，并协助局部冷敷处理。

3）由于手术创伤、炎症刺激及鼻腔内填有止血材料填塞物，易出现头痛、头晕及局部胀痛，应及时关注患者疼痛评分情况。中度疼痛患者，应告知医生，在局部冷敷治疗的基础上，遵医嘱正确使用止痛药物。注意观察用药后有无不良反应。

4）鼻腔填塞期间告知患者禁止将填塞物拉出，以免发生感染和出血。告知患者禁止用力咳嗽和打喷嚏。

（2）专科护理。

1）体位护理：全麻未清醒者，应去枕平卧，头偏向一侧；全麻清醒者，嘱其半卧位，抬高床头30°，利于鼻腔分泌物的引流和呼吸。

2）疼痛的护理：由于局部肿胀感明显，应及时关注患者疼痛评分情况，应告知医生，遵医嘱正确使用止痛药物，同时也可通过看电视、听音乐等来分散患者注意力，减轻不适感。

（3）心理护理：患者及家属对术后伤口出血会有紧张、恐惧等表现，应倾听主诉，多鼓励，给予解释和帮助。

（4）饮食护理：术后4~6小时可进温凉、易消化的流质或半流质饮食，避免刺激性食物。避免进食时大口频繁吞咽，防止鼻腔内填塞物吸到鼻咽部。

（5）用药指导：遵医嘱予以抗菌药物和解热镇痛类药物静脉输入，观察药物疗效及可能出现的不良反应。

（6）健康宣教。

1）嘱患者将口咽部分泌物轻轻吐出，避免分泌物进入胃内刺激胃黏膜引起恶心、呕吐。

2）告知患者温凉易消化饮食，多吃蔬菜，避免大便干燥。指导患者进食前后漱口，保持口腔清洁。

3. 出院指导

（1）饮食与活动：恢复期避免辛辣、刺激、过热食物。加强锻炼，增强自身抵抗力，提高免疫力，戒烟酒。

（2）复诊指导：指导患者定期复查，以便了解手术创面恢复情况。

（3）健康指导。

1）嘱患者不要剧烈咳嗽、打喷嚏，以免引起伤口出血。可用手指按人中、深呼吸或舌头顶住上颚部等。

2）改变不良生活习惯，勿用手挖鼻，正确擤鼻。

3）术后3个月防止鼻腔出血及外伤，禁止剧烈运动，注意休息，保持鼻腔湿润清洁。

4) 指导患者掌握正确的鼻腔滴药和喷鼻的方法。

(四) 鼻腔及鼻窦异物

1. 术前护理

(1) 心理护理：向患者介绍手术目的和意义，讲解术中可能出现的情况及术后的注意事项，使患者有充分的思想准备，减轻焦虑。

(2) 了解患者全身情况，协助医生紧急为患者进行术前各项检查。术前遵医嘱行药物过敏试验。告知患者术前按全麻手术患者常规禁食禁饮，防止术中呕吐，引起窒息。

(3) 严密观察患者呼吸情况，告知患者减少活动，对患儿进行安抚，避免其哭闹躁动，以防异物在活动时随气流上下浮动，吸入气管造成窒息。

(4) 饮食护理：做好胃肠道准备，术前按麻醉要求禁食禁饮。

2. 术后护理

(1) 病情观察：注意鼻腔有无出血，如果异物是电池，术后注意观察鼻中隔有无穿孔。

(2) 专科护理。

1) 全麻未清醒者，应去枕平卧头偏向一侧；全麻清醒后取半坐卧位。以减轻局部肿胀，利于鼻腔分泌物的引流，全麻清醒后 4~6 小时，患者如无头晕乏力等症状，鼓励患者尽早下床活动。

2) 漱口液含漱每日 3 次，连续 3~5 日。

3) 伤口疼痛剧烈者，遵医嘱使用镇痛药。

(3) 心理护理：患者及家属对术后伤口疼痛会有紧张、焦虑等表现，应转移其注意力，放松心情，减轻疼痛不适感。

(4) 饮食护理：全麻清醒后 4~6 小时可进流质，次日进温凉软食，避免辛辣刺激性食物。注意口腔卫生。

(5) 用药指导：遵医嘱予以抗菌药物，患者伤口疼痛剧烈者，遵医嘱使用镇痛药，观察药物疗效及可能出现的不良反应。

(6) 健康宣教：告知患者注意自我防护，家长应加强看护幼儿，及时纠正不良习惯，避免小儿将异物塞入鼻腔内。

3. 出院指导

(1) 饮食与活动：恢复期禁烟酒及辛辣刺激性食物，进食富含维生素、蛋白质饮食。

(2) 复诊指导：指导患者定期复查，以便了解手术恢复情况，如出现伤口出血应立马就近就医。

(3) 健康指导。

1) 避免挖鼻，用正确方式擤鼻。

2) 提高对儿童鼻腔异物的警惕性，发现鼻塞、流臭鼻涕等症状，要及时到医院诊治，以免耽误时间，加重病情。

(五)鼻骨骨折

1. 术前护理

(1)心理护理：向患者介绍手术目的和意义，讲解术中可能出现的情况及术后的注意事项，使患者有充分的思想准备，减轻焦虑。

(2)术前准备。

1)了解患者全身情况，注意观察患者生命体征、神志、意识；观察鼻腔出血情况；观察口鼻分泌物的颜色、性质及量。

2)协助医生紧急为患者进行术前各项检查。疼痛严重者遵医嘱给予镇痛、镇静药物。术前遵医嘱行药物过敏试验。

(3)饮食护理：告知患者术前按全麻手术患者常规禁食禁饮，防止术中呕吐，引起窒息。

2. 术后护理

(1)病情观察。

1)注意观察鼻腔分泌物的性质、颜色、量；如有出血及咽部有分泌物时，嘱患者吐出勿咽下，告知医生及时处理。

2)注意鼻部不受压、不揉鼻、正确擤鼻，及时清除鼻腔内分泌物。

(2)专科护理。

1)全麻未清醒者，应去枕平卧头偏向一侧；全麻清醒后取半坐卧位，以减轻局部肿胀，利于鼻腔分泌物的引流，次日可下床活动。

2)漱口液含漱每日3次，连续3~5日。

3)伤口疼痛剧烈者，遵医嘱使用镇痛药。

4)预防感冒，避免上呼吸道感染。

(3)心理护理：患者及家属对术后伤口疼痛会有紧张、焦虑等表现，应转移其注意力，放松心情，减轻疼痛不适感。

(4)饮食护理：全麻清醒后4~6小时可进流质，次日进温凉软食，避免辛辣刺激性食物，保持大便通畅。

(5)用药指导：遵医嘱予以抗菌药物，患者伤口疼痛剧烈者，遵医嘱使用镇痛药，观察药物疗效及可能出现的不良反应。

(6)健康宣教。

1)嘱患者保持口腔清洁，三餐后及早晚勤漱口，预防感染。

2)告知患者及家属缓解疼痛的方式，可采用冰敷来缓解疼痛。

3. 出院指导

(1)饮食与活动：恢复期禁烟酒及辛辣刺激性食物，进食富含维生素、蛋白质饮食。1月内避免剧烈活动，防止面部受外力碰撞。

(2)复诊指导：告知患者门诊定期复查，以便观察复位效果。有活动性出血或脓性分泌物需立即就诊。

（3）健康指导：嘱患者不要用力挖鼻、擤鼻，并用正确方式擤鼻，以免引起伤口出血。短期内避免剧烈运动，术后注意保护鼻部勿受外力碰撞，并预防上呼吸道感染。

（六）鼻出血

1. 术前护理

（1）心理护理：向患者介绍手术目的和意义，讲解术中可能出现的情况及术后的注意事项，使患者有充分的思想准备，减轻焦虑。

（2）术前准备。

1）了解患者全身情况，协助医生紧急为患者进行术前各项检查。

2）术前遵医嘱行药物过敏试验。出血较多者要予以交叉配血。

（3）饮食护理告知患者术前按全麻手术患者常规禁食禁饮，防止术中呕吐，引起窒息。

2. 术后护理

（1）病情观察。

1）密切患者生命体征，注意监测血压变化，避免因血压升高而导致鼻腔出血。

2）注意观察前、后鼻孔出血情况，如咽部有分泌物时，嘱患者吐出勿咽下，勿用力擤鼻，渗血较多时告知医生及时处理。

（2）专科护理。

1）全麻未清醒者，应去枕平卧且头偏向一侧；全麻清醒后取半坐卧位，以减轻局部肿胀，利于鼻腔分泌物的引流。次日可根据患者的情况下床活动。

2）头痛剧烈者，遵医嘱使用镇痛药。

3）漱口液含漱每日3次，连续3~5日，保持口腔清洁。

4）预防感冒，当打喷嚏时嘱患者立即张口呼吸，用手挡住鼻腔，防止填塞物脱落而导致再次出血。

（3）饮食护理：全麻清醒后4~6小时可进流质，次日进温凉软食，避免辛辣刺激性食物，保持大便通畅。

（4）心理护理：患者及家属对术后伤口出血会有紧张、恐惧等表现，应多倾听主诉，多鼓励，给予解释和帮助。

（5）用药指导：遵医嘱予以抗菌药物和止血药物静脉输入，观察药物疗效及可能出现的不良反应。

（6）健康宣教。

1）嘱患者保持口腔清洁，三餐后及早晚勤漱口，预防感染。

2）告知患者及家属缓解疼痛的方式，可采用冰敷或饮用冰水来缓解疼痛。

3）嘱患者将口咽部分泌物轻轻吐出，避免分泌物进入胃内刺激胃黏膜引起恶心、呕吐。

3. 出院指导

（1）饮食与活动：恢复期禁烟酒及辛辣刺激性食物，进食富含维生素、蛋白质饮食。术后半个月避免做剧烈运动。两周内尽量避免挖鼻、碰撞鼻部，用正确方式擤鼻，以免引起伤口出血。

（2）复诊指导：指导患者定期复查，以便了解手术恢复情况，如出现伤口出血应立马就近就医。

（3）健康指导。

1）正确使用滴鼻剂保持鼻腔黏膜湿润，防止鼻黏膜干燥而引起出血。

2）积极控制原发疾病。

3）预防上呼吸道感染。

三、习题

习题

第六节　鼻变态反应及鼻息肉

一、知识要点

（一）变应性鼻炎

变应性鼻炎（allergic rhinitis，AR）是发生在鼻黏膜的变态反应性疾病，在普通人群的患病率为 10%～25%，主要以鼻痒、打喷嚏、鼻分泌亢进和鼻黏膜肿胀为特点。根据症状是否持续分为季节性和常年性两类，前者由季节性致敏原引起，主要为花粉，俗称"花粉症"，其一年在固定时间发病；后者由常年性致敏原引起，主要为屋尘、螨虫和宠物皮屑等引起，其在一年内大多数的时间有症状。变应性鼻炎的发病与遗传及环境密切相关。

1. 临床表现

以鼻痒、阵发性喷嚏、大量水样鼻涕和鼻塞为主要特征。伴有头痛、流泪、嗅觉减退、耳鸣等。

2. 治疗

变应性鼻炎的治疗主要分为非特异性治疗和特异性治疗，前者主要是药物治疗，后者主要是指免疫治疗。应根据患者症状类型和特点来选择个体化治疗。

主要治疗原则：避免接触过敏原、药物治疗（对症治疗）、免疫治疗（对因治疗）、手术。

（1）药物治疗。

1）糖皮质激素：糖皮质激素抗变态反应的药理学作用包括因子肥大细胞、嗜碱性粒细胞和黏膜炎症反应；减少嗜酸性粒细胞数目；稳定鼻黏膜上皮和血管内皮屏障；降低刺激受体的敏感性。①鼻用激素：局部吸收，全身利用度低，起效快，安全性好。②口服激素：主要采用短期冲击疗法，多用泼尼松，根据自身肾上腺皮质激素分泌的昼夜规律，晨起空腹给药，以缓解症状。

2）抗组胺药：可迅速改善鼻痒、喷嚏和鼻分泌物亢进。

（2）特异性治疗：主要用于治疗吸入变应原所致的Ⅰ型变态反应。对持续性鼻塞、伴有哮喘的可采用此方法，同时避免与变应原接触。

（3）手术治疗：属于对症治疗。对部分药物和（或）免疫治疗效果不理想的病例，可考虑行选择性翼管神经切断术，包括翼管神经切断等。

（二）鼻息肉

鼻息肉（nasal polyps）是鼻腔和鼻窦黏膜的常见慢性疾病。是由于鼻黏膜长期炎性反应引起组织高度水肿的结果。高度水肿的鼻黏膜由于中鼻道、窦口向鼻腔膨出而形成鼻息肉。男性好发于女性，且易复发。

1. 临床表现

（1）症状。

1）鼻塞：以双侧发病多见，单侧发病较少，常表现为双侧鼻塞持续并逐渐性加重，并伴有鼻分泌物增加、嗅觉减退和头部胀痛等。鼻塞严重者可表现为说话呈闭塞性鼻音，伴有睡眠时打鼾。

2）多涕：鼻腔流黏性或脓性涕，间或为清涕，可伴有喷嚏。

3）耳部症状：鼻腔阻塞或后鼻孔息肉常影响咽鼓管通气而致耳闷、耳鸣及听力下降。

4）继发鼻窦症状：可继发鼻窦炎，患者鼻背、额部、面部出现肿胀不适感。

（2）体征。

可见鼻腔内有一个（单发型）或多个（多发型）表面光滑、呈灰白色、淡黄色或淡红色如葡萄半透明肿物，用探针触之柔软感，不痛，可移动，不易出血。鼻息肉大者，可向前突至前鼻孔。鼻腔内可见稀薄浆液性或黏稠、脓性分泌物。鼻息肉巨大者可引起鼻部软组织向两侧膨隆，形成"蛙鼻"。

2. 治疗

以药物治疗与手术切除相结合的综合治疗。

（1）药物治疗：主要是激素治疗，适用于初期较小息肉和鼻息肉围术期的治疗。

1）局部糖皮质激素：适用于初发较小息肉、鼻息肉围术期，或伴有明显变态反应的患者。如布地奈德、氟替卡松和糠酸莫米松等，晨起用药，每日1次，持续用药2~3个月。

2）口服糖皮质激素：伴有变态反应因素、阿司匹林用药耐受不良或伴有哮喘的鼻息肉患者，可围术期晨起顿服泼尼松片，共10~14天，其后每周用量根据医嘱逐渐减少，维持2~3个月。用药期间注意患者有无不良药物反应，如胃部不适等。

（2）手术治疗：多数鼻息肉，特别是多发和复发性鼻息肉患者，必须接受手术治疗。手术是针对症状治疗，并非病因治疗，术后的遵医嘱用药及定期复查回访是鼻息肉治疗成功的关键。

二、护理要点

(一)变应性鼻炎

1. 心理护理

应多与患者进行沟通,了解其心声,鼓励患者说出其所受困扰的因素,帮助其解决困难,做好宣教解释工作,减轻疾病带来的不适感。

2. 饮食护理

注意营养,忌烟、酒、辛辣刺激性食物。

3. 病情观察

及时发现及处理患者各类不适症状,预防诱因,避免接触过敏原。

4. 专科护理

避免接触过敏原,保持室内外环境的清洁干燥,经常更换被褥,花粉季节外出时,应减少外出或及时佩戴口罩。

5. 药物指导

遵医嘱指导患者正确使用药物,缓解症状。

(1)糖皮质激素类:常用的有丙酸氟替卡松鼻喷剂、糠酸莫米松鼻喷剂等,要及时注意患者用药后有无不良反应。

(2)抗组胺药:如氯雷他定片,见效快,可改善鼻塞、喷嚏的不适症状;若使用氯苯那敏类药物,其有一定的中枢抑制作用,可表现为嗜睡困倦。因此,从事驾驶、高空工作及精密仪器操作工作的患者不宜服用。

(3)特异性免疫治疗:首先要确定过敏原,以过敏原制成提取液。国际上常规使用的剂量递增方式为每周注射 1 次,逐渐增加,一般在 3~4 个月到达维持剂量,最终使之不发生或减少发生局部变态反应。在行治疗的过程中,护士要特别密切观察患者有无不良反应的发生,严重者可发生变应性休克。因此,需向患者详细交代注意事项和治疗间隔时间,告知患者必须连续长期进行治疗才能显效。

6. 健康宣教

(1)合理安排日常生活,积极锻炼身体,增强体质,提高免疫力。

(2)避免接触过敏原,如动物皮屑、羽毛制品等;在花粉散播的季节时,尽量减少外出或外出时佩戴口罩。

(3)保持居家环境卫生,勤晒衣物、被褥或及时更换;保持室内通风、清洁干燥。

(4)鼓励患者坚持规范用药;教会患者正确的擤鼻、滴鼻的方法,不要用力揉搓鼻部。

(5)注意保暖,及时增添衣物,避免上呼吸道感染,减少诱发因素。

(6)提高依从性,遵医嘱定期复查,积极坚持配合治疗。

(二) 鼻息肉

1. 术前护理

(1) 心理护理：加强疾病健康宣教，详细告知手术麻醉方式及目的，帮助患者更好的理解和配合治疗，减轻患者术前焦虑、恐惧紧张不安的情绪。

(2) 术前准备。

1) 完善相关术前检查如鼻内镜、鼻腔鼻窦 CT、心电图、血常规、凝血常规、肺功能等；注意观察病情变化，如出现哮喘、头痛加重、分泌性中耳炎，应及时告知医生并协助处理。

2) 术前遵医嘱正确指导患者行鼻腔冲洗治疗；术前一日剃净胡须、修剪鼻毛，注意勿触及息肉以免引起出血。

3) 遵医嘱予以术前抗菌药物皮试；指导患者术前注意口腔卫生，预防感染。

(3) 饮食护理：全麻手术者术前常规禁食禁饮。

2. 术后护理

(1) 病情观察。

1) 常规进行生命体征监测，及时、动态地了解患者的各项指标。

2) 由于鼻腔内填有止血材料等填塞物，局部肿胀感明显，应及时关注患者疼痛评分情况。中度疼痛患者，应告知医生，在物理治疗的基础上，遵医嘱正确使用止痛药物，注意观察用药后有无不良反应。

3) 观察鼻腔是否有渗血情况，术后鼻腔有少量血性分泌物渗出，可协助患者用湿巾或干净卫生纸轻轻擦拭，嘱患者将口咽部分泌物轻轻吐出；若鼻腔持续有活动性出血，应及时告知医生，并协助局部冷敷处理。

4) 观察患者出血量的情况；观察患者视力、眼球活动度及眶周有无青紫现象，若发现异常，应及时告知医生给予对症处理。

(2) 专科护理。

1) 全麻未清醒者，应去枕平卧头偏向一侧；全麻清醒者，嘱患者半卧位，抬高床头30°，利于鼻腔分泌物的引流。

2) 保持口腔清洁，注意口腔卫生，可用复方氯己定和康复新液交替使用。

(3) 心理护理：应多与患者进行沟通，了解其心声，鼓励患者说出其所受困扰的因素，针对性解决困难，做好宣教解释工作，帮助其减轻疾病带来的不适感。

(4) 饮食护理：术后 4~6 h 可进温凉、易消化的流质或半流质饮食，避免刺激性食物。

(5) 用药指导：在治疗周期，提高患者依从性，正确指导患者遵医嘱用药、滴鼻，在用药期间，注意观察有无不良反应。

(6) 健康宣教：禁止剧烈运动，注意休息，适当锻炼身体，增强体质，养成良好的生活习惯，戒烟戒酒、进食清淡、营养易消化的食物。

3. 出院指导

(1) 饮食与活动：保持大便通畅，多饮水，防止便秘。

(2) 复诊指导：指导患者定期复查。出院后进行病情的跟踪随访，告知患者若有活动性出血，应及时就近就诊。

（3）健康指导。

1）嘱患者不要剧烈咳嗽、打喷嚏，以免引起伤口出血。可用手指按人中、深呼吸或舌头顶住上颚部等。

2）加强锻炼，增强自身抵抗力，提高免疫力，戒烟戒酒。

3）改变不良生活习惯，勿用手挖鼻，正确擤鼻。

4）指导患者掌握正确的鼻腔滴药和喷鼻的方法。

三、习题

习题

第七节　鼻腔鼻窦良性肿瘤

一、知识要点

（一）鼻腔鼻窦良性肿瘤

鼻及鼻窦的良性肿瘤好发于鼻腔内，其次是鼻窦，外鼻则较少，通常按组织来源进行分类，包括血管瘤、乳头状瘤、骨瘤、软骨瘤、脑膜瘤、神经纤维瘤等。一般以乳头状瘤、鼻咽纤维血管瘤、和骨瘤多见。

1.临床表现

（1）出血：患者的主诉为阵发性的鼻腔及口腔出血，患者常有不同程度的贫血。

（2）鼻塞：因肿瘤堵塞后鼻孔并侵入鼻腔，引起一侧或双侧鼻塞，常伴有流涕、闭塞性鼻音、嗅觉减退等。

（3）其他：由于瘤体的不断增长，导致邻近组织及器官出现功能障碍或畸形。如眼球突出、视力下降等。

2.治疗

主要采取手术治疗为主，根据肿瘤的范围和部位采取不同的手术方法和手术径路。

二、护理要点

（一）鼻腔鼻窦良性肿瘤

1. 术前护理

（1）心理护理：向患者介绍手术目的和意义，讲解术中可能出现的情况及术后的注意事项，使患者有充分的思想准备，减轻焦虑。

（2）术前准备。

1）完善相关术前检查如鼻内镜、鼻腔鼻窦 CT、心电图、血常规、凝血常规、肺功能等。

2）了解患者全身情况，协助医生为患者进行术前各项检查，观察患者有无咳嗽、发热；预防上呼吸道感染。按手术要求备皮：剪鼻毛，男性患者剃胡须，女性患者有无月经来潮。

3）术前 1 日遵医嘱行药物过敏试验，做好卫生处置。指导患者术前注意口腔卫生，预防感染。

4）术前一晚观察患者睡眠情况，遵医嘱予以镇静安眠药。

（3）饮食护理：告知患者按全麻手术患者常规禁食禁饮，防止术中呕吐，引起窒息。

2. 术后护理

（1）病情观察。

1）注意观察生命体征及神志的变化，及时、动态地了解患者的各项指标，观察患者有无并发症发生，若发现异常，应及时告知医生给予对症处理。

2）注意观察患者鼻腔是否有清亮液体流出。咽部有分泌物时，嘱患者吐出勿咽下，勿用力擤鼻。

3）观察患者鼻腔出血量的情况；观察患者视力、眼球活动度及眶周有无青紫现象，若发现异常，应及时告知医生给予对症处理。

（2）专科护理。

1）全麻未清醒者，应去枕平卧头偏向一侧；全麻清醒者，嘱患者半卧位，抬高床头30°，以减轻局部肿胀，利于鼻腔分泌物的引流。

2）保持口腔清洁，注意口腔卫生，可用复方氯己定和康复新液交替使用。

（3）心理护理：应多与患者进行沟通，主动关心患者，帮助其解决困难，做好宣教解释工作，减轻疾病带来的不适感，树立正确面对疾病的信心。

（4）饮食护理：术后 4~6 小时可进温凉、易消化的流质或半流质饮食，避免刺激性食物。

（5）用药指导：告知患者及家属药物治疗的重要性，正确指导患者遵医嘱用药、滴鼻，在用药期间，注意观察有无不良反应。

（6）健康宣教：适当运动，加强锻炼，提高免疫力，戒烟酒，调整良好的生活作息；及时治疗慢性炎症的疾病。

3. 出院指导

（1）饮食与活动：禁烟酒及辛辣刺激性食物，进食富含维生素、粗纤维、蛋白质饮食，保持大便通畅，多饮水，防止便秘。

（2）复诊指导：出院后进行病情的跟踪随访，指导患者定期复查，若出现鼻腔出血、鼻塞、头痛、视力下降等症状，应及时就诊。

（3）健康指导。

1）嘱患者不要剧烈咳嗽、打喷嚏，以免引起伤口出血。可用手指按人中、深呼吸或舌头顶住上颚部等。

2）加强锻炼，增强自身抵抗力，提高免疫力，戒烟戒酒。

3）避免挖鼻、碰撞鼻部，用正确方式擤鼻，避免剧烈活动。

4）指导患者掌握正确的鼻腔滴药和喷鼻的方法。

三、习题

习题

第八节　鼻及鼻窦恶性肿瘤

一、知识要点

（一）鼻腔鼻窦恶性肿瘤

鼻腔恶性肿瘤大多继发于鼻窦、外鼻、眼眶、鼻咽等处的恶性肿瘤的直接扩散。原发性鼻腔恶性肿瘤少见，可源起鼻腔内任何部位，但常见于鼻腔侧壁，如中鼻甲、中鼻道、下鼻甲，少数起自鼻中隔。

1. 临床表现

早期仅有单侧的鼻塞、鼻出血等症状，以后可以出现鼻、面部麻木感、胀满感，顽固性头疼，进行性单侧鼻塞，反复少量出血，嗅觉减退或消失，面颊部隆起、眼球移位、张口困难等表现。

2. 治疗

根据肿瘤的病理类型、原发部位、侵犯范围及患者的全身情况，采取手术、放疗和化疗的治疗方案。

二、护理要点

(一) 鼻腔鼻窦恶性肿瘤

1. 术前护理

(1) 心理护理：向患者介绍手术目的和意义，讲解术中可能出现的情况及术后的注意事项，使患者有充分的思想准备，减轻焦虑积极配合治疗。

(2) 术前准备。

1) 完善相关术前检查如鼻内镜、鼻腔鼻窦 CT、心电图、血常规、凝血常规、肺功能等。

2) 了解患者全身情况，协助医生为患者进行术前各项检查，观察患者有无咳嗽、发热；预防上呼吸道感染。按手术要求备皮：剪鼻毛，男性患者剃胡须，女性患者有无月经来潮。

3) 术前 1 日遵医嘱行药物过敏试验，根据病情交叉配血，做好卫生处置。指导患者术前注意口腔卫生，预防感染。

4) 术前一晚观察患者睡眠情况，遵医嘱予以镇静安眠药。

(3) 饮食护理：告知患者按全麻手术患者常规禁食禁饮，防止术中呕吐，引起窒息。

2. 术后护理

(1) 病情观察。

1) 注意观察生命体征及神志的变化，及时、动态地了解患者的各项指标，观察患者有无并发症发生，若发现异常，应及时告知医生给予对症处理。

2) 注意观察鼻腔是否有清亮液体流出。咽部有分泌物时，嘱患者吐出勿咽下，勿用力擤鼻。

3) 观察患者出血量的情况；观察患者视力、眼球活动度及眶周有无青紫现象，若发现异常，应及时告知医生给予对症处理。

4) 头痛剧烈者，遵医嘱使用镇痛药。

(2) 专科护理。

1) 全麻未清醒者，应去枕平卧头偏向一侧；全麻清醒者，嘱患者半卧位，抬高床头 30°，以减轻局部肿胀，利于鼻腔分泌物的引流。

2) 保持口腔清洁，注意口腔卫生，复方氯己定和康复新液可交替使用。

(3) 心理护理：及时评估患者心理状态，告知其疾病预后及转归，鼓励安慰患者，提高患者及家属治疗疾病的信心，并用积极乐观的心态正确面对疾病，同时，做好宣教解释工作，减轻疾病带来的不适感。

(4) 饮食护理：术后 4~6 小时可进温凉、易消化的流质或半流质饮食，避免刺激性食物。

(5) 用药指导：告知患者及家属药物名称、用药目的及重要性，提高患者依从性，正确指导患者遵医嘱用药、滴鼻的方法，用药期间，注意观察有无不良反应。

(6) 健康宣教：适当运动，加强锻炼，提高免疫力，戒烟酒，调整良好的生活作息；及时治疗慢性炎症的疾病；远离不良的生活或工作环境。

3. 出院指导

(1)饮食与活动:禁烟酒及辛辣刺激性食物,进食富含维生素、粗纤维、蛋白质饮食,保持大便通畅,多饮水,防止便秘。

(2)复诊指导:根据病情指导患者行进一步治疗,如放疗及化疗。定期随访,1个月、3个月、半年复查一次。

(3)健康指导。

1)加强锻炼,增强自身抵抗力,提高免疫力,戒烟戒酒。

2)避免挖鼻、碰撞鼻部,用正确方式擤鼻,避免剧烈活动。

3)指导患者掌握正确的鼻腔滴药和喷鼻的方法。

三、习题

习题

第九节 鼻窦炎的并发症

一、知识要点

(一)眶内并发症

眶内并发症是鼻腔及鼻窦的感染通过直接蔓延或经淋巴循环途径,引起各种并发症,如咽炎、扁桃体炎、中耳炎侵及下呼吸道,可引起喉炎、气管支气管炎、甚至肺炎。因眼眶、颅底与鼻腔、鼻窦解剖关系密切,故炎症扩散可引起眶内和颅内并发症。

1. 临床表现

(1)眶周蜂窝织炎:又称隔前蜂窝织炎或眶内炎性水肿,是最轻和最早发生的鼻源性眶内并发症。起初症状是眼睑水肿和轻压痛。筛窦炎引起者,水肿始于内眦,上颌窦炎引起者始于下睑,额窦炎引起者则始于上睑。无眼球运动受限、眼球突出、移位及视力减退等症状。

(2)眶壁骨膜下脓肿:多发生在与鼻窦相邻的眶壁,引起骨壁血栓性静脉炎,导致骨膜炎和死骨形成,在眶骨膜与眶骨质之间形成骨膜下脓肿。前组鼻窦炎引起者可表现为眼睑充血、肿胀和压痛。筛窦炎引起者以内眦为重,脓肿较大者可致眼球突出且向外移位。上颌窦炎引起者以下睑为重,眼球向上移位。额窦炎引起者则以上睑为重,眼球向下移位。后组鼻窦炎引起的则以深部眶组织炎症为主，如视力减退、球结膜水肿、眼球突出和眼球运动障碍等。因蝶窦炎引起者可波及视神经孔和眶上裂，引起眶尖综合征。

（3）眶内蜂窝织炎和眶内脓肿：是最严重的眶内并发症。表现为眼球明显突出、运动受限、视力锐减、球结膜水肿和眶深部剧痛。同时伴有全身症状较重，可出现高热和白细胞增高。若炎症侵入眼球，则发生全眼球炎，视力丧失。炎症若沿眶内静脉向后发展可引起海绵窦血栓性静脉炎和脑膜炎。

（4）球后视神经炎：蝶窦或后组筛窦的炎性病变可引起球后段或管段视神经炎。主要表现为视力急剧减退，甚至失明，眼球运动时出现牵引痛或眶深部痛。

2.治疗

疾病早期积极行抗感染治疗。脓肿形成者需切开引流，必要时需行鼻窦开放术、眶减压术，并请眼科会诊。

（1）眶周蜂窝织炎：积极治疗急性鼻窦炎。抗感染及加强鼻窦通气引流。

（2）眶壁骨膜下脓肿：应切开引流，同时加强全身抗菌药物治疗和促进鼻窦通气引流，待感染控制后，再行鼻窦手术。

（3）眶内蜂窝织炎和眶内脓肿：应及时行鼻窦手术，广泛切开眶骨膜以利引流，同时加强全身抗感染治疗。

（4）球后视神经炎的治疗：应尽早行筛窦和蝶窦开放术，严重者行视神经减压术。手术前后遵医嘱应用抗菌药物、糖皮质激素和营养神经药物，以控制感染，减轻视神经的炎性水肿，促进视神经恢复。

（二）颅内并发症

颅内并发症是鼻腔及鼻窦的感染通过直接蔓延或经淋巴循环途径，引起各种并发症，如咽炎、扁桃体炎、中耳炎；侵及下呼吸道，可引起喉炎、气管支气管炎、甚至肺炎。因眼眶、颅底与鼻腔、鼻窦解剖关系密切，故炎症扩散可引起眶内和颅内并发症。

1.临床表现

按感染途径和病情程度的不同，颅内并发症可分为以下5种。

（1）硬脑膜外脓肿：常继发于急性额窦炎和额骨骨髓炎。除原发病症外，头痛加重，卧位尤其剧烈，并伴有呕吐、脉缓等颅内压增高表现。脑脊液检查一般无异常或仅有反应性蛋白增多。

（2）硬脑膜下脓肿：为硬脑膜下腔弥漫性或包裹性积脓。病变早期表现头痛、发热和较明显的颅内压增高症状，由于蛛网膜的屏障作用，一般不伴有脑膜炎体征。如果病变继续发展，炎症波及软脑膜和脑皮质可引起局部脑膜炎症状，脓肿增大压迫可导致皮层缺血梗死。腰穿可出现脑脊液压力增高及蛋白、淋巴细胞增多。

（3）化脓性脑膜炎：若因鼻颅联合外伤、鼻部手术损伤颅底或在感冒、游泳时引起者，一般发病较急。若由鼻窦炎引起者，一般发病缓慢。症状和体征与其他原因引起的脑膜炎基本相似，表现为头痛明显、发热、癫痫、嗜睡、狂躁或昏迷。

（4）脑脓肿：多由额窦炎引起额叶脓肿，蝶窦炎引起颞叶脓肿者则少见。主要表现为头痛、呕吐、视乳头水肿和视神经萎缩。有时首起症状为性格改变或后天获得性复杂动作障碍，如书写不能、失读症等。小脑受累时出现如眩晕运动失调、自发性眼震和对侧迷路冷热试验反应增强等。

(5)海绵窦血栓静脉炎：本病以鼻疖引起者居多，蝶窦炎和鼻源性眶内并发症也可引起本病。先出现脓毒血症症状，进而出现眼静脉回流受阻症状和第Ⅰ~Ⅴ对脑神经麻痹症状。早期出现发热、头痛、畏光、复视、眶周水肿，继而出现典型的症状和体征，如眼睑下垂、眼球突出、麻痹、球结膜水肿及视力减退，并导致脑膜炎、脑脓肿等。

2. 治疗

选用可透过血脑屏障的抗菌药物控制感染，可取鼻腔或鼻窦脓性分泌物进行细菌培养和药物敏感试验，如行脓肿切除或穿刺，可直接进行细菌培养。如病情允许，在处理并发症的同时可采用较为彻底的手术方法清除鼻窦病变；如病情不允许情况下则只解决鼻窦引流的问题。对于手术或外伤造成的颅底骨质缺损进而导致的继发性颅内感染，可积极控制感染后再行二次修补手术。

(1)硬脑膜外脓肿者，术中应去除坏死的窦壁直至正常范围，广泛暴露硬脑膜，使脓肿充分引流。

(2)硬脑膜下脓肿者，须切开硬脑膜彻底排脓并冲洗，并辅助以积极支持治疗。

(3)化脓性脑膜炎者，可行腰椎穿刺放出适量脑脊液以降低颅内压，出现颅内并发症时，应联合神经外科协同处理。

(4)对于海绵窦血栓性静脉炎，应手术彻底清除受累鼻窦病灶，充分引流，同时静脉内应用足量抗菌药物。

二、护理要点

(一)眶内并发症

1. 心理护理

应多与患者进行沟通，了解其心声，鼓励患者说出其所受困扰的因素，帮助其解决困难，做好宣教解释工作，减轻疾病带来的不适感。

2. 饮食护理

进食温凉、易消化食物，多吃蔬菜水果，补充高热量、高蛋白、高维生素食物，忌烟、酒、辛辣刺激性食物。

3. 病情观察

密切观察病情进展及生命体征变化。出现高热、眼痛、眼睑水肿时，应考虑眶内并发症的可能。监测神志瞳孔 Q1h，及时准确判断视力变化、眼球活动度；及时追踪患者各项实验室指标如血常规。对于中重度疼痛患者，在物理治疗的基础上，可遵医嘱给予止痛药。

4. 专科护理

注意口腔卫生，可用复方氯己定和康复新液等漱口水交替使用，去除口鼻异味，预防感染。

5. 药物指导

遵医嘱指导患者正确使用药物,使用足量抗菌药物,加强鼻窦通气引流,手术前后遵医嘱予以抗菌药物及类固醇激素治疗,以控制感染和减轻视乳头水肿并促进视力改善,用药期间要及时观察患者有无不良反应。

6. 健康宣教

(1)合理安排日常生活,积极锻炼身体,增强体质,提高免疫力。对于视力损伤者,嘱其家属协助生活自理。预防跌倒或其他意外发生。

(2)出院后正确服药3~6个月,注意用药反应。定期复诊,1个月内每周复诊一次;后期每1~2个月复诊一次,至少坚持半年。

(二)颅内并发症

1. 心理护理

及时动态评估患者心理状况。告知患者疾病特点,预防复发的相关知识以及后期康复治疗,减轻患者的恐惧,提高治疗依从性。

2. 饮食护理

意识清醒、能经口进食者,可由进流质饮食过渡到半流质,逐步过渡到普食,但应限制钠盐摄入。意识障碍者,通过胃造口管饲营养,以防反流和误吸。

3. 病情观察

持续生命体征监测,密切观察患者病情变化。及时观察患者意识状态、生命体征、瞳孔反射、肢体活动与感觉、语言能力等。密切观察患者体温情况,有无中枢性高热、顽固性呃逆等症状。同时主要观察有无上消化道出血、颅内感染加重或尿道感染等表现。若出现异常,应及时告知医生。

4. 专科护理

(1)一般护理:保持室内温度、湿度适宜,空气流通;指导患者保持清洁及时更换衣服、床单等。持续低流量氧气吸入,确保呼吸道通畅,必要时协助医生行支气管镜吸痰或气管切开,并做好气管切开护理;保证静脉通畅,限制液体的摄入量,防止脑水肿;抬高床头,意识障碍者取侧卧位,并做好预防压力性损伤及防坠床的处理。

(2)深静脉血栓的预防:卧床期间,及时准确地对患者进行静脉血栓栓塞症风险评分。指导患者做踝泵运动,双足踝做主动或被动的跖屈、背伸运动,即脚掌最大限度地屈、伸带动小腿肌群收缩与舒张,可显著地增加股静脉血流速度。每个动作坚持10秒,每次10分钟,每天10次以上。对于VTE中高危患者,在基础预防措施的基础上,物理预防也是必不可少的措施之一,如间歇充气加压装置、足底加压泵。

(3)口腔护理:嘱患者漱口液含漱,每日3次,连续3~5日,必要时可行口腔冲洗治疗,常用复方氯己定溶液10 mL+0.9%氯化钠溶液100 mL,注射器脉冲式冲洗,同时连接负压吸引装置,及时抽吸冲洗液和口内分泌物。鼓励患者多饮水,减轻张口呼吸引起的口鼻干燥,预防鼻出血和口腔感染。

(4)引流管的护理:根据病情术中可能置入窦腔、硬脑膜外引流管、脓腔引流管等,均需妥善固定、标识清楚、保持通畅。要及时观察引流液的性状、颜色和量,严格无菌操作。

同时交代家属引流管意外脱落的应急处理方法。一般引流管需高于侧脑室 10~15 cm，以维持颅内压。

5.药物指导

严格遵医嘱用药，并观察用药后不良反应。降低颅内压、保持水、电解质平衡；根据生化指标，给予白蛋白、激素药物治疗；海绵窦血栓性静脉炎必须使用抗凝剂；给予足量的、易透过血脑屏障的抗菌药物。

6.健康宣教

(1)生活指导：向患者强调预防本病的重要性。注意增强体质，避免过度劳累，戒烟、戒酒，预防感冒，及时治疗鼻窦的各种疾病。改善生活和工作环境，养成良好的生活习惯。有上呼吸道感染时，忌游泳和跳水。

(2)疾病知识指导：严重感染时，要及时治疗。遵医嘱按时服用药物，告知患者正确的滴鼻和擤鼻的方法。出院后，定期随访，掌握正确的观察颅高压的方法，如出现严重头痛、高热、呕吐、颈项强直等不适，应引起高度重视，立即就近就诊。

三、习题

习题

咽科疾病

第一节　咽的先天性疾病及畸形

一、知识要点

(一) 鼻咽囊肿

鼻咽囊肿为胚胎发育异常所致，较为罕见。根据胚胎组织来源不同可分为垂体囊肿、咽中线隐窝囊肿、咽囊囊肿这三种类型。其中垂体囊肿位于鼻咽顶部中线，位置较高，在腺样体的上缘。是由垂体组织或鼻咽垂体遗留组织发生的囊肿，称为潴留囊肿，内含棕色胶状物，可有胆固醇结晶片状物。当囊肿张力过大时，可自行破裂。咽中线隐窝囊肿在胚胎时期，颅颊囊与咽囊之间有一纵行正中沟为咽中线隐窝，两旁为淋巴组织，以后形成腺样体。在胚胎发育过程中，中线合拢时可在腺样体内形成囊肿，故又称腺样体内囊肿。咽囊囊肿位于鼻咽顶部，接近腺样体下缘，且在咽颅底筋膜深部。为脊索顶端退化回缩时，咽部上皮向内凹陷，形成囊性盲隐窝，称为咽囊。咽囊外口如有堵塞，则可形成囊肿。如有感染可致咽囊炎。

1. 临床表现

(1) 鼻咽部囊肿虽然来源不同，但因其部位均在鼻咽部，故其症状基本相同，主要表现为鼻腔后部脓涕流向咽部，枕部持续性头痛。

(2) 当鼻咽部脓性分泌物及脓痂堵塞咽鼓管时，可引起耳闷、耳鸣及听力损失。

(3) 当囊肿较大时可堵塞后鼻孔，发生鼻阻塞，有压迫胀满感及疼痛。

(4) 当囊肿破裂，头痛等症状可迅速消失，故可表现为周期性变化。

2. 治疗

鼻咽囊肿非常小的时候，没有任何临床症状。在查体的时候，可能查到有鼻咽部的囊肿，这时候可以不治疗进行观察，定期复查即可。如果鼻咽部囊肿非常大，引起了鼻塞、头痛、耳闷、耳鸣、听力下降等症状，一旦诊断明确，可采取全麻下鼻内镜下行鼻咽囊肿切除术，术后预后良好，很少复发。

(二)先天性舌根囊肿

先天性舌根囊肿位于舌盲孔处，临床上较为少见，为甲状舌管发育异常(囊肿样变)所致。

1.临床表现

(1)囊肿较小时可无症状。囊肿逐步长大后，可出现吞咽不畅、咽下困难、言语含混不清、呼吸困难等症状。

(2)在新生儿则可发生哺乳困难、吸气性喘鸣、发声不畅、间歇性呼吸困难甚至窒息。采取俯卧位时，患者症状可稍缓解。检查时，见舌根正中线上有一半圆形隆起，表面黏膜光滑、质软、无压痛。穿刺抽吸即可确诊。囊肿位于舌根深部时表面隆起不显著，会厌可被推压，产生极为严重的呼吸困难。

2.治疗

囊肿较大而有症状者可行囊肿摘除术，新生儿有呼吸困难者，可先行穿刺或切开排出囊液。必要时，术前行气管切开术。

二、护理要点

(一)鼻咽囊肿

1.术前护理

(1)心理护理：患者及家属缺少对疾病的认知，担心手术治疗效果或怀疑肿瘤恶性变，患者及家属易产生恐惧及焦虑心理。护士应多关心患者，向患者及家属介绍疾病的治疗方法、提高患者及家属对疾病的认知、加强疾病相关知识宣教，并进行有效的心理辅导。

(2)术前准备。

1)指导完善全麻术前常规检查及专科检查，向患者及家属讲解术前检查的目的、方法及注意事项。

2)术前病情观察，注意手术禁忌。观察患者有无上呼吸道感染症状，术前监测生命体征，有异常及时通知医生予以处理。

3)术前一日剪鼻毛，保持术野清晰，术区清洁。嘱患者做好个人清洁，沐浴，修剪指甲，男性患者剃胡须，女性患者勿化妆，及时清除指甲油，贵重物品交给家属保管，不带入手术室。

(3)饮食护理：术前指导患者进食清淡、富含营养的饮食，手术当天根据麻醉需要，全麻患者指导患者做好胃肠道准备，禁饮禁食，局麻患者无须禁饮禁食。

2.术后护理

(1)病情观察：遵医嘱予以心电监护，密切观察患者生命体征有无异常。观察患者呼吸道是否通畅，是否有鼻腔堵塞感。观察患者鼻腔分泌物的颜色、性质和量是否存在异常。

（2）专科护理。

1）保持呼吸道通畅，术后患者由于分泌物较多，嘱患者及时吐出，切勿咽下。告知患者正确擤鼻的方式，勿用手抠鼻。

2）评估患者耳鸣、耳闷等症状有无加重或减轻。

3）做好口腔护理，术后遵医嘱使用漱口液为患者进行口腔清洁。

4）评估患者疼痛的性质、部位和严重程度，告知伤口疼痛为术后正常现象，可通过分散患者注意力的方式缓解疼痛，疼痛未缓解时遵医嘱予以镇痛药物。

（3）心理护理：了解患者心理状态，给予心理支持。患者对术后鼻腔渗血会有紧张、恐惧等表现，应多倾听患者主诉，多鼓励，告知患者术后预后及转归，耐心给予解释和帮助，缓解患者不良情绪。

（4）饮食护理：全麻患者麻醉清醒4~6小时后，患者如无恶心、呕吐等症状，即可进食。予高热量、易消化的半流质饮食或软食，避免粗糙、刺激性食物。食物不宜过热，以温凉为宜。指导患者多喝温水。采取局麻手术患者指导其无须禁饮禁食，食物选择以清淡、营养的温凉软食为主。

（5）用药指导：根据医嘱使用抗菌药物等药物，注意观察患者用药反应。

（6）健康宣教：嘱患者保持口腔清洁，三餐后及早晚勤漱口，预防感染。

嘱患者避免大声说话或剧烈咳嗽，以免引起伤口出血。告知患者勿大力擤鼻、用力挖鼻等不良生活习惯。

3. 出院指导

（1）饮食与活动：恢复期避免辛辣、刺激、生硬、过热食物。尽量避免打喷嚏或剧烈咳嗽，以免引起伤口出血。

（2）复诊指导：指导患者定期复查，以便了解伤口恢复情况。

（3）健康指导。

1）养成良好的生活习惯，保持口腔清洁，三餐后及早晚勤漱口，预防伤口感染。

2）告知患者密切关注自身体温变化，若出现体温持续不降或体温高于38.5℃及伤口出血，及时来院就诊。

（二）先天性舌根囊肿

1. 术前护理

（1）心理护理：运用沟通技巧，与患者进行有效沟通，提供信息支持，向患者节介绍舌根囊肿的治疗目的、预后及转归，使患者有充分的心理准备，解除顾虑，消除紧张情绪。

（2）术前准备。

1）完善全麻术前常规检查及专科检查，向患者及家属讲解术前检查的目的、方法及注意事项。

2）注意手术禁忌，及时发现影响手术的因素并协助医生进行处理。

3）嘱患者术前一日做好个人清洁，沐浴，修剪指甲，男性患者剃胡须，女性患者勿化妆，及时清除指甲油，饰品摘下交给家属保管。做好用物准备，备好纸巾、冰袋、便器等。

4）做药物过敏试验。

（3）饮食护理：手术当天做好胃肠道准备，术前按麻醉要求禁食禁饮。

2. 术后护理

（1）病情观察。

1）观察生命体征及血氧饱和度，尤其监测呼吸和血氧饱和度变化，遵医嘱予以吸氧和心电监护。

2）观察唾液及痰液的颜色、性质和量，注意有无出血、憋气等症状。

（2）专科护理。

1）预防伤口出血，观察患者唾液及痰液的颜色和性状，避免用力咳嗽或大声喊叫引起出血。

2）评估患者疼痛的性质、部位和严重程度，告知伤口疼痛为术后正常现象，可通过分散患者注意力的方式缓解疼痛，伤口剧痛时可予以冰敷或给予疼痛评估，根据评估分值及时告知医生遵医嘱使用镇痛药物。

3）做好口腔护理，术后用复方氯己定或康复新漱口液为患者清洁口腔，观察伤口渗血情况。

（3）心理护理：手术创伤会给患者造成不同程度的焦虑、紧张心理。护理人员要为患者创造一个舒适、洁净的病房环境，关心患者，根据患者不同的心理状态，耐心做好解释工作，帮助患者以正面情绪面对疾病，争取早日康复。

（4）饮食护理：根据患者麻醉方式，全麻患者术后6小时指导进食温凉流质饮食，再慢慢过渡到半流质、软食。选择清淡、营养、易消化的食物。

（5）用药指导：遵医嘱用药，密切观察患者用药反应及用药疗效。

（6）健康宣教。

1）嘱患者保持口腔清洁，三餐后及早晚勤漱口，预防感染。

2）嘱患者避免大声说话或剧烈咳嗽，以免引起伤口出血。

3）告知患者及家属缓解疼痛的方式，可采用冰敷或饮用冰水来缓解疼痛。

3. 出院指导

（1）饮食与活动：合理饮食，避免辛辣、刺激、生硬、过热食物，戒酒；加强锻炼，增强机体抵抗力，预防上呼吸道感染。

（2）复诊指导：遵医嘱定期复查，以便了解手术创面恢复情况，如出现伤口出血不止立马就近就医。

（3）健康指导。

1）指导患者避免大喊大叫，勿用力清嗓。

2）指导患者保持口腔清洁，勤漱口。

三、习题

习题

第二节 咽的普通炎性疾病

一、知识要点

(一)急性鼻咽炎

急性鼻咽炎是鼻咽部黏膜、黏膜下和淋巴组织的急性炎症，好发于咽扁桃体。在婴幼儿较重，而成人与较大儿童的症状较轻，多表现为上呼吸道感染的前驱症状。致病菌主要为乙型溶血性链球菌、葡萄球菌，亦可见病毒与细菌混合感染病例。受凉、劳累等因素致使机体抵抗力下降是其诱因。

1. 临床表现

在婴幼儿，全身症状明显且较重。常有高热、呕吐、腹痛、腹泻及脱水症状，有时可出现脑膜刺激症状。严重时可出现全身中毒症状。而局部症状为鼻塞及流鼻涕，且多在起病后数天出现。鼻塞严重时可出现张口呼吸及吸乳困难。鼻涕可为水样涕，亦可是黏脓性。成人及较大儿童，全身症状不明显，而以局部症状为主，如鼻塞及流水样涕或黏脓性涕。且常有鼻咽部干燥感或烧灼感症状，有时伴有头痛。

2. 治疗

全身及局部治疗。根据药敏试验结果选用相应抗菌药物或选用广谱抗菌药物全身应用，对病情严重者，须采取静脉给药途径，足程足量，适当应用糖皮质激素，以及时控制病情，防止并发症的发生。另外支持疗法的应用：如婴幼儿须卧床休息，供给新鲜果汁和温热饮料、补充维生素以及退热剂的应用等。局部治疗多用 0.5%～1% 麻黄碱或 0.05% 羟甲唑啉及 3% 链霉素滴鼻剂或其他抗菌药物滴鼻剂滴鼻，以便使鼻部分泌物易于排出，使鼻塞症状改善，抗菌药物药液易流到鼻咽部，达到治疗目的。另外局部涂以 10% 弱蛋白银软膏亦可减轻症状。如本病反复发作，在已控制炎症的基础上可考虑行腺样体切除术。

(二)慢性鼻咽炎

慢性鼻咽炎是鼻咽黏膜的非特异性慢性炎症，常与邻近器官或全身性疾病并存。急性鼻咽炎反复发作或治疗不当，鼻腔及鼻窦炎症时分泌物刺激，鼻中隔偏曲，干燥及多粉尘的环境，内分泌功能紊乱，胃肠功能失调，饮食无节制等因素均可为其诱因。而腺样体残留或潴留脓肿、咽囊炎等可能使鼻咽部长期受到刺激而引起炎症。慢性鼻咽炎与很多原因不明的疾病和症状有密切关系：如头痛、眩晕、咽异物感、变应性鼻炎、风湿性心脏病及关节炎、长期低热、牙槽溢脓、口臭及嗅觉消失等。当慢性鼻咽炎治愈后，这些久治不愈的疾病或症状，有时也可获得痊愈或有明显改善。

1. 临床表现

鼻咽干燥感，鼻后部有黏稠分泌物，经常想将之咳出或吸涕，故可频繁咳痰或吸涕，还可伴有声嘶及头痛等症状，头痛多为枕部钝痛，为放射痛。

2.治疗

找出致病原因，予以病因治疗。而加强锻炼，增加营养，多饮水，提高机体抵抗力更为重要。局部可用1%氯化锌液涂擦，每日1次，连续2~3周。应用5%~10%硝酸银涂抹鼻咽部，每周2~3次。还可使用3%链霉素滴鼻剂和油剂滴鼻。且可应用微波及超短波电疗等物理疗法，以改善其症状。

（三）腺样体肥大

腺样体亦称咽扁桃体，位于鼻咽顶后壁中线处，为咽淋巴环内环的组成部分。在正常生理情况下，6~7岁发育至最大，青春期后逐渐萎缩，在成人则基本消失若腺样体增生肥大，且引起相应症状者，称腺样体肥大，为一病理现象。本病多见于儿童且常合并有慢性扁桃体炎，与分泌性中耳炎也密切相关。鼻咽部的炎症及其毗邻部位的炎症或腺样体自身的炎症反复刺激使腺样体发生病理性增生。常见的病因为急、慢性鼻咽炎的反复发作，儿童期的各种急性传染病等。鼻及鼻窦的炎症亦可循其黏膜累及腺样体；反之腺样体肥大可使后鼻孔堵塞，又可加重鼻及鼻窦的炎症。此病好发于寒冷潮湿的地区，故寒冷潮湿可能为其诱因。5岁以上的腺样体肥大患儿，常合并有慢性扁桃体炎，易引起分泌性中耳炎，而致听力下降。

1.临床表现

腺样体所在部位与耳、鼻、咽喉相通，故其症状呈多样化，但仍以呼吸道症状为主。

（1）局部症状。

1）耳部症状：咽鼓管咽口受阻，将并发分泌性中耳炎，导致听力减退和耳鸣，有时可引起化脓性中耳炎。

2）鼻部症状：常并发鼻炎、鼻窦炎，有鼻塞及流鼻涕等症状。说话时呈闭塞性鼻音，睡眠时发出鼾声、张口呼吸。严重者可引起阻塞性睡眠呼吸暂停低通气综合征。

3）咽喉及下呼吸道症状：分泌物刺激呼吸道黏膜，常引起阵发性咳嗽，易并发气管炎。

4）长期张口呼吸，可影响面颌骨发育，出现上颌骨变长、腭骨高拱、牙列不齐、上切牙突出、唇厚、缺乏表情，出现所谓"腺样体面容"

（2）全身症状主要为慢性中毒及反射性神经症状，表现为营养不良、反应迟钝、注意力不集中、夜惊、磨牙、遗尿等症状。

2.治疗

一经确诊，应尽早施行腺样体切除术，以使症状能得到改善，发育及营养状况尽快趋于正常。本病预后良好，但已出现"腺样体面容"和胸廓畸形者，则难以恢复到正常水平。

（四）急性咽炎

急性咽炎是病毒或细菌引起咽黏膜、黏膜下组织及淋巴组织的急性炎症。常继发于急性鼻炎或急性扁桃体之后或为上呼吸道感染之一部分。亦常为全身疾病的局部表现或为急性传染病之前驱症状。多见于冬春两季。常在全身抵抗力下降时，如受凉、过度劳累、体弱及烟酒过度时发病。急性咽炎可分为急性单纯性咽炎、急性坏死性咽炎和急性水肿性咽炎 3 种，以单纯性咽炎最常见，后两种少见，但均凶险。

1. 临床表现

一般起病较急，初觉咽部干燥、灼热、粗糙感、咳嗽，继有咽痛，多为灼痛，且空咽时咽痛较剧。咽侧索受累时，疼痛可放射至耳部。上述局部症状多见于成年人，而全身症状较轻或无。而幼儿及成人重症患者，除上述局部症状外，还可伴有较重的全身症状，如寒战、高热、头痛、全身不适、食欲不振、口渴及便秘等，甚至伴有恶心、呕吐。其症状的轻重与年龄、抵抗力及病毒、细菌毒力有关。全身症状较轻，且无并发症者，一般 1 周内可愈。

2. 治疗

全身症状较轻或无时，可采取局部治疗：复方硼砂溶液含漱；应用抗病毒药，如阿昔洛韦等；口服喉片，如碘喉片及溶菌酶含片等，金嗓开音丸及泰乐奇含片均可采用；中成药如六神丸、喉痛解毒丸等。另外，还可用 1%~3%碘甘油、2%硝酸银涂抹咽后壁肿胀的淋巴滤泡，有消炎作用。另可采用抗菌药物加激素雾化吸入治疗，亦有较好的消炎止痛作用。若全身症状较重，如有高热，则应卧床休息，多饮水及进食流质饮食，在局部治疗的基础上加用抗菌药物治疗，抗病毒药可从静脉途径给药。

（五）慢性咽炎

慢性咽炎为咽部黏膜、黏膜下及其淋巴组织的慢性炎症。弥漫性炎症常为上呼吸道慢性炎症的一部分，而局限性炎症则多为咽淋巴组织的炎症。慢性咽炎病可分为单纯性咽炎、慢性肥厚性咽炎、萎缩性及干燥性咽炎三种类型。该病极为常见，病程长，症状易反复发作，多见于成年人。慢性咽炎常为急性咽炎反复发作以及上呼吸道慢性炎症刺激所致。

1. 临床表现

慢性咽炎全身症状均不明显，而以局部症状为主，各型慢性咽炎症状大致相似，且多种多样，如咽部不适感、异物感、痒感、灼热感、干燥感或刺激感，还可有微痛等。主要由于其分泌物及肥大的淋巴滤泡刺激所致。由于咽后壁常有较黏稠的分泌物刺激，常在晨起时出现较频繁的刺激性咳嗽、伴恶心。咳嗽时常无分泌物咳出（干咳），或仅有颗粒状藕粉样分泌物咳出。长期咳嗽，可使炎症加重。咽侧索肿胀的患者常伴吞咽疼痛感。上述症状常在用嗓过度、气候突变或吸入干热或寒冷空气时加重。慢性咽炎可向上蔓延波及咽鼓管，出现耳鸣或听力减退症状；向下累及喉部可出现声嘶。

2. 治疗

（1）去除病因：戒除烟酒，积极治疗急性咽炎及鼻和鼻咽部慢性炎症等。养成良好的生活习惯，改善工作和生活环境，避免粉尘及有害气体刺激，锻炼身体，增强抵抗力，治疗全身性疾病也是治疗和预防该疾病的重要因素。

（2）针对不同类型的咽炎，采用针对性的局部治疗方法。

1）慢性单纯性咽炎：常用复方硼砂溶液、呋喃西林溶液、2%硼酸液含漱以保持口腔、口咽的清洁或含服喉片：有薄荷喉片、泰乐奇含片、西瓜霜含片、达芬拉露喷雾剂及金嗓利咽丸、金嗓清音丸等可供选用。

2）慢性肥厚性咽炎可用复方碘甘油、10%硝酸银溶液涂抹咽部，有收敛及消炎作用。对咽异物感症状较重者，可采用普鲁卡因穴位（廉泉、人迎）封闭，可使症状减轻。超声雾化也有助于减轻症状。一般不应用抗菌药物治疗。超声雾化疗法、局部紫外线照射及透热疗法，对肥厚性咽炎也有辅助作用。

3）萎缩性及干燥性咽炎：一般处理同上，但不可施行烧灼法。可内服小量碘剂，多饮水，可促进分泌增加，改善干燥症状。超声雾化治疗亦能减轻干燥症状。服用维生素 A、B、C、E，可促进黏膜上皮生长。应注意萎缩性鼻炎的处理。对干燥性咽炎患者，考虑行扁桃体摘除术时应慎重，以免术后病情加重。

4）慢性变应性咽炎：避免接触各种过敏原，应用抗组胺药及肥大细胞稳定剂等，局部或全身应用糖皮质激素及免疫调节剂等。

（六）急性扁桃体炎

急性扁桃体炎为腭扁桃体的急性非特异性炎症，通常简称急性扁桃体炎，往往伴有轻重程度不等的急性咽炎。是一种极常见的咽部疾病。多见于 10~30 岁之间的青少年，3 岁以下、50 岁以上患者较少见。春、秋两季气温变化时最多见。乙型溶血性链球菌为本病的主要致病菌。非溶血性链球菌、葡萄球菌、肺炎链球菌、流感杆菌及腺病毒等也可引起本病。细菌和病毒混合感染者亦较多见。急性扁桃体炎一般分为 3 类：急性卡他性扁桃体炎、急性滤泡性扁桃体炎、急性隐窝性扁桃体炎。

1.临床表现

3 种类型扁桃体炎的基本症状大致相似，急性卡他性扁桃体炎的全身症状及局部症状较轻。

（1）全身症状：多见于急性滤泡性及急性隐窝性扁桃体炎。①起病较急，可有畏寒高热。一般持续 3~5 天。②头痛，食欲差，疲乏无力，腰背及四肢酸痛。③小儿患者可因高热而引起抽搐，呕吐及昏睡。

（2）局部症状：为主要症状。①咽痛：为急性扁桃体炎的主要症状。初起多为一侧咽痛，继可发展至对侧吞咽或咳嗽时咽痛加重。疼痛较剧者可致吞咽困难。也可引起耳部放射痛，为经迷走神经耳支或舌咽神经鼓室支反射所致。②可表现为言语含糊不清，为软腭运动障碍引起。③若炎症向鼻咽部发展，波及咽鼓管，则可出现耳闷、耳鸣及耳痛症状，有时还可引起听力下降。④葡萄球菌感染者，扁桃体肥大较显著，在幼儿还可引起呼吸困难。

2.治疗

（1）一般疗法：因有传染性，最好能隔离患者或嘱其佩戴口罩。需卧床休息，进流质饮食及多饮水，加强营养及保持大便通畅。咽痛较剧或高热时，可口服退热药及镇痛药。

（2）应用抗菌药物：为主要治疗方法，首选青霉素，根据病情的轻重，决定给药途径（静脉或肌肉）一般使用 5~7 天。若治疗 2~3 天后病情无好转，须分析其原因，改用其他种类抗菌药物。激素可酌情使用。

（3）局部治疗：可用复方硼砂溶液、复方氯乙定含漱液或 1：5000 呋喃西林液含漱。儿童可用温热糖水漱口。碱性含漱剂有溶化黏稠分泌物的作用。采用中医中药及针刺疗法对急性扁桃体炎有一定的效果。

（4）对反复发作者，或已有并发症者，宜在急性期过后考虑施行扁桃体切除术。

（七）慢性扁桃体炎

慢性扁桃体炎是临床上最常见的疾病之一，在儿童多表现为腭扁桃体的增生肥大，在成人多表现为炎性改变。反复发作的急性扁桃体炎易使抵抗力降低，细菌在隐窝内大量繁殖，导致慢性扁桃体炎的发生及发展。

1. 临床表现

（1）反复发作咽痛、易感冒或扁桃体周围脓肿的病史，或伴有扁桃体炎全身性疾病的症状。

（2）咽部经常不适或有口臭。若扁桃体隐窝内有大量豆渣样脓栓潴留，或有大量厌氧菌生长，口臭更为严重。

（3）扁桃体具有丰富的末梢神经感受器，故在炎症时期容易产生各种反射失调现象。如阵发性咳嗽、咽异物感、刺痛感（多位于下颌角与舌骨大角之间）或各种感觉异常。

（4）扁桃体过于肥大，可引起呼吸困难、咽下困难或言语含糊不清，但皆少见。有之，仅见于幼儿。

（5）隐窝脓栓被咽下，对胃肠敏感患者可引起消化障碍。

（6）由于毒素吸收，可引起头痛、四肢无力、易疲劳或低热。

（7）上述症状并非全部出现，也可全无自觉症状。

2. 治疗

（1）非手术治疗。

1）参加体育锻炼，增强体质和抗病能力。常服维生素 C、鱼肝油及其他强壮剂，对于不宜施行手术的儿童甚为重要。

2）其他如扁桃体隐窝的吸引和灌洗法、深度 X 线照射法等，远期疗效尚待观察。

3）药物治疗：适当应用抗菌药物或根据中医辨证施治原则，可服用中药或中成药进行对症治疗。

（2）手术治疗：扁桃体切除术即将全部扁桃体及其被膜一并切除，是治疗慢性扁桃体炎较好的方法。有挤切法和剥离法两种。前者适用于儿童，后者多用于成人。

二、护理要点

（一）急性鼻咽炎

1. 心理护理

患者由于缺乏急性鼻咽炎疾病相关知识以及因疾病导致患者鼻塞而引起睡眠质量较差，容易产生紧张烦躁等不良情绪，应评估患者情绪及知识需求，通过相关宣教及心理干预，提高其对疾病的认知，提高配合度。

2. 饮食护理

指导患者进食清淡易消化饮食。避免辛辣刺激食物, 戒烟酒。

3. 病情观察

密切观察患者生命体征有无异常。观察患者症状有无加重, 有无鼻窦炎、中耳炎、咽后壁脓肿、喉炎等并发症的发生。

4. 专科护理

(1)保持鼻腔清洁, 指导患者使用鼻腔冲洗器, 缓解鼻塞的症状, 改善鼻咽黏膜肿胀。

(2)保持口腔清洁, 使用含漱液漱口, 做好口腔护理。

(3)指导患者进行雾化吸入, 告知患者雾化吸入的目的、方法及注意事项。

5. 用药指导

告知患者药物名称及作用, 指导患者及其家属正确鼻腔滴药的方法, 观察患者用药反应及效果。

6. 健康宣教

(1)告知患者急性鼻咽炎的相关疾病知识, 避免引起该疾病发生的因素。防止急性鼻咽炎反复发作。

(2)注意保持鼻腔及口腔清洁卫生, 告知患者鼻腔冲洗的重要性及正确擤鼻的方法, 告知患者勿用手大力挖鼻。

(3)维持室内温湿度适宜, 多开窗通风, 避免不良气体刺激。

(二)慢性鼻咽炎

1. 心理护理

因疾病反复发作, 患者容易产生焦虑、抑郁等不良情绪, 需认真评估患者心理状态, 耐心给予解释和安慰, 告知患者放松心情的重要性, 让患者以积极的心态面对疾病。

2. 饮食护理

指导患者进食新鲜蔬菜水果, 注意营养搭配, 合理膳食。

3. 病情观察

密切观察患者生命体征有无异常。观察患者有无疼痛加剧、张口受限等表现; 观察患者有无耳鸣、耳闭塞感等症状, 及时发现和处理中耳炎、鼻窦炎等并发症。

4. 专科护理

(1)告知患者雾化吸入的目的及作用, 指导患者雾化吸入的正确方法及注意事项。

(2)对患者进行疼痛评估, 评估患者疼痛程度, 告知患者疼痛原因及疼痛持续时间。针对性的采取止痛措施。

5. 用药指导

告知患者药物名称及作用, 指导患者及其家属鼻腔滴药的正确方法, 观察患者用药反应及效果, 按规律服药, 不私自更改药物剂量, 不私自停药。

6. 健康宣教

(1)嘱患者日常要多饮水、补充营养, 注意饮食清淡, 戒辛辣刺激性食物, 不熬夜酗酒, 养成良好的生活习惯, 加强锻炼, 以提高机体抵抗力。

（2）注意保持鼻腔及口腔清洁卫生，经常漱口，告知患者鼻腔冲洗的重要性及正确擤鼻的方法，指导正确行鼻腔冲洗的方法及注意事项；防止急性鼻咽炎反复发作。

（3）改善生活和工作环境，保持室内空气清新，避免接触有害气体及变应原。

（4）保持心情平和，情绪稳定，不要过度劳累，注意劳逸结合，避免大声喊叫与长时间过度用声。

（三）腺样体肥大

1. 术前护理

（1）心理护理：患者及家属由于缺乏对腺样体的认知，容易产生怀疑及紧张等心理情绪，根据患者年龄、文化程度及配合程度，给予对应的心理护理，提高患者的信任度及配合程度。

（2）术前准备：完善相关检查，密切关注生命体征变化，排除手术禁忌证。告知患者术前清洁沐浴，保持身体最佳状态。手术前将贵重物品交给家属保管，切勿带进手术室。

（3）饮食护理：指导患者进食清淡、易消化饮食，手术当天根据麻醉要求禁饮禁食。

2. 术后护理

（1）病情观察：密切观察鼻腔伤口渗血情况。观察患者生命体征是否平稳，有无体温过高等异常。术后患者因伤口水肿，需观察患者有无鼻塞、张口呼吸等症状出现。

（2）专科护理。

1）保持呼吸道通畅，患者出现鼻塞症状时，可遵医嘱用使用滴鼻药物进行缓解。

2）观察鼻腔伤口渗血情况：如为少许淡红色或带血丝分泌物，属正常现象；若出现大量新鲜血液不断流出，提示为大量活动性出血，应立即通知医生，遵医嘱给予止血药，备好抢救物品及药品。必要时协助医生准备急诊手术探查止血。

（3）心理护理：告知患者及家属疾病的转归及愈合，护理过程中注意询问患者及家属感受，耐心讲解术后治疗要点，减轻患者住院紧张、焦虑心理。

（4）饮食护理：告知患者进食温凉流质，再慢慢过渡到软食。

（5）用药指导：告知药物名称及作用，指导患者及其家属正确鼻腔滴药的方法，观察患者用药反应及效果。

（6）健康宣教。

告知患者及家属疾病的转归及预后，提高患者对疾病的认知。告知患者及家属正确的擤鼻方式，擤鼻时应先擤一侧鼻腔，再擤另一侧鼻腔。养成良好的生活习惯，不可直接用手大力挖鼻。

3. 出院指导

（1）饮食与活动：忌烟酒及辛辣刺激性食物，选择富含维生素和蛋白质的饮食。增强机体抵抗力，多饮水，注意保暖，预防上呼吸道感染，术后2周避免剧烈运动。注意保持鼻腔、口腔清洁卫生。

（2）复诊指导：告知患者复诊的重要性，告知患者复诊时间及预约挂号的方法。

（3）健康指导：保持鼻腔通畅，必要时可遵医嘱使用缓解鼻塞症状的滴鼻剂，告知患者及其家属药物名称、目的、使用时间及用法。掌握正确擤鼻的方法，鼻腔分泌物较多的患者可进行鼻腔冲洗。

(四)急性咽炎

1.心理护理

急性咽炎患者起病急，疼痛剧烈。护士应主动与患者及家属进行沟通、交流，给予耐心安慰，消除其恐惧、紧张等情绪，告知患者及家属急性咽炎的预后及转归，提高患者配合程度。

2.饮食护理

指导嘱患者多饮水，进食清淡易消化饮食，避免进食辛辣刺激性食物，禁烟酒。对于吞咽疼痛剧烈的患者，指导进食温凉流质，必要时静脉补充营养。

3.病情观察

密切观察患者生命体征有无异常，因疼痛剧烈，可引起血压增高等。观察患者体温变化，体温过高时可给予物理或药物降温。观察患者有无耳闷、耳痛、听力下降、鼻塞、流涕、头痛等症状，及时发现潜在并发症并予以处理。

4.专科护理

(1)保持口腔清洁，一天三次行口腔护理，并指导患者使用漱口液含漱。

(2)向患者解释疼痛的原因及疼痛持续时间，评估患者疼痛程度，予以对症处理，疼痛不能耐受者遵医嘱予以止痛。

(3)遵医嘱采用氧气雾化吸入治疗，详细解释雾化的作用及目的，告知雾化的注意事项及正确使用方法。

5.用药指导

遵医嘱给予抗菌药物、抗病毒药、解热镇痛类药物等，观察患者用药反应及疗效。告知患者药物的作用及目的，避免不必要的联合用药，不宜过早停药。

6.健康宣教

(1)告知患者急性咽炎的相关知识，规避引起急性咽炎的因素，预防疾病的发生及发展。

(2)告知患者保持口腔清洁的重要性，提醒患者早晚刷牙、饭后漱口。使用含漱液漱口时，指导患者正确的仰头含漱方法，注意不要将药液吞入。

(3)鼓励患者积极锻炼身体，增强体质。养成良好的生活习惯，禁烟酒，避免进食辛辣刺激性食物。

(4)保持房间内空气新鲜与流通，适时开窗通风。远离有害环境。在疾病高发季节注意个体防护，在疾病发病期，注意佩戴口罩，勤洗手，防止传播他人。

(五)慢性咽炎

1.心理护理

患者因咽部不适、异物感久治不愈而容易产生焦虑、烦躁，等不良情绪心理，通过评估患者年龄、性别、文化层次业、饮食习惯、工作环境、生活环境及心理状况，提高患者对疾病的认知程度，避免可能引起疾病发病的因素，以积极的心态面对疾病。

2. 饮食护理

指导患者进食清淡、易消化的饮食，避免冷饮及辛辣刺激性食物。

3. 病情观察

观察患者有无气管、支气管炎症，观察患者有无咳嗽伴恶心等咽反射亢进等症状。

4. 专科护理

（1）积极治疗可能引起慢性咽炎的局部相关疾病。

（2）注意鼻腔及口腔卫生保健，指导患者做好口腔护理，保持口腔清洁。

（3）咽后壁增生明显的患者，协助医生进行激光、微波等物理治疗（简称理疗）方法，但治疗后会出现疼痛症状，评估患者疼痛程度。

（4）告知患者雾化吸入的目的及作用，指导患者雾化吸入的正确方法及注意事项。

5. 用药指导

详细告知患者药物服用的剂量、次数、时间。告知患者服药的注意事项，遵医嘱服药，注意不宜过量服用。

6. 健康宣教

（1）注意口腔卫生，经常漱口；积极治疗口腔炎、鼻炎、气管炎、支气管炎等呼吸道慢性炎症及其他全身性疾病。

（2）饮食注意清淡，戒辛辣刺激性食物，戒除烟酒。

（3）改善生活和工作环境，保持室内空气清新，避免接触有害气体及变应原。

（4）加强锻炼，增强机体抵抗力，防止急性咽炎反复发作。

（5）保持心情平和，情绪稳定，避免大声喊叫与长时间过度用声。

（六）急性扁桃体炎

1. 心理护理

评估患者及家属对疾病的认知程度和心理反应，耐心安慰，嘱其尽量放松，告知缓解疼痛的方法，减轻患者焦虑不安情绪，告知患者及家属急性扁桃体炎的预后和转归，以消除患者及其家属的紧张心理。

2. 饮食护理

指导嘱患者多饮水，进食清淡易消化饮食，避免进食辛辣刺激性食物，禁烟酒。对于吞咽疼痛剧烈的患者，指导进食温凉流质，必要时静脉补充营养。

3. 病情观察

病情观察观察患者体温变化，体温过高者，予物理降温，必要时遵医嘱药物降温；观察患者是否有一侧咽痛加剧、语言含糊、张口受限等扁桃体脓肿表现；观察患者有无耳鸣、耳闭塞感、鼻塞、流涕等症状，及时发现和处理中耳炎、鼻窦炎等并发症。

4. 专科护理

（1）向患者解释疼痛的原因及疼痛持续时间，评估患者疼痛程度，疼痛较轻者，予以转移注意力，如听音乐、看书、口含冰块等缓解疼痛，疼痛不能耐受者遵医嘱予以止痛。

（2）保持口腔清洁，保持口腔清洁，一天 3 次行口腔护理，并指导患者使用漱口液含漱。

(3)本病有传染性,注意室内通风透气,防止飞沫或接触传播。

5. 用药指导

遵医嘱及时、准确用药,观察患者用药反应及药物疗效。使用抗菌药物时详细询问患者过敏史及用药史。

6. 健康宣教

(1)告知患者口腔护理的重要性,指导患者进食后漱口,早晚刷牙,每天遵医嘱用漱口液含漱,并告知患者含漱液的使用方法、使用频次及使用时的注意事项。

(2)告知患者急性扁桃体炎的相关知识,避免引起急性扁桃体炎的因素,预防疾病的发生及发展。

(3)告知患者发病期间适当隔离,做好防护措施,佩戴口罩,勤洗手,避免传染他人。

(4)加强身体锻炼,提高机体抗病能力。养成良好的生活习惯,保持睡眠充足,注意劳逸结合,根据气温增减衣物,防止受凉及劳累过度。

(5)进食清淡营养饮食,少食辛辣刺激性食物,戒烟酒。

(七)慢性扁桃体炎

1. 术前护理

(1)心理护理:由于对手术的陌生感,患者往往表现出紧张或恐惧等心理状况。告知患者手术的目的及必要性,提高患者对疾病的认知水平,提高患者的安全感和信任感,取得患者及家属积极配合。

(2)术前准备:完善相关检查,排除手术禁忌,保障患者手术安全,做好手术术前准备。

(3)饮食护理:嘱其进食清淡易消化饮食,术前当天根据麻醉要求禁饮禁食。

2. 术后护理

(1)病情观察:密切观察生命体征变化,尤其血压、呼吸、体温、伤口等情况。

(2)专科护理。

1)保持患者呼吸道通畅,扁桃体切除术后,患者分泌物较多,告知患者及时吐出口腔内的唾液、血液,防止误吸或窒息。观察伤口有无活动性出血,备负压吸引器于床旁,当患者出血量较大或出血不止时,立即告知医生,予以紧急处理。告知患者如痰液中有少量血丝属于正常现象,切勿用力咳嗽,指导患者冰袋冷敷两侧颌下,以减少出血,减轻疼痛。

2)评估患者疼痛程度,告知患者疼痛原因及疼痛持续时间,疼痛较轻者,可采用冰敷或口含冰块等方法进行止痛,疼痛不能耐受者,遵医嘱使用止痛药。

3)保持口腔清洁,做好口腔护理,遵医嘱使用含漱液漱口,预防感染。

(3)心理护理:由于伤口疼痛及伤口渗血,患者情绪容易紧张、激动。告知患者疼痛及伤口渗血原因及处理方法,告知患者疾病转归及预后,嘱患者放松心情,注意休息。

(4)饮食护理:全麻清醒后进食冷流质饮食,术后1~3天进食流质饮食,4~6天进食半流质饮食,7~14天进食软食,2周后方可进食正常饮食。告知患者避免辛辣刺激、带渣、生硬、过热食物。禁食烟酒。

(5)用药指导:评估患者有无过敏史及用药史,观察患者用药反应及药物疗效。评估患者进食情况，必要时予以补液治疗。

（6）健康宣教。

1）告知患者饭后漱口、清洁口腔的重要性。漱口时冲洗力度不可过大，以免损伤创面。

2）术后一周告知患者术后 7~10 天后覆盖在创面上的白膜会脱落，有时会有少量的出血，属于正常现象不要紧张，告知患者切勿吞下，应将血液轻轻吐出，以便观察出血量。

3. 出院指导

（1）饮食与活动：以清淡营养温凉软食为主，1 个月内忌食辛辣刺激饮食。增强体质，增强机体抵抗力，1 个月内避免剧烈运动、大声说话。

（2）复诊指导：告知患者一周后门诊复查，如有疼痛加剧或体温过高，警惕伤口感染的发生，应立即就医。

（3）健康指导：养成良好的生活习惯，保持口腔清洁，每日早晚刷牙，餐后可用漱口液漱口或淡盐水漱口。不抽烟喝酒。

三、习题

习题

第三节　咽部脓肿

一、知识要点

（一）扁桃体周脓肿

为扁桃体周围隙内的化脓性炎症，早期发生蜂窝织炎（称为扁桃体周炎），继之形成脓肿。

1. 临床表现

（1）起病初期类似急性扁桃体炎症状，3~4 日后，发热仍持续或又加重，一侧咽痛加剧，吞咽时疼痛加重。疼痛常向同侧耳部或牙齿放射。再经 2~3 日后，疼痛加剧。

（2）患者头偏向患侧，颈项呈假性僵直，口微张流涎。言语含糊不清，严重者张口困难，不能进食。同侧下颌下淋巴结常肿大。

（3）患者全身症状明显时可有高热、畏寒、全身乏力、肌肉酸痛等。

2. 治疗

(1)经及时合理的治疗，病情可迅速控制，预后良好。

(2)脓肿形成前的处理按急性扁桃体炎处理，给予足量的抗菌药物类药物及适量的类固醇激素，并给予静脉输液对症处理。

(3)脓肿形成后的处理

1)穿刺抽脓：可明确脓肿是否形成及脓腔部位。

2)切开排脓。

3)行扁桃体切除术：即"脓肿扁桃体切除术"，对病程较长，适合多次切开排脓仍未治愈者。

(二)咽后脓肿

咽后脓肿为咽后隙的化脓性炎症，因发病机制不同，分为急性与慢性两型，急性型较为常见，多见于 3 岁以下婴幼儿，常为咽后淋巴结急性化脓所致，慢性型多由咽后隙淋巴结结核或颈椎结核形成的寒性脓肿所致。

1. 临床表现

(1)急性型起病较急，有畏寒、高热、咳嗽、吞咽困难等症状，小孩会拒食，吸奶时吐奶或奶汁反流入鼻腔或呛咳不止，说话及哭声含糊不清，如口内含物状，常有呼吸困难，其程度视脓肿大小而定，入睡时有鼾声与喘鸣。患者头常偏向患侧以减少患侧咽壁张力，缓解疼痛，并扩大气道腔隙。如果脓肿继续增大，会压迫喉入口，或炎症累及喉部，则呼吸困难加重。

(2)慢性型者，起病缓慢、隐匿、病程较长，无明显咽痛，多伴有低热、盗汗等结核病的全身表现；随着脓肿的持续增大，会逐渐出现咽、喉部阻塞感或吞咽不畅。

2. 治疗

(1)急性型咽后脓肿一经确诊，应及早施行切开排脓，吸尽脓液，对于切开排脓后仍有呼吸困难者，必要时行气管切开术。引流不畅者应每日撑开切口排脓，排尽脓液，直至痊愈。若切开排脓条件受限，对于体积较小的脓肿可采用反复穿刺抽脓治疗。术后需使用足量广谱抗菌药物控制感染。

(2)结核性咽后脓肿须联合抗结核病治疗。

(三)咽旁脓肿

咽旁隙是头颈部最易受感染的间隙之一。咽旁脓肿为咽旁隙的化脓性炎症，早期为蜂窝织炎，随后发展形成脓肿。

1. 临床表现

(1)局部症状主要表现为咽痛及颈部疼痛，吞咽、张口及头部活动时加剧。可伴反射性耳痛，茎突前间隙感染累及翼内肌时，则出现牙关紧闭、张口困难。

(2)全身症状患者可出现高热、畏寒、食欲不振、头痛、乏力等症状。

2. 治疗

(1)感染初期，脓肿尚未形成时，需及时给予足量敏感的抗菌药物及适量的类固醇激素等药物治疗，以防止感染蔓延和并发症的发生；并结合支持疗法和其他辅助治疗，如局部理疗等。

（2）脓肿形成后，除上述治疗外，应施行脓肿切开排脓术。

二、护理要点

（一）扁桃体周脓肿护理要点

1. 心理护理

应帮助患者及家属了解发病的原因，治疗的目的、方法。患者及家属由于疾病疼痛剧烈容易产生紧张、暴躁等负面心理，告知患者及家属疾病的转归，放松心情，树立信心，积极配合治疗。

2. 饮食护理

指导患者进食清淡、易消化、高营养的温凉流质或软食，对于因吞咽痛而拒绝进食的患者，遵医嘱予以静脉补充营养。

3. 病情观察

（1）保持呼吸道通畅，密切观察患者呼吸、血氧饱和度的变化，必要时予以吸氧、备气管切开包。

（2）密切观察患者脓腔的位置、大小有无变化，谨防脓肿破溃。需穿刺抽脓或切开排脓的患者协助医生做好穿刺抽脓的准备，指导患者将脓液吐出，切勿咽下。

（3）密切观察患者体温变化，指导患者多饮水，及时将汗湿的衣物换下。

4. 专科护理

（1）评估患者疼痛的性质、部位和严重程度，告知患者及家属缓解疼痛的方式，转移注意力的方法。疼痛未缓解且疼痛剧烈者遵医嘱予以镇痛药物。

（2）做好口腔护理，遵医嘱使用含漱液漱口，保持口腔清洁。

5. 药物指导

遵医嘱给予足量的抗菌药物及激素药物，并观察用药后的疗效和不良反应，给予患者支持治疗，注意评估患者的摄入量，保持水电解质的平衡。

6. 健康宣教

（1）告知患者口腔护理的重要性，指导患者饭前、饭后漱口。

（2）告知患者忌食辛辣刺激、坚硬、带刺食物，以免引起咽部不适。

（3）指导患者养成良好的生活习惯，提高机体免疫力。

（4）嘱患者避免大声说话或剧烈咳嗽，以免引起伤口出血。

（二）咽后脓肿

1. 术前护理

（1）心理护理：评估患者的心理状况，给予患者心理疏导，告知患者及家属疾病预后及转归，树立治愈疾病的信心。

（2）术前准备：完善术前检查，向患者及家属讲解术前检查的目的、方法及注意事项。嘱患者术前一日做好个人清洁，沐浴，修剪指甲，男性患者剃胡须，女性患者勿化妆，及时清除指甲油，饰品摘下交给家属保管。

（3）饮食护理：根据患者手术麻醉方式，做好胃肠道准备，术前按麻醉要求禁食禁饮。

2. 术后护理

（1）病情观察。

1）观察生命体征及血氧饱和度，尤其是体温和呼吸情况。

2）观察伤口出血情况，密切观察患者唾液及痰液的颜色、性状和量。

（2）专科护理。

1）术后严密监测患者生命体征及血氧饱和度，尤其是体温和呼吸情况。

2）保持呼吸道通畅，术后患者由于分泌物较多，嘱患者及时吐出，切勿咽下。遵医嘱予以吸氧。

3）做好口腔护理，术后遵医嘱使用漱口液为患者进行口腔清洁，观察伤口渗血、渗液情况。

4）评估患者疼痛的性质、部位和严重程度，告知伤口疼痛为术后正常现象，可通过分散患者注意力的方式缓解疼痛，疼痛未缓解时可遵医嘱予以镇痛药物。

5）预防伤口出血，避免用力咳嗽和进食粗硬、过热食物引起出血。

（3）心理护理：患者及家属对术后伤口出血会有紧张、恐惧等表现，应主动倾听主诉，多鼓励患者，给予解释和帮助。

（4）饮食护理：根据患者麻醉方式，全麻患者术后6小时指导进食温凉流质饮食，再慢慢过渡到半流质、软食。选择清淡、营养、易消化的食物。

（5）药物指导：遵医嘱予以抗菌药物和解热镇痛类药物静脉输入，观察药物疗效及可能出现的不良反应。

（6）健康宣教。

4）嘱患者保持口腔清洁，三餐后及早晚勤漱口，预防感染。

5）嘱患者避免大声说话或剧烈咳嗽，以免引起伤口出血。

6）告知患者及家属缓解疼痛的方式，可采用冰敷或饮用冰水来缓解疼痛。

3. 出院指导

（1）饮食与活动：恢复期避免辛辣、刺激、生硬、过热食物。术后半个月避免做剧烈运动。两周内尽量避免打喷嚏或剧烈咳嗽，以免引起伤口出血。

（2）复诊指导：指导患者定期复查，以便了解手术创面恢复情况，如出现伤口出血或伤口疼痛突然加重、呼吸困难需立马就近就医。

（3）健康指导。

1）养成良好的生活习惯，保持口腔清洁，三餐后及早晚勤漱口，预防伤口感染。

2）告知患者密切关注自身体温变化，若出现体温持续不降或体温高于38.5℃及伤口出血，及时来院就诊。

(三)咽旁脓肿

1. 术前护理

(1)心理护理：术前向患者及家属说明手术必要性、安全性，以解除患者顾虑，使其积极配合手术治疗。指导患者活动的正确方式，避免疼痛加剧，使患者保持情绪稳定。

(2)术前准备：密切观察患者脓肿有无破溃、有无高热、有无呼吸困难等症状。根据患者手术麻醉方式，完善术前检查，向患者及家属讲解术前检查的目的、方法及注意事项。根据手术路径正确备皮，做好术前准备。

(3)饮食护理：指导患者进食高热量、高蛋白、高维生素、清淡、易消化的食物。咽痛剧烈者，指导其正确进食，必要时给予补液治疗。需手术治疗的患者提前做好胃肠道准备，术前按麻醉要求禁食禁饮。

2. 术后护理

(1)病情观察。

1)观察患者术后意识状态、生命体征及血氧饱和度的变化。观察唾液及痰液的性状，注意有无咯血、憋气等症状。

2)观察伤口敷料情况，观察引流管、引流液情况。

3)密切观察患者体温变化，体温持续高于38.5℃，给予物理降温，鼓励多饮水，必要时药物降温。

(2)专科护理。

1)全麻术后头部垫枕，取平卧位，清醒后取半卧位，术后鼓励患者早期下床活动。有颈部引流管者应避免颈部过度拉伸，以免引起伤口撕裂。

2)当脓肿破裂脓液流入呼吸道时，应尽快吸出防止窒息。脓肿切开者观察患者呼吸情况及有无出血，指导及时吐出脓液。

3)经颈外路行脓肿切开者观察颈部伤口渗血、渗液情况，切口周围皮肤有无红肿、瘀血等，保持敷料清洁干燥。保持引流管通畅，妥善固定，观察引流液的颜色、性状及量。

4)经口径路行脓肿切开者观察口腔分泌物的颜色、性状和量，有无出血等。

5)保持口腔清洁；有效咳嗽、咳痰。

6)对患者进行疼痛评估，采用数字分级法，若评分≥3分，遵医嘱予以药物止痛，注意观察并记录用药效果及反应。

(3)心理护理：向患者或家属讲解术后各种注意事项及应对措施、康复过程，取得患者配合。

(4)饮食护理：评估患者进食状况，指导患者给予高热量、清淡易消化的流质饮食，少量多餐。

(5)药物指导根据医嘱使用抗菌药物，注意观察患者用药反应。痰液较多咳不出的患者可采取雾化吸入的方法帮助排痰。

(6)健康宣教。

1)告知患者勿咽下口腔分泌物，避免脓性分泌物进入胃内刺激胃黏膜引起恶心、呕吐。

2) 告知患者保持合理膳食，充足营养，可促进疾病康复。指导患者进食前后漱口，保持口腔清洁。

3) 指导患者适当活动，有引流管的患者注意，防止引流管脱出。

3. 出院指导

(1) 复诊时间：告知患者门诊复查。出现咽痛、颈侧剧烈疼痛、体温持续超过 38.5℃、呼吸困难等情况及时就诊。

(2) 饮食与活动：指导患者进食营养丰富、清淡易消化饮食，避免进食辛辣刺激的食物。告知患者加强锻炼，提高机体免疫力，积极治疗原发病，可减少感染机会。

(3) 健康指导。

1) 给予患者安静舒适的休养环境，保持室内适宜的温湿度，注意通风换气，保持室内空气新鲜。

2) 保持口腔清洁，养成早晚刷牙及餐后漱口的卫生习惯。

三、习题

习题

第四节　咽及咽旁肿瘤

一、知识要点

(一) 鼻咽部纤维血管瘤

鼻咽纤维血管瘤瘤体由胶原纤维及多核成纤维细胞组成网状基质，其间分布大量管壁薄且无弹性的血管，这种血管受损后极易出血。好发于 16~25 岁的男性青年，因此又叫男性青春期出血性鼻咽血管纤维瘤。鼻咽纤维血管瘤作为鼻咽部最常见的良性肿瘤，起源于颅底，肿瘤生长扩张能力强，又有凶猛的大出血，在临床上需引起重视。

1. 临床表现

可因肿瘤原发部位、大小、生长速度、扩展方向及有无并发症而表现不同。

(1) 出血：最常见的症状，常为鼻腔或口腔阵发性出血。由于反复大量出血，患者会出现不同程度的贫血。

(2) 鼻塞：肿瘤可堵塞后鼻孔并侵入鼻腔，引起单侧或双侧鼻塞，可伴有流涕、闭塞性鼻音等。

（3）其他症状：由于瘤体不断增长引起邻近骨质压迫吸收和相应器官的功能障碍，肿瘤侵入邻近结构则出现相应症状。如浸入眼眶则出现眼球突出，视神经受压，视力下降；侵入翼腭窝则引起面颊部隆起和张口受限。压迫咽鼓管咽口时，会引起耳鸣及听力下降。侵入颅内，常有剧烈头痛及脑神经受压症状，或发生颅内并发症。

2. 治疗

主要采取手术治疗。鼻咽纤维血管瘤手术时出血凶猛，为防止术中大出血，可采用术前行数字减影血管造影及血管栓塞术和术中进行控制性低血压等方法。同时根据肿瘤位置及大小采取经鼻或经口手术路径，当肿瘤位于鼻咽部或侵入鼻腔、鼻窦者，可采用硬腭进路；当肿瘤大部分突入鼻腔者，或侵入筛窦、蝶窦上颌窦者多取鼻侧切开路径；肿瘤侵入翼腭窝者，则采用硬腭径路加颊侧切口或面正中揭翻进路；肿瘤侵入颅内者，则需要采用颅颌联合径路。近年来出现的鼻内镜下鼻咽纤维血管瘤切除术具有利用鼻内镜视角多、视野清晰、可直视下手术等优点，手术效果好，患者术后反应轻，目前已广泛开展。

（二）鼻咽癌

鼻咽癌是一种发生于鼻咽黏膜上皮的恶性肿瘤，占头颈部肿瘤发病率首位，为我国高发肿瘤之一。鼻咽癌的发生主要与 EB 病毒感染、遗传易感性和环境等因素有关。根据 WHO 粗略统计，约80%的鼻咽癌发生在中国，国内鼻咽癌的分布有明显的地区性差异，其中广东、广西、福建、湖南等地为多发地区。本病可发生于各年龄段，多发于 30～50 岁，男性发病率为女性的 2～3 倍。

1. 临床表现

由于鼻咽解剖部位隐蔽，鼻咽癌早期症状不典型，早期诊断较难，容易延误治疗。

（1）鼻部症状：早期可出现回缩涕中带血，时有时无，患者多不重视；阻塞引起鼻塞，始为单侧，继而发展为双侧；堵塞鼻呼吸道，出现闭塞性鼻音；阻塞鼻腔或晚期侵犯嗅黏膜/嗅神经可引起嗅觉减退或失嗅。

（2）耳部症状：发生于咽隐窝的鼻咽癌，早期压迫或阻塞咽鼓管而引起单侧耳鸣、听力下降、耳内闷塞感、鼓室积液，易误诊为分泌性中耳炎。同时临床上不少鼻咽癌患者即是因耳部症状就诊而被发现的。

（3）颈部淋巴结肿大占首发症状的 60%，易转移至颈深部淋巴结，呈进行性增大，不活动，无压痛，开始为单侧，继而发展为双侧。

（4）脑神经症状：瘤体可经咽隐窝由破裂孔侵入颅内，常先侵犯 Ⅴ、Ⅵ脑神经，后累及Ⅱ、Ⅲ、Ⅳ脑神经，从而引起面部麻木、头痛、眼球外展受限、上睑下垂、眼球固定等症状。瘤体直接侵犯或由转移淋巴结压迫Ⅸ、Ⅹ、Ⅺ、Ⅻ脑神经，引起舌肌萎缩、伸舌偏斜、呛咳、声嘶等症状。

（5）远处转移：鼻咽癌晚期常向骨、肺、肝等部位转移，表现为骨痛、咳嗽、痰中带血、疼痛等。

2. 治疗

鼻咽癌大多对放射治疗具有中度敏感性，目前放射治疗是鼻咽癌的首选治疗方法。但是对较高分化癌，病程较晚以及放疗后复发的病例，手术切除和化学药物治疗亦属不可缺少的手段。

（三）咽旁间隙肿瘤

咽旁间隙为咽外侧、颈部上段呈漏斗状的深间隙，富含脂肪。狭义上的咽旁间隙是指茎突前间隙，广义上的咽旁间隙是指茎突前间隙+茎突后间隙。咽旁间隙肿瘤是指发生在咽旁间隙内的肿瘤，上起颅底，下至舌骨，位置深，绝大多数为良性肿瘤，少数为恶性肿瘤。

1. 临床表现

发生在咽旁间隙的肿瘤因早期症状不明显，常常被忽略。咽旁间隙肿瘤引起的局部症状，与肿瘤的部位、性质、生长速度及患者年龄等有关。大致可分为邻近器官受累及神经受累两类症状。

（1）邻近器官受累症状。

1）咽部不适感或异物感。

2）肿瘤较大，则发生咽下困难、发声不清或有鼻音。

3）肿块侵及鼻咽则发生耳鸣、听力减退或鼻塞阻塞咽腔或压迫喉部，则出现呼吸困难。侵入翼腭窝或位于下颌骨升支与颈椎横突之间，即有张口困难。颈部运动可能发生障碍。

（2）神经受累症状在良性肿瘤多出现较晚。因神经受压、被牵拉或肿瘤原发于神经之故。

1）颈部疼痛、咽痛或一侧耳痛，均较少见。

2）颈交感神经受累，出现同侧颈交感神经麻痹综合征。迷走神经受累，出现同侧声带麻痹，发声嘶哑舌下神经受累则舌半侧麻痹，可能出现说话不清。舌咽神经及副神经受累者少见。

2. 治疗

咽旁间隙肿瘤的治疗以手术切除为主。手术路径有经口径路、颈侧径路、颈腮腺径路、下颌骨裂开外旋径路、上颌骨外旋径路。手术径路选择的原则是：最大限度地暴露肿瘤以便完整切除，且对功能及外形美观的损害程度最小。在遵循上述原则的前提下，根据肿瘤的位置、大小、性质、侵犯范围、与神经血管之关系及临床医生的经验，选择适当径路切除肿瘤。

二、护理要点

（一）鼻咽部纤维血管瘤

1. 术前护理

（1）心理护理：鼻咽纤维血管瘤患者多因术前反复出血，术中可能大出血，使患者产生忧虑、恐惧心理。应及时给予安慰，鼓励患者树立信心、坚持治疗。消除忧虑、恐惧的心理状态，有利于促进患者睡眠，增加食欲，增强体质，提高组织的修复能力。

（2）术前准备。

1）完善各项检查，评估患者有无手术禁忌证，密切关注患者生命体征变化。

2）嘱患者术前一日做好个人清洁，沐浴，修剪指甲，男性患者剃胡须，女性患者勿化妆，及时清除指甲油，饰品摘下交给家属保管。

3）做药物过敏试验和交叉配血。

（3）饮食护理：根据患者手术麻醉方式，做好胃肠道准备，术前按麻醉要求禁食禁饮。

2. 术后护理

（1）病情观察：严密监测患者的生命体征，注意观察患者口中分泌物的颜色、性质和量，全麻未清醒患者应注意患者有无吞咽动作，以便判断患者是否有活动性出血。

（2）专科护理。

1）避免鼻腔填塞物松动、脱落，有后鼻孔填塞的患者注意维持后鼻孔纱球的有效牵引，防止坠落引起窒息。观察鼻面敷料渗血情况，保持敷料清洁、干燥、无松脱。

2）预防伤口出血，观察患者口鼻腔分泌物的颜色和性状，避免挖鼻擤鼻、用力咳嗽和打喷嚏引起出血，少量出血时，可予以局部冷敷或者冰敷，出血量较大时，协助医生做好止血处理。

（3）心理护理：护理人员应以乐观的态度与患者交谈，告知患者及家属疾病的转归及预后，增强患者战胜疾病的勇气，并增强患者对医护人员的信任感，使患者产生安全感，从而更好地配合治疗。

（4）饮食护理：术后2天内宜选择流质或半流质营养丰富蛋白质含量高的饮食，根据医嘱和患者的进食量适当补充静脉营养以帮助创面恢复。

（5）用药指导：遵医嘱及时使用抗菌药物，预防感染，密切观察患者用药反应。

（6）健康宣教：告知患者勿自行牵拉鼻腔填塞物，勿用力打喷嚏，以免引起填塞物的松动及脱落。

3. 出院指导

（1）饮食与活动：恢复期避免辛辣、刺激、生硬、过热食物，适当多吃富含铁、叶酸等造血食物。术后1个月内避免做剧烈运动。两周内尽量避免打喷嚏或剧烈咳嗽，以免引起伤口出血。

（2）复诊指导：指导患者定期复查，以便了解手术创面恢复情况，如出现伤口出血不止须立马就近就医。

（3）健康指导。

1）保护鼻腔，减少刺激。避免挤压、碰撞鼻部，改掉挖鼻、大力擤鼻等不良习惯。戒烟，改善生活及工作环境，冬、春季外出时应戴口罩，减少花粉、冷空气、环境污染等对鼻腔黏膜刺激。

2）保持口腔清洁，三餐后及早晚漱口，预防伤口感染。

(二)鼻咽癌

1. 心理护理

建立良好的护患关系，向患者及家属解释放疗的目的、作用及可能出现的不良反应，使患者理解并能坚持有效的预防和治疗，减少并发症的发生，以消除患者的恐惧感，树立战胜疾病的自信心。

2. 饮食护理

（1）对患者进行营养评估，根据患者身体需求，对患者进行营养管理，制订适合患者的营养方案，并根据体重、吞咽障碍、胃肠功能等的变化及时调整。告知患者及家属合理安排膳食，有利于身体恢复。

（2）食物以高蛋白、高维生素、低脂肪及含碳水化合物丰富的易消化的半流质和流质食物为主；增加水分摄入，每日饮水 ≥ 2500 mL；忌酸、辣、过热、粗糙、刺激性食物，必要时请营养科会诊，采取更有利于患者的营养方案。

3. 病情观察

放疗期间密切观察患者生命体征变化；观察患者有无恶心、呕吐等不良反应。评估患者进食情况，有无电解质失衡。观察患者皮肤状态。

4. 专科护理

（1）详细记录患者 24 小时出入水量，告知患者及家属正确记录出入水量的方法及重要性。

（2）保持皮肤清洁、干燥，避免照射区域皮肤使用化妆品、碘酒等物品。选择宽松、舒适的衣物。避免皮肤的暴晒。

（3）做好口腔护理，三餐前后予以漱口，选择柔软舒适的软毛牙刷，避免暴力刷牙，以免牙龈出血，重视口腔黏膜的变化。

（4）指导患者进行口腔及颈部肌肉功能锻炼，防止肌肉萎缩。

5. 用药指导

遵医嘱用药，观察患者用药反应及疗效。

6. 健康宣教

（1）告知患者及家属进食高蛋白、高热量、高维生素的食物，多喝水，多食新鲜蔬菜水果，加强营养，增强机体抵抗力。

（2）告知患者保持积极心态，正确认识疾病，放疗过程中，注意皮肤反应、骨髓抑制、唾液腺萎缩、消化道反应、放疗性肺炎等并发症。定期检查血常规，防止感染，注意口腔卫生。

（3）告知患者疾病转归及预后，如出现回缩性血涕、耳鸣、听力减退、颈部肿块、头痛复视等反应及时就诊。定期进行头颈部和全身系统复查，包括鼻咽镜检查、语言和吞咽评估、听力评估、口腔检查和康复训练。

(三)咽旁间隙肿瘤

1. 术前护理

（1）心理护理：安抚患者情绪，帮助患者了解发病的原因，治疗的目的、方法及预后，消除患者紧张、焦虑等负面心理情绪，以积极乐观的心态面对疾病。

（2）术前准备：完善术前检查，向患者及家属讲解术前检查的目的、方法及注意事项。认真评估患者生命体征，排除手术禁忌。嘱患者术前一日做好个人清洁，沐浴、修剪指甲，男性患者剃胡须，女性患者勿化妆，及时清除指甲油，将饰品摘下交给家属保管。

（3）饮食护理：根据患者手术麻醉方式，做好胃肠道准备，术前按麻醉要求禁食禁饮。

2. 术后护理

（1）病情观察：密切观察患者生命体征、疼痛及口腔内渗血情况，评估患者分泌物颜色、性质及量并记录。

（2）专科护理。

1）保持口腔清洁，加强口腔护理，一天3次予以清洁口腔，同时嘱患者进食后予以漱口液漱口，预防感染。

2）保持呼吸道通畅，指导患者咳出分泌物时动作轻柔。

3）防止伤口出血，观察患者口腔内分泌物的颜色、性质和量，伤口轻微渗血时，可指导患者口含冰块进行止血。判断是否为活动性出血，指导患者及时将血液吐出，切勿咽下，以便观察伤口出血量。

4）评估患者疼痛程度，吞咽时轻微疼痛或口咽部肿胀属正常现象，可让患者听音乐、聊天等转移注意力；疼痛较重时，可使用冰袋局部冷敷；疼痛不可耐受时，遵医嘱使用止痛药。

（3）心理护理：了解患者心理状态，给予心理支持。患者对术后伤口渗血、吞咽疼痛会有紧张、恐惧等表现，应多倾听患者主诉，多鼓励，根据患者需求及时给予支持和帮助。

（4）饮食护理：全麻术后患者4~6小时后，指导其进食温凉流质或半流质饮食，术后1~2天再慢慢过渡到软食。食物以高蛋白、高维生素为主，忌辛辣刺激性食物。术后留置胃管的患者，遵医嘱予以鼻饲流质，加强营养。

（5）用药指导：告知患者药物的名称、作用及可能出现的不良反应。密切观察患者用药反应，一旦发现异常，及时告知医生。

（6）健康宣教。

1）加强疾病相关知识宣教，告知疾病的预后及转归，术后配合要点等。

2）告知患者保持口腔清洁的重要性，置入胃管的患者，告知患者及家属带管活动的注意事项，避免胃管扭曲、脱出。

3. 出院指导

（1）饮食与活动：合理饮食，食物以清淡、营养易消化的食物为主，禁食辛辣、酸性、生硬、过热食物，避免烟酒刺激，加强锻炼，增强机体抵抗力，预防上呼吸道感染。

（2）复诊指导：遵医嘱定期复查，指导患者查询病检报告的方法及途径。如出现伤口出血不止立马就近就医。

（3）健康指导。

1）告知患者保持平和情绪，切勿激动紧张，尤其高血压的患者。

2）指导患者保持口腔清洁，勤漱口。

3）告知患者关注自身伤口、体温等变化，如感觉口腔内有异味或进食疼痛加剧或体温高于正常,怀疑伤口感染,应立即就医。

三、习题

习题

第五节　阻塞性睡眠呼吸暂停低通气综合征

一、知识要点

(一)阻塞性睡眠呼吸暂停低通气综合征

阻塞性睡眠呼吸暂停低通气综合征(obstructive sleep apnea hypopnea syndrome, OSAHS)指睡眠时由于上气道塌陷阻塞引起的呼吸暂停和通气不足、伴有打鼾、睡眠结构紊乱,频繁发生血氧饱和度下降、白天嗜睡等症状。呼吸暂停是指睡眠过程中口鼻气流停止≥10 s。低通气指睡眠过程中呼吸气流强度较基础水平降低50%,并伴动脉血氧饱和度(arterial oxygen saturation, SaO_2)下降≥4%。睡眠呼吸暂停低通气(通气不足)指数(apnea hypopnea index, AHI)是指平均每小时睡眠中呼吸暂停和低通气的次数。阻塞性呼吸暂停是指呼吸暂停时口鼻无气流通过,而胸腹呼吸运动存在。

1.临床表现

(1)白天常表现为晨间头痛,常感困倦,容易疲劳,注意力不易集中,记忆力衰弱,过度嗜睡(甚者在与人交谈、吃饭、看书、看电视、开汽车时常打瞌睡,甚至骑自行车时因打盹而跌倒受伤),情绪紊乱,性格乖僻,行为怪异,分析判断能力下降,工作效率减退,容易出差错、事故。

(2)夜间表现为打鼾,呼吸暂停,张口呼吸,咽喉干燥,睡眠质量差,常被憋醒,少数患者可出现夜间遗尿、性功能障碍等。

(3)还可出现心血管系统和呼吸系统的继发症状,如高血压、心律不齐、室性期前收缩、窦性心动过缓或过速以及慢性阻塞性肺部病症等。

2.治疗

(1)非手术治疗。

1)药物疗法对较轻的OSAHS患者有效,患者睡前服用抗忧郁药普罗替林或氯丙咪,可通过减少短期睡眠的次数而减少呼吸暂停的频率,减轻白天嗜睡及低氧血症的发生。

2)OSAHS 患者体重超重者,指导患者减重,加强运动。

3)气道保持疗法:①使用舌保持器,睡眠时留置于口腔内,其作用是将舌根向前牵引,使其与咽后壁分离,以增加口、咽、气道间隙,从而减轻或解除阻塞症状,获得治疗效果。②鼻导管法,在鼻腔表面麻醉后,用内径较粗(6~8 mm)的鼻咽导管由前鼻孔插至口咽部,借以防止舌根后坠或咽腔塌陷而导致的气道阻塞,此法更适用于因鼻腔填塞引起 OSAHS 症状加重者。③使用鼻瓣扩张器,将鼻瓣扩张器置于鼻前庭内,增大鼻通气量,减轻吸气时鼻腔和咽部气道负压,对鼻源性病因的患者,可明显减轻鼾声,故有治疗作用。

4)鼻腔持续正压通气疗法即使用持续正压呼吸机进行治疗。持续正压呼吸机是个小型的空气压缩机,通过软管与鼻面罩相连接。当患者入睡并处于自主呼吸状态时,将面罩戴好并将呼吸机打开,后者便送出设定的正压气流通过鼻腔进入咽部,使上气道扩张并阻止气道陷闭的发生,气道阻力下降,从而缓解或解除 OSAHS。根据患者的不同需求可采用单水平持续正压呼吸机(CPAP)、双水平正压呼吸机(VPAP 或 BiPAP)或自动调压呼吸机(Auto CPAP 或 APCP)进行治疗。

①CPAP 能够产生持续而稳定的压力和气流,经鼻腔将正压空气送入气道,利用气体正压对上呼吸道的支持作用,使软腭、舌与咽后壁分开,防止吸气时气道壁塌陷;CPAP 的不良反应甚少,除部分患者对戴鼻面罩感到不适难耐等外,常见者为鼻腔干燥、鼻塞。

②VPAP 是双压力形式的呼吸机。在治疗时,呼吸机送出的吸气压和呼气压不同,在提供治疗所需的吸气压力的同时,提供较低的呼气压力。先进的双水平正压呼吸机具有呼吸触发功能,治疗时压力气流能够与患者的自主呼吸同步,从而使治疗的舒适程度大大提高。

③APAP 可感知呼吸暂停变化或低通气,根据鼻阻力,睡眠阶段及体位的不同,自动输出不同的足以消除各个时期呼吸暂停或低通气的最低压力值,能减少对血流动力学的影响和减轻颜面部局部不适,增加患者的依从性。

(2)手术治疗。

1)在非手术治疗尤其是鼻腔持续正压通气疗法治疗无效时,便可考虑手术治疗。手术指征主要是:①白天过度嗜睡,明显影响正常工作及社会活动能力;②伴发有心律失常等心肺功能紊乱者;③夜间鼾声过响,严重影响他人睡眠和休息;④呼吸紊乱指数(respiratory disturbance index, RDI,即平均每小时呼吸暂停次数加呼吸不全次数)>20,血氧饱和度<90%;⑤影像学检查和或纤维内镜检查证实上呼吸道有节段性阻塞或还显示下颌骨发育不全,或合并有舌骨向后下移位等;⑥经检查证实鼻阻塞为引起 OSAHS 病征的重要原因。

2)根据上呼吸道阻塞部位的不同和阻塞程度的差异可选择施行鼻部手术、咽部手术、舌部手术、下颌骨手术、舌骨手术或气管切开术等。

3)鼻部手术:如鼻瓣塌陷扩张术、鼻中隔偏曲矫正术、鼻甲肥大的部分切除术,以及鼻息肉或肿瘤切除术等。

4)舌部手术:睡眠时舌根后坠与咽后壁接触,是引起呼吸道阻塞的重要原因,尤其是肢端肥大症等舌体肥大的患者,施行舌部分切除术是适宜而有效的。

5)咽部手术:①扁桃体切除术和(或)腺样体切除术。②悬雍垂腭咽成形术的目的是增加软腭、扁桃体窝与咽后壁之间的空隙，以利睡眠期间减少上呼吸道的阻力。③激光悬雍垂成形术。④腭咽成形术。

6）舌骨手术。

7）气管切开术。

8）使用低温等离子射频消融术完成的上呼吸道成形手术，主要用于鼾症和轻、中度阻塞性睡眠呼吸暂停综合征。等离子体的动能低，能较好地保护创面周围的健康组织，且创面的毛细血管能被有效封闭，使渗血明显减少，故能达到微创治疗的目的，具有疼痛轻，出血少，水肿轻，恢复快和安全性高的优点。

二、护理要点

（一）OSAHS

1. 术前护理

（1）心理护理：评估患者的心理状况，告知患者疾病产生的原因，给予患者及家属心理支持与鼓励。

（2）术前准备。

1）根据患者手术麻醉方式，完善术前检查，向患者及家属讲解术前检查的目的、方法及注意事项。嘱患者术前一日做好个人清洁，沐浴，修剪指甲，贵重物品交给家属保管。

2）术前密切观察患者生命体征变化，观察患者入睡后憋气、呼吸暂停的程度、频率及次数。

3）术前告知患者及家属切勿私自外出，指导患者睡觉时采取半坐卧位或侧卧位，责任护士加强巡视，如发现患者憋气时间过长，及时唤醒。

（3）饮食护理：术前按麻醉要求禁食禁饮。

2. 术后护理

（1）病情观察。

1）观察生命体征及血氧饱和度，尤其是体温和呼吸情况。

2）观察伤口出血情况，密切观察患者唾液及痰液的颜色、性状和量。

（2）专科护理。

1）术后严密监测患者生命体征及血氧饱和度，尤其是体温和呼吸情况。

2）保持呼吸道通畅，术后患者由于分泌物较多，嘱患者及时吐出，切勿咽下。遵医嘱予以吸氧。

3）做好口腔护理，术后遵医嘱使用漱口液为患者进行口腔清洁，观察伤口渗血、渗液情况。

4）评估患者疼痛的性质、部位和严重程度，告知伤口疼痛为术后正常现象，可通过分散患者注意力的方式缓解疼痛，疼痛未缓解时遵医嘱予以镇痛药物。

5）预防伤口出血，避免用力咳嗽和进食粗硬、过热食物引起出血。

（3）心理护理：患者及家属对术后伤口出血会有紧张、恐惧等表现，应倾听主诉，多鼓励，给予解释和帮助。

（4）饮食护理：根据患者麻醉方式，全麻患者术后6小时指导进食温凉流质饮食，再慢慢过渡到半流质、软食。选择清淡、营养、易消化的食物。

（5）药物指导：遵医嘱予以抗菌药物和解热镇痛类药物静脉输入，观察药物疗效及可能出现的不良反应。

（6）健康宣教。

1）嘱患者保持口腔清洁，三餐后及早晚勤漱口，预防感染。

2）嘱患者避免大声说话或剧烈咳嗽，以免引起伤口出血。

3）告知患者及家属缓解疼痛的方式，比如可采用冰敷或饮用冰水来缓解疼痛。

3. 出院指导

（1）饮食与活动：恢复期避免辛辣、刺激、生硬、过热食物。术后半个月避免做剧烈运动。两周内尽量避免打喷嚏或剧烈咳嗽，以免引起伤口出血。

（2）复诊指导：指导患者定期复查，以便了解手术创面恢复情况，如出现伤口出血或伤口疼痛突然加重、呼吸困难，立马就近就医。

（3）健康指导。

1）养成良好的生活习惯，保持口腔清洁，三餐后及早晚勤漱口，预防伤口感染。

2）告知患者密切关注自身体温变化，若出现体温持续不降或体温高于38.5℃及伤口出血等情况，及时来院就诊。

三、习题

习题

第六章

第一节　喉的先天性疾病

一、知识要点

（一）喉软骨畸形

喉软骨畸形包括会厌软骨畸形、甲状软骨畸形、环状软骨畸形、杓状软骨畸形。

1. 临床表现

（1）会厌软骨为第4鳃弓的咽下隆起发育自两侧向中线融合而成。其融合不良或完全未融合，则形成会厌分叉或会厌两裂。会厌分叉一般无症状。会厌两裂多伴有会厌松弛，吸气时易被吸到喉入口，从而引起喉鸣和呼吸困难，饮食时引发呛咳。

（2）甲状软骨为第4弓形成的两翼板发育自上而下在中线融合而成，若发育不全，可发生甲状软骨前正中裂、甲状软骨软化或部分缺如、甲状软骨板不对称等。吸气时软骨塌陷，喉腔缩小，引起喉鸣和呼吸困难。

（3）环状软骨先天性增生或未成环者，可致声门下梗阻或喉闭锁，引起呼吸困难或窒息。

（4）杓状软骨形状、大小可有变异。位置异常者多为向前移位，单侧或双侧性，可为先天性，亦可因分娩时喉部外伤引起。杓状软骨移位，声带松弛，患者症状以声嘶为主，严重者可发生呼吸困难。

2. 治疗

（1）会厌过大，多甚柔软并过度后倾，吸气时出现喉鸣和呼吸困难，可在局部麻醉下行会厌部分切除术。会厌过小或无会厌者一般无症状，可保守治疗，但饮食不要过急，以免引起呛咳。

（2）甲状软骨畸形在吸气时软骨塌陷，引起喉鸣和呼吸困难，常需行气管切开术。

（3）环状软骨先天性畸形的新生儿出现呼吸困难或窒息时，需行紧急气管切开术，一般预后不良。

（4）先天性杓状软骨移位治疗甚困难，有呼吸困难者，先行气管切开术，待患儿稍大后，再行杓状软骨移位术。

（二）喉软骨软化

喉软骨的形态正常或接近正常，但极为软弱，每当吸气时喉内负压使喉组织塌陷，两侧杓会厌襞互相接近，喉腔变窄成活瓣状震颤引起喉鸣和呼吸困难，称喉软骨软化。如伴有气管软骨软化，称喉气管软化。本病并不少见，多为妊娠期营养不良，胎儿缺钙及其他电解质缺少或不平衡所致。

1. 临床表现

（1）常发生于婴幼儿，偶见于急性呼吸道感染后较大儿童。吸气时喉鸣和胸骨上窝、肋间、上腹部凹陷为其主要症状，严重者可有发绀或呼吸困难。

（2）喉鸣属低频音，呈经常性，可有间歇性缓解，睡眠、安静时无症状，受惊、哭闹时明显。有的与体位有关，仰卧时明显，俯卧时减轻。患者一般情况良好，进食、哭声、咳嗽声正常，无声嘶现象。

2. 治疗

（1）一般不需特殊治疗，多数患儿随着喉腔渐大，喉腔变硬，至 2～3 岁时喉鸣自行消失。平时注意营养，预防受凉、受惊，以免发生呼吸道感染和喉痉挛，加剧喉阻塞。

（2）有呼吸困难时，可取俯卧或侧卧减轻症状。

（3）必要时可考虑行气管切开术或杓会厌成形术，以免引起慢性缺氧、心脏扩大、漏斗胸等。如果会厌过度摆动，须切除或汽化会厌舌面下半部及舌根部相应区域的黏膜，将会厌与舌根缝合。

（三）喉蹼

喉腔内有一先天性膜状物，称为先天性喉蹼。其发生与喉发育异常有关，喉发生经历了喉的上皮增生、融合致喉腔关闭到封闭上皮溶解、吸收，喉腔重新建立的过程，若溶解、吸收过程受阻，则在喉腔内遗留一层上皮膜，是为喉蹼。喉蹼按发生的部位分为声门上蹼、声门间蹼、声门下蹼 3 型，以声门间蹼最为常见。喉蹼为一层结缔组织，上面覆有鳞状上皮，下面为喉黏膜和黏膜下组织。一般前部较厚，后部游离缘较薄。大小不一，有的甚小，仅在前联合处，有的甚大成一隔膜，将喉腔大部分封闭，称为喉隔。若隔膜将喉腔完全封闭，称为先天性喉闭锁。

1. 临床表现

（1）婴幼儿喉蹼：喉蹼较小者可无症状或出现哭声低哑，但无呼吸困难。喉蹼较大者可出现：①先天性喉鸣，通常为吸气性或双重性；②呼吸困难，程度不等，吸气、呼气均有困难，夜间及运动时加剧；③声嘶或无哭声，吮乳困难。上述症状常在哭闹或发生呼吸道感染时加重。

（2）喉闭锁患儿生下时无呼吸和哭声但有呼吸动作，可见四凹征，结扎脐带前患儿颜色正常，结扎不久后出现新生儿窒息，常因抢救不及时而致死亡。

（3）较大儿童或成人喉蹼一般无明显症状，有时有声嘶或发声易感疲倦，活动时有呼吸不畅感。

2.治疗

（1）婴幼儿喉蹼属结缔组织，治疗后多不再形成，而且早日治疗对喉腔正常发育有裨益，并可减少呼吸道感染，因此，不论有无症状，均宜尽早治疗。此种患儿喉蹼可在喉镜下剪开，或用 CO_2 激光切除。

（2）喉闭锁患儿应立即在直接喉镜下插入支气管镜将隔膜穿破，吸除气管、支气管内分泌物，人工呼吸，可救活患儿。

（3）较大儿童或成人喉蹼因炎症反应多较厚，并已发生纤维化，治疗不易成功，易于复发，无明显症状者可不予治疗，声嘶明显或影响呼吸者须行手术治疗。

（四）先天性声带发育不良

声带发育不良或缺如，喉室带活动或发育过度而替代声带发声者，又称新生儿喉室带发声困难。

1.临床表现

出生时小儿无哭声，几天后哭声粗糙、嘶哑，为喉室带发声所致。以后发育不良的声带逐渐发育，则出现复音或双音，即由喉室带发出的粗糙低音中，杂有由声带发出的高音，这种双音常有改变，并无规律。多数患儿有先天性喉鸣，活动或哭闹时可有呼吸困难。

2.治疗

不需外科治疗，应尽量使患儿不哭，避免大喊大叫。以后患儿用低声讲话。在儿童期若能尽早矫正发声，则以后可能有正常发声，若任其用室带发声，则可致永久性发声不良。

（五）喉囊肿

喉囊肿可分为喉小囊囊肿和喉气囊肿，两者均来源于喉小囊。喉小囊亦称喉室小囊，系胚胎第2个月末时喉腔向外突起形成的盲囊，囊腔呈卵圆形，含有黏液腺，介于室带与声带之间，位于喉室顶部前1/3处。喉小囊的内侧和外侧均有纤柔、内在的喉肌，其开口仅0.5~1 mm大小，通向喉室；喉小囊的皱袋有助于贮藏黏液，而其内、外侧的喉肌被认为可压缩喉小囊，使囊内的黏液由开口向后内侧排出，以润滑声带。

先天性喉小囊囊肿是喉小囊膨胀扩大并充满黏液所致，它不与喉腔相通，不向喉腔引流。喉小囊囊肿亦被称为先天性喉囊肿、喉黏液囊肿及喉小囊黏液囊肿。

喉气囊肿，亦称喉膨出，为喉小囊异常的病理性囊性扩张所致；喉气囊肿常见于成年人，并与喉腔相通；而喉小囊囊肿多见于新生儿和婴儿，不与喉腔相通，这是两者的主要区别，但两者都来源于喉小囊，是为其相同点。若囊肿腔内积液并发感染化脓，则称为喉脓囊肿。

1.临床表现

（1）先天性喉囊肿约40%是在出生后数小时内被发现，95%的患儿在出生后6个月之前均有症状。常见的症状为喉喘鸣，虽然可为呼吸双相性的喉喘鸣，但主要是吸气性喉喘鸣。另可引起严重的呼吸困难、呼吸暂停和发绀听不见或低沉的哭声，有时声音嘶哑或正常。偶有咽下困难。由于伴有喂养问题，致使大部分患儿的发育受到影响。

（2）喉气囊肿的症状只有当充满空气（或液体）时才出现，故症状多为间歇性的。

1）喉内型主要表现为声嘶、呼吸不畅与喘鸣。作 Valsalva 操作时，可因喉内囊肿扩大阻塞声门而出现严重的呼吸困难，有时需行紧急气管切开术。

2）喉外型可见患侧颈部出现隆起，多在舌骨水平；亦可位于甲状软骨下方或颈部其他部位。作 Valsalva 操作、深呼吸、剧烈咳嗽或用力吞咽时，颈部隆起处可增大。压迫肿胀区，可使其体积缩小；此时进行喉部听诊，尚可听到排气声。

3）囊肿大可影响头颈部静脉血液回流，出现头痛或局部不适。

4）混合型可同时出现喉内隆起与颈部肿胀，以及其引起的与喉内型和喉外型同时出现的相应症状。

2. 治疗

（1）约有20%的患儿需要紧急处理，有时需行紧急气管切开术。通常可在喉内镜直视下抽吸囊内液体或切开引流，亦可用杯状喉钳咬除部分囊壁。复发的病例（尤其是单纯抽吸后较易复发）需重复进行处理。

（2）对婴儿一般不施行喉外切开的手术治疗，少数难处理的病例可行喉裂开术切除囊肿，达到根治目的。麻醉诱导可导致严重的气道阻塞，须予警惕和注意。

（3）喉气囊肿多见于成年人，一般认为无论何种类型，尤其是喉外型和混合型，应以颈外进路彻底切除为佳。

1）即选用颈侧切开术或舌骨下咽正中切开术，喉部黏膜应完整保留。术前施行气管切开术，并用气管插管全麻下施术较为安全。

2）喉内型，尤其是对婴幼儿症状严重者可于喉内镜下穿刺抽气、切开排气或咬除部分囊壁，以缓解或消除症状。必要时，亦可施行喉裂开术予以切除。

3）若因继发感染形成脓囊肿者，可先行切开排脓并引流，待感染控制后，再行囊肿切除手术。

（六）婴幼儿喉喘鸣

婴幼儿喉喘鸣是指从新生儿到幼小儿童的喉部喘鸣性疾病而言的。成人喉部疾病突出的症状为声嘶，婴幼儿喉部病变突出的症状为喘鸣。喘鸣是一种刺耳的高声调呼吸声，喉部病变常引起吸气性喘鸣。喘鸣的特征随着阻塞部位和程度的不同而有异，在呼吸周期中喘鸣的时相和特点有助于确定阻塞的部位，可分为声门上病变引起的喘鸣、声门病变引起的喘鸣和声门下病变引起的喘鸣。

1. 临床表现

（1）声门上病变引起的喘鸣，可称为声门上喘鸣，因其常发生在吸气期，故又称吸气性喘鸣。患儿呼吸越费力，吸入气流速度就越快，产生的负压也就愈大，其净效应就是气道进一步减少，呼吸困难加重。在吸气期产生的负压还引起锁骨上窝、胸骨上宽和肋间隙凹陷以及鼻翼扇动。

（2）声门病变引起的喘鸣称声门性喘鸣，可为吸气性或呼气性，视具体病变而定。喘鸣一般呈双相性，但吸气性喘鸣较显著，因为吸气期气流速度较大。而喉膨出或喉囊肿所引起的阻塞可能是间歇性的，主要表现为吸气期喘鸣。

（3）声门下的病变常常是固定的，出现双相性喘鸣。但吸气性喘鸣常较明显，因为吸气相的气流速度较大。由于呼气相气流速度较小，呼气性喘鸣不够响亮；若以听诊器置于喉部进行听诊，便可听到并证实呼气性喘鸣声。

（4）胸段气管管腔内的病变，则以呼气性喘鸣为主，因为在呼气期产生的正压可使气道变窄。

2. 治疗

（1）若患儿症状较轻，无明显呼吸困难者可不必急于处理，但需密切观察病情，给予充足而合理的营养，待其逐步发育成长达 2 岁左右，症状多可自行消除而自愈。

（2）若患儿症状明显，呼吸困难较重，首先应设法减少患儿哭闹，适当给氧，情况允许时，应做相关部位的影像学检查，或立即进行直接喉镜（包括纤维喉镜或电子喉镜）检查，以探寻和发现病因，以便治疗。

（3）如发现为喉囊肿，即应穿刺抽液后，咬去部分囊壁。如为会厌过大或过软，可行会厌部分切除术。如为喉蹼可在直接喉镜下予以剪开或切除。严重喉软骨软化者，可在喉内镜下切除杓状会厌襞，以缓解呼吸困难和吞咽困难。

（4）个别患儿呼吸困难严重，而病因一时难以明确，或病因虽已明确，但短期内难以解除者，应考虑施行气管切开术，以避免发生窒息，挽救患儿生命。随后积极诊治病因。

二、护理要点

（一）喉软骨畸形

1. 术前护理

（1）心理护理：向患者及其家属解释呼吸困难产生的原因、治疗方法和疗效，做好解释和安抚工作，尽量减轻患者的恐惧心理，避免不良刺激，帮助患者树立信心，以配合治疗和护理。对呼吸困难较严重需行气管切开的患者要耐心讲解手术的意义及配合要点。

（2）术前准备。

1）准备急救物品，做好气管插管或气管切开的准备。喉软骨畸形患者床旁应备好吸氧、吸痰装置，气管切开包，型号适宜的气管套管、气管插管，头灯等急救物品。同时做好紧急情况下床旁气管切开的准备。

2）保持呼吸道通畅，改善缺氧症状，预防窒息。创造安静的休息环境，病室保持适宜的温度和湿度。协助患者取半坐卧位卧床休息，尽量减少外界刺激，小儿患者尽量避免哭闹，以减少耗氧量。

3）密切观察患者呼吸情况，如出现呼吸困难，及时告知医生。

4）如需手术，根据患者手术麻醉方式，完善术前检查，向患者及家属讲解术前检查的目的、方法及注意事项。根据手术路径正确备皮，做好术前准备。

（3）饮食护理：指导患者进食高蛋白、清淡、易消化的食物。需手术治疗的患者提前做好胃肠道准备，术前按麻醉要求禁食禁饮。

2. 术后护理

（1）病情观察。

1）密切观察患者生命体征及血氧饱和度，尤其是呼吸情况。

2）观察切口渗血、渗液情况，气管内分泌物的量及性质，如出现发热、分泌物增多、性质异常及时报告医生。

（2）专科护理：行气管切开术后，按气管切开术后标准操作流程加强气道管理。

（3）心理护理：创造安静的病室环境，鼓励家属陪护。告知患者家属气管切开的目的，加强健康宣教。

（4）饮食护理：加强患者营养管理，进食营养丰富的半流质或软食，避免辛辣刺激性食物，增加蛋白质、维生素摄入，增强患者抵抗力。

（5）用药指导：根据医嘱使用抗菌药物，注意观察患者用药反应。痰液较多咳不出的患者可采取雾化吸入的方法帮助排痰。

（6）健康宣教。

1）告知患者咳痰时动作要轻，剧烈咳嗽时可用手轻轻抵住气管外套管翼部，防止气管套管脱出。

2）告知患者合理膳食，保证充足营养，可促进疾病康复。指导患者进食前后漱口，保持口腔清洁。

3）鼓励患者多翻身和下床活动，帮助患者多拍背，促进痰液咳出，预防肺部感染。

3. 出院指导

（1）饮食与活动：指导患者进食营养丰富、清淡易消化饮食，避免进食辛辣刺激的食物。告知患者加强锻炼，提高机体免疫力，可减少感染机会。

（2）复诊指导：告知患者门诊复查时间。如伤口出现感染，如红肿热痛及呼吸困难等情况及时就诊。

（3）健康指导。

1）居室温湿度适宜，保持情绪稳定，尽量减少活动量及活动范围，以免再次出现呼吸困难。

2）不进食辛辣、刺激性食物，适当增加营养。养成良好的进食习惯，吃饭时不大声谈笑；家长应注意不要给小儿吃豆类、花生、瓜子等食物，防止异物吸入。

3）对住院期间未能拔管而需佩戴气管套管出院的患者，应教会患者或家属以下的内容：①清洗、消毒气管内套管，更换气管垫的方法。②湿化气道和增加空气湿度的方法。③洗澡时防止水流入气管，不得进行水上运动。④外出时注意遮盖气管套管口，防止异物吸入。⑤注意保持外套管固定，不可自行解开系带。如发生气管外套管脱出或再次呼吸不畅，应立即到医院就诊。

（二）喉软骨软化

1. 心理护理

应帮助患儿家属了解发病的原因，治疗的目的、方法，及告知患儿家属疾病的转归，放松心情，树立信心，积极配合治疗。

2. 饮食护理

平时注意营养，选择营养丰富的半流质或软食，避免辛辣刺激性食物，增加蛋白质、维生素摄入，增强抵抗力。

3. 病情观察

观察患儿的呼吸情况，保持呼吸道通畅，密切观察患儿血氧饱和度的变化，必要时予以吸氧、备气管切开包。

4. 专科护理

(1)创造安静的休息环境，病室保持适宜的温度和湿度。

(2)协助患儿取半坐卧位，尽量减少外界刺激，小儿患者尽量避免哭闹，以减少耗氧量。

(3)若患儿出现呼吸困难，可取俯卧或侧卧减轻症状。

5. 用药指导

遵医嘱给予抗菌药物及激素药物，并观察用药后的疗效和不良反应，给予患儿支持治疗，注意评估患儿的摄入量，保持水电解质的平衡。

6. 健康宣教

(1)预防受凉、受惊，以免发生呼吸道感染和喉痉挛，加剧喉阻塞。

(2)保持患儿情绪稳定、避免因哭闹而引起呼吸困难。

(三)喉蹼

1. 心理护理

向患儿家属解释呼吸困难产生的原因、治疗方法和疗效，做好解释和安抚工作，尽量减轻患儿家属的恐惧心理，避免不良刺激，以配合治疗和护理。

2. 饮食护理

婴幼儿饮食以母乳、牛奶为主，易消化、吸收，增强患儿抵抗力。

3. 病情观察

观察患儿的呼吸情况，保持呼吸道通畅，密切观察患儿血氧饱和度的变化，是否存在缺氧。

4. 专科护理

(1)为婴幼儿创造安静的休息环境，病室保持适宜的温度和湿度。

(2)尽量减少外界刺激，婴幼儿患者尽量避免哭闹，以减少耗氧量。

5. 用药指导

遵医嘱给予足量的抗菌药物及激素药物，并观察用药后的疗效。

6. 健康宣教

(1)婴幼儿应注意保暖，避免感冒，以免发生呼吸道感染和喉痉挛，加剧呼吸困难。

(2)保持患儿情绪稳定、避免哭闹而引起呼吸困难。

(3)若发现婴幼儿患有喉蹼，应及早进行局部手术切除。

(四) 先天性声带发育不良

1. 心理护理

向患儿家属解释发声困难的原因、治疗方法，如何保护好声带，做好解释和安抚工作，尽量减轻患儿家属的恐惧心理。

2. 饮食护理

婴幼儿饮食以母乳、牛奶为主，易消化、吸收，增强患儿抵抗力。

3. 病情观察

观察患儿的呼吸情况，保持呼吸道通畅。

4. 专科护理

(1)为婴幼儿创造安静的休息环境，病室保持适宜的温度和湿度。

(2)尽量减少外界刺激，婴幼儿患者应尽量避免哭闹，以减少对声带的刺激。

(3)进行规律的嗓音康复训练，改变错误的发声习惯。

5. 用药指导

遵医嘱给予药物，并观察用药后的疗效和不良反应。

6. 健康宣教

(1)介绍本病的病因与治疗，指导患儿家属如何保护患儿嗓音，注意正确的发音，避免长时间用嗓或高声喊叫。

(2)建立良好的饮食习惯，避免进食辛辣刺激的食物，形成规律的生活习惯。

(3)患儿应保持良好心态，避免情绪激动。

(五) 喉囊肿

1. 术前护理

(1)心理护理：加强与患儿家属沟通交流，向患儿家属讲解先天性喉囊肿的形成特点、病理机制、注意事项、治疗方法和疗效，让其了解手术的必要性，做好解释和安抚工作，尽量减轻患者及家属的恐惧心理，帮助患者树立信心，以配合治疗。

(2)术前准备。

1)准备急救物品，做好气管插管或气管切开的准备。患者床旁应备好吸氧、吸痰装置，气管切开包，型号适宜的气管套管、气管插管，头灯等急救物品。同时做好紧急情况下床旁气管切开的准备。

2)保持呼吸道通畅，改善缺氧症状，预防窒息。根据患者缺氧程度给予不同的吸氧方式(鼻导管或面罩给氧)，协助患者取半坐卧位、婴幼儿取侧卧位卧床休息，及时吸痰保持呼吸道通畅，尽量减少外界刺激，小儿患者尽量避免哭闹，以减少耗氧量。

3)密切观察患者的病情变化，包括行为举止和神态表情，监测心率，血氧饱和度，呼吸情况，如出现呼吸困难，及时告知医生。

4)如需手术，根据患者手术麻醉方式，完善术前检查，向患者及家属讲解术前检查的目的、方法及注意事项。根据手术路径正确备皮，做好术前准备。

(3)饮食护理：指导患者进食高蛋白、清淡、易消化的食物。对于病情危重的患儿应给予禁食，进行全静脉营养，病情稳定者可采用间歇喂养方法，少量多餐，喂奶过程中需观察患儿面色、呼吸和呕吐情况，防止患儿出现呛咳。需手术治疗的患者提前做好胃肠道道准备，术前按麻醉要求禁食禁饮。

2. 术后护理

（1）病情观察。

1）严密观察患者生命体征，呼吸情况及血氧饱和度。

2）观察伤口渗血、渗液情况，气管内分泌物的量及性质，如出现发热、分泌物增多、性质异常及时报告医生。

（2）专科护理。

1）术后严密监测患者生命体征及血氧饱和度，尤其是体温和呼吸情况。

2）保持呼吸道通畅及湿润，按需清理气道内分泌物，防止分泌物堵塞气管插管。同时观察痰液的颜色和性状，如有异常立即通知医生。遵医嘱予以吸氧。

3）做好伤口抗感染护理，减轻手术切口的水肿和液体渗出。

4）评估患者疼痛的性质、部位和严重程度，可通过分散患者注意力的方式缓解疼痛，疼痛未缓解时遵医嘱予以镇痛药物。

5）预防伤口出血，观察患者咽部是否有血性分泌物，同时注意保暖，避免因咳嗽加重而引起毛细血管破裂而出血。

（3）心理护理：患者及家属对术后伤口出血会有紧张、恐惧等表现，应倾听主诉，多鼓励，给予解释和帮助。创造安静的病室环境，鼓励家属陪护。告知患者家属术后注意事项，加强健康宣教。

（4）饮食护理：术后通过胃管加强患者营养管理，术后需保留胃管 1~3 天，妥善固定胃管，尽量避免多次插胃管以保护伤口促进其快速愈合。每次喂养前，先用注射器抽吸胃内容物，检查有无残余奶，注入牛奶要慢，喂饲完毕，给予 3~5 mL 温开水。婴幼儿拔除胃管后可经口间隙喂奶，牛奶以温凉为宜，可减少对伤口的刺激，严密观察其吞咽情况及生命体征。成人患者进食营养丰富的流质或半流质软食，避免辛辣刺激性食物，增加蛋白质、维生素摄入，增强患者抵抗力。

（5）用药指导：根据医嘱使用抗菌药物，注意观察患者用药反应。痰液较多咳不出的患者可采取雾化吸入的方法帮助排痰。

（6）健康宣教。

1）告知患者咳痰时动作要轻，避免用力咳嗽而引起伤口出血。

2）嘱患者保持口腔清洁，三餐后及早晚勤漱口，预防感染。

3）告知患者及家属缓解疼痛的方式，可采用冰敷或饮用冰水来缓解疼痛。

3. 出院指导

（1）饮食与活动：指导患者进食营养丰富、清淡易消化的流质、半流质饮食，避免过硬的食物引起并发症发生。两周内尽量避免打喷嚏或剧烈咳嗽，以免引起伤口出血。

（2）复诊指导：指导患者定期复查，以便了解手术创面恢复情况，如出现伤口出血或伤口疼痛突然加重、呼吸困难等表现，须立马就近就医。

（3）健康指导。

1）养成良好的生活习惯，保持口腔清洁，三餐后及早晚勤漱口，预防伤口感染。

2）告知患者及家属术后两周左右创面伪膜才开始脱落，密切观察患者的呼吸和出血情况。

3）告知密切关注自身体温变化，若出现体温持续不降或体温高于38.5℃及伤口出血，及时来院就诊。

（六）婴幼儿喉喘鸣

1. 心理护理

应帮助患者及家属了解发病的原因，治疗的方法，告知患者及家属疾病的转归，放松心情，树立信心，积极配合治疗。

2. 饮食护理

指导患者进食清淡、易消化、高营养的温凉流质或软食，遵医嘱予以静脉补充营养。

3. 病情观察

（1）密切关注患儿的病情变化，是否出现声音嘶哑，保持呼吸道通畅，密切观察患者呼吸、血氧饱和度的变化，必要时予以吸氧。

（2）尽量减少外界刺激，婴幼儿患者应尽量避免哭闹，以减少耗氧量进而加重呼吸困难。

4. 专科护理

（1）注意保暖，避免受凉，以免出现呼吸道感染和喉痉挛。

（2）做好口腔护理，遵医嘱使用含漱液漱口，保持口腔清洁。

5. 药物指导

遵医嘱给予足量的抗菌药物及激素药物，并观察用药后的疗效和不良反应，给予患者支持治疗，注意评估患者的摄入量，保持水电解质的平衡。

6. 健康宣教

（1）加强患儿营养，告知患者忌食辛辣刺激、坚硬、带刺食物，以免引起咽部不适。

（2）指导患儿养成良好的生活习惯，提高机体免疫力。

（3）积极治疗原发病，以缓解呼吸困难或吞咽困难。

三、习题

习题

第二节　喉的普通炎性疾病

一、知识要点

(一)急性喉炎

急性喉炎是指喉黏膜及声带的急性炎症。为呼吸道常见急性感染性疾病之一，常继发于急性鼻炎及急性咽炎。此病好发于冬春两季。男性发病率较高，发生于小儿者病情较严重。

小儿急性喉炎多见于 3 岁以下的婴幼儿。发病率较成人低，但发生呼吸困难者较多。其原因在于：①小儿喉腔较小，黏膜如有肿胀，易致声门裂阻塞。②喉软骨柔软，黏膜与黏膜下层附着不紧密，罹患炎症时肿胀较显著。③喉黏膜下淋巴组织及腺体组织丰富，容易发生黏膜下浸润而使喉腔变窄。④小儿咳嗽功能较差，气管及喉部分泌物不易排出。⑤小儿对感染的抵抗力及免疫力不如成人，故炎症反应较重。⑥小儿神经系统较不稳定，容易发生喉痉挛；痉挛除可引起喉阻塞外，又促使充血加剧，喉腔更加狭小。

1. 临床表现

(1)声嘶：是急性喉炎的主要症状，轻者发声时音质失去圆润和清亮，音调变低、变粗；重者发声嘶哑，更甚者仅能作耳语，或完全失声。

(2)喉痛：患者感喉部不适、干燥、异物感，喉部及气管前有轻微疼痛，发声时喉痛加重。

(3)咳嗽有痰：因喉黏膜发炎时分泌物增多，常有咳嗽，起初干咳无痰，至晚期则有黏脓性分泌物，因较稠厚，常不易咳出，黏附于声带表面而加重声嘶。

(4)吸气性呼吸困难：小儿早期以喉痉挛为主，声嘶多不严重，表现为阵发性犬吠样咳嗽或呼吸困难，继之有黏稠痰液咳出，屡次发作后可能出现持续性喉阻塞症状，如哮吼性咳嗽，吸气性喘鸣。严重者，吸气时有锁骨上窝、胸骨上窝及上腹部显著凹陷，面色发绀或烦躁不安。呼吸频率变慢，晚期则呼吸变快而表浅。如不及时治疗，则会出现面色苍白、呼吸无力、呼吸循环衰竭、昏迷、抽搐，甚至死亡。

(5)全身症状：成人一般全身中毒症状较轻。重者可有发热、畏寒、疲倦、食欲不振等症状。

(6)因急性喉炎可为急性鼻炎或急性咽炎的下行感染，故常有鼻部、咽部的炎性症状。

2. 治疗

(1)小儿急性喉炎治疗。

1)小儿急性喉炎治疗的重点是解除喉阻塞，应及早使用有效、足量的抗菌药物以控制感染。有喉阻塞症状时，加用糖皮质激素，常用者有泼尼松，口服，1~2 mg/（kg·d）；地塞米松肌注或静脉滴注 0.2 mg/（kg·d），可促使喉部组织消肿，减轻喉梗阻症状。

2)加强支持疗法，注意患儿的全身营养与电解质平衡，保护心肌功能，避免发生急性心力衰竭。

3)尽量使患儿安静休息，减少哭闹，以免加重呼吸困难。

4)重度喉阻塞或经药物治疗后喉阻塞症状未缓解者，应及时行气管切开术。

（2）成人急性喉炎治疗。

1)成人最主要的措施是声带休息，不发声或少发声。须防止以耳语代替平常的发声，因耳语不能达到使声带休息的目的。

2)用抗菌药物口服或注射，及时控制炎症；声带充血肿胀显著者加用糖皮质激素。

3)超声雾化吸入治疗。

4)保持室内空气流通，多饮热水，注意大便通畅。禁烟、酒等对治疗亦甚为重要。

（二）急性会厌炎

急性会厌炎是一种以声门上区会厌为主的急性炎症，又称急性声门上喉炎，主要表现为会厌及构会厌的急性水肿伴有蜂窝织炎性病变，可形成会厌脓肿。急性会厌炎是喉科急、重症之一，病情发展极快死亡率甚高。成人及儿童均可发病，全年均可发病，以早春、秋末发病者为多。单纯急性会厌炎多见于成人，处理及时，一般均可痊愈。

1.临床表现

起病急骤，病史很少有超过 12 小时，且多在 6 小时以内，多数患者入睡时尚正常，于半夜突感咽喉剧痛或呼吸梗阻而惊醒，病情进展非常迅速，主要表现为全身中毒症状，吞咽困难及呼吸困难等症状。幼儿患者常较为危重。

（1）全身症状：重症者有寒战、高热、全身不适、食欲减退、全身酸痛。小儿可迅速发生衰竭。

（2）吞咽困难：发生很快。重者饮水呛咳，张口流涎。轻者自觉有物塞于咽部。偶可发生张口困难。

（3）呼吸困难：以吸气性呼吸困难为主，伴有高音调吸气性哮鸣及呼气性鼾声。在小儿及成人的暴发型者病情发展极快，可迅速引起窒息。因声带常不受累，故一般无声嘶，或仅发声含糊不清。

（4）咽喉疼痛：除婴幼儿不能诉疼痛外，多数患者有咽喉疼痛，吞咽时症状加剧。但咽部黏膜的色泽尚正常，须注意。

2.治疗

治疗应以保持呼吸道通畅及抗感染为原则。一般应将患者收住医院观察治疗。

（1）控制感染。

1)抗菌药物的应用：对症状较轻者，可选用青霉素类药物静脉滴注。病情较重或经上述药物治疗无明显改善者，可用头孢菌素静脉滴注。

2)激素的应用：激素有治疗和预防会厌水肿等作用，同时又有非特异性抗炎、抗过敏、抗休克等作用。故激素与抗菌药物联合应用，可获得良好的效果。一般成人氢化可的松用量为 100~200 mg/次，地塞米松用量为 10 mg/次，加入抗菌药物作静脉滴注。

3)切开排脓术：如局部有脓肿形成时应进行切开排脓术，有利于迅速控制感染，并可减少抗菌药物的用量，减轻毒血症，缩短病程。如感染病灶尚未局限时，不可过早进行切开，以免炎症扩散。切开排脓手术时婴幼儿不用任何麻醉，成人用1%丁卡因进行咽喉部表面麻醉。全身麻醉过去认为系绝对禁忌，但近年来因麻醉技术的进步及新的麻醉药物的应用，对精神过度紧张及牙关紧闭患者亦可应用。

（2）保持呼吸道通畅。

1）氧气吸入：对神志清醒有轻度呼吸困难者，以每分钟2~3 L的流量及30%的浓度给氧比较合适。如病情严重，缺氧明显，有Ⅱ度以上呼吸困难者，应适当增加每分钟的氧气流量及浓度。必须严密观察病情变化，如患者神志、面色、心率、血压等均见改善，可继续给氧观察。如缺氧改善、心率下降，而意识恶化或出现呼吸抑制等情况时，则应减少氧气流量和浓度，并尽早施行气管切开术。

2）气管切开术：是抢救本病危重病例的重要方法，有下述情况者，应尽早施行气管切开术。①起病急骤，发展迅速，有呼吸困难者。②病情严重，咽喉部分泌物多，有吞咽困难者。③会厌及杓会厌高度充血肿胀，经抗炎等治疗后，病情未见好转者。④婴幼儿及年老体弱、咳嗽功能较差者。⑤发生昏厥，休克，或有严重并发症者。

（三）急性喉气管支气管炎

急性喉气管支气管炎为喉、气管及支气管黏膜的急性弥漫性炎症，分为急性阻塞性喉气管炎及急性纤维蛋白性喉气管支气管炎两类，两者之间的过渡形式亦颇为常见，多发生于3岁以下小儿，常见于冬、春季节，与流感流行有较密切的关系，病情发展多急骤，病死率较高。

1. 临床表现

（1）急性阻塞性喉气管炎。

1）轻型：起病较缓，常在完全健康或先有轻度感冒症状的情况下，患儿于夜间熟睡中突然惊醒，出现吸气性呼吸困难及喘鸣，伴有发绀、烦躁不安等喉痉挛症状，经安慰或作拍背等一般处理后，症状逐渐消失，但每至夜间又发生同样症状。患儿一般情况好，如有发热也不甚高。多为喉气管黏膜的一般炎性水肿性病变。治疗得当，易获痊愈。

2）重型：可由轻型发展而来，也可以重型起病，表现为高热，咳嗽声音不畅，有时如犬吠声，发声稍嘶哑，持续性渐进性吸气性呼吸困难及喘鸣，可出现发绀。病变向下发展，呼吸困难及喘鸣渐过渡为呼气性，即渐呈混合型呼吸困难及喘鸣。呼吸频率始慢而深，继浅表加速。患儿因缺氧烦躁不安。病情发展，出现明显中毒症状，肤色灰白及出现循环系统受损症状。肺部并发症也多见。

3）暴发型：发展极快，除呼吸困难外，早期出现中毒症状，如面色灰白，咳嗽反射消失，失水，虚脱，以及循环系统或中枢神经系统症状，可于数小时或1日内死亡。本型少见。

（2）急性纤维蛋白性喉气管支气管炎与急性阻塞性喉气管炎虽同为喉以下呼吸道的化脓性感染，但病情更为险恶，病死率很高。

1）发病更急，呼吸困难及全身中毒症状更为显著。突发严重呼吸困难，呈混合性。呼吸时呈干性阻塞性噪响，可伴有严重的双重性喘鸣。咳嗽有痰声，但痰液无法咳出。如假膜脱落，可出现阵发性呼吸困难加重，气管内有异物拍击声，哭闹时更重。

2）高热，烦躁不安，面色发绀或灰白，可迅速出现循环衰竭或脑症状，如抽搐、惊厥、呕吐。发生酸中毒及失水症状者也多见。

2. 治疗

（1）急性阻塞性喉气管炎。

对轻型者，治疗措施同儿童急性喉炎，但须密切观察，以防突变。对重症病例，治疗重点须放在维持呼吸道通畅、抗炎、消肿及支持疗法上，并密切注意和处理中毒症状。治疗中禁用吗啡、阿托品类药物。使用镇静药时也须慎重，以免因呼吸困难的症状表面上暂得好转，误认病情已有缓解，反因严重缺氧，发生循环呼吸衰竭以致引起死亡。

1）病室内宜保持一定湿度和温度（以湿度在70%以上，温度18~20℃为宜）。

2）立即静脉滴入抗菌药物及肾上腺皮质激素类药物。

3）对喉阻塞或下呼吸道阻塞严重者须行气管切开术，并通过气管切开口滴药及吸引，以清除下呼吸道的黏稠分泌物。对中毒症状比较明显的病例，尤须早期考虑施行气管切开术。

4）除呼吸道阻塞外，失水、酸中毒、电解质紊乱、肺部并发症及循环系统衰竭等均为引起死亡的可能因素，必须予以注意。故本病最好与儿科医生共同商治。

（2）急性纤维蛋白性喉气管支气管炎。

同急性阻塞性喉气管炎。对严重病例，气管切开术常不可避免，但术后通过一般滴药、抽吸方法常不能将阻塞在下呼吸道的痂皮及假膜顺利清除，有时须反复施行支气管镜检查，将痂皮及假膜加以钳取和吸出，呼吸困难始得缓解。

（四）喉软骨膜炎

喉软骨膜炎为喉软骨膜及其下隙的炎性病变。急性及原发性者较少，慢性及继发性者居多，常使软骨坏死形成脓肿。

1. 临床表现

（1）疼痛：吞咽痛及喉部压痛为此病的主要症状。当颈部运动或压迫喉部时均发生疼痛或钝痛，吞咽时疼痛加剧，有时疼痛放射到耳部或肩部。

（2）声嘶：早期发声易疲劳，进一步发展，声调变低变粗，言语厚涩，渐至声音嘶哑。

（3）吞咽困难：杓状软骨及环状软骨发生软骨膜炎时，杓状软骨高度肿胀，梨状窝亦肿胀，引起吞咽困难。

（4）呼吸困难：如喉内黏膜高度充血水肿，使声门窄小，严重者发生吸入性呼吸困难，并可发生窒息。

（5）全身症状：体温多正常或低热，急性病例及混合感染，其体温可高达40℃，少数患者有乏力、畏寒等不适。如因全身疾病引起者，则有明显的全身原发病症状。

2. 治疗

治疗原则：防止炎症的扩散及喉软骨坏死化脓。因为喉部软骨为各自的软骨膜所包绕，互相分隔。如果病变蔓延发展，或处理不当（如切开或穿刺），可使炎症迅速扩散。如没有明显的喉脓肿形成，一般不主张施行探查性穿刺或切开。

（1）早期应用足量的抗菌药物及激素治疗。

（2）局部理疗或热敷，有减轻疼痛，促使感染局限化之功效。

（3）患者尽量少说话，进流质饮食。

（4）针对病因，积极治疗，如有异物，应尽早取出。

（5）严密观察患者的呼吸情况，如有明显的呼吸困难，应行气管切开术。

（6）喉软骨坏死化脓，则按喉脓肿治疗。

（五）喉脓肿

喉部脓肿较咽部肿少见，男性较女性多，多发于20~60岁。

1.临床表现

（1）全身中毒症状：大多数患者起病急骤，常有寒战、高热、全身不适、食欲不振，脉搏、呼吸快速。

（2）局部症状：根据脓肿的位置，范围及性质，会出现不同程度的喉痛、吞咽痛、声嘶及呼吸困难等症状。脓肿未形成前，局部充血、水肿较明显，常伴有声嘶，呼吸困难及喘鸣。如脓肿已形成，因疼痛较局限而明显，有时可发生反射性耳痛，体温下降、正常或为低热。

2.治疗

（1）切开引流术：喉内脓肿多直接在喉镜下进行切开排脓。在脓肿最突出处切开，脓液排除后，注意有无异物存留或坏死软骨，如有发现，应立即取出。

（2）喉外部肿胀者，可于颈部施行手术引流脓液。要注意保护颈部重要血管、神经、喉部肌肉及正常的喉软骨膜，以防止后遗瘢痕狭窄。喉脓肿消退后，如有喉狭应及时行喉扩张术。

（3）应用足量的抗菌药物：脓肿切开引流后，仍需应用足量的抗菌药物治疗。

（4）全身支持疗法：对体温较高者，可应用药物或物理降温；有呼吸困难者，应予以吸氧，及时纠正酸中毒，并做好气管切开术的准备，必要时进行气管切开术。病情较重者，应进食高热量易消化的饮食，及时输液，必要时可少量输血。

（5）因放射线引起的喉软骨广泛坏死，并形成多发性喉脓肿者，还须考虑施行喉全切除术。

（六）慢性喉炎

慢性喉炎是指喉部黏膜因一般性病菌感染或用声不当所引起的慢性炎症，可波及黏膜下层及喉内肌。根据病变程度的不同，可分为慢性单纯性喉炎、慢性肥厚性喉炎和慢性萎缩性喉炎。

1.临床表现

（1）声音嘶哑：是最主要的症状。初起为间歇性。如累及环杓关节，则晨起或声带休息较久后声嘶反而显著，但一般为用嗓越多则声嘶越重。继之声嘶渐变为持续性。完全失声者很少见。

（2）喉部分泌物增加：常感觉有痰液黏附，每当说话，需咳嗽以清除黏稠痰液。

（3）喉部常有不适感：如刺痛、烧灼感、异物感、干燥感等。患者借咳嗽以求暂时减轻喉部不适感觉，这种咳嗽常为无分泌物的干咳，即所谓"无用之咳"，是慢性喉炎的一个特有症状。

（4）萎缩性喉炎可有痉挛性咳嗽，结痂为引起痉挛性咳嗽之原因，故常有痂块或黏稠分泌物随咳嗽排出，有时其中带有少量血液。

2. 治疗

（1）去除病因为治疗慢性喉炎之关键。清除职业性致病因子，戒除不良嗜好（如烟酒过度），养成良好的卫生习惯。

（2）发声休息甚为重要，绝对休息不语最好。若系发声不当引起者，炎症控制后须进行正确的发声方法训练。

（3）分泌物黏稠不易排出者，可予雾化吸入。脓毒病灶传染者，用抗菌药物作气溶胶疗法或喷雾吸入常有效。对声带肥厚且声嘶严重者，可在气管插管全麻显微喉镜下用激光将肥厚的声带"修"平"修"薄，以改善发声功能。

（4）对萎缩性喉炎患者，可应用有轻微刺激腺体分泌增多作用的含碘喉片和口服维生素类药物。

（七）喉息肉

喉息肉，发生于声带者为声带息肉。声带息肉是发生于声带固有层浅层的良性增生性病变，也是一种特殊类型的慢性喉炎。好发于一侧声带的前、中1/3交界处边缘，为半透明、白色或粉红色表面光滑的肿物，多为单侧，也可为双侧。

1. 临床表现

声带息肉的临床表现主要是声嘶，息肉生长的位置及大小不同，所引起的症状不同。息肉位于声门下腔者常伴有咳嗽，巨大的息肉位于两侧声带之间，可失声，甚至可导致呼吸困难和喘鸣。

2. 治疗

在间接或支撑喉镜下切除息肉。特别巨大的息肉需行喉裂开术者极少见。手术效果一般良好。局部麻醉不能配合之病例，可在气管插管全麻下经直接喉镜切除息肉。

（八）声带小结

声带小结是慢性喉炎的一种类型，由炎性病变形成。多发生于声带前中1/3的交界处。被认为是由过度机械应激引起声带创伤的结果，包括重复或慢性声音过度使用或使用不当，造成任克间隙水肿或血肿，后经机化，上皮局限性增厚，发展形成小结。声带小结又称歌者小结，教师小结，发生在儿童者称喊叫小结。

1. 临床表现

早期主要是发声易疲倦和间歇性声嘶，声嘶每当发高音时出现，用声多时感疲劳，时好时坏，呈间歇性。继续发展，声嘶加重，呈持续性，且在发较低声音时也可发生。

2. 治疗

（1）声带休息：早期声带小结，经过适当声带休息，常可变小或消失。即使较大的小结虽不能消失，但声音亦可改善。若声带休息已2~3周，小结仍未明显变小者应采取其他治疗措施，因声带肌长期不活动反而对发声不利。

发声训练：声带小结患者经过一段时间(约3个月)的发声训练，常可自行消失。

(2)发声训练主要是改变原来用声不当的错误习惯。此外，应限制吸烟，饮酒和食用辛辣刺激食物等。

(3)手术切除：对较大的声带小结，单纯休息和用药不奏效者，可考虑在气管插管全身麻醉支撑喉镜或显微喉镜下手术切除声带小结。术后仍应注意正确的发声方法，否则仍可复发。

二、护理要点

(一)急性喉炎

1. 心理护理

(1)成人急性喉炎应向患者解释引起声音嘶哑和疼痛的原因，治疗方法和预后，使患者理解；并坚持治疗。

(2)小儿急性喉炎因患儿起病急，病情凶险，家长多处于紧张和恐惧不安中，帮助患儿家长了解发病的原因，治疗的目的、方法及预后，以消除患儿家长紧张、焦虑等负面心理，使患儿家长保持情绪稳定，树立信心，积极配合治疗与护理，以取得最佳的治疗效果。

2. 饮食护理

若患者没有吞咽困难的情况无须禁食。鼓励患者多饮水，指导患者选择清淡、无刺激、流质或半流质饮食，减少刺激。

3. 病情观察

(1)给予心电监测，密切观察患者的呼吸频率与节律、咳嗽、面色、唇色、肤色、意识状态，当患者出现缺氧加重、鼻翼扇动、口唇发绀或苍白、指(趾)端发绀、血氧饱和度下降、出汗、心动过速、烦躁不安甚至抽搐时，应立即告知医生，迅速行气管切开及其他解除喉梗阻的紧急措施。

(2)注意观察患者体温变化，调节室内温度和湿度，保持空气流通，必要时采用物理降温或根据医嘱使用药物降温。及时发现和处理高热，指导患者多饮水，增加液体摄入，维持体液平衡。及时更换潮湿衣物，保持患者皮肤清洁、干燥。

4. 专科护理

(1)抢救用品准备：床旁备好氧气、吸痰器，必要时备气管插管物品、气管切开包、心电监护仪、雾化吸入器等。

(2)小儿急性喉炎一旦确诊，需要住院治疗。密切观察患者呼吸形态，必要时吸氧、监测血氧饱和度，及时发现致命性的呼吸道梗阻。当患者出现呼吸困难、吸气性软组织凹陷、喉喘鸣等症状，立即向医生汇报。

(3)保持呼吸道通畅：及时清除患者呼吸道分泌物，预防窒息，给予吸氧。

5. 用药指导

建立静脉通路，必要时备两条静脉通路，根据医嘱采用激素、抗菌药物治疗，及时雾化吸入，并观察患者有无胃部不适、疼痛、吞咽困难症状有无缓解。

6. 健康宣教

（1）嘱患者（患儿）注意休息，减少活动，避免哭闹，尽量少说话或禁声，使声带休息。

（2）督促患儿平时不要过度喊叫，上呼吸道疾病和传染病高发季节不去公共场合，如有不适及早就医。

（3）告知患者多饮水，避免刺激性食物，保持大便通畅。

（4）养成良好的生活习惯，均衡营养，劳逸结合，不熬夜，避免过度劳累。

（5）保持口腔卫生，养成饭后漱口、早晚刷牙的好习惯。

（6）保持室内温湿度适中，预防上呼吸道感染。

（7）小儿急性喉炎起病急，诊断、治疗不及时会危及患儿生命，如出现声嘶、犬吠样咳嗽、吸气性喘鸣、呼吸困难等症状时应立即拨打急救电话，就近求医就诊。

（8）气管切开的患儿应教会家属相关的知识和技能。

（二）急性会厌炎

1. 术前护理

（1）心理护理：帮助患者了解发病的原因，治疗的目的、方法及预后，以消除患者紧张、焦虑等负面心理，使患者保持情绪稳定，树立信心，积极配合治疗与护理，以取得最佳的治疗效果。向患者强调本病的特点与危害，使其重视疾病的全程治疗，取得理解并配合，不随意离开病房。

（2）术前准备。

1）急性会厌炎一旦确诊，须立即住院治疗。严密监测患者的生命体征，密切观察患者呼吸形态，予以氧气吸入、监测血氧饱和度，及时发现致命性的呼吸道梗阻。

2）一旦出现呼吸困难、吸气性软组织凹陷、喉喘鸣等症状，立即向医生汇报，并做好气管切开的术前准备。

3）抢救用品准备：床旁备好氧气、吸痰器，必要时备气管插管物品、气管切开包、心电监护仪、雾化吸入器等。

4）部分急性会厌炎患者体温有不同程度升高，体温过高时要及时采取适宜降温处理。

5）积极配合医生治疗：入院即迅速建立静脉通道，遵医嘱采用足量的激素和抗菌药物治疗，观察用药效果，咽喉部疼痛、吞咽困难症状有无缓解，会厌肿胀有无消退。观察患者有无胃部不适，对有胃病病史的患者使用激素治疗时要观察大便情况，必要时复查大便常规与隐血试验。

6）向患者解释疼痛的原因及疾病治疗过程，及时评估疼痛程度，可在颌下予以冰敷。在确定掌握病情进展的情况下可酌情使用止痛药。

7）指导患者取半卧位休息，角度为30°~60°，使患者既能休息又不影响呼吸。如有严重呼吸困难者，绝对卧床休息，减少活动，也可取端坐位，以患者感觉舒适为主。告知患者及家属切勿随意离开病房，以免发生意外。

8)完善相关检查,如抽血查血常规、有无电解质紊乱等。

9)做好基础护理,尤其注意口腔卫生,保持口腔清洁,每次进食后用漱口水漱口,防止口腔感染。

(3)饮食护理:没有吞咽困难的患者无须禁食。指导患者进食温凉无刺激的米汤、稀饭、面条等清淡流质或半流质饮食,特别是多吃含钾丰富的蔬菜和水果汁。禁烟酒,避免进食辛辣刺激性食物,以不刺激咽部为宜。

2. 术后护理

(1)病情观察。

1)密切观察患者病情变化,尤其是呼吸、血氧饱和度等,观察患者气管导管是否通畅,有无分泌物等。

2)注意观察患者体温变化,及时发现和处理高热,必要时采用物理降温或根据医嘱使用药物降温。同时注意调节室内温度,保持空气流通,嘱患者多饮水,增加液体摄入,维持体液平衡。

(2)专科护理:行气管切开后,按气管切开术后标准操作流程加强气道管理。

(3)心理护理:患者由于呼吸困难行气管切开术,容易产生紧张焦虑情绪,告知患者呼吸形态的变化,告知患者及家属气管切开的必要性以及重要性。

(4)饮食护理:指导患者进食温凉流质、半流质饮食,禁食辛辣刺激性食物。多喝温水。

(5)用药指导:遵医嘱使用抗炎、消肿等药物进行对症治疗,患者痰液较多时遵医嘱予以雾化吸入。

(6)健康宣教。

1)合理安排日常生活、劳逸结合,建议患者戒烟酒,保证良好睡眠,避免精神紧张或过度疲劳。平时应加强锻炼,增强机体抵抗力,预防感冒。避免接触过敏原,包括药物、食物、花粉或有害气体等。

2)告知患者本病的病因、临床症状,如出现咽喉剧痛、吞咽困难、说话含糊不清、喘鸣、流涎、呼吸困难等症状时应立即拨打急救电话就近求医就诊,需争分夺秒抢救;合并糖尿病的患者要注意控制血糖。

3. 出院指导

(1)饮食与活动:告知患者进食温凉流质、半流质饮食,禁食辛辣刺激性食物,多喝温水。患者如无头晕、乏力,则告知患者可早期下床活动。

(2)复诊指导:定期门诊随访,如有不适,立即就近求医就诊。

(3)健康指导。

1)对携带气管套管出院的患者:嘱多饮水,室内干燥时注意对室内空气进行加湿,保持室内温、湿度适宜,空气清新,必要时向气管内滴入湿化液,以防止痰液干燥结痂。洗澡时避免水流入气管,不进行水上运动;外出时可用透气的小口罩或三角巾遮盖套管口,防止异物吸入及冷空气刺激,不到人群密集处活动。

2)合理安排日常生活,劳逸结合,建议患者戒烟酒,保证良好睡眠,避免精神紧张或过度疲劳。平时应加强锻炼,增强机体抵抗力。

3）避免接触变应原，如某些花粉、药物、食物、有害气体等。

4）急性会厌炎只要治疗及时，常规情况下出院后不需要随访。如出现咽喉剧痛、吞咽困难、喘鸣、流涎、呼吸困难等症状应立即拨打急救电话，就近求医就诊。

5）建议患者接种 B 型流感嗜血杆菌结合疫苗。

6）糖尿病患者要注意控制血糖。

(三)急性气管支气管炎

1. 心理护理

帮助患者及患者家属了解发病的原因，治疗的目的、方法及预后，以消除患者及家属紧张、焦虑等负面心理，使患者保持情绪稳定，树立信心，积极配合治疗与护理，以取得最佳的治疗效果。

2. 饮食护理

没有吞咽困难的情况无须禁食。指导患者选择清淡、无刺激、流质或半流质饮食，减少刺激。

3. 病情观察

(1)保持呼吸道通畅，密切观察呼吸形态，必要时吸氧、监测血氧饱和度；及时发现致命性的呼吸道梗阻。出现呼吸困难、吸气性软组织凹陷、喉喘鸣等症状，立即向医生汇报。

(2)注意观察患者的体温变化，调节室内温度和湿度，保持空气流通，必要时采用物理降温或根据医嘱使用药物降温。及时发现和处理高热，多饮水，增加液体摄入，维持体液平衡。

4. 专科护理

(1)抢救用品准备，床旁备好氧气、吸痰器，必要时备气管插管物品、气管切开包、心电监护仪、雾化吸入器等。

(2)保持呼吸道通畅，清除呼吸道分泌物，予以吸氧，保持呼吸道通畅。

(3)发热患者严密观察体温变化，嘱患者多喝水，必要时予以物理降温或药物降温，注意用药后反应。

(4)注意做好口腔护理，进食后用漱口液漱口，预防口腔溃疡、口腔黏膜炎。

(5)加强支持疗法，注意患儿的全身营养与电解质平衡，保护心肌功能，避免发生急性心力衰竭。

5. 用药指导

建立静脉通路，遵医嘱采用激素、抗菌药物治疗，并观察患者有无胃部不适，咽喉疼痛、声音嘶哑症状有无缓解。

6. 健康宣教

(1)嘱患者平常加强体育锻炼，增强体质，预防感冒；禁烟、酒；注意生活规律，勿熬夜受凉；注意正确发声，勿疲劳用嗓。

(2)随时调节室内温度和湿度保持室内空气流通；指导患者选择清淡无刺激、流质或半流质饮食；注意大便通畅，使用激素时观察大便颜色，防止胃肠溃疡并发症。

(3)督促患儿平时不要过度喊叫，上呼吸道感染和传染病高峰季节不去公共场合，如有不适及早就医;保持口腔卫生,养成饭后漱口,早晚刷牙的好习惯。

(4)加强营养,按时接种疫苗,增强患儿的抵抗力。避免接触变应原,如某些药物、食物、有害气体等。

(四)喉软骨膜炎

1.心理护理

帮助患者了解喉部疼痛的原因,治疗的方法及预后,以消除患者紧张、焦虑等负面心理,使患者保持情绪稳定。

2.饮食护理

没有吞咽困难的情况无须禁食。指导患者选择清淡、无刺激、流质或半流质饮食。

3.病情观察

(1)注意观察患者呼吸情况,如有异常,及时告知医生。

(2)注意观察患者体温变化,调节室内温度和湿度,保持空气流通,必要时采用物理降温或根据医嘱使用药物降温。及时发现和处理高热,嘱患者多饮水,增加液体摄入,维持体液平衡。

4.专科护理

(1)保持呼吸道通畅:密切观察呼吸形态,必要时吸氧、监测血氧饱和度;及时发现致命性的呼吸道梗阻。出现呼吸困难、吸气性软组织凹陷、喉喘鸣等症状,立即向医生汇报。

(2)注意做好口腔护理,进食后用漱口液漱口,预防口腔溃疡、口腔黏膜炎。

(3)局部理疗或热敷,有减轻疼痛,促使感染局限化之功效。

5.用药指导

遵医嘱采用早期应用足量的抗菌药物及激素治疗。并观察患者有无胃部不适,高热、疼痛、吞咽困难症状有无缓解。

6.健康宣教

(1)避免发声不当和过度用声。

(2)合理安排日常生活,劳逸结合,建议患者戒烟酒,保证良好睡眠,避免精神紧张或过度疲劳。

(3)平时应加强锻炼,增强机体抵抗力。

(4)告知患者多饮水,避免刺激性食物,保持大便通畅。

(5)保持口腔卫生,养成饭后漱口、早晚刷牙的好习惯。

(6)保持室内温湿度适中,预防上呼吸道感染。如有上呼吸道感染应及时就医,避免引起并发症。

(五)喉脓肿

1.术前护理

(1)心理护理:帮助患者了解疾病的原因,治疗目的、方法及预后,以消除其紧张、焦虑、恐惧等负面情绪,术前向患者及家属说明手术必要性、安全性,使其积极配合手术治疗。

（2）术前准备。

1）做好术前病情观察，观察患者脓肿有无破溃、有无高热、有无呼吸困难等症状。一旦发现异常及时告知医生。

2）根据患者手术麻醉方式，完善术前检查，向患者及家属讲解术前检查的目的、方法及注意事项。根据手术路径正确备皮，做好术前准备。

（3）饮食护理：指导患者进食清淡、易消化的流质食物。咽痛剧烈者，必要时给予补液治疗。需手术治疗的患者提前做好胃肠道准备，术前按麻醉要求禁食禁饮。

2. 术后护理

（1）病情观察。

1）观察患者术后意识状态、生命体征及血氧饱和度的变化。观察唾液及痰液的性状，注意有无咯血、憋气等症状。

2）观察伤口敷料情况，观察引流管、引流液情况。

3）密切观察患者体温变化，体温持续高于38.5℃，给予物理降温，鼓励多饮水，必要时药物降温。

（2）专科护理。

1）全麻术后头部垫枕，取平卧位，清醒后取半卧位，术后鼓励患者早期下床活动。有颈部引流管避免颈部过度拉伸引起伤口撕裂。

2）经口径路行脓肿切开者观察口腔分泌物的颜色、性状和量，有无出血等。

3）经颈外径路行脓肿切开者观察颈部伤口渗血、渗液情况，切口周围皮肤有无红肿、淤血等，保持敷料清洁干燥。若伤口敷料渗湿应及时联系医生换药，必要时可遵医嘱使用止血药。

4）引流管妥善固定，避免引流管折叠、扭转、受压，保持引流通畅；引流袋位置不可过高或过低，避免引流管移位、脱出、防止逆行感染。观察引流液的颜色、性质、量，如有异常及时与医生联系。

5）保持口腔清洁；有效咳嗽、咳痰。

6）对患者进行疼痛评估，采用数字分级法，若评分≥3分，遵医嘱予以药物止痛，注意观察并记录用药效果及反应。

（3）心理护理：向患者或家属讲解术后各种注意事项及应对措施、康复过程，取得患者配合。

（4）饮食护理：评估患者进食状况，指导患者给予高热量、清淡易消化的流质饮食，少量多餐。食物温度以温凉为宜，多饮水。经口进食困难的患者，可以适当予以静脉营养支持。

（5）药物指导：根据医嘱使用抗菌药物，注意观察患者用药反应。痰液较多咳不出的患者可采取雾化吸入的方法帮助排痰。

（6）健康宣教

1）告知患者勿咽下口腔分泌物，避免脓性分泌物进入胃内刺激胃黏膜引起恶心、呕吐。

2）告知患者合理膳食，充足营养，可促进疾病康复。指导患者进食前后漱口，保持口腔清洁。

3）指导患者适当活动，有引流管的患者注意防止引流管脱出。

3. 出院指导

（1）复诊时间：告知患者门诊复查。如出现咽喉疼痛加剧、颈侧剧烈疼痛、体温持续超过38.5℃、呼吸困难等情况及时就诊。

（2）饮食与活动：指导患者进食营养丰富、清淡易消化饮食，避免进食辛辣刺激的食物。告知患者加强锻炼，提高机体免疫力，积极治疗原发病，可减少感染机会。

（3）健康指导。

1）给予患者安静舒适的休养环境，保持室内适宜的温湿度，注意通风换气，保持室内空气新鲜。

2）保持口腔清洁，养成早晚刷牙及餐后漱口的卫生习惯。

（六）慢性喉炎

1. 心理护理

耐心向患者介绍疾病的发生、发展及转归，减轻焦虑心理使其树立信心，坚持治疗，促进疾病康复。

2. 饮食护理

养成良好饮食习惯，以清淡、易消化食物为主，多饮水，多食蔬菜水果，避免进食辛辣刺激性食物及烟酒。早晚刷牙及餐后漱口，保持口腔清洁。有胃食管反流的患者，晚饭不宜吃得过饱，睡觉时垫高枕头，避免胃食管反流时胃酸刺激咽部。

3. 病情观察

观察患者的呼吸情况，保持呼吸道通畅。

4. 专科护理

（1）为患者创造安静的休息环境，病室保持适宜的温度和湿度。

（2）积极治疗全身及邻近组织的慢性疾病，消除发病诱因。

（3）声音嘶哑患者应进行规律的嗓音康复训练，改变错误的发声习惯。

5. 用药指导

遵医嘱给予药物，并观察用药后的疗效和不良反应，雾化吸入疗法时指导患者正确的吸入方法，过程中注意观察患者呼吸情况，如出现反射性咳嗽，暂停吸入。

6. 健康宣教

（1）合理安排日常生活，建立规律的生活习惯，避免声带过度疲劳，预防上呼吸道感染。

（2）建立良好的饮食习惯，避免进食辛辣刺激的食物，以清淡、易消化食物为主，多饮水，多食蔬菜水果，戒烟酒，有胃食管反流的患者，晚饭不宜吃得过饱，睡觉时垫枕头，避免胃食管反流时胃酸刺激咽部。

（3）指导患者使用正确的发声方式，避免长时间用嗓及高声喊叫。

（4）提示某种过度使用声带的职业者（如教师、歌唱者等）应注意发音方式及保护嗓子。

（5）早晚刷牙及餐后漱口，保持口腔清洁。

（七）喉息肉

1. 术前护理

（1）心理护理：向患者介绍手术的目的、麻醉及手术方式，告知患者术后注意事项，使患者有充分的心理准备，减少焦虑及恐惧，积极地应对手术。

（2）术前准备：需协助患者完善各项实验室检查及电子喉镜检查。

（3）饮食护理：患者提前做好胃肠道准备，术前按麻醉要求禁食禁饮。

2. 术后护理

（1）病情观察：术后严密观察患者的生命体征，观察患者有无呼吸困难，评估患者伤口的疼痛程度以及口内分泌物的颜色及性质。

（2）专科护理。

1）术后嘱患者轻轻将口中分泌物吐出，勿咽下。记录分泌物的颜色、性质及量，警惕术后伤口出血。

2）术后嘱咐患者禁声1~2周，以减轻声带水肿，介绍正确的用声方法，嘱患者减少说话，避免大声说话。

3）术后应根据病变范围、创面大小、声带水肿情况进行个性化发声指导和嗓音康复训练，促进创面愈合。

（3）心理护理：向患者或家属讲解术后发声的注意事项，取得患者配合。

（4）饮食护理：术后4~6小时后可进食温和、无刺激性的食物，多饮水，禁烟酒。

（5）用药指导：术后遵医嘱予雾化吸入治疗，其治疗的目的是通过局部用药的方法减轻声带水肿。

（6）健康宣教：介绍本病的病因与预防，指导患者保护嗓音，注意正确的发声方法，避免长时间用嗓或高声喊叫，积极治疗声带邻近器官的炎症，防止复发。

3. 出院指导

（1）饮食与活动：建立良好的饮食习惯，避免进食辛辣、刺激性食物，禁烟酒。

（2）复诊指导：长时间用声不当、烟酒刺激等因素会造成声带息肉复发，嘱咐患者定期来院复查。

（3）健康指导。

1）合理安排日常生活，建立规律的生活习惯，劳逸结合，避免过度劳累及熬夜，保障充足的睡眠，增强体质，预防上呼吸道感染。

2）建立良好的饮食习惯，避免进食辛辣刺激性食物禁烟、酒，减少对声带的刺激。

3）指导患者使用正确的发声方式，避免长时间用嗓及高声喊叫。

（八）声带小结

1.心理护理

耐心向患者介绍疾病的发生、发展及转归，减轻焦虑心理使其树立信心，坚持治疗，促进疾病康复。

2.饮食护理

建立良好的饮食习惯，避免进食辛辣、刺激性食物，禁烟酒。

3.病情观察

观察患者有无呼吸困难。评估患者的声嘶程度。

4.专科护理

（1）早期的声带小结通过休声，使声带充分休息，可变小或消失。儿童的声带小结可能会在青春期时自行消失。若声带休息 2~3 周后小结仍未变小者，应采取其他治疗措施。

（2）嗓音康复训练，主要是改变原来的错误习惯；限制烟酒，禁食辛辣、刺激性食物等。

（3）较大的声带小结通过声带休息不能缓解的可考虑手术切除。术后护理要点同"喉息肉患者的护理"相关内容。

5.用药指导

可给予雾化吸入治疗，以减轻声带水肿和预防感染。雾化吸入治疗完毕后，使用口含嘴的患者应漱口，使用面罩的患者应清洁面部，减少药物对口腔黏膜及皮肤的吸附作用。

6.健康宣教

（1）合理安排日常生活，建立规律的生活习惯，避免声带过度疲劳，预防上呼吸道感染。

（2）建立良好的饮食习惯，避免进食辛辣、刺激性食物，禁烟酒。

（3）指导患者使用正确的发声方式，避免长时间用嗓及高声喊叫。

（4）提示某种过度使用声带的职业者（如教师、歌唱者等），应注意发音方式及保护嗓子。

三、习题

习题

第三节 喉部肿瘤

一、知识要点

(一)喉乳头状瘤

喉乳头状瘤是喉部最常见的良性肿瘤。喉乳头状瘤的性别差异不大，可发生于任何年龄，10 岁以下儿童更为常见。小儿喉乳头状瘤最易发生于声带上，呈蓬松绒毛状或菜花状向喉前庭或声门下腔蔓延。儿童的乳头状瘤较成人生长快，常为多发性，且易复发，但随年龄的增长有自限趋势，多由生产时经产道感染，HPV-DNA 6.11 型与喉乳头状瘤的发病关系密切。成人乳头状瘤易发生恶变。

小儿喉乳头状瘤远较成人多见，80%发病于 7 岁以前，更集中于 4 岁以下。多由生产时经产道感染，HPV-DNA 6.11 型与喉乳头状瘤的发病关系密切。

1.临床表现

本病发展缓慢，常见症状为声嘶或失声。肿瘤大者，可引起咳嗽、喘鸣及呼吸困难。长期持续性呼吸困难者，可发生漏斗胸及代偿性红细胞增多。喉镜检查见肿瘤呈苍白、淡红或暗红色，视血管的多寡及有无继发感染而定。表面常呈桑葚状或仅粗糙不平如绒毛而无乳头可见。带蒂者常随呼吸气流上下活动，安静呼吸时可隐入声门下腔不易发现，发声时则翻于声带上清楚可见。

2.治疗

(1)手术疗法：如有条件，在显微直接喉镜下用 CO 激光气化肿瘤。如没有激光设备，可在直接喉镜或支撑喉镜下用咬切钳咬除肿瘤。对于范围较广或侵犯黏膜下层的多发肿瘤，或超过青春期多次多发的病例，可行喉裂开术。术前或术后酌情行气管切开术。切除肿瘤后，可用鸦胆子油局部涂抹。有呼吸困难者宜行气管切开术。对无呼吸困难的患儿，不宜行气管切开。

(2)干扰素治疗：干扰素又称病毒抑制因子，是由某些物质(如病毒等) 作用于细胞后，诱导细胞产生的广谱抗病毒物质。近年来，一些学者应用干扰素所具有的抗病毒特性及抑制细胞分裂增殖作用、特别是对间变细胞的作用和调节免疫系统的作用，试用干扰素治疗小儿喉乳头状瘤，取得较好的疗效，但还需进一步观察。

(3)激光治疗：Steinberg（1971）首次应用 CO, 激光治疗喉乳头状瘤以来，现已广泛应用。将激光束通过显微喉镜破坏肿瘤，其优点是准确，无出血，视野清楚，损伤小，术后并发症少，缓解期长，气管切开率低，是目前治疗喉乳头状瘤的有效方法之一。但激光治疗亦有并发症：最常见者为前联合粘连。偶见后联合粘连或持续性的声带水肿。

(二)喉的癌前病变及原位癌

正常上皮由增生开始到发展为恶性肿瘤，一般要经过一个量变到质变的过程，即由正常上皮—不典型增生(或有异型性的角化病)—原位癌（恶性变），其中包括一个癌前病变阶段。

癌前病变是指一类比正常黏膜更易发生癌变（但非必然）的疾病。包括喉角化病喉黏膜白斑病、喉厚皮病、成人喉乳头状瘤和慢性肥厚性喉炎。

原位癌是指在病理组织学上虽属各种不同分化程度的癌，但病变仅局限于上皮层，基底膜完好者。如喉厚皮病、喉黏膜白斑病、喉乳头状瘤、慢性肥厚性喉炎等，当其上皮层出现癌变，而基底膜完好，结缔组织层无浸润者，均属原位癌。

1. 临床表现

(1)喉白斑病：是指喉黏膜上的片状角化增生病变，多见于声带。可能与吸烟用声不当、慢性炎性刺激或维生素缺乏有关。主要病理变化是喉黏膜上皮增生，并有不全角化，黏膜下组织有轻度增生。主要症状是声嘶，随病变发展而加重。喉镜下见声带表面或其边缘的前、中 1/3 相交部位有表面平整的白色斑片状隆起，范围局限，不易除去，声带运动良好。

(2)喉厚皮病：较少见为肥厚性喉炎之一种。主要病理变化为喉后部黏膜上皮增生，细胞层数增多，其表层细胞呈角化现象。黏膜表皮下之结缔组织增厚，形成乳头状突起，伸入表皮层。表皮层与其下之结缔组织，境界分明，无细胞杂乱浸润现象，增厚之黏膜无溃疡发生。常见症状为声嘶，喉部发干。喉镜检查见双侧声带后端及杓状软骨间质硬而无溃疡。

(3)喉乳头状瘤：成人喉乳头状瘤较易恶变。李惠萍等（1995 年)分析 100 例喉癌前病变，喉乳头状瘤的恶变率最高，达 36%，故对喉乳头状瘤患者应定期密切随访观察，必要时需行多次活检。小儿喉乳头状瘤易复发，不易恶变。

(4)慢性肥厚性喉炎：喉黏膜白斑病、喉厚皮病大多是在慢性肥厚性喉炎的基础上出现的。这类病变除了上皮增生外，上皮下层常有广泛的慢性炎性细胞浸润。慢性喉炎在组织学上的主要改变也是上皮的增生和变性，这种增生和变性与喉厚皮病者基本相同，仅在程度上有所区别，即后者可以在肉眼下予以识别。因此，慢性喉炎间接与喉癌有一定的关系。

(5)原位癌和癌的区别仅限于基底膜是否完好，以及结缔组织层有无浸润，但如标本采取过于浅表或取自癌变区的邻近部位，可将癌误诊为原位癌，故不能单凭一次检查为准，而需作多次、系统的切片检查方可确诊。

2. 治疗

(1)喉白斑病：可在喉镜下仔细清除病变。对不断迅速扩展的病例，可行喉裂开术。局部禁用刺激性药物。应定期随访观察。

(2)喉厚皮病：较难且易复发。喉部肥厚组织可行手术切除或激光术除去之。但手术时宜谨慎，以免伤及杓状软骨导致软骨膜炎。

(3)喉乳头状瘤：详见喉乳头状瘤疾病。

(4)慢性肥厚性喉炎：慢性肥厚性喉炎有下列情况者必须行活检：病程甚长，逐渐加重，患者年龄在45~50岁以上，经治疗（如禁烟，发声保健，鼻及鼻窦炎的治疗等）症状仅暂时缓解，或无明显改善，而喉黏膜病变（如声带出现水肿样突起或局限性白斑等）从未完全消失者。如活检报告仅为单纯局限性扁平上皮增生，可在喉镜下仔细清除病变，术后随访至少1年。若上皮增生或白斑有扩展者，宜行喉裂开术，在手术显微镜下仔细清除病变。清除前可先用3%醋酸涂拭黏膜表面，以清除黏液，便于辨认病变。

(5)原位癌：治疗效果较好，局限于一侧或双侧声带的原位癌可在显微支撑喉镜下行肿瘤切除术或用CO激光将声带黏膜层全部切除，定期随访观察。原位癌亦可行放射治疗，尤其适合于对保留发音功能要求较高的患者，但放疗后存在一定的复发率，尚需再次行手术切除。

(三)喉部恶性肿瘤

喉部恶性肿瘤发病率的统计在各国各地的结果不明，文献报道世界三大高发区是意大利的瓦雷泽，巴西的圣保罗和印度的孟买，而在我国则北方多于南方，喉部恶性肿瘤为全身肿瘤的1%~5%。

喉癌发病率的增多除与诊断技术的改进、平均寿命的增加等因素有关外，可能还与空气污染、吸烟、某些职业长期接触致癌物质有关。目前发现喉癌的发病率城市高于农村，空气污染重的重工业城市高于污染轻的轻工业城市。

喉部恶性肿瘤男性较女性多见，以40~60岁最多。喉部恶性肿瘤中以鳞状细胞癌最为多见，约占90%，腺癌占2%，其他如基底细胞癌、低分化癌、淋巴肉瘤、纤维肉瘤、恶性淋巴瘤等。

喉部恶性肿瘤分原发性和继发性两种，原发性肿瘤中主要为鳞状细胞癌，约占90%以上。声带癌在喉癌中最多见，约占60%；其次为声门上癌，约占30%；声门下癌极少见，但在某些局部地区则以声门上癌为主。

声带癌分化较好，早期很少发生颈淋巴结转移。而声门上癌则分化较差，转移较多见。喉部继发性肿瘤不多见，常由甲状腺、喉咽、舌根、食管和气管上段肿瘤扩散浸润而来。从远处转移的喉癌罕见，可从皮肤恶性黑色素瘤、消化道腺癌、肾上腺癌、肺癌等转移而来。

喉癌的形态学观察可分为以下4型：

(1)溃疡浸润型：肿瘤组织稍向黏膜表面突出，可见向深层浸润的溃疡，边缘多不整齐，界限不清。其肿瘤实际的侵犯范围常比术前所见的喉腔病变要广。

(2)菜花型：肿瘤主要呈外突状生长，呈菜花状，边界清楚，一般不形成溃疡。

(3)结节型或包块型：肿瘤表面为不规则隆起或球形隆起，多有较完整的被膜，边界较清楚，很少形成溃疡，少数由于肿瘤体积大，基底小而下坠。

(4)混合型：兼有溃疡和菜花型的外观，表面凹凸不平，常有较深的溃疡。

1.临床表现

喉癌症状以声嘶、呼吸困难、咳嗽、吞咽困难及颈淋巴结转移为主，有时也可发生咽异物感、口臭及少量咳血。上述症状发生的顺序视肿瘤原发的部位而异。

(1)喉声门上癌(包括边缘区)：大多原发于会厌喉面根部。喉声门上癌早期多无任何症状，甚至肿瘤已发展到相当程度时，常仅有轻微的或非特异性的症状，如痒感、异物感、吞咽不适感等一般不会引起患者的特殊注意。声门上癌分化差、发展快，故肿瘤多在出现颈淋巴结转移时才引起警觉。咽喉痛常于肿瘤向深层浸润或出现较深溃疡时才出现，开始为间断性疼痛，随着肿瘤的进展而出现持续性喉痛，并向同侧耳部放射。声嘶为肿瘤侵犯杓状软骨、声门旁间隙或累及喉返神经所致。呼吸困难或咽下困难、咳嗽、痰中带血或咳血等常为声门上喉癌的晚期症状。因此，对中年以上患者，咽喉部出现持续的任何不适感者，都必须引起重视，常规行喉镜检查。

(2)声门癌：早期症状为声音的改变。起病初期为发声易疲倦或声嘶，无其他不适，常未受重视，多误认为"感冒、喉炎"，特别是以往常有慢性喉炎病史者。因此，凡40岁以上，声嘶超过2周，经发声休息和一般治疗不改善者，必须仔细做喉镜检查。此后，随着肿瘤增大，声嘶逐渐加重，可出现发声音粗、哑，甚至失声。位于声带前端的微小肿瘤所引起的声嘶，远较位于后端较大的肿瘤明显。呼吸困难是声门癌的另一常见症状。声门裂是呼吸道最狭窄的部位，声门癌发展到一定程度会影响声带的外展，使声带运动受限或固定，加上肿瘤组织的堵塞可出现喉阻塞症状。由于肿瘤为逐渐增大，患者已逐渐适应，因此有时声门裂虽已很小，而患者并不感到明显的呼吸困难；但当肿瘤组织坏死、出血或感染时又可出现严重的喉阻塞而需紧急处理。晚期，肿瘤向声门上区或声门下区发展，除严重的声嘶或失声外，尚可出现放射性耳痛，呼吸困难、咽下困难、频繁咳嗽、咳痰困难及口臭等症状。最后，可因大出血、吸入性肺炎或恶病质而死亡。声门癌一般分化程度高，发展缓慢。由于声带淋巴管较少，不易发生颈淋巴结转移。但声门癌一旦侵犯声门上区或声门下区则发展加快，很快出现颈淋巴结转移。肿瘤如穿破甲状软骨板或环甲膜则出现喉体增大，喉前包块等。

(3)声门下癌：即位于声带平面以下，环状软骨下缘以上部位的癌肿。喉声门下型癌少见，因位置隐蔽，早期症状不明显，不易在常规喉镜检查中发现，因此极易误诊。当肿瘤发展到相当程度时可出现刺激性咳嗽、咳血等。由于声门下区被肿瘤堵塞，患者常感呼吸困难，肿瘤侵犯声带时则出现声嘶，穿破环甲膜出现颈前包块，也可侵入颈前软组织、甲状腺等。对于不明原因的吸入性呼吸困难、咳血者，应仔细检查声门下区和气管。

(4)跨声门癌：又称贯声门癌，是指原发于喉室的癌肿，跨越两个解剖区域，即声门上区和声门区。肿瘤位置深在而隐蔽，喉镜检查不易发现肿瘤；其病程长，肿瘤发展慢，早期症状不明显。当出现声嘶时，常已先有声带固定。从首发症状到明确诊断大多需半年以上。连续切片观察见贯声门癌以广泛浸润声门旁间隙为特点，癌在黏膜下浸润扩散，而黏膜表面可相对完整，故在喉镜指导下活检阳性率极低，可能反复多次活检而未能确诊。癌可经声门旁间隙向外侵及甲状软骨翼板和外下方的环甲膜，向前经前联合浸润甲状软骨，向后达梨状窝。

2. 治疗

喉癌的治疗包括手术、放疗、化疗、中医中药治疗及免疫治疗等。治疗方法的选择应从多方面考虑，例如肿瘤的原发部位，扩展范围，肿瘤的组织学特征，患者的年龄及身体状况，喉的运动情况，有无颈淋巴结转移，患者能否定期随诊等综合考虑后再决定其治疗方案。

（1）手术治疗：手术为喉癌治疗的主要手段。常根据病变的范围，肿瘤的生物学行为，患者的全身状况，机体的免疫力及有无颈淋巴结转移等综合因素来选用不同的术式。其总的原则是在根治性切除肿瘤的前提下尽量保留或再造喉的发音功能，以便提高患者的生存质量。喉癌的手术包括微创治疗（喉癌显微激光手术）、各种喉部分切除术（喉小部分切除术、喉大部分切除术、喉近全切除）及喉全切除术。喉癌常有颈淋巴结转移，因此颈淋巴结清扫术是喉癌手术的重要组成部分。

（2）放射治疗：根治性放疗仅适用于早期病变。如局限于会厌、室带或杓会厌壁的肿瘤，病变范围小于 1 cm，无声带活动受限的声门上癌，或局限于侧声带或前联合的声带癌，声带运动良好者，根治性放疗的总量应达 60~70 Gy/6~7 周。超过 70 Gy 能否提高治愈率目前尚无定论，但已知放疗的剂量越大，肿瘤复发时再手术的困难性则越大。

目前喉癌的治疗多主张手术加放疗。但对于病变范围较广，波及喉咽的癌肿，且肿瘤的分化程度又较低者，则以放疗加手术为宜。术前放疗的照射量为 45 Gy 左右，放疗后休息 2 周再手术。先行手术者，术中如肿瘤切除完整，无明显的颈淋巴结转移，术后仅作预防性照射时，其总量 45~50 Gy 即可。晚期肿瘤，患者情况差，不适宜手术治疗的各期病例可采用姑息性放疗。

（3）化学治疗：手术、放疗和化疗是目前公认的治疗头颈部肿瘤的三大基本手段。喉癌中 90% 以上为鳞状细胞癌，因而最常选用的药物有甲氨蝶呤（MTX）、顺铂（DDP）和博来霉素（BLM）等。单一用药疗效差，不良反应大。目前多主张联合用药，采用的化疗方式有诱导化疗、辅助化疗和姑息化疗等多种方法。

（4）生物治疗：虽然近年来有关生物治疗的报道较多，但总的来讲目前仍处在实验阶段，疗效也未肯定，还须继续探索。生物治疗包括：①重组的细胞因子，如白细胞介素-2（IL-2）、干扰素、肿瘤坏死因子（TNF）等；②过继转移的免疫细胞，如淋巴因子活化杀伤细胞（LAK）、肿瘤浸润的淋巴细胞（TIL）等；③单克隆抗体及其偶联物；④肿瘤分子疫苗；⑤基因治疗等。要使基因治疗成功地应用于临床并作为喉癌患者的标准治疗方案，在靶基因筛选、基因载体以及治疗方案的选择等很多方面还需作进一步深入的研究。

二、护理要点

（一）喉乳头状瘤

1. 术前护理

（1）心理护理：了解患者心理，关心、安慰患者，向患者及其家属详细讲解手术过程，使其对疾病有正确认识，消除紧张恐惧心理，稳定情绪，安心接受手术。对患儿应向其家属说明此为良性肿瘤，虽然易复发，需做多次手术，但至青春期后有自行消退的可能，鼓励其树立战胜疾病的信心。

（2）术前准备。

1）观察患者有无喉喘鸣、呼吸困难等症状。如有呼吸困难，应给予氧气吸入，备好气管切开包及其他抢救用品，必要时紧急行气管切开术。行气管切开后，一般在短期内不能拔管，必须向患者及家属反复强调说明，使其积极配合治疗。

2）指导患者避免外出活动，少说话、多喝水，不要大声喊叫，以免加重声嘶等，预防上呼吸道感染，避免声带水肿。患儿需要耐心安抚，减少哭闹，以免加重呼吸困难和缺氧症状。

3）根据患者手术麻醉方式，完善术前检查，向患者及家属讲解术前检查的目的、方法及注意事项。根据手术路径正确备皮，做好术前准备。

（3）饮食护理：术前加强营养，以高蛋白、高维生素、高能量的易消化清淡饮食为主，增强手术耐受力。如需手术需按照手术要求禁食禁饮。

2. 术后护理

（1）病情观察。

1）观察生命体征及血氧饱和度，尤其是呼吸、血压情况。

2）观察音质和音量。

3）观察唾液及痰液的性状，注意有无咯血、憋气等症状。记录分泌物的颜色、性质及量，预防并发症的发生。

（2）专科护理。

1）保持患者呼吸道通畅：全麻患者清醒后协助其适当抬高床头，以利于呼吸，指导患者有效咳嗽排痰，以免阻塞呼吸道。遵医嘱行雾化吸入治疗，有效预防呼吸道水肿。行气管切开患者，详见气管切开术后护理流程常规。

2）呼吸道梗阻：术后1~2日内，患者易出现不同程度喉头水肿，甚至喉痉挛，尤其是患儿，更易发生呼吸道梗阻或窒息。遵医嘱给予心电监护、持续低流量氧气吸入，严密观察患者呼吸频率、节律、深浅度，注意观察面色变化，监测血氧饱和度。

3）合理休声：术后可说话，但注意勿大声喊叫和过多说话，合理休声3~4周，以减少声带摩擦及水肿。休声期间，细心观察患者非语言行为表达的信息，了解患者需求，及时处理。

4）安全指导：指导患者住院期间勿远离病区。若出现胸闷、憋气、呼吸困难等症状时，及时通知医护人员。

（3）心理护理：向患者及其家属详细讲解手术过程，使其有正确认识，消除紧张恐惧心理，稳定情绪，详细介绍术后的注意事项，取得配合。

（4）饮食护理：建立良好的卫生生活习惯，禁烟酒及辛辣刺激性食物；指导患者多饮水，保持呼吸道湿润。合理膳食，增加营养，以高蛋白、高维生素、高能量的易消化清淡饮食为主。

（5）用药指导：采用干扰素治疗的患者，注射前向患者介绍药物治疗的目的和意义。告知患者注射疗程，鼓励患者坚持用药。注射后可有高热、皮疹等现象，指导患者多饮水，安抚患者。

（6）健康宣教

1）指导患者注意保暖，预防上呼吸道感染。

2）建立良好的卫生生活习惯，禁烟酒及辛辣刺激性食物；指导患者多饮水，保持呼吸道湿润。

3)合理膳食,增加营养,增强自身抵抗力。尤其注意儿童患者由于反复手术,疾病消耗,常有营养不良。

4)鼓励患者适当体育锻炼,增强体质,避免活动过度加重呼吸困难。

3. 出院指导

(1)饮食与活动。

1)建立良好的卫生生活习惯,禁烟酒及辛辣刺激性食物;指导患者多饮水,保持呼吸道湿润。合理膳食,增加营养,增强自身抵抗力。

2)鼓励患者适当体育锻炼,增强体质,避免活动过度加重呼吸困难。

(2)复诊指导:患儿肿瘤生长快,易复发;成人患者复发时应警惕癌变,均需定期随访。并向患者及家属讲解复查的重要性,若有异常,如呼吸困难,及时就诊。

(3)健康指导。

1)安全指导:因本病极易复发,教会患者及家属观察患者呼吸变化,告知其根据有无喉喘鸣音,口唇、四肢末梢发绀,"四凹征"及烦躁不安等表现来判断是否存在呼吸困难。

2)用药指导:指导患者出院后,遵医嘱继续坚持其他综合治疗方法。注射干扰素治疗者,应定期随访,观察用药后反应和治疗效果,并逐渐延长注射间隔时间,用药期间监测肝功能和血常规。

3)气道护理:患儿行气管切开术后,一般短期内不能拔管,必须反复向患儿及家属强调说明,使其积极配合治疗,并指导患者居家气道护理,包括日常环境要求、气道湿化、导管消毒、保持气道通畅、气道堵塞时的紧急处理等。

4)建议复发性患者接种 HPV 疫苗,可减少手术次数。

(二)喉的癌前病及原位癌

1. 术前护理

(1)心理护理:向患者介绍手术的目的、麻醉及手术方式,告知患者术后注意事项,使患者有充分的心理准备,减少焦虑及恐惧,积极地应对手术。

(2)术前准备:需协助患者完善各项实验室检查及电子喉镜检查。

(3)饮食护理:患者提前做好胃肠道准备,术前按麻醉要求禁食禁饮。

2. 术后护理

(1)病情观察:术后严密观察患者的生命体征,观察患者有无呼吸困难,评估患者伤口的疼痛程度以及口内分泌物的颜色及性质。

(2)专科护理。

1)术后嘱患者轻轻将口中分泌物吐出,勿咽下。记录分泌物的颜色、性质及量,警惕术后创口出血。

2)术后 1~2 日内,患者出现不同程度喉头水肿,甚至喉痉挛,易发生呼吸道梗阻或窒息。遵医嘱给予心电监护、持续低流量氧气吸入,严密观察患者呼吸频率、节律、深浅度,注意面色变化,监测血氧饱和度。

3)术后嘱咐患者禁声 1~2 周,以减轻声带水肿,介绍正确的用声方法,嘱患者减少说话，避免大声说话。

4）保持患者呼吸道通畅：全麻清醒后协助患者适当抬高床头，以利于呼吸，指导患者有效咳嗽排痰，以免阻塞呼吸道。遵医嘱行雾化吸入治疗，有效预防呼吸道水肿。

（3）心理护理：向患者及其家属详细讲解手术过程，使其有正确认识，消除紧张恐惧心理，稳定情绪，详细介绍术后的注意事项，取得配合。

（4）饮食护理：术后 4~6 小时后可进食温和、无刺激性的食物，多饮水，禁烟酒。

（5）用药指导：术后遵医嘱予雾化吸入治疗，其治疗的目的是通过局部用药的方法减轻声带水肿。

（6）健康宣教。

1）告知患者避免外出活动，少说话、多喝水，不要大声喊叫，以免加重声嘶等，预防上呼吸道感染，避免声带水肿。

2）养成良好的生活习惯，保持口腔清洁，三餐后及早晚勤漱口，预防伤口感染。

3. 出院指导

（1）饮食与活动：合理安排日常生活，建立规律的生活习惯，劳逸结合，避免过度劳累及熬夜，保证充足的睡眠，增强体质，预防上呼吸道感染。建立良好的饮食习惯，避免进食辛辣、刺激性食物，禁烟酒。

（2）复诊指导：患者复发时应警惕癌变，需定期随访。

（3）健康指导。

1）养成良好的生活习惯，保持口腔清洁，三餐后及早晚勤漱口，预防伤口感染。

2）告知患者少说话、多喝水，不要大声喊叫，以免加重声嘶等，预防上呼吸道感染，避免声带水肿。

3）合理安排日常生活，建立规律的生活习惯，劳逸结合，避免过度劳累及熬夜，保证充足的睡眠，增强体质。

（三）喉部恶性肿瘤

1. 术前护理

（1）心理护理。

1）评估患者的焦虑程度，倾听其主诉，同理患者处境，掌握其心理状态以便制订针对性心理护理措施。

2）告知患者疾病相关知识，如治疗方案、预后及术后如何保证生活质量等事项，介绍成功案例帮助患者树立战胜疾病的信心。

3）鼓励家属多陪伴患者，给予情感支持，鼓励其面对现实，积极配合治疗。

（2）术前准备。

1）注意观察呼吸及血氧饱和度，必要时床旁备气管切开包，发生窒息时紧急气管切开，建立人工气道，抢救生命。

2）避免剧烈运动，限制活动范围，患者不得随意离开病房，减少氧耗，病情突然变化时及时处理。

3）皮肤准备：剃胡须，颈清扫者剃头发至少至耳后四横指处，取皮区备皮，并注意避免造成皮肤破损。

4)做好交叉配血,药物过敏试验。

5)指导患者呼吸功能锻炼,练习腹式呼吸,增加肺活量。

6)用物准备:毛巾、浴巾、镜子、纸巾、书写用的笔和纸等。镜子、纸巾用于术后练习自行更换气管内套管及抹除气管造口外痰液及分泌物。

7)消化道准备:予漱口液漱口,术前按麻醉要求禁食(结肠代食管者按医嘱术前日口服肠道不吸收抗菌药物,并进行肠道清洁准备),术前或术中留置胃管。

(3)饮食护理:动态评估患者营养状况,监测体重和进食情况,鼓励少量多餐,对存在营养风险的患者及早进行营养干预,提高术后机体的耐受力。吞咽困难者留置胃管,经鼻饲保证各类营养素的供给。

2. 术后护理

(1)病情观察。

1)喉癌微创手术病情观察:①观察生命体征及血氧饱和度,尤其是呼吸、血压情况。②观察音质和音量。③观察唾液及痰液的性状,注意有无咯血、憋气等症状。④观察有无神经损伤如伸舌歪斜、舌麻木、味觉异常、进食呛咳,有无咽喉黏膜损伤及牙齿有无松脱等并发症。

2)喉部分切除术或全喉切除术的病情观察:①观察生命体征及血氧饱和度,尤其是呼吸、血压情况。②观察有无皮下气肿,皮下气肿的范围及消长情况。③伤口出血情况,痰液及唾液性状,伤口引流液的性状及量,伤口敷料渗血情况,胃管引出液的性状及量,伤口周围是否有肿胀并可触及包块。若发现活动性出血,应及时告知医生进行处理。④伤口感染和咽瘘,观察体温是否升高,伤口周围有无红、肿、热、痛和分泌物渗出,注意伤口有无腐臭味,进食后观察是否有食物从伤口周围外渗。发现特殊情况时,及时告知医生进行处理。⑤观察是否有乳糜瘘,伤口引流管有大量淡黄色液或乳白色液体引出,应警惕乳糜瘘的发生。

(2)专科护理。

1)喉癌微创手术治疗的护理:指导患者正确用声(指导患者进行非张力发声),单侧声带切除者应尽量少发声,双侧声带切除者应鼓励患者适当说话以防粘连,避免剧烈咳嗽及剧烈运动引起出血,告知患者预防上呼吸道感染。

2)体位:麻醉完全清醒后,视患者情况给予平卧位或半坐卧位,以利于颈部伤口引流减轻颈部组织充血、水肿,避免头颈部过伸、悬空及头部过度活动,影响伤口的愈合。鼓励患者早期进行床上活动,以增加肠蠕动,促进食欲,促进咳嗽排痰,预防皮肤长期受压致压力性损伤形成。

3)呼吸道护理:向患者讲解新的呼吸方式,气体不从鼻腔进出而从颈部气管造口进出,不可遮盖或堵塞颈部造口;观察患者呼吸的节律和频率,监测血氧饱和度;定时湿化吸痰,防止痰液阻塞气道;温度保持在22~24℃,湿度保持在70%~90%(天气干燥时可加强空气湿化),防止气道干燥结痂;鼓励患者深呼吸和咳嗽,排出气道分泌物,保持呼吸道通畅,防止肺部感染。教会患者有效咳嗽排痰的方法:先深吸气2次后屏气,再适当用力咳出,同时可用手轻轻按伤口,以减轻疼痛。每天应定时配合拍背以促进排痰。

4）气道护理：参照"第九章第三节气管切开术患者的护理流程"相关内容。

5）疼痛护理：①根据患者疼痛的部位和程度，解释疼痛的原因和可能持续的时间，做好情绪疏导，缓解患者因疼痛引起的焦虑与恐惧。②抬高床头30°~45°，教会患者起床时保护颈部的方法，减轻颈部切口张力，避免剧烈咳嗽引发切口疼痛。③根据疼痛评分，轻度疼痛患者可予心理护理、音乐疗法、分散注意力等护理措施，减轻患者对疼痛的感受；达到中、重度疼痛的患者可按医嘱使用止痛药或镇痛泵，以缓解疼痛。

6）建立多种有效沟通方式：①评估患者的读写能力，术前教会患者简单的手语，以便术后与医护人员沟通，表达个体需要。②鼓励患者与医护人员交流，交流时给予患者足够的时间、耐心和理解，保证有效沟通。③可使用写字板、笔或纸交流，对于不能读写的患者可用图片。半喉切除术后患者尽早使用语言阀，全喉切除术后患者可以学习其他发声方式如食管发声、电子喉等，帮助患者提高生活质量，回归家庭和社会。

7）预防感染：①注意观察体温变化，观察术区有无红、肿、痛及渗出情况，及时发现感染征象。②每日予以伤口换药，伤口敷料如有渗湿随时更换，密切观察创面和皮瓣的色泽，换药或吸痰时注意无菌操作；负压引流管保持通畅，观察引流液的颜色和量，防止无效腔形成，减少细菌污染伤口。③取半卧位，协助拍背咳痰，做好口腔护理，防止并发肺部感染。

8）及时识别和预防潜在并发症：①出血，注意观察患者的血压、心率变化。切口加压包扎者注意观察敷料是否松脱，有无渗血、渗液、渗湿；保持伤口负压引流管通畅，如引流管有大量血性液体流出或患者伤口渗血较多，应尽快通知医生，嘱患者卧床休息，保持气道通畅，同时建立静脉通路，根据医嘱使用止血药或输血，必要时重新手术止血。②肺部感染，指导围手术期患者呼吸功能锻炼，有效咳嗽排痰；按需吸痰，动作轻柔，观察痰液的性状与分度，选择适当的湿化方式；每日消毒气管套管，注意无菌操作，气管纱布垫或气切泡沫敷料潮湿或受污染后应及时更换。鼓励患者尽早下床活动，预防肺部感染与深静脉血栓，有利于快速康复。③咽瘘，全喉切除者术后7~10天内尽量不做吞咽动作以免牵拉或污染咽喉部伤口，引起伤口出血、感染而形成咽瘘。分泌物多时配合定时吸痰根据医嘱全身使用抗菌药物，增加营养摄入，提高自身免疫力。

9）转移皮瓣的护理：防止移植皮瓣受压、受寒，保持局部有效引流，定时观察皮瓣皮肤颜色、皮温、毛细血管充盈反应和肿胀程度。

10）引流管护理：伤口引流管及胃管接负压瓶，尿管接引流袋，观察并记录引流液颜色性质、量；各管道妥善固定，保持通畅，标识清楚，防止意外脱管。做好留置管道的注意事项宣教。

11）满足患者基本生理需要：①因术后疼痛、身体虚弱、各种引流管和导管限制活动，术后早期患者自理缺陷，予以做好各项基础护理，保持患者身体清洁舒适。②根据患者病情和切口愈合情况，术后协助其早期下床活动，逐渐增加活动量，恢复自理能力。③关注患者夜间睡眠情况，失眠患者评估其失眠原因，采取针对性护理措施，急性疼痛患者可以适当予以镇痛药物；夜间咳嗽频繁的患者睡眠时予以抬高床头，带气囊的气管套管压力应维持在25~30 cmH$_2$O，宜4~6小时监测气囊压力1次。每4~6小时放气1次，每次放气30分钟左右。对带有声门下吸引装置的套管，每次放气前应进行声门下分泌物吸引，避免分泌物呛入气道,引起咳嗽。

(3)心理护理。

1)评估患者心理状态,予以心理护理,在保证气道通畅的情况下,可适当遵医嘱予以促进睡眠的药物。

2)帮助患者适应自己形象的改变,关注尊重患者,鼓励患者说出内心感受,避免流露出嫌弃或不耐烦;介绍成功案例,或让痊愈患者现身说法;调动家庭支持系统使患者主动参与社会交往;还可教会患者制作围巾、镂空饰品等遮盖造口,保持自我形象整洁。

3)调动家庭支持系统帮助患者接受形象改变,主动参与社会交往。

(4)饮食护理。

1)术后禁食,留置胃管者予胃肠减压 24~48 小时,停止胃肠减压后根据手术方式不同给予鼻饲流质 7~14 天,制订全程个性化营养支持计划,计算患者每日所需热量、蛋白质、维生素、纤维素等;选择合适的营养途径和营养制剂,保证每日肠内营养满足机体所需。患者鼻饲饮食发生不适时,如出现腹胀、呃逆等,及时处理。

2)规范输注肠内营养制剂,注意输注速度、温度、浓度;观察鼻饲期间有无并发症,如腹胀、腹泻、反流等,及时予以处理;做好胃肠管护理,妥善固定每 4~6 小时予以冲管,防止脱管和堵塞;肠内营养输注应与静脉输注分开悬挂,标识醒目。

3)术后 7~14 天可行吞咽功能训练,试经口进食(部分喉切除者进食团状食物、全喉切除者进食流质),进食顺利后拔除胃管,给予高热量、易消化的半流质饮食或软食,避免粗糙、刺激性食物。鼻胃肠管拔管后,评估患者的吞咽功能,进行个性化吞咽康复训练,鼓励患者配合训练,经口进食,保证营养的摄入。

(5)用药指导:遵医嘱使用抗感染、稀释痰液的药物,掌握雾化吸入方法,配合气管内滴药,以利排痰及防止感染,注意防呛咳。根据患者的年龄及心功能,有计划地安排输液顺序及输液速度。

(6)健康宣教。

1)教会带管出院者掌握气管套管护理的方法。

2)教会患者学会对着镜子取放全喉管或气管内套管的方法。

3)教会患者回家更换及消毒气管套管,每天 2~3 次,根据气道分泌物的多少酌情增减次数,使气管套管及呼吸道保持通畅。

3.出院指导

(1)饮食与活动:适当休息和工作,掌握锻炼程度,增强体质,提高机体抵抗力。戒烟、酒及刺激性食物。学会自查颈部淋巴结的方法,如有颈部淋巴结肿大或包块、呼吸不畅,及时到医院就诊。鼓励患者建立自信心,积极参加社会活动,提高生活质量。

(2)复诊指导:定期随访,1 个月内每 2 周一次,3 个月内每月 1 次,1 年内每 3 个月 1 次,1 年后每半年 1 次。如发现造口出血、呼吸困难、造口有新生物或颈部扪及肿块等情况时立即就诊,随诊 5 年。

(3)健康指导。

1)告知患者气管套管固定的重要性,教会其妥善固定的方法,防止脱管。固定系带打结于颈侧,松紧度以能放入 1 个手指为宜。

2)清洁、消毒造口：每日可用0.9%氯化钠注射液清洁造口，宜用含碘类或乙醇类皮肤消毒剂消毒造口周围皮肤，每天更换气切纱布2~3次。

3)指导患者在室内放置温湿度表，以保持室内温、湿度适宜，空气清新。根据患者分泌物的情况和居家护理的可行性，协助其选择合适的湿化方式，以稀释痰液，防止痰液干燥结痂难以咳出及堵塞套管：室内干燥时注意对室内空气进行加湿。如果气道内有痂皮形成，应去医院，切勿自行清理，以免坠入气管内。

4)制作特殊小口罩，遮住造口，以防吸入灰尘及异物，寒冷天气可防止冷空气直接吸入肺内，导致刺激性咳嗽。

5)建立自我保护意识。淋浴时花洒等不能直接对着瘘口，盆浴时水不可超过气管套管，注意勿使水流入气管套管。外出时可用有系带的清洁纱布垫系在颈部，遮住气管造口，严防异物不慎经瘘口掉入气管内导致呛咳或窒息，不到人群密集处，防止上呼吸道感染。可适当锻炼身体，增强抵抗力，但不可进行水上运动。

6)全喉切除的患者术后3~4个月可开始训练用气流发音，指导患者进行食管发音康复训练，或者正确使用电子喉。鼓励参与社会活动组织如喉癌俱乐部等，参与团队康复，树立能够发音的信心。

7)出院后继续坚持吞咽康复训练，指导患者配制浓稠适度的食物，选择合适的体位，配合呼吸进行吞咽康复，保证营养摄入量，勿误吸反流。

8)发音康复指导：向患者提供有关发音康复训练、参与社会活动组织如喉癌俱乐部等的建议与信息。喉全切术后，有3种不同的方法可以帮助患者重获发音功能。①食管发音：是最为经济、简便的方法。其基本原理是：经过训练后，患者把吞咽进入食管的空气从食管冲出，产生声音，再经咽腔和口腔动作调节，构成语言。其缺点是发音断续，不能讲长句子。②电子喉发音：是喉全切除患者常用的交流方式。具体方法是讲话时将电子喉置于患者额部或颈部，利用音频振荡器产生声音，即可发出声音，但声音欠自然。③食管气管造口术：是通过外科手术在气管后壁与食管前壁之间造口，插入发音（单向阀），发音机制为当患者吸气后，堵住气管造口，使呼出的气体通过单向阀进入食管端和下咽部，产生振动而发音，患者配合口腔、舌、牙齿、嘴唇的动作形成语言。常用的发音钮包括Blom-Singer发音假体、Provox发音钮等。

三、习题

习题

第四节 喉的其他疾病

一、知识要点

(一)喉水肿

1.病因

喉水肿为喉黏膜松弛处如会厌、杓会厌皱襞等的黏膜下有组织液浸润。引发喉水肿的病因可分为感染性和非感染性两类。

(1)喉水肿的感染性原因。

1)喉部脓肿、喉软骨膜炎、喉结核及梅毒等。

2)咽部疾病如急性脓毒性咽炎、扁桃体周脓肿、咽旁脓肿、咽后脓肿。

3)颈部疾病如颈蜂窝织炎。

(2)喉水肿的非感染性病因。

1)变态反应:药物如注射青霉素、口服碘化钾及阿司匹林等;有过敏体质者食用致敏食物如蟹、虾等易引起变应性喉水肿。

2)遗传性血管神经性喉水肿:是一种遗传性补体缺陷病。患者血中 C 酶抑制物(C-INH)缺乏或功能缺陷,为染色体显性遗传性疾病,常反复发作喉水肿。死亡率可高达33%。

3)心脏病、肾炎、肝硬化、黏液性水肿等全身性疾病。

4)喉部外伤或喉部受刺激,如多次或长时间的支气管镜检查,喉部手术损伤等。

5)物理、化学因素:喉部受到腐蚀剂、强烈化学喉部放射治疗后之反应性水肿等。

2.临床表现

喉水肿发病迅速,具有变应性,遗传性血管神经性者发展更快,患者常于数分钟内发生喉鸣、声嘶、呼吸困难,甚至窒息。因杓会厌壁及杓间区肿胀,常有喉部异物感及吞咽困难。喉镜检查可见喉黏膜弥漫性水肿、苍白、表面光亮,杓会厌壁肿胀如粗腊肠形,会厌肿胀明显。感染性喉水肿可于数小时内发生声嘶、喉痛、喉鸣、呼吸困难和吞咽困难。喉镜检查可见喉黏膜呈深红色或苍白色水肿。

3.治疗

(1)解除喉阻塞为治疗喉水肿当务之急。治疗方法须根据病因,呼吸困难程度,患者一般情况,耐受缺氧的能力(儿童、老人、孕妇一般对缺氧的耐受能力较差)和客观条件等全面考虑,当机立断。最忌临阵慌张,手足无措或死抠条文,延误时机(以下系指徐荫祥的分度法)。

一度:明确病因,针对病因进行积极治疗。如由炎症引起者,应积极使用抗菌药物和足量类固醇激素,控制炎性肿胀,解除喉阻塞,一般可不行气管切开术。

二度：积极治疗病因，一般炎性疾病，用糖皮质激素和抗菌药物治疗，大都可以避免行气管切开术。但应酌情做好气管切开术的准备工作。若为呼吸道异物，应立即取除。如为喉部肿瘤，可考虑作气管切开术。

三度：因炎症引起的喉阻塞，在严密观察呼吸变化的情况下，可先试用药物治疗和给氧，并做好气管切开术的准备。若经保守治疗未见好转，或喉阻塞时间较长，全身情况较差时，应及早手术，以免造成窒息或心力衰竭。因肿瘤等其他原因所引起的喉阻塞，宜先行气管切开术，待呼吸困难解除后，再根据不同病因，给予相应治疗。

四度：立即行气管切开术。若病情十分紧急时，可先行环甲膜切开术。

（2）查出喉水肿之原因进行针对性治疗。

1）感染性者可给予足量抗菌药物治疗，若已形成脓肿，宜行切开排脓术。

2）非感染性喉水肿因心、肝、肾病所致者，宜进行各有关疾病的内科治疗。变应性喉水肿给予抗组胺药物内服。遗传性血管神经性喉水肿的治疗包括长期预防、短期预防及急性发作期的治疗。

3）急性发作期的治疗：对口咽部已有水肿者，即使尚无喉水肿，也应留院观察，密切注意呼吸情况，做好气管切开术的准备。如已发生窒息，立即行气管切开术。

（二）喉淀粉样变

喉淀粉样变是指在喉组织中出现淀粉样物（淀粉样蛋白）沉着的一种病变。又称淀粉样瘤，但实非真性肿瘤。淀粉样变最常发生于呼吸道，特别是喉部。其中尤以声带、喉室和声门下腔为多见。

喉淀粉样变外观为黄、灰或红色肿块，可呈弥漫性上皮下浸润。淀粉样物对特殊染料有易染性，如用甲紫染色时呈红色或紫色，用硫黄素染色在紫外光下显示明显的荧光。

临床上应用较普遍的为 Symmers（1956）的分类法，共分 4 型：①原发性淀粉样变性，有局部和全身性之分。局部的病变常侵犯上、下呼吸道，膀胱，子宫，皮肤；②继发性淀粉样变性，亦分局部和全身性。全身性者多继发于长期感染性疾病如结核等；③淀粉样变性伴多发性骨髓瘤，还有伴发于原发性巨球蛋白血症；④遗传性或家族性淀粉样变性。

1.临床表现

常见症状为声嘶，可伴有喉干燥感及咳嗽。病变广泛者可发生呼吸困难甚至窒息。病程进展一般较慢。

2.治疗

对局部原发性病变，手术切除为目前的主要治疗方法。对呈肿瘤样生长，基底又不广泛者，可在间接或直接喉镜下切除。病变位于喉室、声门下腔或基底较广泛者宜行喉裂开术。但对广泛浸润病例，术后有形成喉狭窄之虞。手术要避免损伤环状软骨，一般切除勿超过环状软骨周长的 1/4。有呼吸困难者须行气管切开术。

（三）声带沟

声带沟是指膜性声带上有一条与声带游离缘相平行的沟。其长短、深浅不一，可位于单侧或双侧。可对声带黏膜的波形运动造成障碍，出现不同程度的发声障碍。本病亦称声门沟、沟状声带、双重声带和声带萎缩纹。1902 年从人类学概念首次较全面地描述声带沟，认为是一种退行性体征。

1. 临床表现

本病临床症状不一，多因发声障碍加重方就诊。但其病史常可追溯至幼年。此点对声带沟的诊断有重要意义。2/3 的患者有典型的特殊声调，其声音单调，男声高调，强度弱，音色沉闷，有时带有嘶声，发声易疲倦，唱声走调，传声不远，音域窄（一个或一个半八度音），缺乏低音区（女性亦然）。此可能是声带沟处的粘连所致。

2. 治疗

主要是显微镜下手术治疗加嗓音训练。

（1）手术治疗即声带沟切除术：用氢化可的松混悬液注射在声带中部，使声带沟展平，暴露出沟底，在声带沟上缘外侧的声带表面作一浅表的黏膜切口，再经此向内下方仔细分离囊底与声韧带的粘连，然后沿沟缘将囊壁切除。待氢化可的松被吸收后，黏膜的创缘可自然靠拢而愈合。是目前治疗声带沟的最佳方法。

（2）嗓音训练治疗：一般在术后 10 天开始进行，训练时间 4~6 个月，另外应建议患者勿选择用声多的职业。

二、护理要点

（一）喉水肿

1. 心理护理

帮助患者了解发病的原因，治疗的目的、方法及预后，以消除患者紧张、焦虑等负面心理，使患者保持情绪稳定，树立信心，积极配合治疗与护理，以取得最佳的治疗效果。向患者强调本病的特点与危害，使其重视疾病的全程治疗，取得理解并配合，不随意离开病房。

2. 饮食护理

若没有吞咽困难的情况无须禁食。指导患者选择清淡、无刺激、流质或半流质饮食，减少刺激。

3. 病情观察

（1）给予心电监测，密切观察患者的呼吸频率与节律、咳嗽、面色、唇色、肤色、意识状态，当患者出现缺氧加重、鼻翼扇动、口唇发绀或苍白、指（趾）端发绀、血氧饱和度下降、出汗、心动过速、烦躁不安甚至抽搐时，应立即告知医生，迅速行气管切开及其他解除喉梗阻的紧急措施。因此，对于这类患者需特别警惕，密切监护关注病情变化。

（2）注意观察患者体温变化，调节室内温度和湿度，保持空气流通，必要时采用物理降温或根据医嘱使用药物降温。及时发现和处理高热，多饮水，增加液体摄入，维持体液平衡。

4. 专科护理

（1）抢救用品准备，床旁备好氧气、吸痰器，必要时备气管插管物品、气管切开包、心电监护仪、雾化吸入器等.

（2）保持呼吸道通畅，喉水肿一旦确诊，就需要住院治疗。密切观察患者呼吸形态，必要时吸氧、监测血氧饱和度，及时发现致命性的呼吸道梗阻。当患者出现呼吸困难、吸气性软组织凹陷、喉喘鸣等症状，立即向医生汇报。

（3）清除呼吸道分泌物，给予氧气吸入，保持呼吸道通畅。

5. 用药指导

遵医嘱按时用药，注意观察患者用药后的效果，快速控制炎症，减轻喉头水肿，必要时予以雾化吸入，氧气吸入增加氧供。

6. 健康宣教

（1）嘱患者注意休息，减少活动，尽量少说话或禁声，使声带休息。

（2）告知患者多饮水，避免刺激性食物，保持大便通畅。

（3）合理安排日常生活，劳逸结合，建议患者戒烟酒，保证良好睡眠，避免精神紧张或过度疲劳。平时应加强锻炼，增强机体抵抗力。保持口腔卫生，养成饭后漱口、早晚刷牙的好习惯。

（4）保持室内温湿度适中，预防上呼吸道感染。

（二）喉淀粉样变

1. 术前护理

（1）心理护理：向患者介绍手术的目的、麻醉及手术方式，告知患者术后注意事项，使患者有充分的心理准备，减少焦虑及恐惧，积极地应对手术。

（2）术前准备：需协助患者完善各项实验室检查及电子喉镜检查。

（3）饮食护理：患者提前做好胃肠道准备，术前按麻醉要求禁食禁饮。

2. 术后护理

（1）病情观察：术后严密观察患者的生命体征，观察患者有无呼吸困难；评估患者伤口的疼痛程度以及口内分泌物的颜色及性质。

（2）专科护理。

1）术后嘱患者轻轻将口中分泌物吐出，勿咽下。记录分泌物的颜色、性质及量，警惕术后创口出血。

2）术后1~2日内，患者出现不同程度喉头水肿，甚至喉痉挛，尤其是患儿，易发生呼吸道梗阻或窒息。遵医嘱给予心电监护、持续低流量氧气吸入，严密观察患者呼吸频率、节律、深浅度，注意面色变化，监测血氧饱和度。

3）术后嘱咐患者禁声1~2周，以减轻声带水肿，介绍正确的用声方法，嘱患者减少说话，避免大声说话。

4）保持患者呼吸道通畅：全麻清醒后协助患者适当抬高床头，以利于呼吸，指导患者有效咳嗽排痰，以免阻塞呼吸道。遵医嘱行雾化吸入治疗，有效预防呼吸道水肿。

（3）心理护理：向患者及其家属详细讲解手术过程，使其有正确认识，消除紧张恐惧心理，稳定情绪，详细介绍术后的注意事项，取得配合。

（4）饮食护理：术后4~6小时后可进食温和、无刺激性的食物，多饮水，禁烟酒。

(5)用药指导：术后遵医嘱予雾化吸入治疗，其治疗的目的是通过局部用药的方法减轻声带水肿。

(6)健康宣教：告知患者避免外出活动，少说话、多喝水，不要大声喊叫，以免加重声嘶等，预防上呼吸道感染，避免声带水肿。养成良好的生活习惯，保持口腔清洁，三餐后及早晚勤漱口，预防伤口感染。

3. 出院指导

(1)饮食与活动：合理安排日常生活，建立规律的生活习惯，劳逸结合，避免过度劳累及熬夜，保证充足的睡眠，增强体质，预防上呼吸道感染。建立良好的饮食习惯，避免进食辛辣、刺激性食物，禁烟酒。

(2)复诊指导：定期复查，如出现呼吸困难、气喘的症状立即就诊。

(3)健康指导。

1)养成良好的生活习惯，保持口腔清洁，三餐后及早晚勤漱口，预防伤口感染。

2)告知患者少说话、多喝水，不要大声喊叫，以免加重声嘶等，预防上呼吸道感染，避免声带水肿。

(三)声带沟

1. 术前护理

(1)心理护理：向患者介绍手术的目的、麻醉及手术方式，告知患者术后注意事项，使患者有充分的心理准备，减少焦虑及恐惧，积极地应对手术。

(2)术前准备：需协助患者完善各项实验室检查及电子喉镜检查。

(3)饮食护理：患者提前做好胃肠道准备，术前按麻醉要求禁食禁饮。

2. 术后护理

(1)病情观察：术后严密观察患者的生命体征，观察患者有无呼吸困难，评估患者伤口的疼痛程度以及口内分泌物的颜色及性质。

(2)专科护理。

1)术后嘱患者轻轻将口中分泌物吐出，勿咽下。记录分泌物的颜色、性质及量，警惕术后创口出血。

2)术后嘱咐患者禁声1~2周，以减轻声带水肿，介绍正确的用声方法，嘱患者减少说话，避免大声说话。

3)术后应根据病变范围、创面大小、声带水肿情况进行个性化禁声指导和嗓音康复训练，促进创面愈合。

(3)心理护理：向患者或家属讲解术后发声的注意事项，取得患者配合。

(4)饮食护理：术后4~6小时后可进食温和、无刺激性的食物，多饮水，禁烟酒。

(5)用药指导：术后遵医嘱予雾化吸入治疗，其治疗的目的是通过局部用药的方法减轻声带水肿。

(6)健康宣教：介绍本病的病因与预防，指导患者保护嗓音，注意正确的发声方法，避免长时间用嗓或高声喊叫，防止术后复发；积极治疗声带邻近器官的炎症。

3. 出院指导

（1）饮食与活动：建立良好的饮食习惯，避免进食辛辣、刺激性食物，禁烟酒。

（2）复诊指导：长时间用声不当、烟酒刺激等因素会造成声嘶，嘱咐患者定期来院复查。

（3）健康指导。

1）合理安排日常生活，建立规律的生活习惯，劳逸结合，避免过度劳累及熬夜，保证充足的睡眠，增强体质，预防上呼吸道感染。

2）建立良好的饮食习惯，避免进食辛辣刺激性食物，禁烟、酒，减少对声带的刺激。

3）指导患者使用正确的发声方式，避免长时间用嗓及高声喊叫。

三、习题

习题

第七章

气管、支气管及食管疾病

第一节　气管食管的先天性疾病及畸形

一、知识要点

(一)气管畸形

呼吸系统起源于内胚层，构成呼吸器覆盖上皮，中胚层组成呼吸器的支持组织。喉气管是呼吸器的始基，其头端发育成喉，中段发育成气管，末端称为肺芽，发育成支气管和肺。气管畸形较少见，但类别较多，临床上可分为两大类：①气管本身的先天畸形；②压迫气管的先天性腔外疾病。

1.气管本身的先天性畸形

(1)气管闭锁或无气管多为死胎，无临床意义。

(2)气管软骨缺损：常为部分软骨缺损，根据病情轻重，出生时可有呼吸困难，常并发支气管肺炎而致早期死亡。

(3)气管软骨缺损并有纤维性狭窄。

(4)气管软骨全环畸形：可发生于气管的任何水平甚至整个气管，多伴有下端呼吸器异常及其他系统畸形如足、拇指畸形、室间隔缺损、左肺动脉异位、肠狭窄、肛门闭锁等。

(5)气管软骨软化症：气管发育障碍，气管失去支持引起功能性气管狭窄，常与喉软骨软化病并存。支气管镜检查吸气时气管有内陷现象，呼气时正常。

(6)先天性气管扩张症：气管肌纤维、弹力纤维先天性缺陷所致。气管横径大于25 mm者，应怀疑有扩大临床表现可有哮喘、慢性咳嗽、分泌物不易咳出以及支气管炎或肺炎反复发作等。

(7)生骨性气管病：气管广泛钙化，支气管镜检查见结节玻璃样块突入管腔，覆有黏膜。

（8）气管蹼：多发生于气管下端，支气管镜检查可发现有蹼，经切除扩张可以治愈。

（9）气管食管瘘。

2. 气管腔外先天性疾病压迫气管

（1）颈、上纵隔先天性肿瘤压迫气管引起气管狭窄移位等畸形。颈部或纵隔影像检查可明确病因。支气管镜检查可见气管前壁受压，将支气管镜伸至分叉处，喘鸣消失。

（2）上纵隔血管先天性形压迫气管和食管

1）双主动脉弓：升主动脉在主动脉弓处分出 2 支，一支在气管前面，另一支在食管后面，形成全血管环围绕气管和食管，使两者受压。一般在出生后 6 个月内发病。

2）右动脉弓并有左位动脉韧带或导管构成全环压迫食管尤其是气管。

3）无名动脉畸形：无名动脉发源比正常者偏左自左下向右上横过气管前方，压迫气管。

4）锁骨下动脉畸形：右锁骨下动脉正常时发自无名动脉，若直接发自左动脉弓则自左下至右上走行在食管后而压迫食管。

5）左肺动脉畸形：左肺动脉发自延长的肺动脉干或右肺动脉，行走于气管之右侧，然后返经气管食管间，使气管甚至主支气管受压。常合并气管下段、支气管狭窄。

6）左颈总动脉畸形：左侧颈总动脉发源比正常者偏右，自右下向左上横过气管前方使其受压。

1. 临床表现

因畸形的性质和梗阻程度不同而不尽相同，梗阻严重时，新生儿出生后立即出现症状，但大多数在出生后数月出现。主要表现为气促或呼吸困难、严重者可有四凹征，吸气性或双相喘鸣，呼气期延长，反复发作哮吼。哭闹或呼吸道感染时症状加重。无声嘶。双主动脉弓、右位动脉弓并有左位动脉韧带或导管、无名动脉或左颈总动脉畸形等压迫气管者，头常后仰以减轻压迫，头后倾时喘鸣音减轻或消失。无名动脉畸形者，常有反射性呼吸停止及发绀。由于气管狭前窄致分泌物排泄受阻，易患呼吸道感染，而导致死亡。双主动脉弓和右位动脉弓并有左位动脉导管或韧带等构成全环，压迫食管者，可有吞咽困难，在进食时呼吸困难、喘鸣加重。

2. 治疗

（1）保守疗法：适用于病情较轻，或合并其他重要器官畸形的病例，经常雾化吸入，适当应用抗菌药物，管腔狭窄致呼吸困难，需用气管插管时，插管远端应位于狭管腔上 1 cm 处，以免插管远端刺激诱发肉芽增生，病情缓解后，及时拔除插管。部分气管狭窄的患儿，随着年龄增长，管腔增宽，症状减轻。

（2）手术治疗：气管狭窄可用。

1）气管成形术：暴露气管，切开气管前壁，用肋软骨或人工赝复物修复。

2）切除狭窄后行端端吻合术：适用于节段性全环狭窄。

另外，血管畸形压迫气管者宜尽早手术，以免气管长期受压，术后遗留气管狭窄。

（二）食管畸形

在胚胎早期，原肠的头侧和尾侧是闭锁的，在胚胎发育第 3 周末，闭锁的原肠头端的咽膜破裂，使前肠与口窝相通，继而逐渐形成空泡，融合成管腔。在胚胎第 4 周时，前肠的两侧各呈现一条纵沟，纵沟在内侧面形成气管食管褶，继而上皮生长形成食管气管隔，将食管与气管分隔开。如食管与气管未完全分开，两者之间有管腔相通，则形成食管气管瘘。气管食管隔向后移位或前肠上皮向食管腔内生长过度，则形成食管闭锁。食管发育早期，如果部分前肠细胞自食管分离出来，并继续生长，则可形成食管重复畸形，大都表现为靠近食管壁的囊肿，有的和食管腔沟通，成为先天性食管憩室；这种畸形可完全被包在食管的肌腔内，上、下端与食管腔相通，成为双腔食管，此种畸形甚为罕见。

1. 先天性食管闭锁及食管气管瘘

食管畸形中最常见的是食管闭锁，约占全部食管畸形的 85%，常伴有食管气管阻塞。国内发病率为 1：2000～1：4000。

根据食管闭锁部位以及是否并有食管气管瘘，将食管闭锁分为 5 种类型。

（1）食管近段为盲端，远段与气管后壁沟通，形成食管气管瘘。此型最常见，约占 86.5%。

（2）食管近段与气管后壁沟通，形成气管食管瘘，远段为盲端。此型占 0.8%。

（3）食管近段、远段均为盲端，无食管气管瘘。此型占 7.7%。

（4）食管近段及远段分别与气管后壁相沟通，形成两处食管气管瘘。此型很少见，约占 0.7%。

（5）食管腔无闭锁，但食管前壁与气管后壁间有瘘管相通，呈 H 形畸形。约占 4.2%。

2. 先天性食管狭窄

先天性食管狭窄是食管局限性的发育异常，如食管黏膜成环状或瓣状隔、食管壁增厚等。

3. 食管囊肿

食管囊肿是最常见的食管重复畸形。由脱落的前肠细胞在食管壁上生长而形成，常伴有颈胸脊椎畸形。囊肿可位于食管的黏膜下层、肌层，较大时突出于食管外。囊肿内层覆盖以胃、小肠或结肠上皮，囊肿液多为棕色黏液性分泌物。

1. 临床表现

（1）食管闭锁的典型表现为婴儿唾液不能下咽，频吐白沫，哺乳时食物流入呼吸道，引起呛咳、呕吐、发绀、呼吸困难等症状，停止哺乳后症状好转，再哺乳时症状再次出现。反复哺乳，易发生吸入性肺炎。食管下段与气管之间有气管食管瘘的病例空气经瘘管进入胃肠道引起腹胀，同时胃液亦可经食管瘘反流入呼吸道，引起吸入性肺炎。由于食物不能进入胃肠道，患者出现脱水、消瘦。

（2）先天性食管狭窄在婴儿期可不出现症状，开始进食厚糊状或固体食物时出现咽下困难，食管 X 线造影检查可显示食管腔狭窄的部位及类型，食管镜检可发现病变。

（3）食管囊肿覆盖以胃黏膜的囊肿，易成溃疡而穿破气管或支气管引起反复咳血，此症状在婴幼儿时尤应虑及。囊肿较大时可压迫呼吸道，引起咳嗽、呼吸困难，严重时发生窒息而死亡，多见于婴儿。因阻塞或压迫食管可引起吞咽困难，囊肿内出血或食管梗阻时可出现胸痛。囊肿发生在颈部时，可见自颈前向一侧突出的包块。食管 X 线造影检查可见食管黏膜纹理消失、充盈缺损而壁光滑，其上皮边缘光滑呈坡状影。食管镜检见球状新生物突入食管腔，表面为正常食管黏膜，用吸引管触探时质软，活动度较大。一般不做活检。

2. 治疗

(1)食管闭锁严重威胁患儿生命，诊断明确后应尽早手术。术前应注意保持正常体温；置患儿于半坐位，以减少胃液流入呼吸道，经常吸除口腔分泌物或于食管上段置导管持续负压吸引；适量补液，纠正水、电解质失衡，纠正低蛋白血症，必要时输血。手术方法是切断食管气管瘘部分，然后作食管上、下段直接吻合。若食管上下段距离过长，食管长度不足以作对端吻合术，此型需行分期手术。第1期手术将近段食管经颈部切口引出，切开颈段食管盲端，引流唾液，另作胃造口以供饮食，待3~4岁后再作第2期结肠代食管术。

体重不及2000 g的早产儿，一般情况差或并有其他器官严重畸形的病例，需分期施行矫正术。第1期手术时切断、缝合食管气管瘘，另行胃造口术以供营养。食管上段置导管作持续负压引流。数周后，待体重增加到3000 g左右再施行第2期手术，对端吻合上、下段食管。

(2)先天性食管狭窄隔膜薄者可经食管镜下钳取除之，较厚时可用激光气化烧灼，局部管壁增厚者可试用经食管镜作扩张术。对纤维增生明显，上述治疗效果不佳者可经胸切除狭窄段食管，再作食管对端吻合。

(3)食管囊肿治疗方法为囊肿切除术。

二、护理要点

(一)气管畸形

1. 术前护理

(1)心理护理：向患者及其家属解释呼吸困难产生的原因、治疗方法和疗效，做好解释和安抚工作，尽量减轻患者的恐惧心理，避免不良刺激，帮助患者树立信心，以配合治疗和护理。

(2)术前准备。

1)准备急救物品，患者床旁应备好吸氧、吸痰装置，气管插管，头灯等急救物品。同时做好紧急情况下床旁气管插管的准备。

2)积极抗感染治疗，保持呼吸道通畅，改善缺氧症状，预防窒息。创造安静的休息环境，病室保持适宜的温度和湿度。协助患者取半坐卧位卧床休息，尽量减少外界刺激，小儿患者尽量避免哭闹，以减少耗氧量。

3)密切观察患者呼吸情况，如出现呼吸困难，及时告知医生。

4)如需手术，根据患者手术麻醉方式，完善术前检查，向患者及家属讲解术前检查的目的、方法及注意事项。根据手术路径正确备皮，做好术前准备。

(3)饮食护理：指导患者进食高蛋白、清淡、易消化的食物。需手术治疗的患者提前做好胃肠道准备，术前按麻醉要求禁食禁饮。

2. 术后护理

(1)病情观察。

1)密切观察患者生命体征及血氧饱和度，尤其是呼吸情况。

2)观察切口渗血、渗液情况，如出现发热、分泌物增多、性质异常及时告知医生进行处理。

(2)专科护理。

1)术后严密监测患者生命体征及血氧饱和度，尤其是体温和呼吸情况。

2)保持呼吸道通畅及湿润，如有异常立即通知医生。遵医嘱予以吸氧。

3)做好伤口抗感染护理，预防伤口出血。

4)评估患儿疼痛的性质、部位和严重程度，疼痛未缓解时遵医嘱予以镇痛药物。

(3)心理护理：创造安静的病室环境，鼓励家属陪护，加强健康宣教。

(4)饮食护理：加强患者营养管理，进食营养丰富的流质，增强患者抵抗力。

(5)用药指导：根据医嘱使用抗菌药物，注意观察患者用药反应。痰液较多咳不出的患者可采取雾化吸入的方法帮助排痰。

(6)健康宣教。

1)告知患者合理膳食，充足营养，可促进疾病康复。指导患儿进食前后漱口，保持口腔清洁。

2)鼓励患儿多翻身和下床活动，帮助患者多拍背，促进痰液咳出，预防肺部感染。

3. 出院指导

(1)饮食与活动：指导患者进食营养丰富、清淡易消化饮食，告知患儿适量锻炼，提高机体免疫力，可减少感染机会。

(2)复诊指导：告知患者门诊复查时间。如伤口出现感染，如红肿热痛及呼吸困难等情况及时就诊。

(3)健康指导。

1)居室湿度适宜，保持情绪稳定，尽量减少活动量及活动范围，以免再次出现呼吸困难。

2)不进食辛辣、刺激性食物，适当增加营养。养成良好的进食习惯。

(二)食管畸形

1. 术前护理

(1)心理护理：向患儿家属讲解食管畸形的治疗方法和疗效，做好解释和安抚工作，尽量减轻患者的恐惧心理，避免不良刺激，帮助患儿家属树立信心，以配合治疗和护理。

(2)术前准备。

1)加强消毒隔离，最好单间隔离，专人护理或新生儿监护病房，要加强病房保温和保湿，创造安静的休息环境。

2)严密观察患儿生命体征，密切关注婴儿的体温及呼吸情况。如有任何异常，及时联系医生。

3)积极抗感染治疗，保持呼吸道通畅，改善缺氧症状，预防窒息。协助患者取半坐卧位卧床休息，尽量减少外界刺激，小儿患者尽量避免哭闹，以减少耗氧量。

4）为了让患儿呼吸通畅，需要进行拍背和吸痰。先天性食管闭锁患者，很有可能会出现呕吐的症状。当出现呕吐的症状，呼吸也会受到影响，所以吸痰和拍背是必不可少的一个环节。

5）如需手术，根据患者手术麻醉方式，完善术前检查，向患者及家属讲解术前检查的目的、方法及注意事项。根据手术路径正确备皮，做好术前准备。

(3)饮食护理：尽量给予患儿母乳喂养，及时补充营养，按手术要求禁食。

2. 术后护理

(1)病情观察：严密观察患儿生命体征，密切关注婴儿的体温及呼吸情况。如有任何异常，及时告知医生。

(2)专科护理。

1）积极预防术后感染，患儿年龄较小，是很容易出现术后感染的情况。按医嘱使用抗菌药物，同时多注意婴儿自身的感染，定时清洁，以防细菌感染。

2）保持患儿呼吸道通畅，按需拍背和吸痰，动作轻柔。

3）卧床期间最好定期给患儿翻身，协助患儿多活动，有利于病情的恢复。

(3)心理护理：告知患儿家属预后效果，树立信心，配合治疗。

(4)饮食护理：术后需禁食，静脉补充营养，并按医嘱尽早母乳喂养，及时补充营养。

(5)用药指导：遵医嘱使用抗菌药物，观察用药反应。

(6)健康宣教：告知家属密切关注患儿呼吸、体温情况，保持患儿呼吸道通畅，如出现呕吐，需及时清理呕吐物，以免发生误吸而出现窒息，尽量少量多餐。

3. 出院指导

(1)饮食与活动：尽量母乳喂养，少量多餐，适量喂些温水。协助患儿适量活动，加强锻炼。

(2)复诊指导：定期复查，若患儿出现发热、呼吸困难，立即就诊。

(3)健康指导。

1）平时多注意婴儿自身的保暖，适当增添衣物，避免着凉，从而加重病情。

2）患儿卧床期间定期翻身，帮助多活动，有利于病情的恢复。

3）尽量不去人较多的地方，避免接触到呼吸道感染者。

三、习题

习题

第二节　气管肿瘤

一、知识要点

(一)气管良性肿瘤

儿童的气管肿瘤以良性肿瘤居多，约占90%；而在成人，良性肿瘤在气管原发性肿瘤中仅占10%。

气管良性肿瘤可起源于气管壁的任何部分，其中以乳头状瘤最为多见，其次为软骨瘤，成软骨细胞瘤，此外，尚可有纤维瘤、血管瘤、脂肪瘤、平滑肌瘤、混合瘤及神经膜瘤等。

1.临床表现

小的良性肿瘤可无明显症状，生长缓慢的小肿瘤无症状期可长达数年。肿瘤逐渐长大后，气管管腔因此而变窄时，或气管管腔虽有轻度狭窄，但合并呼吸道感染时，可出现呼吸道阻塞症状，如喘鸣，呼吸困难，甚者可发生窒息。此外，尚可有刺激性咳嗽，如肿瘤发生破溃，或为血管瘤时，则有咳血或痰中带血等。有些可反复出现肺部感染。

2.治疗

(1)支气管镜下摘除全部肿瘤，并妥善止血。

(2)因肿瘤引起严重的呼吸困难者，可作紧急气管切开术。气管上段的肿瘤于气管切开后，呼吸困难可解除；而气管中、下段的肿瘤，在气管切开并吸出潴留于呼吸道的分泌物后，需经内镜摘除肿瘤，方能解除呼吸困难。如当时不能切除肿瘤，则可置入气管导管，或硅胶管使管口超过肿瘤的位置，呼吸困难方可完全解除。

(3)气管乳头状瘤除手术摘除外，其他治疗同喉乳头状瘤。

(二)原发性气管恶性肿瘤

原发性气管恶性肿瘤仅占上呼吸道肿瘤的2%(Baraka，1984)，其中以癌肿最多见，约占全身癌肿的1/1000。在气管癌中，以鳞状细胞癌最常见，其次为腺样囊性癌，其他的病理类型为腺癌，燕麦细胞癌等。来自间叶组织的恶性肿瘤有纤维肉瘤、软骨肉瘤、平滑肌肉瘤、癌肉瘤等。肉瘤为儿童的主要原发性气管恶性肿瘤，癌肿次之。

本病多侵犯30~50岁的成年人，男女发病率无明显差异，吸烟者较多见。

1.临床表现

(1)上呼吸道阻塞症状：如喘鸣，呼吸困难，甚至窒息。轻度的喘鸣仅在患者张口用力呼吸时，在吸气之末方可听到。病情严重时，呼气及吸气时均可听到喘鸣声。呼吸困难的类型与病变位置有关。肿瘤位于气管上段时，表现为吸气性呼吸困难；气管下段的肿瘤可表现为混合型呼吸困难，若气管上、下段均有病变，似仍以吸气性呼吸困难为主。而气管的继发感染，分泌物潴留或肿瘤出血等，均可使呼吸困难加重，或潜隐的病变显现症状。

（2）黏膜刺激及出血症状：肿瘤无溃疡时，仅有黏膜刺激症状，如刺激性咳嗽，可吐白色黏痰；肿瘤较大，阻塞上呼吸道时，痰液不易咳出。如肿瘤发生溃疡，则有痰中带血，大咳血者不常见。仅有个别患者以咳血为唯一的症状。少数患者可咳出肿瘤碎块。

（3）侵犯邻近器官的症状：如气管后壁肿瘤向外浸润，或向气管周围淋巴结转移时，可因喉返神经受累而发生声嘶。食管受压或管壁受肿瘤侵犯，则出现吞咽困难。

（4）其他：如进行性消瘦、恶病质等。肿瘤可向局部淋巴结、纵隔及胸腔内转移，亦可经血液循环向远处器官转移。

2. 治疗

（1）气管切除同期气管端端吻合术：气管的恶性肿瘤具有浸润气管壁，并向管腔外发展的特点，因而，内镜下切除肿瘤，包括激光治疗，均不能达到完全切除肿瘤的目的。目前，通过气管松解技术，气管的可切除长度已达成人气管平均长度的 1/2，并可在此基础上进行一期气管端端吻合术而对气管加以重建。对上、中段的气管恶性肿瘤，可经颈部横行切口而暴露肿瘤；经胸骨正中纵行切开胸骨，可良好暴露纵隔段的气管；而右侧后外胸廓切开则可同时切除气管隆。老年人气管的弹性降低，气管的广泛切除受到了限制。

手术并发症：伤口感染，肺部及胸腔感染，吻合口裂开，气管-无名动脉瘘，吻合口肉芽生成或狭窄，喉返神经麻痹，以及局部肿瘤复发等。

（2）人工通气管维持呼吸道通畅：少数情况下，当气管肿瘤非常广泛，气管切除后不能通过端端吻合重建气管时，则需应用人工材料重建气管。

（3）放射治疗：由于气管纵隔段周围存在大血管等重要的解剖结构，目前尚不能对气管肿瘤作广泛的大块切除，因此，手术前或手术后的放射治疗是必要的。需要时，手术前、后均联合放射治疗。但单纯的放射治疗对本病并不适宜。

二、护理要点

（一）气管良性肿瘤

1. 术前护理

（1）心理护理：了解患者心理，关心、安慰患者，向患者及其家属详细讲解手术过程，使其有正确认识，消除紧张恐惧心理，稳定情绪，安心接受手术。

（2）术前准备。

1）观察患者有无喉喘鸣、呼吸困难等症状。如有呼吸困难，应给予氧气吸入，备好气管切开包及其他抢救用品，必要时紧急行气管切开术，行气管切开后，一般在短期内不能拔管，必须向患者及家属反复强调说明，使其积极配合治疗。

2）指导患者避免外出活动，少说话、多喝水，不要大声喊叫，以免加重声嘶等，预防上呼吸道感染，避免声带水肿。患儿需要耐心安抚，减少哭闹，以免加重呼吸困难和缺氧症状。

3）根据患者手术麻醉方式，完善术前检查，向患者及家属讲解术前检查的目的、方法及注意事项。根据手术路径正确备皮，做好术前准备。

(3)饮食护理：术前加强营养，以高蛋白、高维生素、高能量的易消化清淡饮食为主，增强手术耐受力。如需手术需按照手术要求禁食禁饮。

2. 术后护理

(1)病情观察：严密观察患者呼吸频率、节律、深浅度，注意面色变化，监测血氧饱和度。观察唾液及痰液的性状，注意有无咯血、憋气等症状。记录分泌物的颜色、性质及量，预防并发症的发生。

(2)专科护理。

1)保持患者呼吸道通畅：全麻清醒后协助患者适当抬高床头，以利于呼吸，指导患者有效咳嗽排痰，以免阻塞呼吸道。遵医嘱行雾化吸入治疗，有效预防呼吸道水肿。

2)呼吸道梗阻：术后1~2日内，患者出现不同程度喉头水肿，甚至喉痉挛，尤其是患儿，易发生呼吸道梗阻或窒息。遵医嘱给予心电监护、持续低流量氧气吸入。

3)安全指导：指导患者住院期间勿远离病区。若出现胸闷、憋气、呼吸困难等不适症状时，及时通知医护人员。

(3)心理护理：向患者及其家属详细讲解手术过程，使其对手术有正确认识，消除紧张恐惧心理，稳定情绪，详细介绍术后的注意事项，取得配合。

(4)饮食护理：建立良好的卫生生活习惯，禁烟酒及辛辣刺激性食物；指导患者多饮水，保持呼吸道湿润。合理膳食，增加营养，以高蛋白、高维生素、高能量的易消化清淡饮食为主。

(5)用药指导：遵医嘱使用抗菌药物及雾化药，减轻气道水肿。

(6)健康宣教。

1)指导患者注意保暖，预防上呼吸道感染。

2)建立良好的卫生生活习惯，禁烟酒及辛辣刺激性食物，指导患者多饮水，保持呼吸道湿润。

3)合理膳食，增加营养，增强自身抵抗力。尤其注意儿童患者由于反复手术，疾病消耗，常有营养不良。

4)鼓励患者适当体育锻炼，增强体质，避免活动过度加重呼吸困难。

3. 出院指导

(1)饮食与活动。

1)建立良好的卫生生活习惯，禁烟酒及辛辣刺激性食物；指导患者多饮水，保持呼吸道湿润。

2)合理膳食，增加营养，增强自身抵抗力。

3)鼓励患者适当体育锻炼，增强体质，避免活动过度加重呼吸困难。

(2)复诊指导：气管良性肿瘤易复发，需定期随访。并向患者及家属讲解复查的重要性，若有异常，如呼吸困难，及时就诊。

(3)健康指导。

1)教会患者及家属观察患者呼吸变化，告知其根据有无喉喘鸣音、口唇、四肢末梢发绀，"四凹征"及烦躁不安等表现来判断是否存在呼吸困难。

2)建立良好的卫生生活习惯，禁烟酒及辛辣刺激性食物；指导患者多饮水，保持呼吸道湿润。

3)鼓励患者适当体育锻炼,增强体质,避免活动过度加重呼吸困难。

(二)原发性气管恶性肿瘤

1. 术前护理

(1)心理护理:气管肿瘤患者由于呼吸困难,活动受限,因而迫切寻求治疗,另一方面因担心手术安全及术后效果,极易造成心理压力及精神紧张。因此术前应给予患者心理疏导,说明手术的必要性及手术效果,使患者从心理上消除恐惧心理。

(2)术前准备。

1)需协助患者完善各项实验室检查及电子喉镜检查。

2)气管肿瘤患者易发生窒息,注意观察呼吸及血氧饱和度,必要时床旁备气管切开包,发生窒息时紧急气管切开,建立人工气道,抢救生命。

3)避免剧烈运动,限制活动范围,患者不得随意离开病房,减少氧耗,病情突然变化时及时处理。

4)体位锻炼:由于术后需要颈屈位固定,因此术前指导患者采取特殊的压颌屈颈位,以提前适应。说明该体位的重要性,使其理解配合,并指导患者在该体位下饮水、进食和咳嗽咳痰。

5)做好交叉配血,药物过敏试验。

(3)饮食护理:给予高热量、高蛋白、高维生素饮食,根据患者情况给予静脉营养支持,使患者能耐受手术。并按麻醉要求禁食。

2. 术后护理

(1)病情观察。

1)观察生命体征及血氧饱和度,尤其是呼吸、血压情况。

2)术后予心电监护,持续监测心率、呼吸、血氧饱和度。严密观察病情变化,保持呼吸道通畅,持续氧气吸入保持血氧饱和度在95%以上,及时复查X线胸片了解肺复张情况。

3)观察有无皮下气肿,皮下气肿的范围及消长情况。

4)伤口出血情况:痰液及唾液性状,伤口引流液的性状及量,伤口敷料渗血情况,胃管引出液的性状及量,伤口周围是否有肿胀并可触及包块。若发现活动性出血,应及时告知医生进行处理。

(2)专科护理。

1)体位护理:术后为了降低吻合口张力,防止气管过度牵拉,影响吻合口愈合,需在患者下颌与胸前皮肤缝吊,保持头低颈前屈 30°~45°,患者易产生恐惧和不习惯感觉,因此术前必须做好解释工作取得患者的配合。术后3周患者将始终保持该体位。术后患者半卧位时,加枕于颈部使颈部有依靠而减轻颈部疲劳。为减轻颈部疲劳可每小时给患者颈部按摩一次。后期可指导患者左侧卧位或右侧卧位。鼓励患者早期进行床上活动,以增加肠蠕动,促进食欲,促进咳嗽排痰,预防皮肤长期受压致压力性损伤形成。

2)呼吸道护理:气道护理极为重要,为保持呼吸道通畅,及时排除分泌物,定期起坐拍背,雾化吸入,协助患者咳嗽,咳嗽时开始痰液呈暗红色,以后逐渐变是术中气管残存积血所致,要向患者做好解释,避免紧张。床边应备好吸痰用品目录,吸痰前要清楚吻合口位置吸痰时选择适当压力，严格遵守无菌操作，动作轻柔，以免吸痰不慎拆分吻合口引起吻合口瘘及出血。气管切除术后有可能导致管腔狭窄，甚至窒息，床边应备气管切开包。

3）胸腔闭式引流管护理：妥善固定引流管，保持引流通畅，观察引流的量、颜色及性质。注意观察有无气管吻合口瘘，术后一周内注意观察患者咳嗽、深呼吸时有无气体引出。

（3）心理护理：评估患者心理状态，予以心理护理，在保证气道通畅的情况下，可适当遵医嘱予以促进睡眠的药物。关注尊重患者，鼓励患者说出内心感受，介绍成功案例，增加患者恢复信心。

（4）饮食护理：术后全麻清醒6小时后遵医嘱给予流质饮食，观察患者有无喉返神经损伤逐步予以半流质至普食。术后早期饮食尽量减少咀嚼，以减少下颌关节的活动和减少呛咳误食。进软食时，以细嚼慢咽为宜。

（5）用药指导：遵医嘱使用抗感染、稀释痰液的药物，掌握雾化吸入的方法，采用放射治疗的患者，向患者介绍放射治疗的目的和意义，安抚患者。

（6）健康宣教。

1）指导患者注意保暖，预防上呼吸道感染。

2）建立良好的卫生生活习惯，禁烟酒及辛辣刺激性食物；指导患者多饮水，保持呼吸道湿润。

3. 出院指导

（1）饮食与活动。

1）嘱患者3个月内避免头后仰及抬头动作，走路时眼睛要平视，不要抬头看物，睡觉时床头要抬高头部垫起，以免发生吻合口瘘，适当增加营养，注意保暖，防止呼吸道感染。

2）禁烟酒及辛辣刺激性食物。指导患者多饮水，保持呼吸道湿润。合理膳食，增加营养，以高蛋白、高维生素、高能量的易消化清淡饮食为主。进食时，需细嚼慢咽。

（2）复诊指导：定期随访，1个月内每2周一次，3个月内每月1次，1年内每3个月1次，1年后每半年1次。如出现呼吸困难立即就诊。

（3）健康指导

1）体位指导：为减轻吻合口张力和防止患者颈部后仰和头部摆动对吻合口造成牵拉，为了促进吻合口愈合，必须采取被动的头颈前屈位30°~45°。术后3周内，始终保持该体位，2周后拆线，仍需告知患者在3个月内保持颈部的前屈，避免抬头、仰伸及剧烈活动，以后可慢慢恢复颈部的正常活动度。

2）适当增加营养，提高机体抵抗力，注意保暖，避免去人多的公共场所防止呼吸道感染。

三、习题

习题

第三节　咽、食管及气管、支气管异物

一、知识要点

(一)咽异物

咽异物在耳鼻咽喉科各类异物中最为多见。一般在门诊或急诊室处理。其发生的主要原因如下。

(1)匆忙进食，注意力不集中。

(2)儿童喜将玩物含入口中，不慎坠入喉咽。

(3)精神、神志状态不正常者，容易发生。

(4)老年人口内感觉欠灵敏或义齿松脱坠入喉咽。

(5)因自残或他杀行为所致。

1.临床表现

(1)咽部有异物刺痛感，在吞咽时症状明显，部位大多比较固定。

(2)如刺破黏膜，可见少量血液和假膜形成。并发感染者疼痛感较重。

(3)较大异物存留喉咽时，可引起吞咽及呼吸困难。

(4)异物大多存留在扁桃体上、扁桃体窝内、舌根会厌谷、梨状窝等处。鼻咽部异物少见。如偶有发生久之会有臭味。

2.治疗

(1)咽异物治疗多无困难，在喷入1%丁卡因时，应注意患者，尤其是儿童有无过敏反应、中毒反应，若遇过敏反应者应停止喷用丁卡因，并及时处理。对妊娠妇女应慎用1%丁卡因。

(2)口咽部异物一旦发现，用血管钳夹取最为可靠。对于无法合作的儿童，在夹取前一定要固定好头部。

(3)舌根、会厌谷、梨状窝处的异物，行黏膜表面麻醉后可在间接喉镜观察下用间接喉钳取出，或在直接喉镜下用喉异物钳夹取。对舌体肥大、颈短不能配合者可在表面麻醉下经纤维镜下钳取。

(4)因咽异物而发生咽后脓肿或咽旁脓肿者，应从口咽或颈侧行脓肿切开排脓引流术。

(5)少数针类或金属丝类异物进入咽后隙或咽旁隙者，应在 X 线片定位帮助下，经颈侧径路探取。

(二)食管异物

食管异物的发生与年龄、性别、饮食习惯、进食方式、食管有无病变、精神及神志状态等诸多因素有关。但最常见的原因为注意力不集中，匆忙进食，食物未经仔细咀嚼而咽下。儿童多为口含玩物不良习惯引起。而老年人多因咀嚼功能差口内感觉欠灵敏，义齿使用不当或松脱所致。

1. 临床表现

临床症状与异物种类、大小、形状、异物所在部位、患者年龄、就诊时间（即异物停留时间）及有无继发感染等有关

（1）吞咽困难：如为塑料薄片、硬币类异物，病情轻微者，仍可进食少量流质或半流质。如异物较大、尖锐或合并感染者则可出现吞咽困难或张口流涎。

（2）吞咽疼痛：为食管异物的主要症状。在吞咽时疼痛加剧。异物在食管颈段，疼痛部位多在颈根部或胸骨上窝处。异物位于食管中段者，疼痛常放射至胸骨后及背部。如合并感染，则有发热、甚至出现菌血症等中毒症状，疼痛更为剧烈。

（3）呼吸道症状：幼小儿童如异物较大、位于颈段食管，向前压迫气管可出现呼吸困难。

（4）多出现在未及时就诊、仍继续进食的患者。如尖锐异物随吞咽运动可刺破食管壁，进而刺伤或刺破邻近的大血管；巨大异物向前可压迫气管，出现呼吸困难；合并感染者可出现严重并发症。

1）食管穿孔：发生在颈段食管的食管穿孔可出现颈部皮下气肿，纵隔气肿。咽下之空气随被刺破的食管壁外逸，可潜入颈部皮下组织形成皮下气肿。外逸之空气经颈筋膜间隙进入纵隔形成纵隔气肿。或感染经上述途径形成颈部脓肿和纵隔脓肿。

2）气管食管瘘：因异物嵌顿压迫食管前壁致管壁坏死，并累及气管后壁形成食管气管瘘，且可导致肺部反复感染。患者多因年老体衰，难以接受手术治疗，或因感染不易控制，无法施行手术修补，以致疗效不佳。

3）大血管溃破：尖锐食管异物穿破食管并伤及主动脉弓或锁骨下动脉等大血管，可引起致命的大出血。总之，此种病例抢救的存活率极低，应引起重视，并应与心胸外科、血管外科合作，进行积极抢救，有望提高治疗成功率。

2. 治疗

尽早在食管镜下取出异物，防止并发症的发生是治疗食管异物的最主要原则。在进行食管镜检查时还需注意下列事项：

（1）进食后 4~6 小时内不宜行食管镜检查，待胃排空后进行检查较为适宜。否则在术中可因食物反溢误入气管，造成致命隐患。食管异物虽已诊断成立，但在手术前应再次询问患者，如吞咽困难、吞咽疼痛已消失，则应再次行食管 X 线检查，因有少数食管异物可自行落入胃内，以免施行不必要的手术，增加患者痛苦。

（2）麻醉方式选择：全麻适用于颈短、体胖、精神过于紧张或异物较难处理者。全麻气管插管尤适宜于儿童患者。一般均可在表面麻醉下进行食管镜检查及异物取出术。

（3）对儿童硬币类异物可在 1% 丁卡因表面麻醉成无麻醉下，用 Foley 管插入异物下方，注入 8~15 mL 空气使气囊充气，由助手帮助使患儿处于仰卧头低位，拉出 Foley 管，即可将硬币带出口外。

（4）如遇尖锐异物，应在食管镜的明视下，先将物尖端退出食管壁，然后夹住异物尖

端，使其先进入食管镜的管腔中，再行钳取整个异物。否则异物尖端可重刺伤食管壁。

（5）如发现异物刺伤管壁，且随主动脉弓搏动而搏动，应停止手术。在做好体外循环等充分准备的情况下，请心胸外科医生处理。

（6）如遇巨大义齿难以钳取时，应取颈侧径路，探取颈段食管异物。

（7）某些呈橄榄形的异物如枣核等，术前应向患者或家属说明，可能会在钳取过程中，因异物松动后随食管蠕动而落入胃内。

（8）食管异物患者，多因不能进食，应于术前、术后进行补液治疗，注意纠正水与电解质的平衡；有食管壁损伤或合并感染者，应用广谱抗菌药物治疗；某些食管严重损伤或疑有食管壁穿孔者，术后应放置鼻胃管，停经口进食。

（9）食管上段异物导致颈段食管周围脓肿或颈部化脓性感染者，应行颈侧切开引流术。

（10）确诊为食管穿孔、纵隔脓肿或疑有大血管溃破以及巨大异物无法从食管镜下钳取者，均应尽早请心胸外科抢救处理。

（11）食管异物是可以预防的，应注意下列几点：

1）进食切忌匆忙，应细嚼慢咽，忌用带刺或碎骨的鱼汤、鸡汤等与米、面混合煮食。

2）老年人的义齿（不易钳取）要严防脱落。进食要留心，睡眠前、全麻前应取下。对松动义齿要及时修复。

3）教育儿童不要将各类物体放入口中玩耍。儿童口内如含有玩物，要嘱其吐出，切忌逗弄嬉笑、哭叫或恐吓。

4）异物误入食管后要立即就医，切忌用饭团、韭菜、馒头等强行下咽，以免诱发并发症和增加手术成本。

（三）气管、支气管异物

气管、支气管异物是耳鼻咽喉科最常见的急症之一，若治疗不及时可引发急性上呼吸道梗阻，严重时可出现如心力衰竭、呼吸衰竭等严重并发症。大多数好发于儿童，尤其以1~3岁儿童多见，约占80%。老年人及昏迷患者因为咽反射迟钝，也容易发生误吸，健康成年人较少见。

其发生原因主要有以下几点：

（1）幼儿口中含有异物或食物，在玩耍、嬉戏、哭、笑过程中容易发生误吸；步态不稳，容易跌倒，此时口中若含有食物或异物，也容易造成误吸。由于幼儿磨牙尚未萌出，咀嚼功能不完善，喉的防御反射功能差，保护作用不健全，都是幼儿容易发生呼吸道异物的原因。

（2）全麻手术、酒醉、昏迷等状态的患者或老年人，由于吞咽功能不全，咽反射减弱，易将口咽部异物，如松动的牙齿或义齿等误吸入呼吸道，呕吐物未及时清除，也可吸入气管内。

（3）少部分的健康成年人因为工作习惯，将一些尖锐物品，如钉、针、扣等含于口中，当遇到外来刺激或突然说话时可将异物吸入呼吸道。

（4）食管内长期存留的尖锐异物突入气管内，也可能形成气管食管瘘及气管异物。

（5）在气管、支气管手术过程中，由于器械装置断裂或脱落进入气管，或切除的组织未及时准确取出，突然滑落入气道内，或部分口咽及鼻腔异物在诊治过程中异物位置的突然变动，而误吸入下呼吸道。

（6）精神异常或者有自杀行为的患者。

2. 临床表现

（1）气管异物：因异物刺激呼吸道黏膜而发生呛咳（有时可咳出血液）、气喘、呼吸困难和异常呼吸声。异物阻塞气管，或位于气管隆嘴而使两侧主支气管通气受到严重障碍者，可发生严重呼吸困难甚至窒息。如异物较小，可在声门裂和支气管之间随呼吸气流上下活动则出现阵发性咳嗽及典型的异常呼吸声。即当呼气时异物随气流向上冲撞声带，张口咳嗽时可听到撞击声；在喉部和气管部位触诊，也可触到碰撞振动感；有时尚可听到哮喘样喘鸣声。异物体轻而小（如西瓜子、葵花子等），能随呼吸气流在气管内上下飘荡者，有时可闻拍扑气管声或鼓翼声（拍翅声）。此时，若用听诊器放在颈前听诊，更易清晰听到此种拍击声。

（2）支气管异物：支气管异物以位于右侧支气管者多见。异物进入支气管后依其大小、种类和位置的不同而出现各种症状。当异物尚能活动时，则有痉挛性高声呛咳，呼吸时虽有部分阻塞现象，但不引起明显肺部病变。若部分阻塞支气管腔，则可能发生轻度呼吸困难或胸部不适感。异物停定后则症状消失或显著减轻，只有轻度咳嗽。若在昏迷或麻醉时吸入异物则常无此种症状，在此时期中检查，可能发现明显的早期体征，如类似哮喘样声，张口呼吸时特别清楚；主支气管完全阻塞时患侧呼吸声消失，吸气时患侧胸部扩张受限，患侧胸部语颤减弱，叩诊有时呈浊音。若为非活动性支气管异物，可引起一系列特征性临床表现，如支气管肺炎、肺气肿、肺不张等。长期停留者可导致支气管扩张及肺脓肿。尖锐性异物对支气管壁有损伤者还可引起纵隔气肿及气胸。呼吸困难的程度与异物的部位、大小及阻塞程度有关。

2. 治疗

气管、支气管异物是耳鼻咽喉科最常见的临床急症，常常有危及生命的可能。取出异物是唯一有效的治疗方式。所以，及时明确诊断，尽早行异物取出术，可防止患者出现窒息或其他呼吸并发症的发生。若患者一开始伴有高热、心力衰竭的情况时，应及时给予内科处理，积极改善全身状态，必要时在完善各项手术准备后，及时经支气管镜取出异物。若患者一开始便出现上呼吸道梗阻、呼吸困难等情况，应立即行气管切开取出异物，必要时行开胸探查+异物取出术。

二、护理要点

（一）咽部异物

1. 心理护理

帮助患者了解发病的原因，治疗目的、方法及预后，以消除患者负面情绪，使患者树立信心，积极配合治疗和护理。

2. 饮食护理

指导患者进食清淡、易消化、高营养温凉流质或软食，避免进食刺激性食物。

3. 病情观察

密切观察患者动态病情变化，警惕肿脓形成。注意观察患者生命体征变化，发现异常，及时通知医生给予处理。

4. 专科护理

(1)咽部异物取出：口咽部异物可用镊子夹出；舌根、会厌、梨状窝等处异物，可在间接喉镜或纤维喉镜下用异物钳取出。对已继发感染者，应用抗菌药物控制炎症后再取出异物，异物穿入咽壁而并发咽后或咽旁脓肿者，酌情选择经口或颈侧切开排脓，同时取出异物。

(2)气道护理：咽部异物史一旦明确应尽早就诊。保持呼吸道通畅，密切观察患者呼吸情况，如存在呼吸困难，应及时通知医生，做好气管切开准备。及时清理口腔内分泌物，以防发生误吸。

(3)口腔护理：保持口腔清洁，告知患者按时刷牙，餐后及睡前使用漱口液漱口。

5. 用药指导

遵医嘱给予足量抗菌药物及激素药物，并观察疗效和不良反应。遵医嘱给予患者冷敷贴降温或使用止痛药。

6. 健康宣教

(1)生活指导。

1)养成良好的进食习惯，进食时不要讲话，尤其是吃鱼类等多刺、多骨食物时。

2)加强安全指导，定期口腔科随访，儿童的玩具宜大不宜小，防止儿童误吞。

3)对于精神异常、酒醉、昏迷者需加强监护。

4)指导患者加强锻炼，增强抵抗力。

5)忌食辛辣刺激、坚硬、带刺食物，以免引起咽部不适。

(2)疾病知识指导。

1)咽喉部有异物时要及时就医取出，忌用饭团吞下，以防异物陷入越深。

2)糖尿病患者尤其注意规范治疗，以免感染难以控制。

(二)食管异物

1. 术前护理

(1)心理护理：安抚患者，帮助患者了解发病的原因，治疗的目的、方法及预后，使患者消除紧张、焦虑等负面心理，保持情绪稳定，树立信心积极配合治疗与护理，以取得最佳的治疗效果。

(2)术前准备。

1)保持呼吸道通畅：观察有无呼吸困难、呼吸道感染，如支气管炎、支气管肺炎、肺不张等。

2)用药护理：遵医嘱采用抗菌药物治疗，根据患者的饮食情况给予足量液体和电解质，并观察患者体温、疼痛、吞咽困难症状有无缓解。

3) 嘱患者卧床休息，观察患者有无呕血或便血。如果食管异物是义齿，患者应绝对卧床，防止义齿活动刺伤大动脉引起大出血。

4) 遵医嘱尽快完善各项术前检查。

（3）饮食护理：按手术要求禁饮禁食。

2. 术后护理

（1）病情观察：密切观察患者体温、脉搏、呼吸的变化，注意有无颈部皮下气肿、疼痛加剧、进食后呛咳、胸闷等症状。

（2）专科护理。

1) 与麻醉护士交接班，仔细询问手术过程是否顺利、异物是否取出、有无残留异物。全麻术后患者未清醒时取去枕平卧位，头偏向一侧，保持呼吸道通畅，以免呕吐物误吸入呼吸道发生窒息。

2) 严密观察患者病情变化，注意患者有无疼痛加剧、发热及纵隔感染等并发症的症状。

3) 如异物进入胃内，应向患者解释清楚，解除患者思想顾虑，禁服导泻药，并注意观察大便 3 日。可照常饮食，如异物排出后仍有腹痛，应考虑请外科医生诊治。

4) 禁食期间加强口腔护理，预防口腔感染。

（3）心理护理：告知患者异物取出后的注意事项，加强健康教育，缓解患者焦虑情绪。

（4）饮食护理：根据患者食管黏膜损伤程度，指导其合理进食。取出异物后无明显的黏膜损伤，禁食 6 小时后遵医嘱给予流食或半流食，1~2 天或 2~3 天后改普食，并口服抗菌药物或静脉输液抗感染治疗，如异物存留时间较长（>24 小时），并为粗糙尖形异物，疑有食管黏膜损伤者或食管穿孔者，应留置胃管，鼻饲或禁食补液，待症状消失，穿孔愈合后方可经口进食。

（5）用药指导：遵医嘱静脉抗感染治疗，直至感染消除。

（6）健康宣教。

1) 加强饮食宣教，进食应细嚼慢咽，进食带有骨刺类食物时，应将骨刺吐出，以免误咽。

2) 加强儿童教育，纠正其口内含物的习惯。

3. 出院指导

（1）饮食与活动：术后 1 周内应进食软食，勿食过热食物，忌烟酒及刺激性食物。不可暴饮暴食。切忌强行吞咽大口食物而引起食管穿孔。适量活动，劳逸结合，增强抵抗力。

（2）复诊指导：定期复查，如感到胸骨疼痛，则有食管穿孔的危险，应立即去医院就诊。

（3）健康指导。

1) 进食应细嚼慢咽，进食带有骨刺类食物时，应将骨刺吐出，以免误咽。

2) 加强儿童教育，纠正其口内含物的习惯。

3) 老年人有义齿，进食时要当心，避免进食黏性强的食物，义齿松动或有损坏时及时维修，睡觉前取下义齿。全麻或昏迷的患者及时取下义齿。

4)误吞异物后，应及时到医院就诊，请医生取出异物，切忌用韭菜、馒头、饭团等企图将异物强行咽下，从而加重食管损伤，导致并发症，增加手术难度。

5)告知患者平时应保持良好的心理状态，避免紧张、激动的情绪。

(三)气管、支气管异物

1.术前护理

(1)心理护理：及时做好患者的心理护理及疾病的健康教育，争取患者手术配合。嘱患者减少活动。对患儿需进行安抚，避免其哭闹、躁动，以防嵌顿在气管的异物在活动时随气流上下浮动，梗阻在声门而造成窒息。

(2)术前准备。

1)及时了解异物的种类、特征及留存时间等信息，遵医嘱给予氧气吸入、心电监护、补液、抗感染、备吸引器及气管切开包于床旁等处理，做好气管切开的准备。

2)做好术前准备工作，尽早行异物取出术。协助患者做好辅助检查，如急查血常规、凝血时间、心电图、胸片等检查。做好全麻术前准备，如病情紧急，直接进行手术抢救。

3)病情观察：严密观察患者有无肺炎、肺气肿、咯血、肺不张、急性呼吸衰竭等并发症发生。如有体温升高、呼吸困难加重、心率加快、烦躁不安等现象，立即通知医生，及时处理。

①呼吸困难：严密观察患者生命体征。较大异物阻塞气管或声门裂时会发生呼吸困难甚至窒息。注意观察呼吸、心率变化情况以及神志、皮肤色泽等，尽量减少哭闹，应卧床休息防止发生心力衰竭。

②肺炎：及时发现肺炎征象，予以对症处理。植物性异物因含游离脂肪酸，可刺激呼吸道黏膜引起炎性反应，或者异物阻塞支气管，使肺部引流不畅导致肺部感染。表现为体温升高、呼吸道分泌物增多且黏稠。对于非急症入院患者发生肺炎时，遵医嘱应用抗菌药物抗感染治疗，并观察患者的体温变化。

③出血：密切观察患者有无咯血。尖锐性异物刺破气管或支气管管壁、血管时，患者支气管黏膜肿胀、易出血。嘱患者卧床休息，减少活动。

④肺不张：协助患者完成检查，关注患者病情进展情况。异物停留在支气管内完全阻塞支气管时，远端肺叶内的空气逐渐被吸收，可导致阻塞性肺不张。

(3)饮食护理：若没有吞咽困难的情况无须禁食。指导患者选择清淡、无刺激的流质或半流质饮食，减少会厌刺激。手术患者按手术要求禁饮禁食。

2.术后护理

(1)病情观察：需及时了解术中异物取出的情况，全麻未清醒前，给予氧气吸入，严密观察呼吸情况，监测血氧饱和度，取平卧位头偏向一侧，待完全清醒后2~4小时可垫枕。

(2)专科护理。

1)保持患者呼吸道通畅，及时清理患者口鼻内分泌物，防止发生误吸。若出现明显呼吸困难，提示喉头水肿的发生，应立即报告医生，协助处理，必要时行气管切开。

2)手术当天卧床休息，少说话，婴幼儿避免哭闹，防止并发症发生。

(3)心理护理：告知患者异物取出后的注意事项，加强健康教育，缓解患者焦虑情绪。

（4）饮食护理：全麻清醒 2~4 小时后，可协助患者少量饮水，无呛咳、呕吐等症状后可指导患者进温凉的半流质饮食。及时给予饮食指导，嘱患者进食高蛋白、易消化食物。

（5）用药指导：遵医嘱使用抗菌药物和激素，控制感染，防止发生喉头水肿。观察有无感染征象，如出现体温升高、痰液增多等，及时报告医生予以对症处理。

（6）健康宣教：帮助患者及家属正确认识气道异物的危险，一旦发生气管或支气管异物，应及时来院就诊，以免延误病情。

3. 出院指导

（1）饮食与活动：养成良好的进食习惯，勿食过热食物，忌烟酒及刺激性食物。不可暴饮暴食。适量活动，劳逸结合，增强抵抗力。

（2）复诊指导：异物取出后一般无须复诊，若出现呼吸困难，立即就诊。

（3）健康指导。

1）婴幼儿不进食花生、瓜子、豆类等带壳食物及吸食果冻等润滑食物，如口内有异物，应诱导其吐出，不能强行抠出。

2）小儿患者进食时要专心，保持安静，禁止逗笑、打骂或使其受惊吓。

3）积极纠正小儿口中含物的不良习惯，成人也要避免口含物品仰头。

4）帮助患者及家属正确认识气道异物的危险，一旦发生气管或支气管异物，应及时来院就诊，以免延误病情。

三、习题

习题

第四节　食管其他疾病

一、知识要点

（一）食管腐蚀伤

吞入腐蚀剂造成的食管损伤，称为食管腐蚀伤，又称食管化学灼伤或腐蚀性食管炎。以服饮酸类或碱类腐蚀剂引起者为多见。前者如盐酸、硝酸、王水等，后者如氢氧化钠、氢氧化钾、碳酸钠等。单纯的酸、碱药物之外，凡可使组织的胶体状态发生改变的物质，均能引起食管腐蚀伤如醛类（如甲醛）、酚类（石炭酸、来苏尔）、重金属盐类（升汞、硝酸银)、卤素类（如碘酒）等。

食管的化学腐蚀伤可分为 3 度。1 度(轻度)：累及黏膜表面，引起黏膜表层的充血、水肿及浅表损伤；2 度(中度)：累及食管壁的各层，引起渗出性变、溃疡形成及黏膜脱落，肌层受损；3 度(重度)：除食管壁全层受损外，并累及包括纵隔在内的食管周围组织或穿破入胸膜腔或腹膜腔。

1. 临床表现 可分为 3 期：

(1)急性期：历时 1~2 周，视病情轻重而定。

1)全身症状。①重症患者，常在服毒后 2 ~3 天内出现严重的全身中毒症状，如昏睡、失水、高热或休克等，可致死亡。酸性腐蚀剂引起的全身中毒症状较碱性者重，因不能被胃酸中和之故。②肾脏损害：许多毒物具有肾毒性，服毒较多者，可引起肾脏损害。尤其是酸类腐蚀剂，因尚可引起酸中毒及血管内溶血，更易导致肾功能衰竭。中毒后休克也是导致肾功能衰竭的重要因素。故在急性期中，如发现患者有少尿、无尿或尿毒症症状时，须特别注意。③肝脏损害：毒素吸收，可使凝血酶原的形成发生障碍，而出现出血倾向。④ 中枢神经损害：可出现烦躁不安、抽搐、神志不清或昏迷。酸中毒尚可引起中枢性呼吸、循环衰竭。⑤在急性期或未获治疗的狭窄期，可因营养摄入不足或反复呕吐，发生新陈代谢紊乱，水和电解质平衡失调，甚至陷入衰竭状态

2)局部症状。①疼痛：服毒后，很快就在口腔、咽部、胸骨后或背部发生剧烈疼痛。上腹剧痛者，表示胃也受伤。② 咽下困难：在服毒后最初数日内最严重。唾液增多、外溢。③恶心、呕吐：因膈肌与胃受刺激之故。呕吐物中带有血液、残余毒物及坏死组织。④出血：发生于急性期，早期出血由食管损伤引起，发生于服毒后 1 周左右者，多为坏死组织脱落之故。大血管被侵蚀，发生危险的大出血者，常出现在服毒后 10 天左右。故在重症患者，虽一般情况已有好转，在两周内仍须限制起床活动。⑤喉腐蚀伤：轻者出现声嘶，重者则因喉水肿而发生呼吸困难。⑥食管穿孔：可发生于服毒后 24 小时内，但多见于急性期的后一阶段中。发生较晚者，主要表现为胸骨后及上腹部的疼痛原已逐渐减轻，此时突然加重。穿孔进入纵隔则引起纵隔炎症；进入胸膜腔将引起胸膜腔内的炎症、积液或积血；进入腹腔将引起腹膜炎；通入气管将形成气管食管瘘，进食即发生呛咳。⑦胃肠并发症：在急性期可发生胃、肠穿孔；慢性期可发生胃瘢痕性挛缩，幽门狭窄。⑧肺部并发症：如吸入性肺炎、肺脓肿、支气管扩张症等，多见于儿童患者。

(2)症状缓解期：经急救及治疗 1~2 周后，食管内急性炎症消退，上述局部症状随之减轻，口腔、咽部的溃疡和食管的浅层溃疡开始愈合。2~3 周后，自觉病情大为好转，吞咽不感困难，可进流质、半流质或饮食全身情况也见好转。轻症患者，此后日趋痊愈。重症者，这一缓解期可历时数周以上。

(3)狭窄期：食管腐蚀伤后瘢痕性狭窄的发生率约为 50%，一般只见于食管严重受伤或未予适当治疗的病例。通常开始于服毒后 1 个月左右，此时因食管发生瘢痕性狭窄，患者又感吞咽发生困难，渐次对普通食物、半流质，最后甚至滴水也不能咽下。狭窄部位以上的食管发生扩张，咽下食物潴留此处，因此进食后常发生呕吐。

2. 治疗

(1)急性期的处理。

1)急救处理。①洗胃法：许多学者认为洗胃法对酸碱腐蚀伤应列为禁忌。②中和疗法

也仅在服毒后数小时内可能取得一定效果。如患者无循环不良或大出血者，可谨慎插入细胃管先将胃内毒物吸出，再用中和剂进行冲洗，以后留置胃管 1~2 周，既可借以补充营养，又能保持食管通畅。中和疗法根据所服毒物不同而有区别。服强碱者可用醋、2%醋酸、橙汁或柠檬汁等洗胃，反复数次，每次 100~200 mL。服强酸者可先用水稀释，再用肥皂水、氢氧化铝凝胶或稀氢氧化镁乳剂冲洗。禁用碳酸钙或小苏打中和强酸，因可产生大量二氧化碳气体使胃发生胀痛，并有引起胃穿孔之虞。进行中和疗法后，再给口服或经胃管灌入牛奶、蛋清、橄榄油或其他食用油，每日 3 次，每次 10~50 mL。

2) 全身疗法：如保暖，抗休克，给予镇静止痛药物及大量维生素 C，输液，输血等。经常注意有无胃肠、肺、肝、肾及中枢神经系并发症的症状，定期检查血常规，肝、肾功能及电解质。对酸性腐蚀剂引起的腐蚀伤，尤需注意纠正酸中毒及改善少尿、无尿情况，可静脉滴注 5%碳酸氢钠注射液。

3) 在急性期，以输液及通过胃管维持营养。如情况许可，鼓励患者经口进用高蛋白、高热量的无菌流质饮食，但对有食管穿孔或纵隔炎可疑者，绝对禁止经口进食。对严重腐蚀伤病例，宜行胃造口术或结肠造口术因不仅可借此解决营养问题，且可使食管休息，减轻并发的食管痉挛，促进溃疡早日愈合，尚可为将来施行逆行性或循环扩张术创造条件。

3) 如发生急性喉阻塞，须考虑施行气管切开术。

4) 抗菌药物及激素的应用：立即使用足量广谱抗菌药物，以预防感染。在使用肾上腺皮质激素药物期中，合并应用抗菌药物尤为重要。肾上腺皮质激素药物具有抗休克、消除水肿以及抑制肉芽及结缔组织生长的作用，其缺点则为易致食管穿孔及使感染扩散。有下述情况者禁用肾上腺皮质激素类药物：食管穿孔可疑、纵隔炎、抵抗力极低、胃肠被腐蚀、溃疡病、心脏病、电解质已发生紊乱、精神病及活动性肺结核等。

（2）预防食管狭窄。①继续使用抗菌药物和肾上腺皮质激素药物。②解痉治疗：食管腐蚀伤常累及黏膜下神经从而产生食管痉挛。食管痉挛在急性期是引起吞咽困难的重要原因；此后，食管痉挛可引起食管管腔缩窄，成为食管狭窄的不利因素，故解痉治疗是预防食管狭窄的一个重要措施。早期，可在痉挛发作时，皮下注射阿托品或用地巴唑 0.05 g 口服，每日 3 次，2~3 天。预防痉挛，可用 25%硫酸镁 10 mg 肌内注射，每日 1 次，或异戊巴比妥钠 0.2 g，每日 3 次，10~15 天。0.5%~2%普鲁卡因有解毒、解痉作用，可用以内服，或作皮下、肌肉或静脉注射。③食管早期扩张（预防性扩张）：一般只用于较重的食管腐蚀伤、有可能发生瘢痕性狭窄者。所谓"早期扩张"，以在急性期症状消除后（即服毒后两周左右）开始为宜，术前需要施行食管镜检查，见管腔内确无急性炎症时方可进行扩张术。预防扩张法较多。可采用系于粗线的扩张器内贮以铁砂或水银，或采用内盛铅弹的沙耳社（Salzer）扩张管。患者取坐位将扩张器吞下，利用扩张器自身的重量自行滑入食管。最初每日扩张 1 次，3~4 周后改隔日 1 次，10~12 周后每周 1 次，患者可出院在家自行操作。对成人，也可采用质软而空心的粗橡皮（直径 12 mm 左右）代替扩张器进行扩张。也有小号食管镜每 7~10 天通过食管 1 次，以预防食管狭窄。

（二）损伤性食管穿孔

食管穿孔是指食管由各种意外性损伤或自发性破裂所引起的严重危及生命的疾病，为一种少见疾病。引起致死性食管穿孔的主要并发症是纵隔炎、纵隔脓肿和主动脉破裂导致的大出血等。

食管穿孔的原因可分为两大类。①损伤性穿孔：损伤性穿孔的原因包括食管异物所致的穿孔、医源性损伤（食管镜检查、食管扩张术、食管置管术、颈胸部手术、气管插管等）、利器贯通伤和钝性伤以及腐蚀剂所致的穿孔。②自发性食管破裂：自发性食管破裂是指除器械、异物、外伤诱因之外，由于呕吐等原因所引起的食管内压力增高所致的食管壁全层破裂，即 Boerhaave 综合征。

1. 临床表现

不同原因引起食管穿孔的症状和体征不同。而穿孔的部位、大小不同，穿孔后到就诊的时间不同，其临床表现也有不同。但不论哪种情况，约 90% ~ 97% 的患者有颈部或胸骨后剧烈疼痛伴吞咽时加重。31% 有呼吸困难、心率增快、血压下降，甚至出现休克。几乎均有纵隔或颈下部皮下气肿，后期为纵隔脓肿或脓气胸，87% ~ 90% 以上的病例有发热，白细胞计数增高。

（1）局部疼痛及吞咽困难：食管穿孔后可引起颈部、胸部及腹部剧烈的疼痛，可呈强迫体位，痛苦面容。并伴吞咽困难。疼痛的部位与穿孔的部位有明显的关系。

1）颈段食管穿孔：常发生在较薄的食管后壁，由于食管附着的椎前筋膜可以限制污染向侧方扩散，穿孔的最初几小时颈部可没有炎症表现，几小时后由于口腔或胃内的液体经过穿孔进入食管后间隙和沿着食管平面进入纵隔，引起纵隔炎症，患者常表现为颈部疼痛、颈部僵直，呕吐带血性的胃内容物和呼吸困难。吞咽和转动颈部时疼痛加重，并常向肩、前臂及前胸部放射。

2）胸段食管穿孔：与颈段穿孔不同，胸段食管穿孔直接引起纵隔污染，迅速发生纵隔气肿和纵隔炎。尽管早期仅是纵隔的污染，但可迅速发展为坏死性炎症过程。当薄的纵隔胸膜被炎症穿破，胃液及胃内容物经破口反流到纵隔和胸膜腔，引起胸膜腔的污染和积液，形成纵隔和胸膜腔化脓性炎症。临床上表现为一侧胸腔剧烈疼痛，同时伴有呼吸时加重，并向肩胛区放射。在穿孔部位有明确的吞咽困难、低血容量、体温升高、心率增快并且心率增快与体温升高不成比例。全身感染中毒症状和呼吸困难的程度依据胸腔污染的严重性、液气胸的量以及是否存在有气道压迫，而有轻重不同。胸骨后及背部疼痛明显，也可向颈部和腹部放射。

3）食管腹腔段穿孔：较少见，一旦损伤，由于胃的液体进入游离腹腔，主要引起腹腔的污染，临床表现为急性腹膜炎的症状和体征。这同胃及十二指肠穿孔很相似，应注意胸段食管远段的损伤也可以表现为这种情况。有时这种污染可能不在腹腔而在后腹膜，这将使诊断更加困难。这是由于腹腔段食管与膈肌相邻近，常有上腹部疼痛和胸骨后钝痛并放射到肩部的较典型特征。

（2）颈部皮下气肿及纵隔气肿：由于皮下气肿的产生，颈部触诊时可有捻发音或踏雪样感，感染严重时可发展到颜面和胸部。颈部皮下气肿的发生率为 43%。不仅颈段食管和胸段食管穿孔时，可出现颈部皮下气肿，有报告腹部段食管穿孔时，亦可引起。因此必须牢记颈部皮下气肿并不一定表示穿孔部位就在颈段食管。纵隔气肿时，患者感胸闷及不同程度的呼吸困难。胸部 X 线或 CT 检查可明确诊断。

（3）发热：穿孔后，88% 以上的患者出现发热。热型有一定的特点，表现为穿孔后 12 小时体温上升 1℃ 以内，24 ~ 48 小时达到高峰（39℃ 以上），表明穿孔局部感染扩散或脓肿形成。

(4)白细胞增多：95%以上的病例食管穿孔后白细胞增多。

2. 治疗

食管损伤后可以用手术治疗或非手术治疗。不管用哪一种方法治疗，其目的均在于：①防止从穿孔进一步污染周围的组织；②清除已存在的感染物；③恢复食管的完整性和连续性；④恢复和维持营养。要达到这4个目的，需根据食管损伤的情况，纵隔及胸腔的污染情况，食管损伤后到治疗的时间等选择不同的方法。

(1)保守治疗。

1)药物治疗，以广谱抗菌药物控制感染、防止纵隔炎，胸膜炎或腹膜炎等并发症的发生；

2)应绝对禁食、禁饮，食管穿孔一经确诊或怀疑有食管穿孔应立即禁食、禁饮，要求患者不能下咽唾液，而应吐出；

3)胃肠减压，应常规使用胃肠减压，以减少胃液的潴留，防止胃液反流；除胃肠减压外有时还需经鼻腔间断吸引口咽部分泌物；

4)输液，补给营养，及时纠正和维持水、电解质平衡。由于食管穿孔禁食、禁饮时间较长，营养的补充十分重要，主要通过静脉输入能量合剂，氨基酸及白蛋白等。亦可行胃或空肠造口术或经鼻饲管注入高蛋白质的各类汤汁。如系食管异物所致者，则应尽早取出异物。严密观察48小时后，如症状恶化，应立即行胸外科手术治疗。

(2)手术治疗。

1)颈侧切开径路：临床上对于食管上段穿孔，特别是继发上纵隔感染或脓肿者采用颈侧切开径路，术中脓腔冲洗，术后导管持续负压引流，定时脓腔冲洗，对于体质较弱、营养较差的患者必要时采取胃空肠造口术，以补充足够的营养。

2)食管穿孔修补术：胸段食管穿孔，如纵隔胸膜已破，只要患者情况允许，应首选食管修补术。手术治疗是治疗食管穿孔的基本原则，尤其是对胸部食管穿孔或穿孔较大者，临床症状重的病例应尽早施行手术。

3)食管重建术：食管外置或旷置的手术近年来已很少使用，对胸腔感染严重，全身情况差，无修补条件者，可行颈部食管外置、胸腔闭式引流加空肠造口术。待病情好转后再行食管重建术。

(三)环咽肌失弛缓症

在食管上端入口处由咽下缩肌最下部分的横行纤维构成环咽肌，附在环状软骨板两侧，在后壁形成唇状隆起，有较强的收缩力。其感觉神经为舌咽神经，运动控制由自主神经支配，即由来自迷走神经(属副交感神经)和来自颈上神经节(与咽丛相吻合)的交感神经司理。

环咽肌是横纹肌，但不能随意调节，在吞咽过程中的抑制和活动，均由中枢神经控制。环咽肌的张力是由交感神经支配的，维持紧张状态，形成食管上口的括约肌。在吞咽过程中，当咽缩肌收缩波传导到环咽肌时环咽肌的紧张度明显下降直至为零（"0"），食管上口即张开，食物（包括固体和液体食物）顺利进入食管若正需要此括约肌(环咽肌)松弛时，但其却高度紧张而不能松弛或松弛不全，食物即在该处受阻而不能或不易完全进入食管，发生吞咽障碍，此即称之为环咽肌失弛缓症。亦称环咽肌功能障碍，环咽肌痉挛，环咽肌运动失调或环咽性吞咽困难，本病多发生于40~50岁以上的中、老年人，女性居多，性情急躁或焦虑、多愁者易患本病。

1. 临床表现

(1)吞咽障碍：为进行性吞咽障碍。初期表现为吞咽固体食物咽下不畅，常须连续作几次吞咽动作才能将食物咽下。逐渐发展为即使连续吞咽几次，亦难以将食物全部咽下去，因而进食时间明显延长，部分患者食物下咽时在颈部有过气之声或气哽感。患者常自诉梗阻部位在颈部区域的下方。有些患者在本病发作的间隙期，可无症状或仅有模糊不清的咽喉不适感。

(2)误吸：由于食物咽下受阻，极易将其误吸入气管而产生呛咳；时间一久，即可引起吸入性肺部炎症，导致发热、咳嗽和脓痰。

(3)营养不良：发病较久后，由于进食困难而引起营养不良，患者消瘦，并有程度不一的贫血。因而患者身体虚弱，抵抗力差，易导致局部感染而出血。

(4)X线钡剂透视检查：吞咽剂后，可见钡剂到达食管上口时受阻，钡剂不能进入食管；连续吞咽时偶可见到喉咽部扩张。若给予能松弛括约肌的药物，如舌下含硝酸甘油片或吸入亚硝酸异戊酯，或给予热饮料均可见环咽肌弛缓，潴留的钡剂进入食管内。

(5)食管镜检查：可见环咽肌处是一紧闭的横裂或横嵴状，食管镜前端到达时，该处不能及时开放，必须施加适当压力，食管镜才可通过该处进入食管。

2. 治疗

(1)注意饮食：少吃多餐，细嚼慢咽，至为重要。以温热、稀软质饮食为宜，勿食用过冷、过热或带刺激性的饮食。

(2)病因治疗：病因明确者应进行针对性治疗。精神因素较重者，应加强心理治疗，必要时可应用镇静药物。如硝基西泮，具有镇静、催眠和抗焦虑等作用，5~10 mg/次，每日3次，或睡前服；氟西泮，15~30 mg，每晚睡前服；艾司仑12 mg，睡前服，或0.5~2 mg/次，每日1~3次。镇静药物对中枢神经系统有抑制作用，可减轻患者的思想负担和紧张情绪，因而得以缓解症状。

(3)药物治疗：可口服1%普鲁卡因溶液，每日3次，每次10 mL；或应用抗胆碱药如丙胺太林等，以促进环咽肌松弛，有利于食物咽下。吞咽障碍一时难以解除者应行静脉输液，以维持水盐与电解质的平衡。

(4)手术治疗：对上述治疗无效的患者，可行食管扩张治疗，即用食管镜扩张或探条扩张，其有效率可达80%左右。对极少数食管扩张治疗无效者，可采用环咽肌切断术。

二、护理要点

(一)食管腐蚀伤

1. 心理护理

护理人员了解患者发病的原因，有针对性地给予讲解治疗的目的、方法及预后，以消除紧张、焦虑等负面心理，保持情绪稳定，树立信心。积极配合治疗与护理，以取得最佳的治疗效果。

2. 饮食护理

早期可以服用中和剂，然后再服用牛奶、蛋清、植物油等。病情稳定后可小心留置胃管鼻饲流质饮食。观察患者有无胃部不适，体温高、疼痛、吞咽困难症状有无缓解。1~2周后饮食可以逐渐恢复正常。后期如果出现食管瘢痕收缩、食管狭窄，轻者可进流质，重者可能滴水不进，应及时予以补充电解质。饮食宜清淡，并戒烟酒。

3. 病情观察

(1)观察、评估患者口腔、咽喉部、胸骨后或背部的疼痛情况。

(2)观察患者吞咽障碍的情况，评估患者是否因为惧怕疼痛不敢吞咽，是否伴有唾液外溢、恶心等。

(3)观察患者发声及呼吸困难情况，如果腐蚀剂侵及喉部，导致喉头水肿时可出现声嘶及呼吸困难症状。

(4)观察患者有无全身中毒症状，有无发热、脱水、昏睡或休克症状。

4. 专科护理

(1)密切观察呼吸情况，必要时吸氧、监测血氧饱和度；出现呼吸困难等症状，立即向医生汇报并处理。

(2)床旁备气管切开包，严重呼吸困难患者做好气管切开术的术前准备。

(3)床头备吸痰器，及时吸出口腔、喉部的分泌物。

(4)注意做好口腔护理，进食后饮用少量温开水。用漱口液漱口，保持口腔清洁，预防口腔黏膜炎症。

5. 用药指导

早期可遵医嘱尽早使用中和剂。可采用激素、抗菌药物治疗。另外，给予全身治疗，如止痛、镇静、抗休克等。根据医嘱补充电解质、输血等。

6. 健康宣教

(1)食管腐蚀性损伤的程度与吞服的腐蚀剂种类、剂量、浓度及食管的解剖特点有关强酸和强碱的食管灼伤一般都严重，可引起黏膜充血、水肿，24小时后黏膜发生糜烂，组织出现坏死。若侵蚀食管全层，则发生食管穿孔，形成食管周围脓肿，导致全纵隔感染。

(2)早期可以服用中和剂：碱性腐蚀剂可使用食醋、橘汁或柠檬汁漱口或分次少量服用；酸性腐蚀剂可用氢氧化铝凝胶或氧化镁乳剂中和。然后再服用牛奶、蛋清、植物油等。

(3)禁忌使用苏打水中和，以免产生大量的二氧化碳气体，致食管穿孔。

(4)加强对强酸强碱等蚀剂的存放管理，容器上要有醒目的标记，最好专人保管，上锁存放。

(5)家庭使用的腐蚀性物质，一定要放在儿童接触不到的地方，以防意外发生。

(6)早发现、早诊断、早治疗。

(二)损伤性食管穿孔

1. 心理护理

护理人员帮助患者了解发病的原因，治疗的目的、方法及预后，以消除患者紧张、焦虑等负面心理，使患者保持情绪稳定，树立信心，积极配合治疗与护理，以取得最佳的治疗效果。

2. 饮食护理

禁饮禁食或鼻饲饮食。

3. 病情观察

(1)观察患者有无呛咳、咯血。

(2)观察患者有无呕血或便血情况。

(3)严密观察患者病情变化，注意患者有无疼痛加剧、发热及纵隔感染等。

4. 专科护理

(1)观察有无呼吸困难、呼吸道感染，如支气管炎、支气管肺炎、肺不张等。

(2)床旁备气管切开包，严重呼吸困难患者做好气管切开术前准备。

(3)注意做好口腔护理，预防口腔溃疡、口腔黏膜炎。保证患者清洁、舒适，满足患者的生活需要。

5. 用药指导

遵医采用抗菌药物治疗，并观察患者有无胃部不适，体温、疼痛、吞咽困难症状有无缓解。不能进食的患者给予足量液体和电解质、维生素等。

6. 健康宣教

(1)误吞异物后，应及时到医院就诊，请医生取出异物，切忌用韭菜、馒头、饭团等将异物强行咽下，从而导致食管穿孔。

(2)误服腐蚀性物质后及时吞服中和剂，然后到医院就诊。手术或昏迷患者及时取下活动性义齿。

(3)一旦出现或疑似食管穿孔，绝对禁食禁饮或留置胃管鼻饲饮食。

(4)告知患者保持良好的心态，避免不良情绪的刺激，积极配合治疗。

(5)纠正儿童口内含物玩耍的习惯，老年人有义齿时，进食要当心。

(6)避免接触腐蚀性物质。

(三)环咽肌失弛缓症

1. 心理护理

耐心做好解释和疏导工作，消除患者的心理障碍，使患者认识到心理情绪波动对机体免疫力的影响。帮助患者保持愉快稳定的心理状态，提高机体免疫力，促进康复。

2. 饮食护理

养成良好饮食习惯，日常生活中以清淡、易消化的食物为主，多饮水，多食蔬菜、水果，并注意饮食。多饮水，保证充足水分的摄入，促进肌肉产物代谢。

3. 病情观察

观察患者吞咽障碍的情况，是否伴有唾液外溢、恶心等。需注意患者有无急性咽喉炎反复发作，有无邻近器官急慢性炎症，如鼻炎、鼻窦炎、扁桃体炎等疾病，及时汇报医生。

4. 专科护理

(1)进食体位：指导患者取躯干屈曲30°仰卧位，头部前屈，用枕垫起偏瘫侧肩部，辅助者位于患者健侧。这种体位食物不易从口中漏出，有利于食团运送到舌根，可以减少向鼻腔逆流及误咽的危险。

（2）注意做好口腔护理：预防口腔溃疡、口腔黏膜炎。保证患者清洁、舒适，满足患者的生活需要。

（3）指导患者进行吞咽功能锻炼：指导其每天 2 次，每次 15 分钟进行鼓腮、空咽、唇舌运动，使用冰冻过的医用棉棒每天 2 次给患者进行咽部冰刺激，主要部位为咽喉部、软腭、舌后壁及口腔内两侧颊部。

5. 用药指导

指导患者遵医嘱用药，勿自行增减或停用药物。

6. 健康宣教

（1）保持情绪稳定，避免情绪激动和紧张。

（2）培养良好的生活饮食习惯，勿进食过快，暴饮暴食，应细嚼慢咽。保证充足的营养摄入，加强锻炼，增强免疫力。

（3）养成良好的生活习惯，戒烟限酒。烟和酒是极酸的酸性物质，长期吸烟喝酒的人，极易导致酸性体质。

（4）不要过多地吃咸而辣的食物，不吃过热、过冷、过期及变质的食物；年老体弱或有某种疾病遗传基因的患者可酌情吃一些防癌食品和含碱量高的碱性食品，保持良好的精神状态。

（5）保持居处适宜的温、湿度，经常开窗通风保持居处空气流通。

三、习题

习题

第八章

颈科疾病

第一节　颈的先天性疾病及畸形

一、知识要点

(一)甲状舌管囊肿及瘘管

先天性甲状舌管囊肿及瘘管(congenital thyroglossal cyst and fistula)是颈部最常见的一种先天畸形,是在甲状腺发生过程中,甲状腺舌管未退化或未完全退化消失而产生的,因其常位于舌盲孔至胸骨上切迹之间的颈中线上,故又称颈中线囊肿及瘘管。

1.临床表现

(1)甲状舌管囊肿(thyroglossal cyst):常无明显症状,囊肿较大时可有舌内或颈内紧迫感或胀感。继发感染时增大迅速,且伴有局部疼痛及压痛,控制感染后迅速缩小。囊肿破溃或切开引流后,常形成反复发生溢液的瘘管。

(2)甲状舌管瘘管(thyroglossal fistula):为先天性或为继发于囊肿溃破或切开引流后。瘘管分完全性和不完全性2种,前者多见。完全性瘘管吞咽、挤压时可有分泌物外溢,继发感染时分泌物变为脓液,瘘口周围红肿。不完全性瘘管无内瘘口。

2.治疗

除感染期,囊肿或者瘘管一经确诊,均应尽早手术切除,小儿可推迟到4岁以后进行。

(二)鳃裂囊肿及瘘管

鳃裂囊肿及瘘管(branchial fistula and cyst)是胚胎时期鳃沟或鳃囊(或称咽囊)发育异常引起的一种先天性疾病。

1.临床表现

(1)鳃裂瘘管主要表现为外瘘口持续或间歇性分泌物溢出,部分患者自觉口内有臭味，较大的完全性瘘管者，进食时有水自瘘孔溢出，继发感染时瘘口周围可出现红肿、疼痛，并伴有脓性分泌物溢出，且反复发作。

（2）囊肿者一般无症状，可在无意中发现颈侧有一个无痛性肿块，其大小不一，为圆形或椭圆形，与皮肤无粘连，多可活动，呈囊性感，继发感染时肿块可迅速增大，局部有压痛感。较大的囊肿可向咽侧壁突出，引起咽痛、吞咽困难等不适。

2. 治疗

彻底切除囊肿及瘘管。特别是瘘管较细或有分支者更应警惕瘘管的残留及术后复发情况。如继发感染，应先控制感染，再行手术治疗。

二、护理要点

（一）甲状舌管囊肿及瘘管

1. 术前护理

（1）心理护理：由于甲状舌管囊肿及瘘管切除不彻底易复发，手术中会切除部分舌骨，手术切口在颈部，患者及其家属对手术效果及疾病对自身形象的影响极为担心。术前向患者及其家属讲明手术必要性、安全性，以解除患者顾虑，使其积极配合手术治疗。

（2）术前准备。

1）口腔清洁：教会患者进行有效咳嗽、咳痰。

2）皮肤准备：术前 1 天对手术区域进行皮肤准备，上至下颌角，下至第 3 肋间，两侧至胸锁乳突肌，男性患者需剃除胡须。

3）配合指导：患者练习手术时的体位（头颈过伸位），将软枕垫于肩部，保持头低位。

（3）饮食护理：全麻术前 2 小时饮清饮料，但总量要控制在 5 mL/kg（或总量 300 mL）以内。清饮料是指清水（例如白开水）、碳酸饮料、糖水、清茶和黑咖啡（不加奶）。对婴幼儿而言，麻醉前 4 小时禁饮母乳，6 小时禁饮牛奶、配方奶。易消化的固体食物大多是指面粉及谷类食物，如面包、面条、馒头、米饭等，需在手术前至少禁食 6 小时；不易消化的固体食物主要是指肉类和油炸类食物，手术前至少 8 小时禁食。

2. 术后护理

（1）病情观察。

1）密切观察患者术后意识状态、生命体征及血氧饱和度的变化，如出现烦躁不安、谵妄，立即报告医生，给予对症处理。

2）伤口敷料的护理：观察颈部伤口有无渗血、渗液及渗出范围。询问患者有无局部伤口疼痛、肿胀感，保持局部敷料干燥、清洁，并嘱患者颈部勿剧烈活动，如有异常及时通医生处理。

3）引流管的护理：患者颈部留置负压引流管，引出术腔渗液，促进伤口愈合。保持负压引流管通畅，更换负压引流器需严格无菌操作。引流器应始终保持负压状态，定时挤压引流管保持通畅。注意引流管应妥善安放，避免移位、脱出，避免引流管被牵拉、受压、扭曲及折转成角，以免影响引流。

4)引流液观察：密切观察引流液的颜色、性质、量的变化，有无出血、感染发生。一般术后当天渗液量较多，以后逐渐减少，颜色一般由红色转为粉红色、淡黄色。如果引流液颜色持续鲜红且量多、有血凝块，应及时报告医生处理。正常引流液每小时少于 10 mL，24 小时少于 100 mL，每日更换引流袋。

5)拔管：引流管常规留置 24~48 小时，拔管前需观察引流液的颜色和量，如仅为少许淡黄色或淡粉色引流液时，医生拔出引流管后继续加压包扎，拔管后观察患者有无不适主诉，有无局部异常疼痛、肿胀感，如有异常及时通知医生处理。

（2）体位护理：全麻术后头部垫枕，取平卧位，清醒后取半卧位，术后鼓励患者早期下床活动。避免颈部过度拉伸引起伤口撕裂，颈部切口缝线 6~7 天拆除。

（3）饮食护理：给予营养丰富、温凉的流质或半流质饮食；保持口腔清洁；有效咳嗽、咳痰。

（4）并发症观察与专科护理。

1)上呼吸道阻塞：严密观察呼吸情况。患者术后出血、口底血肿形成可导致上呼吸道阻塞，危及生命；若口底肿胀明显，及时通知医生，必要时行紧急气管切开术，以防窒息发生；观察伤口敷料包扎松紧度，避免出现窒息。

2)出血：观察颈部伤口渗血、负压引流血性渗液情况。颈部敷料渗血面积逐渐扩大，说明有活动性出血，负压引流器内引流液每小时超过 50 mL 且伴有血凝块时，应及时通知医生处理。

3)感染：观察颈部伤口渗液及负压引流液的性质，监测体温变化。询问患者是否存在异常疼痛，评估疼痛的性质、部位和持续时间；观察颈部敷料渗出液或颈部负压引流液颜色、性质和量，若有异常及时通知医生处理。

4)喉内神经损伤：观察有无声音嘶哑、呼吸困难等喉返神经损伤的表现；有无进食和饮水呛咳、误咽、发音单调、音调低等喉上神经损伤的表现，发现异常及时通知医生。

（5）用药指导：嘱患者遵医嘱继续坚持口服药物，并告知患者及家属其药物名称、目的、使用方法和药物不良反应；遵医嘱使用药物的重要性，使其按时完成治疗。

（6）健康宣教。

1)术后 2 周内禁止淋浴，预防感冒。

2)禁烟限酒，注意保持口腔和颈部皮肤清洁，预防切口感染。

3)进食高热量、高蛋白、高维生素的饮食，避免辛辣、刺激性食物。

3. 出院指导

（1）饮食与活动：颈部功能锻炼，防止切口粘连及瘢痕收缩所致功能异常，一般术后 2~3 个月应避免颈部剧烈活动。

（2）复诊指导：来院复查有无复发的征象，如手术后发现颈部切口处红肿、渗液、疼痛或出现包块及时到医院就诊。必要时需再次手术，鼓励患者正确面对自身形象的改变，切口瘢痕处请整形外科专家会诊，尽量消除瘢痕以达到美观效果。

（3）健康指导：指导患者适当活动，避免剧烈运动，提高免疫力，加速机体康复。

(二)鳃裂囊肿及瘘管

1. 术前护理

(1)心理护理:详细讲解疾病相关知识、治疗方法及预后情况,缓解患者焦虑情绪。

(2)术前准备:遵医嘱给予术区备皮、行药物过敏试验等。术前根据囊肿或瘘管的位置做好皮肤准备。若在颈部,则剃发至患侧颈上3~5 cm;若在耳郭周围,则剃去患耳周围头发(距发际2~3 cm),术晨将女患者头发梳理整齐,将患侧头发梳成贴发三股辫,与健侧头发一起用皮筋扎紧,充分暴露手术区域,以免引起感染。遵医嘱完善术前各项检查。

(3)饮食护理:全麻患者按手术常规要求禁食禁饮,做好患者术前宣教。

2. 术后护理

(1)病情观察:注意观察患者伤口有无局部红肿、体温升高等感染征象,若有继发感染者,遵医嘱使用抗菌药物并观察治疗效果。协助患者拍背咳痰,做好口腔护理,防止并发肺部感染。

(2)术后常规护理:全麻清醒后,若无禁忌,可选择半卧位或自由卧位。可减轻颈部伤口张力,缓解疼痛;避免剧烈咳嗽而加剧伤口疼痛。协助患者做好清洁卫生处置,根据患者伤口愈合情况,协助其逐渐增加活动量,恢复自理能力。

(3)专科护理。

1)伤口护理:注意伤口加压包扎情况,以免过紧引起患者头痛,避免过松引起伤口渗血,适当的加压包扎能有效消除伤口内的无效腔。同时注意患者伤口出血情况,保持伤口清洁、干燥,如出血量过多,导致敷料大面积渗透需立即报告医生及时处理。一周后视情况拆线,拆线3天后可洗头,如伤口存在感染,应继续换药,禁止洗头,避免因洗头导致伤口感染。

2)管道护理:密切观察伤口引流管情况,详细记录患者24小时负压引流液体的量、颜色及性质,避免负压引流管扭曲、折叠、受压、堵塞或意外脱落。当伤口渗血较多、负压引流有较多鲜血或者引流不畅等情况时,应立即通知医生予以对症处理。一般术后引流量少于20 mL时可考虑拔除引流管。

3)功能锻炼:伤口愈合(术后2~4天)后,可指导患者做颈部活动,防止切口挛缩。告知患者轻轻点头、仰头、伸展和左右旋转颈部,做颈部全关节活动,每天练习。

(4)心理护理:患者及其家属对手术效果及预后的影响担心。术前向患者及其家属讲明手术必要性、安全性,以解除患者顾虑,使其积极配合手术治疗。

(5)饮食护理:进食清淡、温凉、半流质饮食,鼓励少量多餐,多食用高蛋白类食物,促进伤口愈合。

(6)用药指导:术后需遵医嘱给予患者抗炎、消肿等药物治疗,向患者讲解药物名称、用药目的、使用方法及相关注意事项。

(7)健康宣教:患者术后要避免受凉,预防感冒。保持伤口清洁、干燥,若出现红肿、渗血、渗液等情况,应立即就诊。

3. 出院指导

(1)饮食与活动:恢复期应禁烟禁酒、禁刺激性食物,选择富含维生素、蛋白质的饮食

（如新鲜水果、蔬菜、鱼、瘦肉），增强机体抵抗力，促进患者恢复。

（2）复诊指导：告知患者拆线时间，若伤口无红肿，一般在术后 7~10 天拆除。若伤口愈合欠佳，出现伤口感染，应禁止洗头，继续予以换药，适当延长伤口拆线时间。

（3）健康指导：指导患者注意保暖，多饮水，避免上呼吸道感染，以免影响伤口愈合。注意口腔卫生，预防口腔感染。

三、习题

习题

第二节 颈部炎性疾病

一、知识要点

（一）颈部急、慢性淋巴结炎

颈部淋巴结炎（cervical lymphadenitis）是主要由金黄色葡萄球菌及溶血性链球菌引起的不同部位的感染沿淋巴管侵入相应区域的淋巴引起的炎症，感染来源有牙源性及口腔感染，头、面、颈部皮肤的损伤、疖、痈和上呼吸道感染及扁桃体炎等。

1.临床表现

（1）急性化脓性淋巴结炎（acute suppurative lymphadenitis）：初期局部淋巴结肿大变硬，自觉疼痛或压痛。全身反应小或有低热，体温一般在 38℃ 以下。化脓后局部疼痛加重，脓肿形成时，全身反应加重，如高热、寒战、头痛、全身无力、食欲减退。小儿可伴有烦躁不安。

（2）慢性淋巴结炎（chronic lymphadenitis）：多继发于头、面、颈部的炎症病灶，淋巴结可活动、有压痛，但无明显全身症状，此症状可持续较长时间并反复急性发作。即使原发感染病灶清除，增生长大的淋巴结也不可能完全消退。

（3）组织细胞坏死性淋巴结炎（histiocytic necrotizing lymphadenitis，HNL）：首发症状多为不明原因的突发高热，热型为稽留热或弛张热，继之颈部浅表淋巴结肿大，有压痛，质稍硬，常有触痛，全身其他部位淋巴结也可同时肿大。

2.治疗

（1）急性淋巴结炎初期，患者需要安静休息，全身应用抗菌药物，局部用物理疗法或用鱼石脂软膏等外敷治疗。已化脓者应及时切开引流，同时行原发病灶的处理。必要时取病灶分泌物做细菌培养和药物敏感试验。

（2）慢性淋巴结炎一般不需治疗，但有反复急性发作者应积极寻找病灶，予以清除。

（3）组织细胞坏死性淋巴结炎主要用糖皮质激素治疗，泼尼松口服，逐渐减量至停药。有明显疼痛或触痛者可以给予吲哚美辛等对症处理。

（二）颈部蜂窝织炎

颈部蜂窝织炎（neck cellulitis）是指颈部疏松结缔组织的急性感染，可以发生在皮下、筋膜下、肌肉间隙或是深部间隙。

1. 临床表现

（1）一般性皮下蜂窝织炎：致病菌多为溶血性链球菌、金黄色葡萄球菌。患者多先有颈部皮肤损伤所引起的化脓性感染，继之出现局部肿痛，皮肤发红，红肿边缘界限不清，邻近淋巴结肿痛。症状加重时，皮肤部分变成褐色，常伴有水疱或溃破流脓。患者常有发热、畏寒、全身不适。严重者患者体温明显升高或降低，甚至引起意识改变等表现。

（2）产气性皮下蜂窝织炎：致病菌以厌氧菌为主，如肠球菌、变形杆菌、产气荚膜杆菌等。开始表现如一般性皮下蜂窝织炎，但病变进展快且可触及皮下捻发音，破溃后可有臭味，症状恶化较快。

（3）颈部急性蜂窝织炎：感染起源于头、面或口腔。本病常迅速波及咽喉，引起呼吸困难，病情危重。患者常高热、呼吸急迫伴吞咽困难，颈部明显肿胀，表皮可仅有轻微红热而全身反应重。

2. 治疗

（1）抗菌药物：一般首选青霉素类，疑有厌氧菌感染时加用甲硝唑或替硝唑。随后根据细菌培养和药物敏感试验的结果调整临床用药。同时注意改善患者全身情况，进行补液、降温治疗。呼吸困难时给予吸氧或辅助通气。

（2）局部治疗：早期一般性皮下蜂窝织炎可局部敷贴10%鱼石脂软膏或中药膏剂，有脓肿形成时切开引流。对产气性皮下蜂窝织炎，应用3%过氧化氢溶液冲洗伤口，并采取隔离治疗手段。对颈部急性蜂窝织炎应尽早切开引流，防止喉头水肿、压迫气管，必要时做气管切开保持呼吸道通畅。

二、护理要点

（一）颈部急、慢性淋巴结炎

1. 心理护理

开展健康教育，帮助患者了解疾病相关情况，指导患者转移注意力，减轻患者焦虑情绪。

2. 饮食护理

饮食清淡，宜低盐、低脂，忌吃生冷、辛辣、油腻等食物，还应戒烟、戒酒；多吃鱼、肉、蛋、蔬菜、水果等富含蛋白质、维生素等营养物质。

3.病情观察

监测患者体温，患者若持续发热，指导患者进食高蛋白、高维生素易消化饮食。密切观察并记录患者体温变化，鼓励患者多饮水，体温达 39.0℃ 时，给予全身温水擦浴或 25%~30% 乙醇擦浴，必要时按医生给予退热剂。必要时遵医嘱静脉补充液体，维持体内水、电解质平衡，增强机体抵抗力。观察患者疼痛的性质和程度，采取对症护理。

4.专科护理

注意颈部肿大淋巴结的大小、疼痛、活动度，指导患者减少颈部活动。注意皮肤及口腔的清洁。

5.用药指导

严格遵医嘱用药并注意观察药物不良反应，如有不适及时就医，遵医嘱定期复诊。糖皮质激素是目前治疗坏死性淋巴结炎的最有效药物，评估监测糖皮质激素的治疗效果及不良反应尤为重要。用药期间首先注意患者有无精神异常，如头痛、兴奋、失眠等，强调患者精神和生活的护理，加强保护措施，预防跌倒或其他意外，入睡困难时可按医嘱给予镇静药；观察有无高血压、心律失常、骨质疏松、消化性溃疡及继发感染等征象，预防感染；防止反跳现象，向患者解释突然停药或减量过快会导致病情复发或恶化，应待症状缓解后再逐渐减量停药；监测血压、体重、液体出入量并做评估记录。

6.健康宣教

适当休息，避免过度疲劳；适当运动以提高机体免疫力，促进血液循环，有助于淋巴结部位的炎性分泌物的代谢。如有发热、颈部疼痛、皮肤异常、出现药物不良反应等应及时就诊。

（二）颈部蜂窝织炎

1.心理护理

告知患者及家属疼痛的原因，可能持续的时间，使患者有心理准备。关心体贴患者，耐心、热情讲解疾病的治疗、后续发展及预后等情况，减轻其焦虑情绪。

2.饮食护理

饮食清淡，宜低盐、低脂，忌吃生冷、辛辣、油腻等食物，还应戒烟、戒酒；多吃鱼、肉、蛋、蔬菜、水果等富含蛋白质、维生素等营养物质。

3.病情观察

监测患者体温、疼痛的性质和程度，采取对症护理。选用物理降温或者药物降温方法。物理降温有局部和全身冷疗两种，体温超过 39℃，选用局部冷疗，使用冷毛巾、冰袋；体温超过 39.5℃，选用全身冷疗，采用 32~34℃ 温水擦浴或者 25%~30% 乙醇擦浴。药物降温，如对乙酰氨基酚混悬液等。做好口腔及皮肤护理，及时更换衣物。若出现持续高热，告知医生，遵医嘱在患者寒战高热时留取血培养标本并送检，同时使用糖皮质激素如地塞米松等。

4.专科护理

如颈部周围有外伤应配合医生积极治疗，同时注意保持伤口的清洁、干燥以防继发感染。

5. 用药指导

严格遵医嘱用药并注意观察药物不良反应，如有不适及时就医，遵医嘱定期复诊。评估患者疼痛的程度，根据疼痛程度采取不同的护理治疗，轻度予以沟通、开导，以分散其注意力；中重度遵医嘱使用镇痛药，以改善患者的舒适度及睡眠质量，促进机体恢复。根据细菌培养及药敏试验结果报告选用敏感抗菌药物，同时抗菌药物使用应及早、广谱、足量、足疗程及联合用药。同时应用糖皮质激素以减轻炎症水肿，以及给予糖尿病等基础疾病的治疗。

6. 健康宣教

（1）加强身体锻炼，提高机体抵抗能力。

（2）保证充足睡眠及营养摄入，保持大便通畅。

（3）治疗期间严密监测血糖，积极控制血糖水平，警惕低血糖的发生。

（4）颈部周围如有外伤，应积极配合医生治疗，保持伤口清洁干燥，以防继发感染。

（5）遵医嘱用药，定期随访。

三、习题

习题

第三节 颈部血管性疾病

一、知识要点

（一）颈动脉瘤

动脉瘤（aneurysm）是指动脉局部异常扩张，可表现为囊形、梭形和混合形，其中以囊形最为常见，是头颈部常见的血管性疾病。

1. 临床表现

典型的临床表现为颈部肿块，动脉瘤体增大可产生压迫症状，瘤体位于鼻咽部可引起鼻塞、耳鸣及听力改变；瘤体位于咽喉部可表现为咽喉部异物感，吞咽困难，呼吸不畅或困难。

瘤体累及颈部交感神经干或颈上交感神经节则出现 Horner 综合征，表现为眼球内陷、眼睑下垂、下睑轻度抬高、瞳孔缩小、眼裂变小及受累侧面部无汗和潮红。Ⅶ、Ⅸ～Ⅻ对脑神经受累可出现周围性面瘫、咽喉疼痛、声嘶或发声障碍等。若动脉瘤内有血栓形成，血栓脱落可出现脑梗死症状；若动脉瘤破裂则可直接威胁生命。

2. 治疗

因颈动脉瘤部位特殊，随时可能发生脑动脉栓塞或瘤体破裂出血等严重并发症，一经确诊，原则上应尽早手术治疗。但对于伴有严重心、肝、肾功能不全或颅内供血不足为手术禁忌。对于无症状、小的颅外颈动脉瘤也可随访观察。选择手术方法的基本原则为恢复脑部供血和减少脑部并发症。

（二）颈动脉体瘤

颈动脉体瘤（carotid body tumor）是起源于颈总动脉分叉处的化学感受器肿瘤。

1. 临床表现

肿瘤较小时可无症状，随着肿瘤的生长，颈部可出现无痛性肿块，常在数月或数年后方出现主观症状，视肿瘤的生长速度、大小和发展方向症状也有不同。生长缓慢而小的肿瘤常无症状，或仅有局部压迫感。肿瘤大者，因咽壁软组织较为薄弱，肿瘤常突向咽腔，引起咽部异物感、吞咽不畅。肿瘤逐渐向上生长可侵犯颅底累及后组脑神经（常为迷走神经及舌咽神经）和交感神经链，出现饮水呛咳、声嘶、舌肌萎缩、Horner综合征等。迷走神经严重受压者，尚可伴有眩晕及亚当斯-斯妥克综合征，由心传导阻滞引起，特征为突发性意识丧失，可能伴有抽搐。

2. 治疗

目前颈动脉体瘤的发病原因及机制尚不清楚，对其生物学行为亦有较多争论。肿瘤生长缓慢，但从未停止，并可发生恶变，肿瘤向咽部生长可造成呼吸困难，向上生长至颅底可侵犯脑神经甚至进入颅内，如不治疗，病死率可达30%。治疗方法包括外科手术、放射治疗及栓塞治疗。深度X线照射有时可使肿瘤瘤体缩小，但不能根除，故手术切除是目前主要的治疗方法。

二、护理要点

（一）颈动脉瘤

1. 术前护理

（1）心理护理：与患者耐心交谈，了解其目前情绪状态及负性情绪来源，并实施针对性心理疏导，包括强调保持良好护理依从性可缩短病程、不良情绪对手术治疗影响、列举成功案例等，提升患者情绪自控意识。

（2）术前准备：指导患者进行颈动脉压迫训练，即用手指压迫患侧颈总动脉，阻断颈总动脉血流，在不出现头晕、头痛及恶心的情况下，可逐渐延长压迫时间，以促进颅内侧支循环的建立，提高手术时大脑对缺血的耐受性及安全性。做好皮肤准备，清洁术区皮肤，男性患者还应在术晨剃胡须。

（3）饮食护理：常规禁食至少 8 小时，禁水 4 小时。

2. 术后护理

（1）病情观察。

1）头部温度管理：监测患者体温状态，若超过 39℃，则应用冰袋物理降温。

2）下肢血管检查：每日测量供区肢体围度，术后 3 天，检查其供区血管愈合情况。

（2）专科护理：疼痛护理：在去枕平卧期间，头部避免过度转向患侧，以免颈动脉移植部位血管扭曲影响脑组织供血，缓解其切口疼痛感及头痛感受；在供区血管护理过程中，保证切口周围皮肤清洁，并保持舒适体位，缓解患者疼痛感受。

（3）饮食护理：结合患者营养指标，制订个性化饮食护理方案，以清淡、高膳食纤维为主，术后早期以流质饮食为主，观察患者营养支持质量，必要时增加肠外营养支持，并逐渐向普食过渡。

（4）心理护理：关注患者心理状况，给予心理支持与疏导，减轻患者心理压力。

（5）用药指导：高血压患者需按时服用降压药控制血压，防止动脉瘤复发，导致出血。

（6）健康宣教：指导患者适当运动，避免剧烈运动。

3. 出院指导

（1）饮食与活动：嘱患者戒烟戒酒，清淡饮食。

（2）复诊指导：每 6 个月复查 B 超 1 次。在患者出院前 1 天进行护理效果评价。

（3）健康指导：避免剧烈运动，适当锻炼如慢走、游泳等。

（二）颈动脉体瘤

1. 术前护理

（1）心理护理：该手术较复杂、危险性大，可能出现偏瘫或大出血等严重并发症而危及生命，患者对手术充满恐惧。护士应主动了解患者的心理需求，针对患者不同的心理状态与患者进行沟通，鼓励患者树立战胜疾病的信心，缓解其焦虑情绪。

（2）术前准备：完善术前所需检查，做好备血，行颈部备皮，同时作股前三角区的清洁，做好备取大隐静脉重建颈内动脉的准备。

（3）饮食护理：全麻患者按手术常规要求禁食禁饮，做好患者术前宣教。

（4）颈总动脉压迫训练术：前 2 周左右开始做患侧颈总动脉压迫训练，即在环状软骨平面，第 6 颈椎横突处，胸锁乳突肌前缘向后向内压迫颈总动脉，以阻断颈总动脉血流，每天 1~2 次，由每次阻断几分钟逐步延长至 20~30 分钟。其目的是促使大脑 Willis 环前后交通动脉进一步开放，促进代偿性脑供血，提高手术耐受性和安全性。

2. 术后护理

（1）病情观察。

1）严密监测患者体温、血压及脉搏等生命体征变化，如有异常及时告知医生。

2）术后常规给予低流量氧气吸入，由于颈部组织水肿或血肿易压迫气管导致呼吸困难，故需密切观察患者的呼吸及血氧饱和度的变化。伤口局部包扎不宜过紧，以保持呼吸道通畅。床旁需备好气管切开包等急救物品。

3）对于术中或术后输血的患者观察有无全身皮肤瘙痒、斑丘疹、呼吸困难等过敏反应；若患者诉腰酸、尿液为酱油色时应怀疑溶血反应。应立即停止输血，并报告医生进行处理。

（2）专科护理：并发症的护理。

1）伤口出血：遵医嘱给予局部沙袋压迫。注意敷料的渗血情况，渗血较多时应及时更换敷料，发现颈部血肿或有活动性出血时立即通知医生进行处理。保持颈部引流通畅，观察并记录引流液的性质及量。24 小时内正常引流量在 100~150 mL，颜色暗红。若 24 小时内负压引流量大于 200 mL，颜色鲜红，提示有活动性出血，需及时报告医生进行处理。

2）神经损伤：观察患者有无声音嘶哑、进食呛咳、吞咽困难、说话费力、音调降低、鼻唇沟变浅、鼓腮漏气等症状。一旦出现，应立即通知医生进行处理，注意保持呼吸道通畅，防止黏痰难以咳出导致窒息，必要时行气管切开术。同时给予鼻饲流质饮食，遵医嘱使用营养神经类药物，并观察药物疗效。

3）脑梗死：密切观察患者有无呼吸浅慢、情绪烦躁、失语、肢体张力减弱、嗜睡等症状，如发现立即通知医生，必要时急查 CT，配合抢救。

4）静脉血栓栓塞症：可以根据患者自身情况帮助其制订个体化功能锻炼方案，遵循循序渐进的原则，频率、幅度和强度应由小到大、由弱到强，以预防深静脉血栓。病情危重及消瘦患者卧床时间较长易出现压力性损伤，可使用气垫床，帮助患者翻身，受压部位使用减压贴等措施进行预防。

（3）心理护理：安抚患者情绪，协助患者取舒适体位以减轻疼痛；疼痛严重者可遵医嘱给予镇痛泵，并观察药物效果。

（4）饮食护理：全麻清醒后若无恶心、呕吐，可尽早给患者进食，进食从少量流质开始，术后第一次进食时护士应加强巡视观察，判断有无窒息，之后视患者情况逐渐过渡到半流质或普食。以高热量、高维生素、易消化的食物为宜。

（5）用药指导：需继续用药(如阿司匹林)的患者，做好用药指导。

（6）健康宣教：体位与活动护理：全麻清醒后抬高床头 15°~30°，以利于颅内静脉回流，减少颈部伤口张力。对单纯行肿瘤剥除的患者取半卧位，卧床休息。对行颈动脉切除的患者颈部予以制动，绝对卧床休息 1 周，1 周后可在床上坐起或协助床旁适度活动，如未出现头晕等不适，可逐步增加活动量。卧床期间应协助患者更换体位，鼓励患者做双足踝的屈伸和股四头肌收缩等活动，防止压力性损伤和下肢深静脉血栓形成。

3. 出院指导

（1）饮食与活动：鼓励患者尽早生活自理，选择力所能及的活动，注意劳逸结合。

（2）复诊指导：告知患者门诊随访的重要性，嘱其定期门诊复查。出院后 3 个月内每月复查 1 次；随后每隔 3 个月复诊 1 次，连续 3 次；之后每隔半年、1 年复诊 1 次，防止肿瘤复发或转移。

（3）健康指导：指导患者术后注意保护头颈部，动作宜慢，不可猛抬头或仰头，避免做回头动作，翻身时注意轴线翻身，以防伤口裂开。拆线后指导患者做适当的颈部活动，促进功能恢复。

三、习题

习题

第四节　甲状腺及甲状旁腺疾病

一、知识要点

(一)甲状腺腺瘤

甲状腺腺瘤(thyroid adenoma)是最常见的甲状腺良性肿瘤。

1.临床表现

腺瘤多为单发,呈圆形或椭圆形,局限在一侧腺体内,位置常邻近峡部。质地较周围腺体组织稍硬,表面光滑,无压痛,可随吞咽动作上下移动,不伴颈淋巴结肿大。腺瘤生长缓慢,大多无自觉症状,仅在体检或触摸颈部时无意中发现。乳头状囊腺瘤有时可因囊壁血管破裂而发生囊内出血,此时肿瘤体积可短期内迅速增大,局部出现胀痛,但这些症状几天后多能自行缓解。

通常认为甲状腺腺瘤的恶变率为10%左右。一旦出现腺瘤增大迅速、质地变硬、不随吞咽移动、声嘶、颈淋巴结肿大等现象,都是腺瘤恶变的征兆。

2.治疗

有些甲状腺单发结节临床良、恶性鉴别较困难,即使确诊为腺瘤者仍有恶变可能,因此对甲状腺单发结节原则上应早期切除,特别是伴有颈淋巴结肿大者、小儿及男性患者、曾接受过头颈部或上纵隔放疗者,因其恶性倾向较高,更应尽早手术。

(二)甲状腺癌

甲状腺癌(thyroid carcinoma)是起源于甲状腺滤泡上皮的最常见的甲状腺恶性肿瘤,包括乳头状癌、滤泡状癌、未分化癌和髓样癌四种病理类型。

1.临床表现

甲状腺内发现肿块、质地硬而固定、表面不平是各种类型甲状腺癌的共同特征。癌肿局限于甲状腺腺叶内的称为腺内型,浸润至腺叶以外的称为腺外型。

(1)分化良好的甲状腺癌(多为腺内型)生长缓慢,常表现为局限于甲状腺一叶或峡部孤立的无痛性肿块。如乳头状癌，可缓慢生长多年而无任何症状。患者多因偶然发现甲状腺区或颈部出现一个或多个肿块而就诊，或因颈部肿块切除后病检报告为甲状腺转移癌才引起患者的高度重视。

（2）恶性程度高的癌肿（多为腺外型），如未分化癌，则表现为肿块在短期内迅速增大，质地变硬，且肿块随吞咽动作上下移动度减少。患者常感颈部不适、胀满感。晚期，肿瘤侵犯甲状腺邻近组织和器官可产生一系列严重的症状和体征。如侵犯喉返神经而出现声音嘶哑；侵犯或压迫气管而出现呼吸困难、咳血等；侵犯食管则出现吞咽困难；颈淋巴结广泛转移，甚至可转移至上纵隔淋巴结。颈交感神经受压则引起的 Horner 综合征；侵犯颈丛出现耳、枕、肩等多处疼痛。远处转移主要至扁骨（颅骨、椎骨、胸骨、盆骨等）和肺。

甲状腺髓样癌常有家族史。由于肿瘤本身可产生激素样活性物质（5-羟色胺和降钙素），因此在临床上除出现甲状腺肿块和压迫、侵犯周围组织和器官的症状外，还可出现顽固性腹泻、心悸、面色潮红和低血钙等症状。此外，也可伴有其他内分泌腺的增生，如嗜铬细胞瘤、甲状旁腺增生等。

2. 治疗

（1）手术治疗：甲状腺癌的治疗方法有手术、放疗和化疗等。而手术是公认的治疗甲状腺癌的首选方法，手术的范围和疗效与肿瘤的病理类型有关。目前主张以放疗为主，可配合化疗。髓样癌，其恶性程度中等，并常有颈淋巴结转移，多主张行甲状腺全切除加选择性颈淋巴结清扫术。

（2）放射治疗：为甲状腺癌的一种辅助治疗手段。外放射对高分化癌和髓样癌无效，仅适用于未分化癌。甲状腺癌绝大多数属于高分化腺癌，甲状腺周围组织对放射线耐受性差，大剂量照射可造成并发症，因此放疗不宜作为常规治疗。目前多用放射性碘来治疗复发癌或甲状腺全切除后的远处转移。

（3）内分泌治疗：所有甲状腺癌患者无论手术与否均应长期服用甲状腺素片，特别是已经行甲状腺全切除者。因甲状腺全切除后，甲状腺功能减退，垂体前叶促甲状腺激素的分泌增多，可促使远处转移。术后服用甲状腺素可抑制、纠正内分泌紊乱，防止肿瘤复发。

（4）对高危年龄组（男性 40 岁以上，女性 50 岁以上），晚期的甲状腺癌已广泛地侵入邻近组织和器官者，有条件时也应采取积极的治疗措施，包括甲状腺全切除和术后放射性核素治疗。对已不能手术彻底切除的癌肿，如已出现呼吸困难，则可切除压迫气管的癌肿部分，以减轻患者的痛苦。如已发生严重的呼吸困难，则应立即行气管切开术。

二、护理要点

（一）甲状腺腺瘤

1. 术前护理

（1）心理护理：多与患者交流，给予心理支持，消除其焦虑和恐惧心理。

（2）术前准备：备皮范围上自下唇，下至乳头连线，两侧至斜方肌后缘，包括两侧腋窝。必要时剃除耳后毛发，以便行颈部淋巴结清扫术。教会患者头低肩高体位，每日可用软枕练习数次，使机体适应术中颈部过伸的体位。指导患者深呼吸及有效咳嗽的方法，以保持呼吸道通畅。

（3）饮食护理：按全麻术前常规禁食禁水。

2. 术后护理

（1）病情观察：监测生命体征的变化。留置引流管者保持引流管通畅，防止引流管扭曲、折叠、受压、脱出，注意观察引流液的量及颜色，并记录 24 小时引流量。注意避免引流管堵塞，导致颈部出血形成血肿压迫气管而引起呼吸困难。鼓励和协助患者进行深呼吸和有效咳嗽，必要时遵医嘱予以雾化吸入。

（2）常规护理：全麻清醒后抬高床头 30°～45°，有利于减轻伤口疼痛和保持呼吸道通畅。

（3）专科护理：并发症的护理。

1）术后出血：多发生在术后 24 小时之内，如出血量大可因血肿压迫气管引起窒息。应密切观察患者心率、血压、呼吸、神志、敷料渗血等情况，若患者出现烦躁、心率加快或下降及敷料被渗血浸湿等情况时应立即通知医生进行处理。

2）呼吸困难：甲状腺术后患者，可因气管软化塌陷、伤口内血肿压迫、喉返神经损伤、喉头水肿或伤口敷料包扎过紧等原因造成呼吸困难，甚至发生窒息。故床旁应常规备气管切开包，以备急用。一旦出现呼吸困难，应立即通知医生马上处理。

3）神经损伤：一侧喉返神经损伤主要表现为声音嘶哑、音调降低或呛咳；双侧喉返神经损伤可导致失声或严重的呼吸困难，甚至窒息，此时须立即通知医生行气管切开术；喉上神经内支损伤可使喉部黏膜感觉丧失，饮水时易发生呛咳、误咽等。在患者全麻清醒后，可嘱患者大声说话、少量饮水，以了解有无神经损伤。

4）甲状旁腺损伤：术后患者有手足抽搐、麻木时提示有甲状旁腺损伤的可能，严重者可出现四肢抽搐、喉肌痉挛。典型的四肢症状为：五指并拢、拇指内收、屈曲呈"鹅颈"状。发现此类情况应及时报告医生，并监测血钙、磷。遵医嘱口服钙片或静脉内注射钙剂，注射时注意切勿将药液漏于皮下，以免发生组织坏死。

5）甲状腺危象：多发生在术后 12～36 小时，应注意患者有无体温突然升高至 40～42℃，并伴有抽搐、烦躁不安、脉搏增快、血压增高等，若有此类症状应立即通知医生，配合抢救。

（4）饮食护理：全麻清醒后若无恶心、呕吐的患者可给予少量温水或凉水。若无呛咳、误咽等不适可逐步给予流质、半流质饮食。饮水有呛咳的患者指导其抬头进餐，弯腰低头吞咽，即可顺利进食、进水。若患者吞咽疼痛不适，鼓励其少食多餐，加强营养，促进康复。必要时遵医嘱静脉补充营养。

（5）心理护理：鼓励患者调整心态，积极配合治疗和护理，保持良好情绪。

（6）用药指导：需服用甲状腺素制剂者，嘱其按时、按量服药，若出现疲乏、行动迟缓、嗜睡、记忆力明显减退、注意力不集中或因周围血液循环差和能量产生降低而异常怕冷、无汗时，应及时就诊。

（7）健康宣教：指导患者在变换体位时用手托住颈部，翻身时头部与身体一起转动，以保护伤口。

3. 出院指导

（1）饮食与活动：清淡饮食，避免进食辛辣刺激食物。

（2）复诊指导：定期门诊复查，3~6个月后酌情1~2年复查一次。

（3）健康指导：指导患者出院后经常观察颈前部、胸前皮肤有无红、肿、痛现象，经常检查颈部、耳后有无淋巴结或包块，如有异常及时就诊。

（二）甲状腺癌

1. 术前护理

（1）心理护理：多与患者交流，给予心理支持，消除其焦虑和恐惧心理。

（2）术前准备：备皮范围上自下唇，下至乳头连线，两侧至斜方肌后缘，包括两侧腋窝。必要时剃除耳后毛发，以便行颈部淋巴结清扫术。教会患者头低肩高体位，每日可用软枕练习数次，使机体适应术中颈部过伸的体位。指导患者深呼吸及有效咳嗽的方法，以保持呼吸道通畅。

（3）饮食护理：按全麻术前常规禁食禁水。

2. 术后护理

（1）病情观察。

1）管道护理：对于加行颈部淋巴结清扫术的患者，术后应保持引流装置呈负压状态，妥善固定。严密观察引流液的颜色、性质及量。一般术后1小时内引流液为10~20 mL，若短时间内引流量突然增加，超过100 mL，颜色鲜红，应考虑为内出血，应迅速协助医生做紧急处理。若引流液为淡黄色清亮类似血清，量多，进食后引流液呈乳白色，应考虑为乳糜漏。正常情况下，术后24小时内的引流液量为30~120 mL，颜色由深红逐渐变为淡红色。术后24~48小时颜色由淡红逐渐变为淡黄色，引流量逐渐减少，当少于10 mL时，即可拔除伤口引流管。

2）伤口护理：对于行预防性气管切开术的患者，应做好气道护理。持续或定时湿化气道，及时吸痰，注意痰液的颜色、性质及量。痰液黏稠者，遵医嘱给予雾化吸入并观察效果。观察伤口是否红肿、敷料是否渗湿，教会患者有效咳嗽的方法（深吸气后，用胸腹部的力量作最大咳嗽，咳嗽的声音应从胸部发出，避免仅在喉头上发声及无效咳嗽）。指导协助患者练习咳嗽时坐起，头颈躯干向前弯曲，用手压住手术伤口部位，减少颈部震动引起的术后伤口疼痛，深吸气后声门紧闭，用力咳嗽，形成气道冲击力使痰液排出。

3）疼痛护理：协助患者取舒适体位以减轻疼痛；疼痛严重者遵医嘱给予止痛药或镇痛泵，并观察药物效果。

（2）全麻术后常规护理：全麻清醒后抬高床头30°~45°，有利于减轻伤口疼痛和保持呼吸道通畅。指导患者在变换体位时用手托住颈部，翻身时头部与身体一起转动，以保护伤口。

（3）专科护理：并发症的护理。

1）术后出血：密切观察患者生命体征、敷料渗血等情况，若患者出现颈部疼痛、肿胀、心率加快、血压下降、呼吸困难或伤口敷料被渗血浸湿等情况时应立即通知医生。

2）呼吸困难：因气管壁长期受肿大甲状腺压迫发生软化塌陷、伤口内血肿压迫、神经损伤、喉头水肿或伤口敷料包扎过紧等原因造成呼吸困难，甚至发生窒息。故床旁应常规备气管切开包，以备急用，密切观察患者呼吸情况。

3）神经损伤：一侧喉返神经损伤主要表现为声音嘶哑、音调降低或呛咳；双侧喉返神经损伤可导致失声或严重的呼吸困难，甚至窒息，此时须立即通知医生行气管切开术；喉上神经内支或外支损伤可使喉部黏膜感觉丧失，饮水时发生呛咳、误咽等。患者全麻清醒后，可嘱患者大声说话、少量饮水，以了解有无神经损伤。若损伤较轻，一般理疗后可自行恢复。

4）甲状旁腺功能减退：多为手术时甲状旁腺被误切、挫伤或血液供应受累，导致甲状旁腺功能低下，血钙浓度下降，使患者出现手足抽搐、麻木现象，严重者可出现四肢抽搐、喉肌痉挛。发现此类情况应及时报告医生，立即遵医嘱予以 10% 葡萄糖酸钙或氯化钙注射液 10 mL 缓慢静脉推注，症状较轻者可口服或静脉注射钙剂，注射时注意切勿将药液漏于皮下，以免发生组织坏死。同时服用维生素 D，定期监测血钙浓度。

（4）饮食护理：全麻清醒后无恶心呕吐的患者可给予少量温水或凉水。若无呛咳、误咽等不适可逐步给予流质、半流质饮食。饮水有呛咳的患者指导其正确进食，鼓励其少食多餐，加强营养，促进康复。必要时遵医嘱静脉补充营养。

（5）心理护理：鼓励患者保持良好心态，避免劳累、紧张、焦虑情绪。

（6）用药指导：口服 ^{131} I 的患者应注意以下几点：

1）注意休息，特别是服药后几天，避免剧烈运动和精神刺激，并预防感染、加强营养。

2）勿揉压甲状腺，多饮水。

3）2 个月内禁止用碘剂、溴剂，以免影响碘的重吸收而降低治疗效果。

4）女性患者 1 年内避免怀孕。

5）为减少对健康人不必要的辐射，告知患者服药后 14 天尽可能远离他人，特别是小孩，在条件允许的情况下最好独居 14 天，忌随意排泄大小便，污染环境。

（7）健康宣教：鼓励患者适当运动锻炼，增强自身免疫功能。

3. 出院指导

（1）饮食与活动：保持清淡饮食，避免进食辛辣刺激食物。

（2）复诊指导：定期门诊复查，3~6 个月后根据身体恢复情况，遵医嘱复查。

（3）健康指导：指导患者出院后经常观察自身颈前部、胸前皮肤有无红、肿、痛现象，经常检查颈部、耳后有无淋巴结或包块，如有异常及时就诊。

三、习题

习题

第五节　下颌下腺疾病

一、知识要点

(一)下颌下腺炎

下颌下腺炎(sialadenitis)是常见的涎腺疾病,是指下颌下腺腺体或导管内发生钙化性团块形成涎石,涎石使唾液排出受阻,并发继发感染后造成腺体急性或反复发作的炎症。发病率高,成年男性居多,大多与涎石病有关。涎石病(sialolithiasis)是指在腺体或导管内发生钙化性团块沉积而引起的一种疾病。

1.临床表现

下颌下腺炎临床症状主要是排出唾液障碍和继发感染的表现,常见的主诉是进食时下颌下腺部位肿胀和疼痛,以慢性多见,但也可急性发作。

(1)急性炎症时可见患侧口底肿胀、疼痛。下颌下区皮肤红肿、压痛,张口可轻度受限,舌下区黏膜红肿。

(2)慢性下颌下腺炎病史较长,临床症状一般较轻,主要是进食时反复肿胀,疼痛不重,导管后部结石伴发炎症时,患者可有吞咽痛。但也有病例并无这些特征性表现,一开始即呈现为下颌下区或舌下区急性炎症过程。

2.治疗

下颌下腺炎若与涎石相关,对涎石较小者可用保守疗法,如催唾及按摩促排等。但大多结石需手术摘除,涎石取出后,症状可缓解。急性下颌下腺炎还应配合抗菌药物治疗。按摩腺体、使用催唾剂、保证导管系统通畅,对防止腺体功能降低有重要意义。新近可采用体内外碎石、涎腺内镜取石术,可取得较好效果。若涎石位于导管后部或腺体内,或下颌下腺萎缩硬化,则考虑下颌下腺切除术。

(二)下颌下腺肿瘤

下颌下腺上皮性肿瘤中,良性及恶性约各占一半。良性者多为多形性腺瘤,恶性最常见为腺样囊性癌,其次为黏液表皮样癌。

1.临床表现

(1)多形性腺瘤也称为混合瘤,为无痛性缓慢生长的肿块,于下颌下三角区,除肿块外可无任何症状。肿块体积可大可小,可活动,也可有典型的结节状表现。

(2)腺样囊性癌早期以无痛性肿块多见,有些病例伴有疼痛或触痛,但都不剧烈,不为患者所注意,病期可长达数年或十余年。但多表现为缓慢生长的肿块近期突然生长迅速。瘤体可长到很大,位置固定,不可活动。肿瘤可沿神经周围生长,引起神经症状,如患侧舌神经受累,可出现舌痛或舌麻木,以舌尖部表现为主;舌下神经受累时则出现舌瘫瘫，如舌运动受限、伸舌时偏向患侧，严重者舌肌萎缩；面神经下颌缘支受累表现为下唇不能向外下牵拉，唇红不能外翻。也可沿血管生长，使血管收缩功能障碍。下颌下腺周围淋巴结也常受侵犯。晚期肿瘤易侵入血管，发生血行转移。

2. 治疗

（1）手术切除：下颌下腺多形腺瘤的最佳治疗方法为下颌下腺切除。下颌下腺恶性肿瘤的根治原则为下颌下区局部大块切除，如扪及颈部淋巴结肿大时考虑选择性颈清扫术。

（2）放射治疗：放射治疗配合手术可降低复发率。术后放疗应尽早开始，最迟不得超过术后 6 周。

（3）化学药物治疗：晚期下颌下腺癌或术后复发可配合化疗，以减少复发，也用于姑息治疗。

二、护理要点

（一）下颌下腺炎

1. 心理护理

与患者耐心交谈，了解其目前情绪状态及负性情绪来源，并实施针对性心理疏导，转移患者注意力。

2. 饮食护理

加强营养，宜进食高蛋白、高热量、高维生素等富有营养等饮食，增强机体抵抗力。应注意适量增加新鲜的粗纤维蔬菜和水果，忌生、冷、辛、辣的饮食，鼓励进食酸性饮料或食物，刺激唾液分泌，促使涎石自行排出，预防便秘，戒烟戒酒。多饮水，增强机体代谢，促进毒素排泄。

3. 病情观察

观察下颌下腺肿胀情况，遵医嘱予以对症抗炎、消肿治疗。

4. 专科护理

对于涎石较小的患者，指导患者促唾及按摩促排。

5. 用药指导

指导患者正确使用催唾剂，嘱患者遵医嘱继续坚持口服药物，并告知患者及家属其药物名称、目的、使用方法和药物不良反应；遵医嘱使用药物的重要性，使其按时完成治疗。

6. 健康宣教

提醒患者注意休息，保证睡眠，避免劳累。

（二）下颌下腺肿瘤

1. 术前护理

（1）心理护理：告知患者及家属疼痛的原因，可能持续的时间，使患者有心理准备。关心体贴患者，耐心、热情讲解疾病的治疗、后续发展及预后等情况，减轻其焦虑情绪。向患者介绍疾病的治疗流程，鼓励患者表达自己的情感。

（2）术前准备：术前常规禁食至少 8 小时，禁饮至少 4 小时，保持口腔清洁，用含漱液漱口。

（3）饮食护理：清淡饮食，进食营养丰富、易吞咽、易消化的食物，如牛奶、豆制品、鸡蛋、蔬菜等，避免进食辛辣刺激食物。

2. 术后护理

（1）病情观察：全麻未清醒前取平卧位，头偏向一侧，利于分泌物的引流，减轻局部肿胀和充血。下颌下腺切除术后 24 小时取出引流条，5~7 日拆线。患者常有轻微吞咽痛，一般 2~3 日即好转。

（2）专科护理：并发症的护理

面神经下颌缘支损伤可能引起口角歪斜，舌神经损伤可能引起舌体麻木。睡前可用 50~60℃的热毛巾温敷病侧眼睑部。排除面部损伤等病因后，可加强面肌的运动，如协助患者从病侧的口角向上方用掌根螺旋式按摩面部。指导患者进行康复运动，鼓励患者多锻炼患侧的面肌，并加强表情肌的运动，如多做睁眼、开口笑、撅嘴唇、鼓腮、吹口哨等动作。

（3）心理护理：大多数患者因面部口角歪斜等症状而产生焦虑、恐惧心理。家属应协助患者了解面神经麻痹的病因、临床表现和预后等，加强心理建设，对其进行生活上的疏导，稳定其情绪。

（4）饮食护理：术后进食时取坐位或半坐位进食，细嚼慢咽，防止发生食物自鼻腔呛出。清淡饮食，进食困难的患者，可给营养丰富、易消化的软食或流质，保证营养供给，提高机体抵抗力和组织修复能力。

（5）用药指导：创造良好的环境，减轻疼痛的阈值；疼痛剧烈者，进行冷敷或遵医嘱使用止痛药物。清洁口腔，使用含漱液漱口，预防术后伤口感染。

（6）健康宣教：保持口腔清洁，勤漱口，防止口腔感染。

3. 出院指导

（1）饮食与活动：指导患者进食刺激唾液分泌的酸性饮料或食物，刺激唾液的分泌。指导患者适当锻炼，避免剧烈运动。

（2）复诊指导：由于牵拉关系，可能出现手术侧下唇动力减弱现象：当微笑时患侧口角抬高，而健侧下唇向下外而露齿。轻者 2~3 周即可恢复；超过 3 个月而无恢复时，提示面神经下颌缘支可能已被损伤。患侧舌麻木，以舌尖较显著，如非舌神经被切断，短期内也能恢复。用维生素 B，以及配合理疗有助于神经功能的恢复。有面神经损伤的患者坚持进行理疗，并进行面肌功能训练。导管堵塞症状明显时应及时就诊。

（3）健康指导：保持口腔清洁卫生，每天早晚刷牙，饭后漱口，保持口腔清洁。

三、习题

习题

第六节 腮腺疾病

一、知识要点

(一)腮腺炎

腮腺炎是由腮腺病毒引起的呼吸道传染病,分为急性化脓性腮腺炎、慢性化脓性腮腺炎和流行性腮腺炎。

1. 临床表现

(1)急性化脓性腮腺炎:急性炎症初期,全身症状较轻。主要表现为以耳垂为中心的腮腺区肿胀,轻微疼痛及触痛,局部皮肤无红肿。进入化脓期,当出现腺体组织坏死或坏疽时,局部疼痛加重,呈持续性跳痛。病情进一步恶化,炎症扩散到腮腺周围组织,可形成蜂窝织炎。表现为腮腺区皮肤充血、水肿。水肿区域可扩散到同侧眼睑,使眼睑闭合不能睁开。还可能扩散到颊部、颈部、咽部或会厌等处,出现咽喉疼痛、吞咽困难、张口受限等。化脓期全身症状较重,体温可高达40℃以上。

(2)慢性腮腺炎早期常无明显的症状,通常表现为腮腺区有持续性的轻微疼痛,不适、口干、口臭、唾液分泌减少,早晨起床感觉腮腺区胀痛,自己稍加按摩后即有咸味的黏稠液体自导管口流出,随之胀痛减轻,甚至消失。腮腺阻塞症状是慢性腮腺炎的最常见症状,也是临床诊断的主要依据。进食时,尤其是进食酸性食物时,由于唾液分泌量明显增加,导管排出受阻,随即腮腺区肿大、疼痛加重。当停止进食后症状又逐渐消失。

2. 治疗

(1)急性化脓性腮腺炎。

1)全身治疗:常规首选青霉素或头孢类抗菌药物,加强营养,增加机体抵抗力。

2)局部治疗:局部热敷、理疗可促进急性炎症局限化。饮用酸性饮料或口服1%毛果芸香碱3~5滴,每日2~3次,可增加唾液分泌并促使其排出。应用苏打溶液、过氧化氢液等漱口有助于控制炎症发展。

3)中药治疗:对于风热蕴结者可采用荆防败毒散加减;胃火上壅者,可采用仙方活命饮和万味消毒饮加减。对于腮腺肿胀初期者,可外敷如意金黄膏或二味拔毒散。

4)腮腺脓肿切开引流:经药物及其他保守治疗无效,患者有持续性高热,白细胞总数增高,局部有明显的凹陷性水肿;出现跳痛并有局限性压痛点;腮腺导管口有脓液排出,但不畅;腮腺穿刺有脓者;均为切开引流的手术指征。

(2)慢性化脓性腮腺炎。

慢性化脓性腮腺炎的治疗比较困难,目前还不能达到根治的目的,一般采用综合疗法。治疗原则首先是病因治疗,如有涎石者应先摘除涎石,导管狭窄者先扩大导管。先采用保守疗法,无效者再考虑手术治疗。

(二)腮腺肿瘤

腮腺肿瘤是一类发生在腮腺的肿瘤性疾病。

1. 临床表现

腮腺的良性肿瘤生长缓慢，常在无意中被发现。患者多因发现腮腺区无痛性肿块后而就诊。肿瘤较大者，除有局部坠胀感、表面畸形外，一般无其他不适。很少引起功能障碍，亦无面神经受侵犯的症状。

2. 治疗

外科手术是治疗腮腺肿瘤最有效的方法。

二、护理要点

(一)腮腺炎

1. 心理护理

患者因张口困难、疼痛易引发焦虑情绪，护理人员要对患者的情绪波动予以严密观察，与其进行积极主动的交流和沟通，了解其内心的想法，并且有针对性地进行心理疏导，使其保持积极乐观的心态。

2. 饮食护理

患者常因张嘴和咀嚼食物而使疼痛加剧，宜进食富有营养易消化的流食、半流食或软食，忌食酸、辣、甜味过浓及干硬食物，避免引起唾液分泌增多，排出受阻，刺激已红肿的腮腺管口，使疼痛加剧。嘱患者多饮水，利于退热及体内的毒素排出。

3. 病情观察

(1)脑膜炎的护理：如果患者合并脑膜炎，则应对其生命体征予以严密监测，一旦发现异常，遵医嘱予以降颅压等对症治疗，对昏迷、躁动、抽搐的患儿，注意保持呼吸道通畅，并专人护理，使用护栏，防止坠床。抽搐发作时要放置牙垫，防止舌咬伤；如果患者合并昏迷和嗜睡，则要对其予以定时翻身护理，避免出现肺部感染和压疮；高热给予物理降温头部枕冰袋，降低脑组织耗氧量，增加对缺氧的耐受性，伴惊厥者可进行冬眠疗法。保持病房光线柔和，减少外界刺激。

(2)睾丸炎的护理：对患者应做好耐心解释工作消除其心理负担。嘱患者绝对卧床休息，保持局部清洁，协助患者满足其生活需要。托起阴囊，外敷硫酸镁消炎止痛，对于疼痛难忍者，可给予局部冷敷，但禁用冰敷。或用2%普鲁卡因局部封闭，遵医嘱给予解热镇痛药。注意观察睾丸肿大消退情况，有无睾丸鞘膜积液和阴囊皮肤颜色的变化等情况。

(3)胰腺炎的护理：应根据病情禁食1~3日，腹痛缓解后逐渐进半流质过渡到普食。注意密切观察腹部体征。腹痛者遵医嘱应用镇痛药，避免疼痛痉挛使血管收缩，加重胰腺坏死缺血，应观察用药效果及不良反应。采取右侧卧位，有利于胰腺水肿消退。

(4)降温护理：保证休息，防止过劳。发热伴有并发症者应卧床休息至热退。监测体温每4小时1次，高热时首选物理降温，给予头部冷敷，温水或乙醇擦浴等。衣被厚薄适宜，保持皮肤清洁干燥，出汗后及时用软毛巾擦干，及时更换内衣及床单。鼓励患儿多饮水以利汗液蒸发散热。或在医生指导下使用退热药和清热解毒的中药。在腮腺肿大早期，可用冷毛巾局部冷敷，使局部血管收缩，从而减轻炎症充血的程度，达到减轻疼痛的目的。

4. 专科护理

指导患者充分卧床休息，注意防护，做好接触隔离措施。

5. 用药指导

病毒感染所引起的流行性腮腺炎，可能无须使用抗病毒类药物，多数情况下会自愈。但对于疾病早期医生还是会建议通过服用利巴韦林颗粒、磷酸奥司他韦颗粒等药物进行抗病毒治疗以减轻症状。遵医嘱指导患者使用如意金黄散外敷减轻腮腺肿胀、根据发热情况使用退热药等对症治疗。

6. 健康宣教

腮腺肿痛，影响吞咽，口腔内残留食物易致细菌繁殖，应经常用温盐水漱口，保持口腔清洁，预防继发感染。对患者应采取呼吸道隔离至腮腺肿大完全消退止。对其呼吸道的分泌物及其污染的物品应进行消毒。

（二）腮腺肿瘤

1. 术前护理

（1）心理护理：患者长期遭受病痛折磨，且即将接受手术，很容易过度担心，出现不良的心理状态。此时，护理人员应当积极同患者交流，了解其顾虑，及时对患者进行心理安抚，告知患者腮腺肿瘤多为良性肿瘤，还可讲解以往成功治愈的病例，增强患者的康复信心，提升其配合度。

（2）术前准备：护理人员在术前应当剃除患者的部分头发，对于男性患者还需刮除胡须，完成备皮工作，充分暴露手术部位。了解患者的过往病史，结合麻醉需求进行全身检查，术前常规禁食禁饮，降低误吸发生概率。进行抗菌药物皮试，做好术前准备工作。因为腮腺导管需要在口腔内开口，护理人员需要帮助患者保持口腔清洁。如果发现患者患有口腔疾病，护理人员应当及时采取相应措施。在手术之前，护理人员可予以患者康复新液漱口，避免出现溃疡等不良症状。

（3）饮食护理：进食高维生素、高蛋白质食物，加强营养支持，避免进食辛辣刺激食物、酸性食物。

2. 术后护理

（1）病情观察。

1）呼吸道护理：患者可能因为气管插管产生声嘶、呼吸不畅等情况，护理人员需查看患者的呼吸情况与血氧饱和度变化情况。

2）伤口及引流管的护理：人体的颌面部有着丰富的血管与淋巴管，创面有可能会出现渗出液，护理人员需定时查看患者的伤口情况，保证引流管引流通畅，妥善固定，不要牵拉引流管，负压吸引器要低于伤口水平面，避免引流液倒流，防止逆行感染。

（2）专科护理：并发症的护理。

1）涎腺瘘：术后伤口加压包扎，如敷料较湿或松懈及时通知医务人员更换并加压包扎；禁食酸性、油炸及刺激性食物。护理人员应告知患者进行加压包扎的目的，拆线后仍包扎2周。

2）面瘫、面神经麻痹：眼睑闭合不全者，需涂抹红霉素眼药膏，覆盖纱布，防止角膜干燥，患者不要用眼过度，注意休息。

3）创口血肿：该症状一般发生在术后12小时内，护理人员需观察患者的面部皮肤状况、引流情况与局部肿胀情况，一旦发现异常及时处理。

（3）心理护理：腮腺肿瘤生长在面部耳周，采用手术治疗方案后会形成切口瘢痕并存在一定的并发风险，同时还会影响患者的外貌形象，降低患者的生活质量。一般情况下，手术会为患者带去极大的精神压力，甚至可能导致患者出现心理障碍，对进行手术产生不利影响。部分患者因疾病认知水平较低，面对手术容易产生不良情绪，影响治疗效果。因此，护理人员在腮腺良性肿瘤患者围手术期应当采取科学有效的护理干预措施，改善患者的心理状态。

（4）饮食护理：患者术后可能出现张口、咀嚼困难情况，护理人员可在术后第二天给予患者高蛋白、高热量、富含维生素的半流质食物，忌食刺激性的食物。

（5）用药指导：患者术后可能因头部充血等情况出现疼痛，护理人员需要了解疼痛出现的原因与持续的时长，帮助患者减轻痛苦，在必要情况下可适当使用镇痛镇静药物。术后需遵医嘱给予患者抗炎、营养神经、抑制腺体分泌药物治疗，向患者讲解用药的目的、药物名称、方法及相关注意事项。

（6）健康宣教。

1）告知患者按时使用漱口水漱口，保持口腔清洁，多饮水，预防口腔感染。

2）告知患者术后采取正确体位，全麻术后2~4小时内，采取去枕平卧位，头偏一侧，避免吸入性肺炎或误吸。当患者清醒后，护理人员可帮助患者保持半卧位，降低水肿、头部出血等症状的发生概率，以利于静脉回流，防止术区肿胀、瘀血。告知患者带管活动的注意事项。

3. 出院指导

（1）饮食与活动：选择富含维生素及蛋白质饮食，以增强体质。严禁进食酸辣、刺激性饮食及过烫食物。戒烟酒。

（2）复诊指导：指导患者定期复诊，如有颈部肿块及时复查。

（3）健康指导：指导面瘫患者加强表情肌功能锻炼。方法：用力抬眉至不能太高为止；用力皱眉至最大程度；用力闭眼，如不能完全闭合，可以用手指力量帮助；紧闭眼与轻闭眼交替进行。一般3~6个月会逐渐恢复。环境安静、舒适，保持室内适宜的温湿度，注意通风换气，保持室内空气新鲜，避免上呼吸道感染。

三、习题

习题

第七节　颈部肿瘤

一、知识要点

(一)颈部良性肿瘤

头颈部良性肿瘤是指位于锁骨以上区域的肿瘤,上界为颅底、后界为颈椎,包括头面及颈部软组织、耳鼻咽喉、口腔、唾液腺和甲状腺等部位。通常来讲,不包括脑、脊髓等中枢系统的肿瘤和眼内的肿瘤。

1. 临床表现

(1)颈部神经源性肿瘤:多以颈部肿块就诊,肿块的部位依其所发生神经的部位而不同,可产生不同程度的相应神经症状。

(2)纤维瘤:是起源于结缔组织的肿瘤,本病不多见,好发年龄为20~60岁,发生部位多在颈部椎旁的皮下,质硬,活动性差,无压痛。仰头时肿块明显,低头时肿块的边界清晰。

(3)脂肪瘤:肿块大小不等,质柔软,单发。

(4)表皮样囊肿:大多为单发,偶见多发。肿瘤多呈圆形,大小不等,生长缓慢,有的可长期静止不发展。无感染时,可无临床症状。与皮肤粘连,基底活动。触诊似面团样。并发感染时可迅速增大、红肿、疼痛明显,严重时可溃破。

2. 治疗

(1)颈部神经源性肿瘤:手术切除是治疗颈部神经源性肿瘤的有效方法。

(2)纤维瘤:肿块直径<1 cm者,可临床观察;如直径>1 cm,可行手术切除。

(3)脂肪瘤:需手术治疗。

(4)表皮样囊肿:小的囊肿可不必处理,极罕见发生恶变。囊肿较大且反复感染者,需手术将皮肤与囊壁一同完整切除。

(二)恶性淋巴瘤

恶性淋巴瘤是一组起源于淋巴结或其他淋巴组织的淋巴细胞或组织细胞的恶性肿瘤,主要包括霍奇金病及非霍奇金病两大类。

1. 临床表现

(1)淋巴结受累:内淋巴瘤绝大多数以表浅淋巴结肿大为首发症状,最常受累的部位为颈部淋巴结,初始可为单发或多个,蚕豆或黄豆大小,无压痛。

1)霍奇金病累及淋巴结时,一般初期发展缓慢,有时仅为1~2个淋巴结肿大,经数月后,始累及周围淋巴结。初起质韧而稍软,以后可因纤维组织增生而变硬。若陆续发展,则多个软硬相间的肿大淋巴结为其特点。局部无痛或轻度压痛,一般不发生粘连,少见融合成较大的团块。

2)非霍奇金淋巴瘤累及颈部淋巴结时,一般发展较快,初期多无粘连、活动,继续发展则互相融合，形成较大的团块，直径可为 10~20 cm，压迫口咽、喉咽侧壁，可引起吞咽和呼吸困难。

(2)淋巴结外组织受累：结外淋巴瘤 1/5~1/4 发生于头颈部，其中半数以上累及咽淋巴环，其次为鼻腔、涎腺、甲状腺、鼻窦、口腔及喉等处。初发症状可为颈部淋巴结肿大、鼻阻、听力下降或局部出现肿块。局部病变一般发展迅速，短期形成较大的半球形、或结节状肿块，并产生邻近组织压迫症状。

(3)全身症状：本病常有全身症状。在恶性淋巴瘤的病程中，约 1/3 患者有全身症状。包括发热、盗汗、体重减轻等。少数隐匿型霍奇金病仅表现为较长期的周期性发热，合并一些皮肤病变，如皮肤瘙痒、感染、带状疱疹及荨麻疹等。晚期可发生贫血，可出现白血病。还可发生中枢神经系统侵犯，最常见者为脑膜浸润，出现脑神经症状。

2. 治疗

(1)主要采用放疗和化疗，或两者结合的方式。

(2)手术治疗适用于以下情况。

1)须活体组织切除病理检查以明确诊断。

2)纵隔恶性淋巴瘤：无表浅淋巴结肿大，穿刺不能明确诊断时，应行纵隔镜检查或手术切除以诊断和治疗，术后作化疗或放疗。有些纵隔淋巴瘤的化疗及放疗疗效不好，应及时转换为手术治疗，术后病理检查以进一步明确或验证诊断。

3)化疗后淋巴结残留：放疗后淋巴结大部分消退，而某些部位仍有残留，可将残留的肿大淋巴结切除。

4)大多数早期结外淋巴瘤应先手术，后化疗和(或)放疗。

5)咽部、喉部恶性淋巴瘤影响呼吸、吞咽功能者，可考虑手术治疗，既减轻肿瘤负荷，又可改善呼吸、吞咽功能。

二、护理要点

(一)颈部良性肿瘤

1. 术前护理

(1)心理护理：向患者介绍手术名称、麻醉方式、术前准备的目的及内容、术前用药的作用，并向患者讲解术后可能出现的不适及需要的医疗处置，使患者有充分心理准备，鼓励其表达自身感受，耐心解释，解除顾虑，促进患者术后的康复。

(2)术前准备。

1)胃肠道准备：全麻手术术前需禁食水 6~8 小时，必要时插胃管，防止全身麻醉所导致的吸入性肺炎、窒息等。

2)呼吸道准备：嘱患者保暖勿感冒，预防上呼吸道感染，必要时应用抗菌药物预防感染，指导其掌握咳嗽、深呼吸、腹式呼吸方法，循序渐进增强呼吸深度及次数，促进肺功能改善。

(3)饮食护理：增加营养，保持高蛋白、高热量、高维生素的饮食。

2. 术后护理

(1)病情观察。

1)告知患者若颈部伤口肿胀,局部红、肿、热、痛或引流量增多,手足麻木或抽搐,进食出现呛咳或声音嘶哑应立即通知医生进行处理。

2)负压引流:向患者讲解负压引流的目的,配合治疗和护理。指导患者固定负压引流的正确方法。告知患者活动要慢,不要扭动头颈部,勿牵拉引流管,固定牢固,防止引流管扭曲、打折、脱出,以免影响引流效果,影响伤口愈合;嘱患者勿自行撤除负压装置。

3)出血的护理:密切监测患者各项生命体征变化,至少1小时巡视1次,观察有无面色苍白、血压下降、脉速加快、口唇发绀等失血性特征,观察吐出的口腔分泌物、切口敷料有无渗血和引流管引流情况;血压平稳后帮助患者取利于血液回流的头高位,随时做好出血急救准备。

(2)专科护理:肩部功能锻炼指导

1)颈部两侧锻炼:头部缓缓向两侧倾斜,尽可能触及肩部。

2)颈部前屈后仰锻炼:低头使下颌接触胸部,再抬头后仰。

3)肩部摆动锻炼:将对侧手放在椅或凳上,腰稍弯摆动术侧肩及臂,自左向右再恢复至原位;摆动肩及臂,由前向后;旋转肩及臂,向前再向后,旋转幅度逐渐加大,并抬高至尽可能舒适的高度。

4)肩关节旋转锻炼:在镜前进行,坐直放双手于胸前,肘关节成直角,肘向后外展,肩向后旋转并使肘恢复至原来的位置。

5)肩关节抬高锻炼:使全身放松,手臂在肘缘交叉,对侧手支持术侧肘,并缓缓耸肩,注意用手协助抬高肩及臂,对恢复力量很重要。对于上臂外展受限,一般不超过40°,手臂仅能抬高过头顶,影响患者生理和劳动能力的患者,可指导其站立时将患侧肘部用三角巾悬吊或用健侧手臂抬扶,坐时用枕垫高约20 cm或放在椅子的扶手上,防止肩部牵拉,随时注意使患肘高于健侧,以矫正肩下垂的趋势。教会家属在协助运动时观察患者的表情,以便患者控制好力度。

(3)心理护理:疾病恢复期间保持良好的心理状态,避免紧张、激动等情绪,以有利于疾病康复。

(4)饮食护理:告知患者术后4小时可饮少量温水,如无呛咳、恶心等不适,术后4小时后可酌情进冷流食,逐步改为进温凉流食、半流食、软食。以高热量、高蛋白、丰富维生素、清淡、低脂食物为主,勿食用刺激性及过热、过硬食物。有基础疾病的患者需根据具体情况进行针对性饮食指导。

(5)用药指导:疼痛常导致患者睡眠不足,遵医嘱使用抗炎、止痛药物,观察药物相关不良反应。

(6)健康宣教:患者术后回病房予以去枕平卧,将其头偏向一侧,防止反流和误吸,全麻清醒后可取半卧位,减轻头面部肿胀,利于呼吸和伤口引流;严密观察患者各项生命体征和血氧饱和度的变化,特别注意呼吸深浅、频率以及面色、口唇有无发绀等缺氧表现;及时清除患者口腔内分泌物、呕吐物、痰液等。

3. 出院指导

(1)饮食与活动:合理饮食,戒烟戒酒,勿食刺激性饮食,多食高蛋白、高维生素饮食。

（2）复诊指导：向患者讲解复诊的重要性，定期复诊。出院后患者半年内分别于第1个月、第3个月、第6个月、第12个月复诊一次，一年后每年复诊一次；在此期间有病情变化，如发现颈部有包块、呼吸困难、吞咽困难等不适，及时就诊；遵医嘱做好放疗、化疗等综合治疗，注意血象改变情况，如有异常，及时就诊。

（3）健康指导：指导患者如疲惫乏力、发热咳嗽、腹痛腹泻、皮肤瘙痒、口腔溃疡等及时就医，对症处理。

三、习题

习题

第九章

耳鼻咽喉头颈外科常用护理技术操作

第一节 耳科技术操作

一、知识要点

(一)外耳道冲洗

【目的】

1. 保持外耳道清洁通畅。

2. 将阻塞外耳道的耵聍、表皮栓、异物冲出。

【适应证】

耵聍栓塞、外耳道异物者。

【禁忌证】

鼓膜穿孔、急性外耳道炎、急性中耳炎、外耳道尖锐异物、耳部出血原因不明、脑脊液耳漏者。

【操作流程】

1. 严格执行三查八对，核对医嘱，确认患者身份。

2. 评估者病史、耳部情况患者心理状态、自理程度、合作程度告知患者实施外耳道冲洗的目的、过程及配合方法。

3. 用物准备：治疗巾、注射器、弯盘、消毒长棉签、棉球、温度适宜的 0.9%氯化钠注射液 500 mL、额镜。

4. 护士着装整洁，洗手，戴口罩。

5. 携用物至患者床旁，核对患者，告知患者外耳道冲洗的目的、操作方法及注意事项，取得患者配合。

6. 协助患者取坐位或侧卧位，头偏向健侧，颈肩部铺清洁治疗巾；将弯盘紧贴于患者患侧耳垂下方部皮肤。

7.操作者用一只手向后上轻拉患耳,使外耳道成一直线,用另一只手拿注射器抽吸温0.9%氯化钠注射液,沿外耳道后壁轻轻推入,反复冲洗,直至将耵聍或异物冲净为止。

8.用棉签轻拭耳道,将棉球放入外耳道,并为患者清洁面部。

9.协助患者恢复体位,取舒适体位休息。

10.观察患者有无不良反应,注意有无眩晕、恶心、呕吐等内耳刺激症状,并做好记录。

12.清理用物,用物规范处置,洗手。

(二)外耳道滴药

【目的】

1.软化耵聍。

2.清洁外耳道。

3.使药液充分均匀分布在外耳道及中耳皮肤黏膜,达到治疗的目的。

【适应证】

耵聍栓塞、中耳炎、外耳道炎、外耳道异物以及外耳道癌或中耳癌患者放疗期间为防止局部组织萎缩、干燥者。

【禁忌证】

鼓膜穿孔、耳外伤尤其是怀疑颅底骨折、耳部出血原因未明,有耳源性并发症如颅内感染者等。

【操作流程】

1.严格执行三查八对,核对医嘱,确认患者身份。

2.评估。

(1)评估患者的耳部情况,如有无分泌物、耵聍、有无外耳道损伤、破溃等。

(2)评估患者的年龄、病情及心理状况。

(3)治疗前仔细询问病史,评估患者配合程度及既往药物过敏史。并做好治疗记录。

3.告知患者实施外耳道滴药的目的、过程及配合方法。

4.用物准备:滴耳液、长棉签、消毒干棉球、0.9%氯化钠注射液、治疗巾。

5.护士着装整洁,洗手,戴口罩。

6.携用物至床旁,再次核对患者身份、药物名称及有效期。告知患者外耳道滴药的目的、操作方法及注意事项,取得患者配合。

7.协助患者取坐位或侧卧位,头偏向健侧,患耳朝上。

8.用长棉签轻轻擦拭外耳道分泌物,必要时用0.9%氯化钠注射液反复清洗至清洁为止,使耳道保持通畅。

9.轻轻将成人耳郭向后上方牵拉,小儿耳郭则向后下方牵拉,充分暴露外耳道,顺着耳道壁将滴耳液滴入2~3滴。

10.用手指反复轻压耳屏数次,使药液流入中耳腔内并充分与耳道黏膜接触。

12.让患者保持体位3~4分钟,使药物充分吸收。用干棉球堵塞外耳道口,以免药液流出。

12. 滴药时注意观察患者有无头痛、头晕等不适主诉。一旦患者出现不适，立即停止操作，并做好记录。

13. 协助患者取舒适体位休息。

14. 清理用物，用物规范处置，洗手。

(三)耳部手术备皮法

【目的】

1. 降低术野皮肤表面携带菌数量。

2. 避免交叉感染。

【适应证】

耳部手术患者。

【禁忌证】

耳部备皮法是耳部手术常用的，无特殊禁忌。

【操作流程】

1. 严格执行三查八对，核对医嘱，确认患者身份。

2. 评估。

(1)评估患者的年龄、性别、心理状况、疾病认知情况及合作程度。

(2)了解患者的病情、手术方式、部位及所需要备皮的范围。

(3)评估患者的耳部情况，如有无耳郭红肿、外耳道损伤或异常分泌物等。

3. 告知患者实施耳部备皮的目的、过程及配合方法。

4. 用物准备：理发用品、3%过氧化氢溶液、0.9%氯化钠注射液、耳科专用棉签、弯盘、皮筋及发夹、梳子、凡士林或发胶、剪刀(必要时)、治疗巾。

5. 护士着装整洁，洗手，戴口罩。

6. 携用物至床旁，核对患者身份、手术方式及部位。告知患者耳部手术备皮的目的、操作方法、配合要点及注意事项，取得患者配合。

7. 根据医嘱及手术需要确定备皮范围，听神经瘤、中耳癌、中耳胆脂瘤等备皮范围一般为患耳周围5 cm；耳前瘘管备皮一般为患耳以上一横指及鬓发；耳郭囊肿根据囊肿大小决定。

8. 协助患者取坐位，肩部围上治疗巾。

9. 剃净患耳周围术野的毛发。

10. 清理术野周围的碎发。

12. 向后上方牵拉耳郭(小儿向后下方)，检查外耳道情况，外耳道有脓液或分泌物时，分别用3%过氧化氢溶液及外用0.9%氯化钠注射液清洁外耳道，并用棉签拭干。

12. 协助患者取舒适体位休息。

13. 观察患者局部皮肤有无损伤、红肿等反应，并做好记录。

14. 清理用物，用物规范处置，洗手。

(四)鼓膜穿刺抽液法

【目的】

1. 抽除中耳内积液。

2. 减轻耳闷感,提高患者听力。

【适应证】

分泌性中耳炎、鼓室积液者。

【禁忌证】

有严重心脏病或者血液系统疾病、颈静脉球体瘤(鼓室型)者。

【操作流程】

1. 严格执行三查八对,核对医嘱,确认患者身份。

2. 评估。

(1)评估患者的年龄、病情、心理状况、配合程度。

(2)评估患者的耳部情况。

(3)治疗前仔细询问病史,评估患者有无禁忌证。

3. 告知患者实施鼓膜穿刺抽液的目的、过程及配合方法。

4. 用物准备:无菌耳镜、额镜、鼓膜穿刺针头、1 mL或2 mL注射器、2%丁卡因溶液、络合碘、75%乙醇、无菌棉球、消毒干棉片、治疗巾。

5. 护士服装整洁,洗手,戴口罩。

6. 携用物至床旁,核对患者身份、药物名称及有效期。告知患者鼓膜穿刺抽液的目的、操作方法及注意事项,取得患者配合。

7. 协助患者取坐位,儿童最好采用卧位,患耳朝向操作者,铺好治疗巾。

8. 清除外耳道内的盯聍。

9. 用络合碘棉球消毒耳郭及耳周皮肤,用75%乙醇棉球消毒外耳道及鼓膜。

10. 用浸有2%丁卡因液的棉片麻醉鼓膜表面,10~15分钟后取出。

12. 连接鼓膜穿刺针头和注射器,调整额镜聚光于外耳道。选用适当大小的耳镜显露鼓膜,手持穿刺针缓慢进入外耳道,刺入鼓膜紧张部的后下或前下部位,进入鼓室,固定好穿刺针后抽吸积液。

12. 操作时嘱患者头勿动,以免损伤中耳内其他结构,抽液完毕后,缓慢拔出针头,退出外耳道。

13. 用无菌棉球将流入外耳道内的液体擦拭干净。清除外耳道内的盯聍。

14. 协助患者取舒适体位休息。

15. 观察患者反应及效果,并做好记录。

16. 清理用物,用物规范处置,洗手。

(五)耳部加压包扎法

【目的】

1. 耳部手术或外伤后用于固定敷料,保护手术伤口。

2.用于局部压迫止血，防止术后积液形成。

【适应证】

耳部手术或外伤后需使用敷料固定耳部伤口者、术后局部伤口需要压迫止血者。

【禁忌证】

行耳内镜手术后无耳后切口者，无须加压包扎。

【操作流程】

1.严格执行三查八对，核对医嘱，确认患者身份。

2.评估。

（1）评估患者的病情、意识、心理状况、配合程度。

（2）评估患者的耳部情况。

（3）仔细询问病史，并做好治疗记录。

3.告知患者实施耳部加压包扎的目的、过程及配合方法。

4.用物准备：纱布或敷料、胶布、绷带。

5.护士服装整洁，洗手，戴口罩。

6.携用物至床旁，核对患者身份。告知患者耳部加压包扎的目的、操作方法及注意事项，取得患者配合。

7.协助患者取坐位或侧卧位，头偏向健侧，患耳朝上。

8.根据患者耳部伤口情况，放置无菌纱布或敷料。

9.将绷带由上至下包裹患耳，然后经后枕部绕至对侧耳郭上方，绕额包裹一周；之后再次由上至下包裹患耳，重复上述动作至患耳及敷料/纱布全部包住。

10.用胶布固定绷带尾部，确认固定良好。

12.协助患者取舒适体位休息。

12.询问患者感受，观察患者反应及效果，并做好记录。

13.清理用物，用物规范处置，洗手。

(六)咽鼓管导管吹张法

【目的】

1.用于咽鼓管通气功能检查、鼓室积液检查。

2.对咽鼓管功能不良及分泌性中耳炎的治疗。

【适应证】

咽鼓管功能障碍、分泌性中耳炎患者。

【禁忌证】

1.鼻腔急性炎症或脓涕较多时，不宜进行吹张，以免将分泌物吹入鼓室，引发急性中耳炎。

2.患侧鼻腔有出血、溃疡、肿瘤等特殊情况时禁止吹张。

【操作流程】

1.严格执行三查八对，核对医嘱，确认患者身份。

2.评估

（1）评估患者病情、意识状态、合作程度。

（2）评估患者耳道局部状况，如外耳道有无耵聍、分泌物等。

（3）评估患者鼻腔情况，是否有急性鼻炎、脓涕、鼻甲肥大、鼻中隔偏曲。

（4）评估环境，应宽敞明亮、安静、舒适。

3. 告知患者实施咽鼓管导管吹张法的目的、方法及注意事项，取得患者配合。

4. 用物准备：咽鼓管导管、听诊橡胶管、橡胶吹气球、1%呋麻液、2%丁卡因、75%乙醇、一次性橡胶手套。

5. 护士服装整洁，洗手，戴口罩。

6. 携用物至患者床旁，核对患者，解释操作的目的、方法及注意事项，取得配合。

7. 协助患者取正坐位，头稍低，用1%呋麻液收缩鼻黏膜。

8. 嘱患者清除鼻腔及鼻咽部分泌物，再用2%丁卡因滴鼻或喷鼻，做鼻腔及鼻咽部麻醉。

9. 接好听诊橡胶管，将听诊管一头放入患者患侧外耳道口，另一头放入操作者外耳道口。

10. 圆枕法：手持咽鼓管导管尾端，前端弯曲部朝下，插入前鼻孔，顺着鼻腔底部缓慢插入，当导管前端抵达鼻咽后壁时，将导管向受检侧旋转90°，并向外退出少许，此时导管前端越过咽鼓管圆枕进入咽鼓管咽口处，再将导管向外上方旋转约45°。

12. 鼻中隔法：包括同侧法和对侧法。①同侧法：经受检耳同侧的鼻腔插入导管，导管前端抵达鼻咽后壁后，将导管向对侧旋转90°，缓慢退至有阻力感时，再将导管向下、向受检侧旋转180°即进入咽鼓管咽口。②对侧法：受检侧鼻腔鼻甲肥大，鼻中隔偏曲，导管不易通过时可用此法。经受检耳对侧鼻孔伸入导管，当导管前端抵达鼻咽后壁时，向受检侧旋转90°，退至鼻中隔后缘，再向上旋转45°，同时使前端尽量伸抵受检侧，亦可进入咽鼓管。

12. 固定导管的位置，用橡皮吹气球接导管末端将空气轻轻吹入。

13. 经听诊橡胶管，若听到"呼—呼"声，表示咽鼓管通畅；"吱—吱"声，表示狭窄；水泡声表示有液体；若听不到声音，则表示完全阻塞。

14. 一般每次吹张打气5~10次，每日吹张1次，10日为1个疗程。咽鼓管开放正常，临床症状缓解后停止治疗，一般为2个疗程。吹张术时用力要均匀，切不可用力过大，防止鼓膜破裂，如患者主诉突然耳痛，应立即停止吹张，并检查患者鼓膜。

15. 协助患者取舒适体位休息，整理床单位。

16. 观察患者反应及效果，再次向患者讲解注意事项，并做好记录。

17. 用物规范处置，洗手。

二、护理要点

（一）外耳道冲洗

1. 冲洗液温度应与正常体温相近，不可过凉或过热，以免刺激内耳引起眩晕、耳鸣等不适。

2.操作时动作轻柔,冲洗器头宜放在外耳道的外 1/3 处,对着外耳道后上壁注入,冲洗时切勿直射鼓膜,避免造成鼓膜损伤。

3.操作过程中注意观察患者有无不良反应,注意有无眩晕、恶心、呕吐等内耳刺激症状。

4.对于坚硬而嵌塞较紧的耵聍,先用 3%~5% 的碳酸氢钠溶液软化后再冲洗。

5.外耳道深部不易取出的微小异物或耵聍栓,需要专科医生诊疗后再行处理,患者不能自行处理。

6.嘱患者不擅自挖耳,如果耵聍过多,应及时来院清理。

7.告知患者耳冲洗后如出现头晕、恶心等不适,应及时通知医护人员。

8.嘱患者预防感冒,遵医嘱用药和随访。

(二)外耳道滴药

1.认真核对药液,检查药液有无沉淀、变质,是否在有效期内。

2.药液温度应与正常体温相近,不可过凉或过热,以免刺激内耳引起眩晕、耳鸣等不适;药液温度较低时,可将药瓶置于掌心握一会儿,亦可放入 40℃ 左右温水中加热。

3.牵拉耳朵时注意力度适中,动作轻柔。

4.滴药时注意观察患者有无头痛、头晕等不适主诉。一旦有不适,立即停止操作。

5.外耳道有昆虫类异物,可滴入乙醚、75% 乙醇,或滴入植物油使昆虫麻醉,然后冲出或取出昆虫。

6.鼓膜外伤性穿孔患者禁止滴药。

7.告知患者勿在家自行用硬物掏耳朵,如果耵聍过多,应及时到医院处理。

8.必要时教会患者外耳道滴药的方法,提醒患者每次滴药后仍需休息几分钟再活动,以免出现头痛、头晕等现象。

9.锻炼身体,提高机体抵抗力,预防感冒。

(三)耳部手术备皮法

1.发辫尽量编紧,防止松脱。

2.编完发辫后,嘱患者朝向健侧卧位,以免弄乱发辫。

3.使用发夹固定者,切忌将金属发夹留于头。

4.告知患者术日晨将头发梳理整齐,长头发患者将患侧头发梳向健侧,扎成小辫,用皮筋固定,备皮区周围如有短小毛发露出无法用皮筋固定,可用凡士林或发胶将其粘在辫子上或用剪刀剪去。

5.嘱患者术前晚 1 日洗干净头发,做好个人清洁卫生,注意预防感冒。

(四)鼓膜穿刺抽液法

1.注意滴入耳内溶液温度要适宜。

2.刺入鼓膜深度不宜过深,位置在最底部,以便抽尽积液。

3. 操作时嘱患者头部制动，以免损伤中耳内其他结构。

4. 抽吸积液时宜缓慢，不可用力过猛，以防引发眩晕等不适。

5. 嘱患者 2 天后将棉球自行取出，穿刺后保持外耳道清洁，1 周内严禁耳内进水，预防感染。

（五）耳部加压包扎法

1. 包扎时应保持患耳处于正常解剖形态。

2. 固定于额部的绷带不可太低，须高于眉毛，以免压迫眼球，影响患者视线。

3. 绷带的松紧应保持适度，太松会引起绷带和敷料的脱落，太紧会使患者感到头痛等不适。

4. 单耳包扎时，绷带应高于健侧耳郭，避免压迫引起不适。

5. 告知患者勿打湿、污染绷带，如有异常，立即告知医护人员。

6. 告知患者勿自行抓挠、松解绷带，如发现绷带松脱，告知医护人员。

（六）咽鼓管导管吹张法

1. 插管时动作要轻柔，不可用力过猛，切勿损伤鼻腔及鼻咽黏膜。

2. 鼻腔有脓液或脓痂皮时，吹张前要清除。

3. 吹张时要仔细听诊，询问患者感受，判断导管位置是否正确及咽鼓管的通畅程度。

4. 术中如果患者出现喷嚏、咳嗽等，应立即退管，待安静后重新插管吹张。

5. 吹张术时用力要均匀，切不可用力过大，防止鼓膜破裂。

6. 如患者主诉突然耳痛，应立即停止吹张，并检查患者鼓膜。

7. 注意观察患者反应，如有不适感，如耳闷胀感、听力下降等反应，嘱其立即告知。

8. 行咽鼓管导管吹张后，注意卧床休息，起身活动时应慢，避免跌倒。

9. 告知患者正确擤鼻涕的方法。

三、习题

习题

第二节　鼻科技术操作

一、知识要点

(一)鼻腔冲洗法

【目的】

1. 清洁鼻腔,鼻腔内清除痂皮、分泌物,湿润干燥黏膜。

2. 通过一定压力使药液输送到鼻腔,深入鼻窦,治疗鼻部疾病。

3. 减轻鼻塞、减轻鼻腔内异味。

4. 促进鼻腔黏膜功能恢复。

【适应证】

变应性鼻炎、慢性鼻窦炎及鼻内镜手术后患者;日常鼻腔清洁。

【禁忌证】

鼻腔内有活动性出血,鼻腔冲洗可能很容易再次诱发出血;重度中耳感染者;鼻腔急性感染合并颅底或眶壁骨质缺损者;合并咽鼓管异常开放者,冲洗液可能进入中耳,引起耳部不适和中耳感染;鼻中隔前部严重偏曲的患者;鼻中隔手术后、鼻颅底开放术后3天内的患者。

【操作流程】

1. 严格执行三查八对,核对医嘱,确认患者身份。鼻腔冲洗时应遵循操作规范,操作时手卫生应符合医务人员手卫生规范。

2. 评估。

(1)评估患者的年龄、病情、心理状况,是否曾行鼻腔冲洗。

(2)评估患者全身和鼻腔局部情况。有无血液系统、心血管系统疾病及肝肾功能异常情况;鼻腔黏膜有无炎症、充血、水肿、干燥、出血情况等。。

3. 告知患者鼻腔冲洗的操作方法及注意事项,取得患者的配合。

4. 用物准备:可调式鼻腔冲洗器、0.9%氯化钠注射液或遵医嘱配制冲洗液、纸巾、盥洗盆。

5. 护士服装整洁,洗手,戴口罩。

6. 携用物至床旁,核对患者身份、药物名称及有效期。告知患者鼻腔冲洗的目的、操作方法及注意事项,做好解释工作,取得患者配合。

7. 指导患者正确擤鼻,清理鼻腔分泌物。

8. 协助患者取坐位或站立位,头部位于盥洗盆上方,低头、身体微向前倾约30°。

9. 根据医嘱配置冲洗液并测试温度,宜控制在32~40℃。

10. 指导患者用鼻腔冲洗器的鼻塞端口与需冲洗的鼻孔完全闭合。一手握住冲洗器瓶身，同时用食指按住冲洗器气孔，另一手握球囊挤压，使冲洗液缓缓冲入鼻腔并由另一侧前鼻孔或口腔排出，完成一侧鼻腔的冲洗。冲洗时张口缓慢呼吸，不要说话，不做吞咽动作，且应避开鼻中隔。

12. 冲洗完毕后，协助患者清洁面部，指导患者轻轻擤出鼻腔内残余冲洗液。

12. 协助患者取舒适体位休息。

13. 观察患者有无反应，清理用物并做好记录。

14. 清理用物，规范处置，洗手。

（二）鼻腔滴药法/鼻喷雾法

【目的】

1. 保持鼻腔引流通畅，达到治疗目的。

2. 收缩或湿润鼻腔黏膜，改善鼻腔鼻窦黏膜状况，防止干燥结痂。

3. 保持鼻腔内纱条润滑，以利抽取。

4. 治疗各种鼻部疾病。

5. 检查前鼻腔用药。

【适应证】

鼻腔、鼻窦有局部炎症及鼻腔、鼻窦手术后患者、鼻内镜检查、鼻腔取活体组织检查。

【禁忌证】

脑脊液鼻漏、鼻中隔术后3天内。急性炎症禁止滴鼻，以免炎症扩散。

【操作流程】

1. 严格执行三查八对，遵医嘱核对医嘱，检查药物，确认患者身份。

2. 评估。

（1）评估患者的鼻腔情况，如有无出血、鼻塞、流涕，近期有无行颅内手术，有无脑脊液鼻漏、鼻部是否处于急性炎症期等。

（2）评估患者配合程度，既往有无药物过敏史。

（3）评估患者的年龄、病情及心理状况，如有无高血压、心脏病史。

3. 告知患者实施鼻腔滴药/鼻喷雾给药的目的、过程及配合方法。

4. 用物准备：滴鼻液或鼻喷剂、无菌棉球或纸巾。

5. 护士衣帽整洁，仪表端庄，洗手，戴口罩，符合操作要求。

6. 携用物于床旁，核对患者身份、药物名称及有效期。告知患者鼻腔滴药/鼻喷雾的目的、操作方法及注意事项，取得患者理解与配合。

7. 指导患者正确擤鼻方法。鼻腔内有填塞物时不擤。

8. 滴鼻时，协助患者仰卧位，肩下垫小枕，颈伸直，头后仰，颏隆突与身体成直角。鼻喷雾时，协助患者取坐位，头向后仰或取仰卧垂头位。

9. 滴鼻前再次核对医嘱并摇匀药液。采用左手轻推患者鼻尖，充分暴露鼻腔，右手持药液在距离鼻孔1~2 cm处滴入，每侧鼻腔滴2~3滴或遵医嘱，轻轻按压鼻翼两侧，使药液均匀分布于鼻腔黏膜。鼻腔喷药时，趁患者吸气时将药液喷入，让药液随气流进入鼻腔，防止药液流入咽腔。若患者需自行喷鼻时，须要避开鼻中隔，采用左手喷右鼻，右手喷左鼻。

10. 用药后，保持原位 3~5 分钟，让药液充分被吸收。对于行鼻侧切开的患者，为防止鼻腔或术腔干燥，滴鼻后嘱其患侧卧位，使药液进入鼻腔。

12. 用棉球或纸巾擦拭外流的药液。

12. 协助患者取舒适体位休息。

13. 观察患者反应及效果，并做好记录。

14. 清理用物，规范处置，洗手。

(三)剪鼻毛法

【目的】

1. 鼻部手术前常规准备，清洁术野，预防感染，

2. 便于消毒和手术操作。

【适应证】

鼻部手术患者术前准备。

【禁忌证】

小儿或不能配合、剪鼻毛可能伤及鼻腔内肿物者、鼻出血者。

【操作流程】

1. 核对医嘱，采用两种方式确认患者身份，并向患者解释操作目的和方法。

2. 评估。

(1)评估患者的鼻腔情况，如有无出血、近期有无行颅内手术，有无脑脊液鼻漏、鼻腔黏膜有无红、肿、破溃等。

(2)评估患者自理能力及配合程度。

(3)评估操作环境，光线充足、明亮、整洁。

3. 告知患者剪鼻毛的目的、过程及配合方法。

4. 用物准备：额镜、操作台光源、手套、纱布、无菌钝头眼科剪、遵医嘱备软膏、碘酒、棉签。

5. 护士衣帽整洁，仪表端庄，洗手，戴口罩，符合操作要求。

6. 携带用物于操作台旁，再次核对患者身份，告知患者剪鼻毛的目的、操作方法及注意事项，取得患者理解与配合。

7. 指导患者正确擤鼻，擤净鼻涕，清洁鼻腔。协助患者取坐位，头稍后仰，固定。

8. 操作者佩戴额镜，调节光源，使灯光焦点聚焦在患者鼻孔处；再次检查鼻腔情况，并清洁鼻腔。

9. 将软膏用棉签均匀涂抹在剪刀两叶。操作者左手持纱布固定鼻部，将鼻尖轻轻向上推，充分暴露鼻前庭。右手持剪刀，剪刀弯头部分朝向鼻腔，剪刀紧贴住鼻毛根部，将鼻前庭四周的鼻毛剪下，同时检查鼻毛有无残留。

10. 用棉签或纱布清洁散落在鼻前庭的鼻毛。用碘酒棉签消毒鼻前庭。观察鼻腔黏膜及鼻前庭的皮肤有无破损。

12. 协助患者取舒适体位休息。

12.清理用物,规范处置,洗手。

(四)鼻窦负压置换法

【目的】

1.利用吸引器,吸出鼻腔及鼻窦内分泌物。

2.利用负压使药液进入鼻窦以达到治疗目的。

【适应证】

儿童慢性额窦炎、慢性筛窦炎、慢性蝶窦炎以及慢性化脓性全组鼻窦炎

【禁忌证】

1.急性鼻窦炎或慢性鼻窦炎急性发作期。

2.高血压患者不宜用此法,因治疗中应用盐酸麻黄碱滴鼻液以及所采取的头位和鼻内的真空状态可致患者血压增高、头痛加重引发不适。

3.鼻腔肿瘤及局部或全身有病变而易发生鼻出血者,不宜采用此法治疗

4.吞咽功能障碍、鼻前庭炎、高血压者。

【操作流程】

1.核对医嘱,采用两种方式确认患者身份,并向患者解释操作目的和方法。

2.评估。

(1)评估患者的鼻腔情况,是否有填塞物等。

(2)评估患者病情及既往病史,有无禁忌证,并做好记录。如是否处在急性鼻窦炎或慢性鼻窦炎急性发作期;有无高血压病史,此类患者不宜做该操作,可使患者血压增高,头痛加重;鼻腔肿瘤及局部或全身有病变且鼻腔易出血的患者,不宜用此操作方法;有吞咽功能障碍的患者。

(3)评估患者自理能力及配合程度。

(4)评估操作环境,光线充足、整洁。

3.告知患者鼻窦负压置换的目的、过程及配合方法。

4.用物准备:治疗盘、橄榄式接头、呋麻滴鼻液、负压置换液、中心负压吸引装置、滴管、镊子、少许无菌纱布。

5.护士衣帽整洁,仪表端庄,洗手,戴口罩,符合操作要求。

6.再次核对患者信息,告知患者操作的目的、操作方法及注意事项,取得患者理解与配合,查看患者鼻腔有无异物及填塞物。

7.遵医嘱使用呋麻滴鼻液收缩鼻腔黏膜,使窦口开放,指导患者擤净鼻涕。

8.协助患者仰卧位,肩下垫枕、头后仰、使下颌部和外耳道口连线与床平面垂直。每侧鼻腔滴入2~3 mL药液,嘱患者张口呼吸,保持卧位同前。

9.将橄榄头与负压吸引器连接(负压不超过 180 mmHg),紧塞一侧鼻孔,同时用另一手指轻压对侧鼻翼以至封闭该侧前鼻孔,嘱患者连续发"开、开、开"声音,使软腭上提,关闭鼻咽腔,同时开启负压吸引 1~2 s,重复操作 6~8 次,使鼻窦内分泌物吸出的同时,药液进入鼻窦,达到治疗目的。同法吸另一侧鼻腔。若期间分泌物较多,可使用 0.9% 氯化钠注射液吸净橄榄头。

10.操作完毕后，协助患者坐位，吐出口内、鼻腔内药液及分泌物，部分药液将留于鼻腔内。

12.用无菌纱布擦拭鼻孔流出的药液。

12.协助患者取舒适体位休息。

13.整理用物，规范处置医疗垃圾，洗手，准确记录。

（五）经鼻雾化吸入法

【目的】

通过鼻部吸入药物，对鼻腔及咽喉部局部产生疗效外，还可通过肺吸入达到全身治疗的效果。

【适应证】

1.治疗各种急、慢性呼吸道感染（包括真菌感染），如咽炎、喉炎、气管炎、支气管炎、毛细气管炎、肺炎等。

2.一般鼻部手术后。

3.张口受限，无法经口雾化吸入。

4.无法配合经口雾化吸入的小儿。

5.其他呼吸道疾病。

【禁忌证】

鼻腔急性炎症、鼻出血、鼻腔通气障碍、严重呼吸衰竭者。

【操作流程】

1.双人核对医嘱及药物，采用两种方式确认患者身份，并向患者解释操作目的和方法。

2.评估。

（1）评估患者的鼻腔情况，是否有填塞物、是否鼻腔通畅等。

（2）评估患者病情及既往病史，神志状态、呼吸情况、过敏史、有无禁忌证，并做好记录。如是否处在鼻腔急性炎症期、鼻出血、鼻腔通气障碍、严重呼吸衰竭的患者不宜用此操作方法。

（3）评估患者自理能力及合作程度，询问是否进食或已进食的时间。

（4）评估操作环境，光线充足、整洁。

3.告知患者经鼻雾化吸入的目的、过程、配合方法及注意事项。

4.用物准备：治疗盘、注射器、药物、少许纸巾、雾化装置（压缩雾化吸入/氧气雾化吸入/超声雾化吸入）。

5.护士衣帽整洁，仪表端庄，洗手，戴口罩，符合操作要求。

6.携用物至床旁，查对医嘱、药物准备并双人核对、检查雾化装置是否完好；核对患者信息，告知患者操作的目的、操作方法及注意事项，取得患者理解与配合。

7.根据患者目前病情选择合适的体位，如坐位或半坐卧位，以防药液的洒落。

8.指导患者擤鼻，分泌物较多时，协助其使用0.9%氯化钠注射液棉签清洁鼻腔，利于吸入颗粒药物与鼻腔黏膜接触，充分吸收，提高雾化吸入的效果。

9.操作前再次核对医嘱及已配置雾化药物；正确连接雾化装置及各管路，保证各管路通畅，调节氧流量为 5~8 L/min。流量过小会影响药物吸收与弥散，流量过大会导致鼻腔黏膜不适。

10.将鼻喷雾器前端轻轻插入一侧鼻前庭，告知患者张口呼吸，药液呈雾状喷入鼻腔，指导患者用食指轻压对侧鼻腔，两鼻腔交替进行；若使用的是雾化面罩，则需嘱咐患者一手扶好雾化装置，另一手固定面罩，防止面罩移位，导致漏气。并告知患者用鼻深吸气，张口呼气。在吸入的过程中，嘱患者进行缓慢而深的吸气，使得药物能在鼻腔黏膜停留时间长一些，到达更好的治疗效果。

12.操作过程中，密切观察患者的情况，并进行记录和效果评价。雾化药物使用完后，先取下雾化吸入装置，再关闭氧流量，嘱患者清洁面部。操作完后，再次核对医嘱及药物。

12.协助患者取舒适体位休息。

13.观察患者反应及效果，并做好记录。

14.整理用物，规范处置医疗垃圾，洗手，准确记录。

(六)上颌窦穿刺冲洗法

【目的】

1.明确上颌窦病变的诊断。

2.治疗上颌窦炎症

【适应证】

亚急性和慢性化脓性鼻窦炎的诊断和治疗。

【禁忌证】

急性化脓性上颌窦炎炎症未控制、鼻腔、鼻窦可疑恶性肿瘤者。

【操作流程】

1.严格执行三查八对，核对医嘱，确认患者身份。

2.评估。

(1)了解患者病情、鼻窦影像学检查结果、合作程度。

(2)评估患者鼻腔局部情况，有无鼻腔黏膜破损、渗血等情况。

(3)评估环境，应宽敞明亮，安静、舒适。

3.告知患者实施上颌窦穿刺冲洗的目的、方法及注意事项，取得患者配合。

4.用物准备：上颌窦穿刺针、2%麻黄碱棉片、2%丁卡因、棉签、温 0.9%氯化钠注射液、冲洗液、20 mL 注射器、细菌培养瓶、前鼻镜、枪状镊、额镜。

5.护士服装整洁，洗手，戴口罩。

6.携用物至床旁，再次核对患者，解释操作的目的、方法及注意事项，取得配合。

7.患者采取坐位，用枪状镊夹取 1%~2%麻黄碱棉片收缩鼻腔黏膜及鼻甲，明确上颌窦解剖位置。

8.用棉签蘸取 2%丁卡因置入下鼻道前、中 1/3(距下鼻甲前端 1~1.5 cm)穿刺处进行黏膜麻醉，10~15 min 达到麻醉效果。

9.取出棉签穿刺：在前鼻镜窥视下，操作者一手固定患者枕部，一手将穿刺针对准下鼻道外侧壁前、中 1/3 交界处，接近下鼻甲附着部，针尖指向同侧眼外眦，针尖斜面向下，轻轻旋转式刺入上颌窦，动作要稳、准，进入窦腔时常有一穿透骨壁的声音和落空感。

10. 固定穿刺针后拔除针芯，连接注射器进行抽吸，若有空气或脓液吸出，证明针已进入窦内。若抽出脓液则送培养。

12. 嘱患者头向前倾、略低，做张口呼吸，然后用注射器抽取温 0.9% 氯化钠注射液进行冲洗。窦内脓液可经窦口流出，嘱患者用手压住对侧鼻腔、轻轻擤鼻，反复冲洗至水清脓净，注入抗菌冲洗液。

12. 洗毕拔出穿刺针，前鼻孔用 2% 麻黄碱棉片填塞止血。

13. 协助患者取舒适体位休息，整理床单位。

14. 观察患者反应及效果，再次向患者讲解注意事项，并做好记录。

15. 用物规范处置，洗手。

二、护理要点

（一）鼻腔冲洗法

1. 指导患者遵医嘱按时行鼻腔冲洗。冲洗完后需对冲洗器进行全面清洁，悬挂晾干放置，以免细菌滋养。

2. 认真检查冲洗药液，检查药液有无沉淀、变质，是否在有效期内。

3. 药液温度应与正常体温相近，不可过凉或过热；药液温度较低时，可将药瓶置于 40℃ 温水中加热至正常体温接近。

4. 冲洗前认真检查冲洗器，有无破损、漏液及密闭性是否完好。

5. 冲洗过程中，严密观察患者有无不适反应，如出现鼻出血、耳闷等，应立即停止冲洗。

6. 冲洗时压力不要过大，否则会使液体冲入咽鼓管，导致中耳炎。

7. 鼻出血、脑脊液鼻漏、重度中耳炎感染、鼻-颅底术后、鼻中隔术后 3 天内、血液疾病、严重心脑血管疾病的患者严禁鼻腔冲洗治疗。

（二）鼻腔滴药法/鼻喷雾法

1. 认真核对药液，检查药液有无沉淀、变质，是否在有效期内。

2. 需要滴入多种药物时，应告知患者先滴入减轻鼻腔黏膜出血的药物。

3. 对于高龄或是有基础疾病如高血压的患者，协助取肩下垫枕位，并注意防跌倒/坠床。

4. 药液温度与正常体温相近，不能过热或过冷。

5. 如有鼻腔冲洗治疗时，指导患者先冲洗鼻腔再进行滴鼻。

6. 告知患者及家属每次滴药或喷药前，需要将药液摇匀。遵医嘱用药，不能随意自行用药或停药。

7. 滴药时，滴管口或药瓶前端不能触及鼻孔，以免污染药液。

8. 正确指导体位，滴药时不能做吞咽动作，以免药物进入咽部引起不适。

9. 注意观察用药后的不良反应，如有头部不适，应及时呼叫医护人员或就近医院处置。

（三）剪鼻毛法

1. 剪鼻毛前向患者解释可能引起轻度瘙痒等不适感。

2. 操作前指导患者正确的擤鼻方法，保持鼻腔清洁。操作时，动作应轻柔，勿伤到鼻腔黏膜导致出血。

3. 不能借助剪刀前端来拨开皱襞剃除鼻毛，以防损伤鼻腔黏膜。

4. 年纪小或不能配合，以及可能伤及鼻内肿物的患者可以不剪鼻毛。

5. 由于操作不慎或患者不配合不佳导致黏膜出血时，应马上停止操作，可用棉签按压止血。若不能缓解时，立即告知医生给予相应处理。

6. 使用完的鼻毛剪用自来水冲洗干净后再送至供应室集中消毒。

7. 告知患者保持良好的习惯，勿挖鼻、用力擤鼻。

（四）鼻窦负压置换法

1. 操作时，动作应轻；抽吸时间不宜过长，负压吸引不可过大，调节负压不超过 180 mmHg，以免造成鼻腔黏膜出血，导致头痛等不适。

2. 处于急性鼻窦炎或慢性鼻窦炎急性发作期的患者，不能用此方法，以免造成感染，甚至加重出血。

3. 高血压患者不宜行此操作。在使用呋麻滴鼻液以及所取体位和鼻内的真空状态下可使患者血压增高。

4. 已明确为鼻腔肿瘤及局部或全身有其他病变而易出血的患者，不宜采用此方法。

5. 操作完后，协助患者坐起，清除口内、鼻腔内药液及分泌物。

6. 告知患者治疗结束后 15 min 内避免做擤鼻及弯腰动作。

7. 保持良好的生活习惯，增强体质，避免感冒。

8. 遵医嘱用药和按时随访，若有不适或症状加重及时前往医院就诊。

（五）经鼻雾化吸入法

1. 操作前应询问进食时间，指导患者操作前需清洁鼻腔，正确擤鼻，保持鼻腔通畅。经鼻雾化吸入宜安排在饭前 30 min 或饭后 2 h，避免因刺激咽喉部引起恶心、呕吐。

2. 使用氧气雾化时，应加强环境评估与宣教，严禁使用烟火或易燃物品。

3. 鼻中隔明显损伤的患者禁使用激素类药物，以免引起鼻中隔穿孔。

4. 调节氧流量为 5~8 L/min。流量过小会影响药物吸收与弥散，流量过大会导致鼻腔黏膜不适。

5. 使用超声雾化吸入装置时，水槽内忌加温水或热水，水槽无水状态下严禁开机使用。

6. 雾化吸入器专人使用，严禁重复使用，使用后清洗晾干后备用。

7.雾化治疗结束后,协助患者清洁面部,漱口。

(六)上颌窦穿刺冲洗法

1.穿刺部位及方向必须准确,持穿刺针的手必须保持稳固动作,不能滑动。

2.旋转进针时不应用力过猛,注意方向与力量的控制。

3.针刺入窦内后,必须用注射器先抽吸,若阻力大或见回血,应立即终止操作。

4.确定针在窦腔内方可冲洗,未确定已穿入窦内之前,不要随意灌水冲洗,冲洗时不可用力过大,不要注入空气,以免发生空气栓塞。

5.老幼体弱、过度劳累、饥饿、高血压、心脏病等暂缓穿刺。操作中密切观察患者面色及表情,若有面色苍白及休克征象应立即停止操作,卧床救治。

6.此项穿刺治疗不宜空腹进行,避免出现不适症状。

7.若前鼻孔流出少许血液,告知患者无须紧张。

8.穿刺完毕后,患者应休息15分钟,无不良反应方可离去。

9.观察有无面颊部皮下气肿或感染、眶内气肿或感染、气栓等并发症的发生。

三、习题

习题

第三节　咽喉科技术操作

一、知识要点

(一)喉部雾化吸入法

【目的】

1.湿化气道,达到消炎、镇咳、祛痰的作用。

2.解除支气管痉挛,使气道通畅,改善通气功能。

【适应证】

1.各种急、慢性呼吸道感染(包括真菌感染),如咽炎、喉炎、气管炎,支气管炎,毛细支气管炎、肺炎等。

2.一般喉部手术后。

3.气管切开术后。

4.呼吸道烧伤及麻醉后呼吸道并发症的预防和治疗

5.慢性阻塞性肺疾病以及肺心病。

6.全身其他疾病引起的肺部并发症。

【禁忌证】

1.严重呼吸衰竭者。

2.自发性气胸、肺大泡、肺水肿的患者。

3.对雾化药物过敏者。

【操作流程】

1.严格执行三查八对，核对医嘱，确认患者身份。

2.评估。

(1)评估患者的病情、意识状态、过敏史、年龄、自理能力、心理反应。

(2)评估患者呼吸功能、咳痰能力及痰液黏稠情况。

(3)自身免疫功能减退的患者应评估患者口腔黏膜有无真菌感染。

(4)评估患者对喉部雾化吸入的认识和合作程度。

(5)评估操作环境：环境应宽敞、明亮、安静；氧气雾化时，严禁烟火及易燃品。

(6)评估雾化设备的功能状态，雾化设备是否符合患者病情。

3.告知患者实施喉部雾化吸入的目的、方法及注意事项，取得患者配合。

4.用物准备：执行单、治疗车、雾化器、口含嘴(面罩)、药液(按医嘱准备)、治疗巾、治疗盘、注射器，使用超声雾化器时需备冷蒸馏水、水温计。所有用物均在有效期以内，包装无破损漏气，药液无浑浊、无絮状物。

5.护士着装整洁，洗手，戴口罩。

6.携用物至患者床旁，核对患者身份、药物名称及有效期。告知患者操作的目的、操作方法及注意事项，取得患者配合。

7.协助患者取坐位或半卧位。

8.连接电源/氧源，再次检查雾化器/壁式氧气表状态。

9.再次核对，将药液和溶液置入储药槽中，药液容积勿超过雾化装置的建议量。

10.连接雾化设备与雾化装置和管路。使用氧气驱动雾化者，应调整氧流量至 6～8 L/min，观察出雾情况。

12.嘱患者包紧口含嘴(不能使用口含嘴的患者也可使用面罩)，教会患者用口深吸气，屏气 1～2 s 后用鼻呼气，气管切开患者可直接将面罩放在气管切开造口处。雾化时间 15～20 min。

12.雾化完毕，取下口含嘴，关闭调节阀，分离雾化器，嘱患者漱口，清洁面部，进行操作后核对签字。

13.协助患者取舒适体位休息，整理床单位。

14.观察患者反应及效果，并做好记录。

15.清理用物，用物规范处置，洗手。

（二）气管内套管清洗消毒

【目的】

1. 维持气管切开患者气道的通畅，防止痰液、分泌物等堵塞气道。

2. 预防感染。

【适应证】

气管切开后佩戴气管套管的患者。

【禁忌证】

气管内套管清洗是气切患者常规的一项护理操作，无特殊禁忌。

【操作流程】

1. 严格执行三查八对，核对医嘱，确认患者身份。

2. 评估。

（1）评估患者的年龄、病情、自理合作程度。

（2）评估患者气管套管型号、规格、套管固定情况及套管内痰液的颜色、性质和量。

（3）评估操作环境：安静、整洁、舒适、光线适宜。

3. 告知患者实施气管内套管清洗消毒的目的、方法及注意事项，取得患者配合。

4. 用物准备：一次性无菌橡胶手套2副、治疗碗1个、气管套管毛刷、无菌内套管；根据不同套管类型、消毒方法准备相应的消毒用品。

（1）压力蒸汽灭菌法：送消毒供应中心清洗、灭菌，备不锈钢带盖密封容器。

（2）煮沸消毒法：煮沸消毒器具、无菌治疗碗1个。

（3）浸泡消毒法：消毒液、0.9%氯化钠溶液/无菌水/蒸馏水/冷开水、多酶稀释液、治疗碗2个。

5. 护士着装整洁，洗手，戴口罩，必要时穿防护服或护目镜。

6. 携用物至床旁，核对患者身份，做好解释工作，取得配合。

7. 协助患者取坐位或卧位，戴好手套，必要时经气管套管和口腔充分气道吸引。

8. 一手固定外套管柄两端，一手顺着套管弯曲弧度取出内套管置于治疗碗中。

9. 处置与消毒。根据气管套管的类型采用不同消毒方法。金属气管套管常采用高压蒸汽灭菌法以及煮沸消毒法，浸泡消毒法适用于各种材质的套管。

10. 更换内套管，一手固定外套管柄两端，一手顺着套管弧度佩戴另一个消毒备用的内套管，放入后将内套管缺口与外套管上的固定栓错位，以免脱出，同时观察患者呼吸、面色及病情变化。

12. 检查并调节套管系带松紧度，以伸进一指为宜。

12. 协助患者取舒适体位休息，整理床单位。

13. 观察患者呼吸道是否通畅，有无憋喘、呼吸困难等症状出现，并做好记录。

14. 清理用物，用物规范处置，洗手。

(三)经气管套管吸痰法

【目的】

1. 保持气管切开患者呼吸道通畅。

2. 预防套管堵塞及肺部感染。

3. 留取痰标本。

【适应证】

1. 气管切开术后，气道分泌物量多、黏稠或咳嗽功能差，咳嗽无力者。

2. 需留取深部组合的痰标本送检者。

【禁忌证】

经气管套管吸痰是气切患者常用的一项护理操作，无特殊禁忌。

【操作流程】

1. 严格执行三查八对，核对医嘱，确认患者身份。

2. 评估。

(1)了解患者病情、意识状态、合作程度、呼吸状况、有无缺氧症状及痰鸣音。

(2)评估患者气管套管类型、型号及气道是否通畅，检查气管套管是否固定牢固、松紧适宜。

(3)评估患者痰液状况，包括痰液颜色、性质、黏稠度及量。

3. 环境宽敞明亮，安静、温湿度适宜。

4. 告知患者实施经气管套管吸痰的目的、方法及注意事项，取得患者配合。

5. 用物准备：负压吸引装置、吸痰管、0.9%氯化钠溶液2瓶、手套及快速手消毒液。

6. 护士服装整洁，洗手，戴口罩。

7. 携用物至床旁，核对患者，向患者讲解经气管套管吸痰的目的、操作方法及注意事项，取得患者的配合。

8. 协助患者取合适体位，病情允许、意识清醒能够配合者取坐位或半卧位；危重、昏迷者取平卧位。

9. 连接负压吸引装置，打开压力开关，检查负压吸引装置的性能是否完好，连接是否正确。

10. 根据患者情况及痰液黏稠度调节负压、选择合适的吸痰管型号(管径≤气管套管内径的50%)，操作者戴手套，将吸痰管与负压吸引装置连接，检查管路是否通畅、有无漏气。

12. 吸痰前，给患者高流量吸氧。

12. 吸痰时，将吸痰管末端与负压吸引装置连接管连接，用0.9%氯化钠溶液湿润并冲洗吸痰管。再将吸痰管头端沿着套管壁弧度插入套管内，然后用手指盖住吸痰管的压力调节孔形成负压，宜浅吸引，若吸引效果不佳则可深吸引，遇到分泌物时可稍做停留，切忌上下抽吸。操作过程中，注意观察患者痰液的颜色、性质、黏稠度及量。

13. 吸痰后，再次给予患者高流量吸氧，并观察吸痰后患者的呼吸状况。

14. 抽吸另一瓶0.9%氯化钠溶液冲洗吸痰管和连接管，关上压力开关，将吸痰管用手套翻转包裹后丢黄色垃圾桶内。

15. 再次确认患者气管套管固定牢固、松紧适宜,防止脱管。

16. 协助患者取舒适体位休息,整理床单位。

17. 观察患者反应及效果,并记录吸引的时间、痰液的颜色、性状和量。

18. 用物规范处置,洗手。

(四)气管切开换药法

【目的】

1. 了解患者气管切开伤口愈合情况,清洁创面,预防感染。

2. 清除造口周围的分泌物,减少细菌及分泌物的刺激。

3. 保持伤口清洁,增加患者舒适度。

【适应证】

气管切开术后的患者。

【禁忌证】

气管切开换药是气切患者常规的一项护理操作,无特殊禁忌。

【操作流程】

1. 严格执行三查八对,核对医嘱,确认患者身份。

2. 评估。

(1)了解患者病情、年龄、意识状态及合作程度。

(2)评估患者造口敷料、气管造口周围皮肤情况、分泌物的颜色、性质、量。

(3)气管套管的位置是否合适,套管是否通畅,患者有无呼吸困难。

(4)评估负压装置的性能,包括装置的密闭性、负压吸引状况等。

(5)评估环境应宽敞、明亮,安静、舒适。

3. 告知患者实施气管切开换药的目的、方法及注意事项,取得患者配合。

4. 用物准备:治疗车、治疗盘、皮肤消毒剂、铺好的无菌盘1个(内置弯盘、止血钳、枪状镊、剪口纱布或气切泡沫敷料、0.9%氯化钠溶液浸湿的棉块2~3块),胶布、一次性橡胶手套1副、无菌橡胶手套1副、测压表(带气囊的气切套管时备)、污物袋、生活垃圾桶、医用垃圾桶、快速手消毒液。

5. 护士服装整洁,洗手,戴口罩。

6. 携用物至床旁,核对患者,解释操作的目的、方法及注意事项,取得配合。

7. 协助患者取舒适坐位或仰卧,肩下垫枕,充分暴露颈部气管造口。

8. 戴一次性橡胶手套,为患者吸净套管内液,取下气管垫,观察分泌物的颜色、性质、量,取下气管垫放于污物袋内,观察造口皮肤颜色、气味及愈合情况。

9. 取下手套后洗手,询问患者有无不适。

10. 戴一次性无菌橡胶手套,用枪状镊夹取乙醇或络合碘棉块传递至止血钳,用止血钳夹紧棉块拧干,在距套管柄10 cm处由外向内"Z"字形依次消毒皮肤,直至套管柄周围,消毒面积为切口周围15 cm²,消毒顺序按套管柄的高侧、远侧,再近侧、下侧的原则进行,擦拭过的污棉球放入污物袋内。

12. 用止血夹取棉块擦拭套管柄下方，直至套管根部，每次一块，不得反复擦拭。擦拭时如果套管柄紧贴皮肤，可以用枪状镊轻提套管系带，便于擦拭干净。每次擦拭均应观察乙醇棉块上分泌物的量、颜色及性质，注意观察擦拭效果。

12. 用0.9%氯化钠溶液浸湿的棉块擦净套管柄上的分泌物，将擦拭过的污染棉球放入污物袋内。

13. 用枪状镊夹取清洁的剪口纱布或泡沫敷料垫于套管柄下，动作轻柔，以免引起患者呛咳，并用胶布固定纱布。

14. 调节套管系带松紧度，以伸进一个手指为宜。观察患者反应及效果。

15. 脱手套，洗手，整理用物，协助患者取舒适体位休息，整理床单位。

16. 再次向患者讲解注意事项，再次洗手并记录患者气管套管、造口皮肤、分泌物的情况。

17. 用物规范处置，洗手。

（五）环甲膜穿刺法

【目的】

1. 快速开放气道，是抢救呼吸困难重要的一种治疗手段。

2. 往气管内注射治疗药物。

【适应证】

1. 急性喉阻塞，尤其是声门区阻塞，存在严重呼吸困难，来不及建立人工气道。

2. 头面部严重外伤。

3. 无气管切开条件而病情紧急需快速开放气道时。

4. 为缓解气管镜操作刺激，需从环甲膜处穿刺，气道内注入2%利多卡因行局部麻醉者。

【禁忌证】

呼吸道阻塞发生在环甲膜水平以下及有严重出血倾向时，不宜行环甲膜穿刺术。

【操作流程】

1. 严格执行三查八对，核对医嘱，确认患者身份。

2. 评估。

（1）了解患者病情、意识状态、合作程度、有无呼吸困难。

（2）评估患者有无出血倾向。

（3）评估环境，应宽敞明亮，安静、舒适。

3. 告知患者实施环甲膜穿刺的目的、方法及注意事项，取得患者配合。

4. 用物准备：络合碘、棉签、2%利多卡因、一次性橡胶手套、5 mL注射器2个、环甲膜穿刺针、0.9%氯化钠注射液、气管导管接头、简易呼吸器、氧气、呼吸机、所需治疗药物。所有用物均在有效期以内，包装无破损漏气，药液无浑浊、无絮状物。

5. 护士服装整洁，洗手，戴口罩。

6. 携用物至床旁，核对患者，解释配合操作注意事项，全身放松。

7. 若病情允许尽量取仰卧位，肩下垫一薄枕，头后仰。不能耐受者取半卧位，充分暴露颈部。

8. 用络合碘消毒颈部皮肤两遍，消毒范围不少于 15 cm。

9. 戴手套，检查穿刺针是否完好、通畅。一个注射器抽取 2~5 mL0. 9%氯化钠注射液，一个注射器抽取 2%利多卡因备用。

10. 自甲状软骨下缘至胸骨上窝，用2%利多卡因于颈前正中线做皮下和筋膜下浸润麻醉。紧急情况下可不麻醉。

11. 确定穿刺位置：环甲膜位于甲状软骨下缘和环状软骨之间，正中部位最薄为穿刺部位。

12. 一手固定环甲膜两侧，另一手持穿刺针垂直刺入，注意勿用力过猛，遇落空感且阻力感消失表明针头进入气管。

13. 退出穿刺针芯，连接 0. 9%氯化钠注射液注射器并回抽，可见大量气泡进入注射器。患者出现咳嗽反射，表明穿刺成功。

14. 妥善固定穿刺套管。

15. 将外套管连接到穿刺套管上，将输氧管放入外套管输氧，必要时接简易呼吸器或呼吸机。

16. 协助患者取舒适体位休息，整理床单位。

17. 观察患者反应及效果，再次向患者讲解注意事项，并做好记录。

18. 用物规范处置，洗手。

(六)颈部负压引流器更换

【目的】

1. 了解病情变化，观察引流液的颜色、性质、量。

2. 保持引流管通畅，防止感染，促进愈合。

【适应证】

颈部手术后留置负压引流器者。

【禁忌证】

更换颈部负压引流器是留置负压引流器患者的常用操作，无特殊禁忌。

【操作流程】

1. 严格执行三查八对，核对医嘱，确认患者身份。

2. 评估。

(1)评估患者病情、意识状态、合作程度。

(2)评估患者颈部伤口敷料和皮肤情况，各种引流装置连接是否紧密。

(3)评估引流液的量、颜色、性质。

(4)评估环境，应宽敞明亮，安静、舒适。

3. 告知患者实施颈部负压引流器更换的目的、方法及注意事项，取得患者配合。

4. 用物准备：治疗车、治疗盘、止血钳 2 把、一次性橡胶手套、治疗巾、络合碘、棉签、别针、一次性负压引流器，检查负压引流器的有效期，包装是否漏气。

5. 护士服装整洁，洗手，戴口罩。

6. 携用物至床旁，核对患者，告知患者配合操作的注意事项。

7. 协助患者摆好正确体位(平卧位或半卧位)。

8. 检查患者伤口，暴露引流管，注意保暖。

9. 打开外包装检查引流器有无破损。

10. 铺治疗巾于伤口引流管下方，将无菌负压引流器放在治疗巾上。

11. 松开别针，止血钳夹闭伤口引流管尾端上3厘米处，将负压引流器开关夹闭。

12. 络合碘棉签消毒引流管连接处：以接口为中心环形消毒，再向接口以上及以下各纵行消毒2~3 cm。用两块纱布分别包裹接口两端，脱离连接处。将换下的负压引流器弃于医疗垃圾桶内。

13. 再次消毒引流管管口，正确连接无菌负压引流器。松开止血钳，打开负压引流器开关，挤压引流管观察引流管是否通畅，用别针妥善固定于床单或病服上。

14. 协助患者取舒适体位休息，整理床单位。

15. 观察患者反应及效果，再次向患者讲解注意事项，记录引流液颜色、性质和量。

16. 用物规范处置，洗手。

(七)声带滴药法

【目的】
治疗各种原因引起的声带炎症。

【适应证】
声带充血、水肿患者。

【禁忌证】
急性喉水肿呼吸困难者。

【操作流程】
1. 严格执行三查八对，核对医嘱，确认患者身份。

2. 评估。

(1)评估患者病情、意识状态、合作程度。

(2)评估患者口腔及咽喉部情况。

(3)评估环境，应宽敞明亮，安静、舒适。

3. 告知患者实施声带滴药的目的、方法及注意事项，取得患者配合。

4. 用物准备：额镜、间接喉镜、纱布、喉喷雾器、空针、1%或2%丁卡因麻醉药、喉头滴管及所需药液，所有用物均在有效期以内，包装无破损漏气，药液无浑浊、无絮状物。

5. 护士服装整洁，洗手，戴口罩。

6. 携用物至床旁，核对患者，告知患者配合操作的注意事项、嘱患者不要紧张，全身放松，当出现不适时可用手示意。

7. 患者采取坐位，上身稍前倾，头稍后仰。嘱患者张口、伸舌，用纱布包裹舌前1/3处，避免下切牙损伤舌系带。用左手拇指和中指捏住舌前部，把舌拉向前方，食指推向上唇，抵住下列牙齿，固定好。

8. 将额镜的光源通过间接喉镜对好，使焦点光线照射在腭垂前方，嘱患者发长

"yi——"音，看清咽喉部及声带状况。确定好水肿及炎症的位置，定好位。

9. 操作者右手持喷雾器将1%或2%丁卡因麻醉药喷入咽部及咽后壁，重复3次，待患者自觉麻醉到位后进行下一步操作。

10. 将弯头喉头滴管与装有药液的注射器连接，嘱患者自拉舌头向前下方，操作者左手持间接喉镜，右手持喉头滴管将会厌后面勾起，嘱患者发长"yi——"声，待声带完全闭合时推注射器，药液经会厌喉面顺利流到声带表面。

11. 协助患者取舒适体位休息，整理床单位。

12. 观察患者反应及效果，再次向患者讲解注意事项，并做好记录。

13. 用物规范处置，洗手。

(八)咽喉部喷雾法

【目的】

用于局部消炎、止痛、湿润及麻醉。

【适应证】

1. 慢性咽喉炎患者。

2. 需行咽喉部手术和内镜检查的黏膜表面麻醉患者。

【禁忌证】

对于5岁以下小儿或配合不佳者慎用。

【操作流程】

1. 严格执行三查八对，核对医嘱，确认患者身份。

2. 评估。

(1)评估患者病情、意识状态、合作程度。

(2)评估患者口腔及咽喉部情况，黏膜有无破损，有无分泌物。

(3)评估环境，应宽敞明亮，安静、舒适。

3. 告知患者实施咽喉部喷雾的目的、方法及注意事项，取得患者配合。

4. 用物准备：额镜、压舌板、喉喷雾器及所用药液、一次性橡胶手套。所有用物均在有效期以内，包装无破损漏气，药液无浑浊、无絮状物。

5. 护士服装整洁，洗手，戴口罩。

6. 携用物至床旁，核对患者，告知患者配合操作的注意事项。

7. 患者采取坐位或半卧位，协助患者漱口，清洁口腔。

8. 戴一次性橡胶手套，将喷雾器头用乙醇擦拭消毒。

9. 口咽部喷雾，则嘱患者将舌自然置放于口底，并张口发"啊——"长音，喷药顺序则自上而下，从右至左，即先悬雍垂及软腭；再咽后壁和舌根；然后右侧扁桃体及舌；咽腭弓，最后是左侧的相应部位。

10. 喉部喷雾，在咽部喷雾1~2次后，将喷雾器头弯折向下，嘱患者自己用右手将舌拉出(用纱布或毛巾裹舌前1/3)，口尽量张大并做深呼吸(主要是深吸气动作)，然后对准喉部，将药液喷入。

11. 一般需喷药3~4次，每次捏橡皮球2~3下即可。每次喷药前应先吐出口内残余药液及分泌物。

12.第一次喷入麻药后,需观察10分钟左右,不断询问患者的感觉,密切注意面色及表情;若有不良反应,按局麻过敏或中毒加以处理。

13.协助患者取舒适体位休息,整理床单位。

14.观察患者反应及效果,再次向患者讲解注意事项,并做好记录。

15.用物规范处置,洗手。

二、护理要点

(一)喉部雾化吸入法

1.雾化器各部件连接紧密,无漏气。

2.雾化器专人专用,用后按规定消毒、清洗、晾干后备用。停止治疗时,按相关规定处理医疗废物。

3.氧气雾化吸入时,注意严禁接触烟火及易燃品。

4.使用超声雾化吸入时水槽和雾化罐切忌加温水或热水,水槽无水时不可开机。

5.儿童的雾化量应较小,为成年人雾化量的1/3~1/2,且以面罩吸入为佳。

6.指导患者有效呼吸,即用口深吸气,屏气1~2秒后用鼻呼气。使用过程中,如患者出现憋气、发绀等情况,应立即停止雾化吸入,通知医生并协助医生处理。

7.雾化吸入时有痰要及时咳出。雾化吸入完毕可予以拍背,指导患者进行有效咳嗽。

8.每次雾化后洗脸、漱口,尤其是使用了激素类药物后,以减少药物附着在脸上或口腔内。

9.重度和极重度慢性阻塞性肺疾病患者如使用氧气驱动雾化器,不宜超过15分钟。

10.注意观察雾化过程中的不良反应,吸入过程中如出现口干、恶心、呕吐、手部震颤等反应,应暂停雾化。

11.因雾化液温度过低、浓度高或雾量过大诱发支气管痉挛时,应适当减小雾量,仍不缓解时应暂停雾化治疗。

12.吸入过程中如出现胸闷、气短、心悸、呼吸困难、血氧饱和度降低等反应,应暂停雾化治疗,持续加重者应立即通知医生。

(二)气管内套管清洗消毒

1.气管套管、治疗碗、气管套管刷、带盖容器应专人专用,治疗碗、气管套管刷及带盖容器定时消毒。

2.患者气管内分泌物较为干燥不易取出内套管时,宜先用0.9%氯化钠注射液充分湿化。

3.取出和放入内套管时动作轻柔。

4.内套管刷洗完后将其对着光观察,查看套管内壁是否清洗干净。

5.气管内套管宜清洗消毒至少每日2次,分泌物较多的患者及儿童可增加消毒频次;

尝试堵管的患者每天消毒内套管一次。

6. 内套管消毒完毕后，应及时放入，不宜取出时间过长，否则外套管内分泌物干结，内套管不易再放入。

7. 随时检查、固定外套管的系带，并根据情况进行松紧调节。如果系带污染应及时给予更换。

8. 对于特殊感染的患者，严格执行消毒隔离制度，最后清洗特殊感染患者的套管，消毒供应中心做好交接。

9. 告知患者在活动或咳嗽后检查内、外套管有无脱出。

10. 告知患者外套管固定系带不要随意调节，如有不适请随时联系医护人员

11. 指导患者出院后气管套管清洗消毒的方法，金属气管套管可采用煮沸消毒法，塑料或硅胶气管套管则可采用浸泡消毒法。

（三）经气管套管吸痰法

1. 应严格执行无菌操作，插管动作轻柔、敏捷，宜浅吸引，若吸引效果不佳则可深吸引，采用左右旋转、上提吸痰管方式进行吸痰。插入吸引管时应零负压。

2. 吸痰时成人负压控制在 80~120 mmHg，痰液黏稠者可适当增加负压。

3. 每次吸痰时间不应超过 15 秒，连续吸引应小于 3 次。

4. 吸痰时应观察患者呼吸、面色、痰液颜色、性状和量等，如有异常应立即暂停吸引。

5. 吸痰管一人一用，且一根吸痰管只能使用一次，防止交叉感染。

6. 进食后 30 分钟内不宜进行吸痰。

7. 卧床患者，床头抬高 30°~45°，定时变换体位和叩背，以利于痰液排出。

8. 可活动患者，指导其多下床活动，促进患者自行咳痰。

9. 居住环境应温、湿度适宜。

（四）气管切开换药法

1. 操作过程中严格遵循无菌技术，避免跨越无菌区，接触患者的止血钳不可直接进入换药盘内，夹取消毒棉块时应用镊子进行传递，镊子不可触及止血钳。

2. 消毒气管套管周围皮肤时，应遵循先高侧、远侧，再近侧、下侧的原则，避免跨越无菌区。

3. 消毒皮肤时，每块消毒棉块只使用一次，不可反复使用。注意观察棉块上分泌物颜色、性质、量，若有颜色异常应及时送检，做分泌物培养及药敏试验。

4. 操作时动作轻柔，避免套管过度活动摩擦气管壁引起患者咳嗽。

5. 操作过程中严密观察患者病情变化，如患者出现咳嗽，可指导患者深吸气；若患者出现咳嗽剧烈、憋气、气道分泌物过多时，应暂停操作，及时给患者清理气道分泌物。

6. 告知患者消毒皮肤时，由于乙醇有一定的刺激性，可能会出现不同程度的咳嗽，指导患者深吸气或示意操作人员暂停。

7. 如遇特殊耐药菌感染、铜绿假单胞菌感染等，换药时应严格执行无菌操作，遵循消毒隔离制度，最后进行特殊感染患者换药。操作用物使用一次性物品，防止交叉感染。

8. 每日用0.9%氯化钠注射液清洁气管造口，并消毒造口皮肤，可使用无菌纱布或医用气切泡沫敷料作为气管套管垫，用无菌纱布气管套管垫应每日更换，如有潮湿、污染时立即更换，如用泡沫敷料则根据产品说明书使用。

9. 嘱患者保持切口处皮肤清洁干燥，洗漱时避免浸湿伤口，预防感染。

10. 注意保持室内空气流通、温湿度适宜。

11. 需带管出院的患者应告知其居家护理方法，每日用0.9%氯化钠注射液清洁气管造口，并消毒造口皮肤，可使用无菌纱布或医用气切泡沫敷料作为气管套管垫，用无菌纱布气管套管垫应每日更换，如有潮湿、污染时立即更换，如用泡沫敷料则根据产品说明书使用。

（五）环甲膜穿刺法

1. 穿刺时进针不要过深，避免损伤喉后壁黏膜。

2. 必须回抽有空气，确定针尖在喉腔内才能注射药物。

3. 注射药物时嘱患者勿吞咽及咳嗽，注射速度要快，注射完毕后迅速拔出注射器及针头，用消毒干棉球压迫穿刺点片刻。针头拔出以前应防止喉部上下运动，否则容易损伤喉部的黏膜。

4. 注入药物应以等渗盐水配制，pH要适宜，以减少对气管黏膜的刺激。

5. 如穿刺点皮肤出血，干棉球压迫的时间可适当延长。

6. 术后如患者咳出带血的分泌物，嘱患者勿紧张，一般均在1~2天内即消失。

7. 该手术为一种急救措施，应争分夺秒。

8. 环甲膜穿刺作为一种应急措施，穿刺套管留置时间不宜超过24小时，患者病情稳定后尽早行普通气管切开术。

9. 给予患者人文关怀，嘱其放松情绪，避免过度紧张。

10. 告知患者保持口腔卫生，多漱口，及时吐出口腔内血性分泌物。

11. 注意保持室内空气流通、温湿度适宜。

12. 嘱患者勿自行拉扯穿刺套管，以免脱管。

（六）颈部负压引流器更换

1. 严格无菌操作，遵循标准预防原则。

2. 告知患者及家属引流期间的注意事项及自我观察技巧等，取得患者的配合。

3. 妥善固定，防止脱出。活动时注意引流管位置，避免受压、打折、扭曲、牵拉滑脱。

4. 定时挤压引流管，保持引流通畅，做好病情观察及记录。观察及记录引流液的量、颜色、性质。

5. 及时发现异常，积极预防处理与引流管相关的并发症。

6. 标识清晰。有两根或两根以上引流管者应标识清晰，摆放整齐有序。

7. 引流袋的位置一定要低于伤口平面。

8. 鼓励患者尽早下床活动，躺下时取斜坡卧位，有利于液体的流出。

（七）声带滴药法

1.喷麻醉药或滴药必须部位准确，否则喷到喉咽部或滴到气管内会引起剧烈呛咳，严重者引起喉气管痉挛。

2.喷雾器避免碰到咽壁，以免引起恶心、呕吐，给操作带来不便。

3.喉头滴管一用一消毒，喷雾器头使用前后需用乙醇纱布擦拭，以免引起交叉感染。

4.喷麻醉药时，先试用少量，提醒患者不做吞咽动作，以免引起中毒。

5.密切观察患者面色、表情、脉搏、血压和呼吸，若有不良反应或过敏，立即停药进行抢救。

6.对小儿、孕妇、老年重病者，慎用丁卡因麻醉药，使用时需严格掌握剂量。

7.滴药后禁食禁饮2小时，以免造成误吸，发生危险。

8.每天的饮水量要充足，注意清淡饮食，禁烟酒，避免大量、高强度的用嗓。

9.保证充足的睡眠，适当运动，提高免疫力。

（八）咽喉部喷雾法

1.压舌板不可压舌根部，喷雾器头应避免碰到咽壁，以免引起恶心、呕吐。

2.喷雾器头使用前后应用乙醇擦拭消毒。

3.喷药后禁食禁饮2小时。

4.用喷雾麻药时告知患者不可下咽，以免引起中毒。

三、习题

习题